基层医生药物处方集丛书

感染性疾病
治疗药物处方集

总主编　孙淑娟

主　编　孙淑娟　王晓义

副主编　王维欣　杨春艳　焦胜春

编　者　（按姓氏笔画排序）

王晓义　王维欣　朱文彬　刘　平

刘培延　孙丽翠　孙淑娟　孙　燕

李秀云　李莎莎　杨　静　杨春艳

高　媛　董艺宁　焦　萍　焦胜春

谢　恬　廖晶晶　魏　雯

人民卫生出版社

图书在版编目（CIP）数据

感染性疾病治疗药物处方集 / 孙淑娟主编 . —北京：人民
卫生出版社，2018

（基层医生药物处方集丛书）

ISBN 978-7-117-27862-1

I.①感… II.①孙… III.①抗感染药 - 用药法 IV.①R978

中国版本图书馆 CIP 数据核字（2018）第 293426 号

人卫智网	**www.ipmph.com**	医学教育、学术、考试、健康，
		购书智慧智能综合服务平台
人卫官网	**www.pmph.com**	人卫官方资讯发布平台

基层医生药物处方集丛书
感染性疾病治疗药物处方集

总　主　编：孙淑娟
分册主编：孙淑娟　　王晓义
出版发行：人民卫生出版社（中继线 010-59780011）
地　　址：北京市朝阳区潘家园南里 19 号
邮　　编：100021
E - mail： pmph @ pmph.com
购书热线：010-59787592　010-59787584　010-65264830
印　　刷：三河市潮河印业有限公司
经　　销：新华书店
开　　本：850×1168　1/32　**印张：**23
字　　数：576 千字
版　　次：2019 年 4 月第 1 版　2019 年 4 月第 1 版第 1 次印刷
标准书号：ISBN 978-7-117-27862-1
定　　价：69.00 元

序

　　处方集应该属于指导药物应用的权威书籍，可以规范药物使用、减少不合理用药。其内容应涵盖药物的基本信息、临床应用规范与临床应用经验总结，且内容应定期更新。我国于2010年出版了《中国国家处方集（化学药品与生物制品卷）》就是这方面的典范。

　　《基层医生药物处方集丛书》就是以基层专科疾病治疗药物为重点，以药品说明书为基本信息，增加了药物临床应用实践经验。整套系列丛书设有9个分册，覆盖了大部分药物治疗相关的各专科疾病，包括：感染性疾病、心血管系统疾病、内分泌系统疾病、神经系统疾病、呼吸系统疾病、消化系统疾病、泌尿系统疾病、肿瘤与重症疾病。

　　每个分册包含本专科相关疾病的定义、范畴与分类的概述，简单介绍各类疾病的病因、临床表现、诊断与治疗原则，并且综述每一类药物的开发应用情况，详细阐述每个药物的使用精解，包括：其他名称、药物特征（类别、药代特征、药效特征）、适应证、剂型与特征、用法用量、不良反应、禁忌证、药物相互作用、注意事项、FDA妊娠/哺乳分级与用药实践。药品的基本信息基于药品说明书，且做到简明扼要、准确可靠。"用药实践"板块加入了说明书中没有的临床实践经验总结、指南推荐、FDA与NMPA安全警示、超说明书应用情况与药物过量解救等内容，这使读者既能了解每个药物的基本内容，又能掌握每个药物的应用进展与用药安全警示，成为本丛书最大的亮点。

　　《基层医生药物处方集丛书》的总主编是孙淑娟博士，她长期从事临床药学实践与临床药师培养工作，在多个临床科室工作实践过，经常参与院内、外临床多学科会诊（MDT 活动），了解临床工作中的实际需求，也具有扎实的药物治疗学知识。因此，由孙淑娟博士主持编写的本套丛书，突出实用性，以解决临床药物治疗中的实际问题为主线，注重药物基本信息和临床治疗实践的结合，尤其适合基层的医生、药师（特别是临床药师）的临床工作需求，也是其他医务工作者的案头参考手册。

　　一本好书，需要著者倾其智慧，呕心沥血；一本好书，也期待读者研读参考，批评指正！所以，期待，在读者和著者的互动岁月中，慢慢成长为经典！

刘治军

2018 年 10 月于北京

前　　言

　　《基层医生药物处方集丛书》的编写以基层专科疾病治疗药物为重点，其内容基于药品说明书，且赋予了药物临床应用实践经验总结。整套系列丛书设有9个分册，《感染性疾病治疗药物处方集》是其中之一。

　　感染性疾病是临床常见疾病，涉及临床各个科室。《基层医生药物处方集丛书——感染性疾病治疗药物处方集》第一章为总论，概述了感染性疾病的定义、范畴与分类，介绍了引起感染性疾病的各种病原体的基本特征与临床意义，陈述了感染性疾病的实验室检查与诊断措施，总结了感染性疾病的治疗原则。第二章介绍了临床上常见的各类感染性疾病的病因病机、临床表现、诊断依据与治疗原则。其后章节按药物类别展开，包括抗菌药物、抗结核药物、抗真菌药物与抗病毒药物。每一类药物下既概述了药品的开发应用情况，又给出了每个药品的使用精解。具体内容包括：药物名称、药物特征（类别、药代特征、药效特征）、适应证、剂型与特征（特别是缓控释制剂、微球制剂、混悬剂等，阐述其特征与应用注意事项）、用法用量（复杂的内容表格化，便于应用）、不良反应、禁忌证、药物相互作用、注意事项、FDA妊娠/哺乳分级与用药实践（临床实践经验、FDA与CFDA安全警示、超说明书应用与药物过量解救等）。药品的基本信息基于药品说明书，且做到条理、精练、准确、可读性强。"用药实践"板块加入了说明书中没有的临床实践经验总结、指南推荐与研究进展等内容，是本丛书最大的亮点，使读者既能了解每个药物的基本内容，又能掌握每个药物的应用进展与用药注意事项，以供大家在实践工作中参考。

　　关于药物的 FDA 妊娠分级，虽然美国已不再沿用，但目前国内尚无其他标准方便大家参考，临床上在考虑妊娠期用药安全时还仍然会参考此分级标准，因此，此书中仍然保留了每个药 FDA 妊娠 / 哺乳分级情况及用药注意事项，仅供大家参考。

　　《感染性疾病治疗药物处方集》由经过培训的抗感染专业的临床药师与临床医师共同编写，其内容既体现了专业性、学术性与规范性，又体现了其先进性与实用性，适合于广大的临床医师与临床药师应用。由于水平有限，肯定存在诸多不足与疏漏之处，恳请关心此书的前辈、专家、学者和同行给予赐教，我们不胜感激。

孙淑娟
2018 年 5 月

目　　录

第一章 总 论

第一节 感染性疾病概述

一、概念与范畴

感染性疾病（infectious disease）是指细菌、真菌、病毒、寄生虫等病原体侵入机体后生长繁殖并释放毒素，引起机体局部组织损伤与全身炎症反应的一类疾病。有明确的特异性病原体是感染性疾病的重要特征。临床上常见的感染主要是细菌感染、真菌感染与病毒感染。细菌感染通常包括由细菌、非典型病原体（衣原体、支原体、军团菌）、立克次体、螺旋体引起的感染与抗酸杆菌（结核分枝杆菌）引起的结核。

感染性疾病目前仍是临床最常见的疾病之一，特别是随着细菌耐药性的不断出现与加重，感染性疾病严重威胁着人类的健康和生命。

二、感染性疾病的分类

感染性疾病有多种分类方法。可按引起感染的病原体情况（病原体的种类、病原体的来源、感染病原体的环境、病原体对人体细胞的穿透和寄生）及感染的情况（感染的部位、发生的时间、结果及传染性等）加以分类。

（一）按感染的病原体种类分类

临床上据其病原体的不同，常将感染常分为细菌感染、真

1

菌感染、病毒感染及寄生虫感染。结核分枝杆菌引起的感染称为结核。虽然结核分枝杆菌也属于细菌的范畴，但由于其感染的特征及治疗的独特性，通常将其单例出来。衣原体、支原体、军团菌等引起的感染，称为非典型病原体感染，而这些感染是细胞内的感染。有病原体是感染的必备条件，但是否导致感染还取决于病原体的数量、毒力与机体的免疫力，当病原体数量大且毒力强，而人体又处于免疫力低下状态时容易发生感染。

（二）按病原体的来源分类

按感染病原体来源的不同，感染可分为外源性感染与内源性感染。

外源性感染（exogenous infection）也称为交叉感染（cross infection），是指患者遭受非本人自身所带的病原体的侵袭而发生的感染。这种感染病原体可来自其他患者与外环境。

内源性感染（endogenous infection）也称为自身感染（autogenous infection），是指当人体免疫功能低下时，患者受其自身常驻细菌侵袭而发生的感染。人体皮肤表面及机体内多个腔道均有细菌定植，在正常情况下对人体不造成感染，当机体免疫力被破坏时，这些菌便可成为条件致病菌（conditioned pathogen）或机会致病菌（opportunistic pathogen）引起各种感染。通常有下列几种情况：①寄居部位的改变：例如肠内细菌移位进入泌尿道，或者通过手术切口进入腹腔、血液等。②机体免疫功能下降：如扁桃体摘除术后寄居的甲型链球菌可引起原有心瓣膜畸形患者的亚急性细菌性心内膜炎。另外，当应用大剂量糖皮质激素、抗肿瘤药物或进行放射性治疗时，机体正常菌群也可引发内源性感染。③菌群失调：当机体正常菌群不同菌种之间的比例发生大幅度变化时，可引发菌群失调或菌群交替症。④二重感染（super infection）：即应用抗菌药物治疗感染时诱发产生的新的感染。长时间应用广谱抗菌药物时，体内敏感菌株受到抑制,而不敏感的菌株乘机大量繁殖而致病。如鹅口疮、抗生素腹泻等。

（三）按获得感染病原体的环境分类

1. **社区获得性感染**（community acquired infection, CAI） 是指在医院外罹患的感染,包括具有明确潜伏期且在入院后平均潜伏期内发病的感染。

2. **医院获得性感染**（hospital acquired infection, HAI） 又称医院内感染（nosocomial infections）,是指在医院内获得并发生的感染,即患者入院时不存在感染,也不处在感染潜伏期,而是住院后才获得的感染,包括在医院内获得病原菌的感染而在出院后才发病的情况。

多种危险因素可导致院内感染的发生,常见的有：①细胞毒性药物、免疫抑制剂的广泛应用及放射性治疗,导致机体免疫系统损伤；②原发疾病使机体免疫力下降,如糖尿病、肝硬化、肿瘤、血液病、肾功能不全等；③插入各种导管,进行体外循环、腹膜及血液透析等各种创伤性操作；④广谱、强效抗菌药物的大量、长期应用；⑤医院的环境容易发生感染；⑥特殊人群如婴幼儿、老年人、大手术后、重症患者等易感人群的存在。

（四）按感染的范围分类

1. **全身感染** 病原微生物经局部感染灶进入血液循环,并在其内生长繁殖,释放大量的毒素,引起严重的全身性炎症性反应,称为全身性感染。临床上常表现为高热伴寒颤、心动过速、呼吸急促、甚至休克等症状。

2. **局部感染** 感染局限于某一部位或系统,如肺炎、肠炎、脑膜炎、阑尾炎、皮肤软组织感染及手术切口感染等。

（五）按感染发生的系统与部位分类

按感染发生系统与部位可分为：①中枢神经系统感染（脑脓肿、脑膜炎、脑炎等）；②呼吸系统感染（上呼吸道感染、气管炎、支气管炎与肺炎)；③心血管系统感染(心内膜炎、心肌炎、心包炎等)；④消化系统感染(胃炎、肠炎、胆囊炎等)；⑤泌尿系统感染(上尿路感染、下尿路感染)与生殖系统感染(盆腔炎、阴道炎、前列腺炎等)；⑥骨和关节感染(骨髓炎、关节炎、椎间盘感染)；⑦皮肤和软组织感染(坏死性筋膜炎、感染性坏疽、坏死性蜂窝织炎、淋巴结/管炎、感染性肌炎)；⑧血流感染；⑨五官感染(外耳炎、中耳炎、内耳炎、乳突炎、鼻窦炎、咽炎、喉炎、结膜炎、角膜炎、球内感染等)；⑩手术切口部位感染。

(六)按感染持续的时间分类

病程在 3 周以内的感染为急性感染,病程超过 2 个月或者更久的的感染为慢性感染,病程在两者之间的为亚急性感染。

(七)按感染的结果分类

病原体侵入机体后,依据病原体与宿主力量的对比,可表现为病原体被机体清除,病原体于机体内定植,病原体大量繁殖,进而造成机体组织的炎症、损伤及其他病理改变。因此,临床上可表现出病原体被清除、潜伏感染(latent infection)、隐性感染(covert infection)、显性感染(overt infection)与细菌携带状态(carrier state)五种不同的感染类型。感染类型可随病原体与宿主双方力量的增减而转化或交替发生。

潜伏感染是指病原体与机体相互的作用暂时处于平衡状态,病原体长期潜伏在机体内某些特殊的部位,当机体免疫力下降时,便会大量繁殖引起感染,如结核分枝杆菌感染。

隐性感染是指病原体侵入机体后,只引起机体发生特异性免疫应答,不出现或是无明显的临床症状、体征及生化改变。这种感染只能通过免疫学检查才能发现,大多数流行性传染病以隐性感染为主。机体可获得足够特异免疫力,可抵御同种致病菌的再次感染。

显性感染是指病原体侵入机体后大量繁殖,引起机体产生免疫应答,导致组织损伤与生理功能改变,并出现一系列临床病理体征与症状。

病原体携带状态是指隐性感染者或潜伏期带菌者以及病后慢性带菌者，机体内带有病原菌而无临床感染症状，呈携带状态，但病原体能不断或间歇地排出体外，成为感染性疾病的重要传染源。

（八）按感染的细胞内外分类

不同病原菌穿透能力与寄生的要求不同，有的细菌可进入细胞内引起胞内感染。而大部分细菌进入机体后不能进入细胞内，导致胞外感染。

1. **胞外感染** 大多数病原菌侵入机体后寄生在细胞外组织间隙、血液、淋巴液等体液中，释放毒素损伤宿主组织和细胞，这种感染称为胞外感染。可引起胞外感染的包括：葡萄球菌、化脓性链球菌、肠杆菌科细菌、霍乱弧菌、百日咳鲍特菌、产气荚膜梭菌、炭疽芽孢杆菌、白喉棒状杆菌等。胞外菌感染的主要致病机制是引起局部化脓性炎症，细菌产生毒素或侵袭性酶，造成组织细胞损伤或坏死。

2. **胞内感染** 某些细菌侵入机体后需在宿主细胞内生长繁殖，导致胞内感染。根据寄居特性，又有兼性胞内菌和专性胞内菌之分。兼性胞内菌是指可寄生在宿主细胞内，但并不一定要在细胞内繁殖，在适宜的条件下于宿主细胞外也可以生长繁殖，如结核分枝杆菌、非典型分枝杆菌、伤寒沙门菌、副伤寒沙门菌、布鲁氏菌、嗜肺军团菌和产单核细胞李斯特菌等。专性胞内菌是只能在活细胞内寄生，而不能在细胞外环境中生长繁殖的微生物，如立克次体、衣原体等。胞内感染多呈慢性感染过程，常有肉芽肿形成，并多伴有迟发型超敏反应。

（九）按感染的传染性分类

由病原体引起的疾病统称为感染性疾病，其中传染性较强、可引起宿主间相互传播的疾病称为传染病。根据《中华人民共和国传染病防治法》,最新的传染病分类为甲类、乙类和丙类,见表 1-1-1。

表 1-1-1 法定传染病

分类	疾病名称
甲类传染病(2种)	鼠疫、霍乱
乙类传染病(26种)	传染性非典型肺炎、艾滋病、病毒性肝炎、脊髓灰质炎、人感染高致病性禽流感、人感染 H7N9 禽流感、麻疹、流行性出血热、狂犬病、流行性乙型脑炎、登革热、炭疽、细菌性和阿米巴性痢疾、肺结核、伤寒和副伤寒、流行性脑脊髓膜炎、百日咳、白喉、新生儿破伤风、猩红热、布鲁菌病、淋病、梅毒、钩端螺旋体病、血吸虫病、疟疾
丙类传染病(11种)	流行性感冒(甲型 H1N1 流感)、流行性腮腺炎、风疹、急性出血性结膜炎、麻风病、流行性和地方性斑疹伤寒、黑热病、包虫病、丝虫病、除霍乱、细菌性和阿米巴性痢疾、伤寒和副伤寒以外的感染性腹泻病、手足口病

上述规定以外的其他传染病,根据其暴发、流行情况和危害程度,需要列入乙类、丙类传染病的,由国务院卫生行政部门决定并予以公布。

《中华人民共和国传染病防治法》还规定,任何单位和个人发现传染病患者或者疑似传染病患者时,应当及时向附近的疾病预防控制机构或者医疗机构报告。

三、感染性疾病的变迁

(一)感染性疾病与宿主的变迁

纵观感染性疾病的发展史,感染性疾病发生了不断的变迁。过去的感染性疾病常由强毒性菌株感染正常健康人、年幼及未免疫者,从而引起白喉、百日咳、结核、天花、脊髓灰质炎、麻疹、伤寒、痢疾等疾病。这些疾病是由外源性致病微生物侵犯宿主所导致的感染，具有传染性，病死率高。目前，天花、鼠疫、白喉及脊髓灰质炎等疾病已被消灭或明显减少。现在的感染性疾病多由内源性的"正常菌群"或者来自周围环境中的"非致病菌"侵犯免疫力低下的宿主引起，这些菌通常称为条件致病菌。

现在感染的宿主也与从前有所不同。随着人类寿命的延长，患者的原发基础疾病不断增多，如现在的感染所侵犯的宿主常伴有原始基础疾病（如糖尿病、慢性支气管炎、肝硬化、前列腺肥大、肿瘤、血液病等）与有诱发因素（吸烟、溺水、疲劳、外伤、乙醇中毒等）者。另外，诸多医源性因素，如糖皮质激素或免疫抑制剂的应用，长期大量使用广谱抗菌药物，肿瘤的放疗与化疗，介入性诊断操作，各种创伤性检查和治疗措施（如各种内镜、器官移植术、手术、导管插入、静脉注射、导尿、呼吸机应用等）也可使宿主防御屏障受损，免疫功能下降而成为感染的易发人群。

（二）感染性疾病病原体的变迁

以往感染常见的病原体包括：天花病毒、脊髓灰质炎病毒、鼠疫耶尔森菌、霍乱弧菌、结核分枝杆菌、伤寒及副伤寒沙门菌、炭疽芽孢杆菌等。通过疫苗的应用，这些病原体在临床上已很少出现，感染的病原菌主要是条件致病菌，如大肠埃希菌及其他肠杆菌科细菌、铜绿假单胞菌、无芽孢厌氧菌、葡萄球菌、链球菌及肠球菌引起。随着高效广谱抗菌药物、糖皮质激素及免疫抑制剂的大量应用，病原菌的敏感性及菌种均在发生不断的变化。

1. 多重耐药细菌不断出现 根据 2017 年我国全国耐药监测网数据报告显示，目前临床上常分离的细菌包括：大肠埃希菌、克雷伯菌属、不动杆菌属、金黄色葡萄球菌、铜绿假单胞菌、肠球菌属及凝固酶阴性葡萄球菌等。随着抗菌药物的大量应用,这些常见的细菌不断出现耐药,且有多重耐药的情况,耐药率越来越高,耐药程度越来越严重。其中革兰氏阳性菌常分离到的耐药菌包括:耐甲氧西林/苯唑西林的金黄色葡萄球菌(MRSA)、耐甲氧西林/苯唑西林的凝固酶阴性葡萄球菌(MRCNS)、耐青霉素肺炎链球菌(PRSP)与耐万古霉素肠球菌(VRE);革兰氏阴性菌耐药主要机制是产酶,常分离到的耐药菌包括:产超广谱β-内酰胺酶的革兰氏阴性杆菌(ESBLs,主要以大肠埃希菌和肺炎克雷伯菌为主)、产AmpC酶的革兰氏阴性杆菌(以阴沟肠杆菌发生率最高)以及产碳青霉烯酶的肠杆菌科细菌及非发酵革兰氏阴性杆菌(如嗜麦芽窄食单胞菌)等。铜绿假单胞菌、鲍曼不动杆菌为常见的非发酵的革兰氏阴性菌,其耐药机制复杂,产酶与外排泵高表达是其常见机制,因此常出现多重耐药(MDR)、泛耐药(XDR),甚至出现全耐药(PDR)的情况。碳青霉烯类抗生素的耐药情况近年来不断升高,特别是肺炎克雷伯菌对碳青霉烯类抗生素的耐药值得关注。

2. 真菌感染发生率不断增加 由于恶性肿瘤、艾滋病患者的不断增多,器官移植的不断开展,广谱抗生素、激素及免疫抑制剂的大量应用,真菌感染不断增多,常见的有念珠菌病、曲霉菌、毛霉菌病与卡氏肺孢子菌病。在很多重症感染患者,常出现细菌与真菌、病毒混合感染的情况,给临床抗感染治疗带来了很大的挑战。

3. 结核分枝杆菌感染流行 结核目前又成为临床上的常见病。由于结核分枝杆菌易产生耐药性,且近年来无新的抗结核药上市,结核的发生率不断增高且治疗困难。另外,结核的诊断困难与管理不到位是导致我国结核流行的又一重要原因。结核容易传染,传染源主要是未被诊断的传染性结核病患者,也可以是诊断出结核但隔离防控不到位的患者。特别是结核的治疗需长疗程,若患者回家后用药依从性差,不注意防护,易出现多重耐药株与传播,因此,若不加以严格管理,会给临床治疗带来极大的困难。

4. 病毒感染不断出现 随着免疫低下人群的增多,病毒感染不断增多。临床上最常见的病毒感染是上呼吸道感染,其病原体包括:鼻病毒、冠状病毒、肠道病毒、腺病毒、呼吸道合胞病毒等。另外,肺脏、肝脏、肾脏、肠道与脑部等也易遭受不同类别病毒的感染,引起临床一系列的病症。另外,近年来新的人畜间交叉的病毒感染在不断的发生与增加,给临床带来了新的挑战。近年来临床上出现的埃博拉热、SARS、狂犬病、尼派病毒性脑炎、西尼罗河病毒性脑炎以及禽流感等,均为动物传染病。由于人类对这种突破了物种的变异病毒没有免疫力,因此传播快,易引起爆发流行,病死率高。除了病毒以外,人畜共患的新发病还有巴通体病(如猫抓病)、莱姆病(伯氏疏螺旋体所致)、变异型克-雅病(朊毒体所致人类疯牛病)等。病毒是最易产生变异的病原体,易产生耐药,这给抗病毒药物的研发带来了巨大的挑战,也给临床抗病毒治疗带来了困难。

因此,在现今的抗感染治疗中,必须不断关注当前病原菌的流行病学,了解感染性疾病的变迁,才能满足感染性疾病的诊治需求。

(孙淑娟)

第二节 感染性疾病病原学

一、致病微生物分类

微生物是一大群肉眼看不见或看不清、结构简单的微小生物,通常要用光学显微镜和电子显微镜才能看清楚。微生物的种类很多,凡是可以侵犯人体,引起感染甚至传染病的微生物,统称为病原微生物。病原微生物根据其结构和组成成分主要分为：原核细胞型微生物（包括细菌、放线菌、螺旋体、立克次体、支原体和衣原体），真核细胞型微生物（主要代表微生物为真菌）及非细胞型微生物（包括病毒、亚病毒和朊粒）等。

二、常见病原细菌

细菌属于原核生物，根据革兰氏染色法可分为革兰氏阳性菌和革兰氏阴性菌。根据细菌代谢过程中对氧的需要与否，分为专性需氧菌、微需氧菌、兼性厌氧菌、专性厌氧菌。根据细菌外形，主要分为球菌、杆菌和螺旋菌三大类。下文将针对临床常见的各种病原细菌的生物学形态和致病性逐一进行介绍。

（一）球菌

球菌是一大类常见的细菌，广泛分布于自然界。人和动物的皮肤及与外界相通的腔道中，亦经常有球菌存在。大部分是不致病的腐生寄生菌，但有些人可携带致病性球菌。葡萄球菌、链球菌、肠球菌等为革兰氏阳性球菌，脑膜炎奈瑟菌、淋病奈瑟菌为革兰氏阴性球菌。

1. 金黄色葡萄球菌 金黄色葡萄球菌是最常见的葡萄球菌之一。葡萄球菌是引起化脓性炎症的常见细菌，广泛分布于自然界，大多数不致病，主要为腐生寄生或机会致病，按是否产生血浆凝固酶可分为凝固酶阳性葡萄球菌和凝固酶阴性葡萄球菌。

金黄色葡萄球菌属于凝固酶阳性的葡萄球菌，其引起的疾病有侵袭性和毒素性两种类型。侵袭性疾病主要表现为化脓性炎症，分为局部感染和全身感染。毒素性疾病分为食物中毒、假膜性肠炎、烫伤样皮肤综合征、毒性休克综合征。

（1）生物学性状：金黄色葡萄球菌是兼性厌氧菌或需氧，革兰氏染色阳性。普通培养基上生长良好，菌落呈金黄色。产凝固酶和金黄色素。

（2）致病性：金黄色葡萄球菌是葡萄球菌中毒力最强的，其致病物质包括与葡萄球菌侵袭力和引起病理损伤相关的毒力因子。

1）侵袭力相关物质：①黏附因子：主要存在于细菌表层，由凝集因子和糖萼等组成。这些物质在细菌感染性急性化脓炎症中有重要作用。②凝固酶：是一种能使含抗凝物质的生物血浆凝固的酶。凝固酶有两种，游离凝固酶和结合凝固酶。凝固酶与细菌的侵袭力有关，细菌借助凝固酶的作用，使纤维蛋白附着于菌体表面，从而有利于细菌聚集，以抵抗吞噬细胞的吞噬。③葡萄球菌 A 蛋白（staphylococcal protein A，SPA）：存在于细菌细胞壁的一种表面蛋白或抗原。90% 的金黄色葡萄球菌有此蛋白，SPA 有多种生物学活性，可以封闭吞噬细胞的吞噬作用，从而增强细菌的侵袭力。

2）胞外毒素：①协同亲膜毒素：主要包括 P-V 杀白细胞素和葡萄球菌溶素。前者可以杀死中性粒细胞、单核细胞和巨噬细胞，后者对人有致病作用的主要是 α 溶素。②葡萄球菌肠毒素：有 9 个血清型，可引起食物中毒。③表皮脱落毒素：是由噬菌体 Ⅱ 群金黄色葡萄球菌产生的蛋白质，引起的疾病称为 Ritter 病。④毒性休克综合征毒素 1：是由噬菌体 Ⅰ 群金黄色葡萄球菌产生的蛋白质，引起的疾病称为 TSS 病。

2. 表皮葡萄球菌　表皮葡萄球菌属于凝固酶阴性的葡萄球菌。凝固酶阴性的葡萄球菌存在于健康人的皮肤、口腔及肠道中，已发现十余种，是医院感染的重要致病菌，亦是创伤、尿道、中枢神经系统感染和败血症的常见病原菌。

（1）生物学性状：不产生血浆凝固酶、α 溶素等毒性物质，在血平板上生长形成的菌落呈白色。

（2）致病性：表皮葡萄球菌属于条件致病菌，其致病机制可能与其产生大量黏质有关。黏质由中性糖类、醛醛酸和氨基酸组成，使细菌黏附在细胞表面，菌体之间借此相互粘连；且有助于延长表皮葡萄球菌的感染病程，干扰正常的免疫应答。可引起泌尿系统感染、败血症、术后感染和植入性医疗器械后的感染等。

3. 化脓性链球菌 化脓性链球菌属于链球菌属。链球菌属是一类常见的革兰氏阳性球菌，广泛分布于自然界，有些为人体正常菌群，另一些则为人类的致病菌。链球菌属按在血琼脂平板上是否产生溶血可分为甲型溶血性（α溶血）链球菌、乙型溶血性（β溶血）链球菌和丙型（非溶血性）链球菌；按抗原结构分类可分为A~V共20群。

化脓性链球菌，又称A群链球菌，占链球菌感染的90%，是链球菌中致病力最强的细菌。一般通过空气飞沫、皮肤伤口等途径传播。引起的疾病分为：①化脓性炎症：主要包括局部皮肤和皮下组织及其他系统感染；②超敏反应性疾病：机体在化脓性链球菌感染1~4周后，通过产生Ⅱ型或Ⅲ型超敏反应引起风湿热和急性肾小球肾炎；③毒素性疾病，即猩红热。

（1）生物学性状：革兰氏染色阳性，略小于葡萄球菌，球形或卵圆形，呈链状排列。在液体培养基中形成长链，在固体培养基为短链。无芽孢、无动力。在血平板表面，菌落周围形成较宽的透明溶血环。与葡萄球菌不同的是触酶阴性。

（2）致病性：化脓性链球菌的致病物质包括：①细胞壁成分：介导细菌黏附于上皮细胞，主要有脂磷壁酸、M蛋白、F蛋白；②侵袭性酶类：促进细菌扩散，主要有透明质酸酶、链激酶（又称链球菌溶纤蛋白酶）、链道酶（又称链球菌DNA酶）、胶原酶；③毒素：包括链球菌溶素和致热外毒素（又称红疹毒素）。

4. 肺炎链球菌 肺炎链球菌也属于链球菌属，是一种寄居在人口腔和鼻咽部的细菌，正常人呼吸道带菌率可达40%~70%，一般不致病，当人体免疫力低下时可引起感染。不同类型的肺炎链球菌毒力差别大，常可引起肺炎、中耳炎、鼻窦炎、脑膜炎、胸膜炎、脓胸和败血症等。

（1）生物学性状：肺炎链球菌为革兰氏染色阳性球菌，直径约 1μm，常呈双排列，菌体成矛头状，宽端相对，尖端向外。在痰、脓液标本中可呈单个或短链状，一般略大于葡萄球菌或链球菌。该菌为兼性厌氧菌，血平板培养的菌落与甲型溶血性链球菌相似，在有氧条件下，周围有 α 溶血环，与肺炎链球菌溶血素有关；在厌氧条件下生长，则产生 β 溶血环。能产生自溶酶，故若孵育时间超过 48 小时，则菌体溶解，菌落中央下陷呈脐状。

（2）致病性：肺炎链球菌的致病性物质主要有：①荚膜：是肺炎链球菌的主要毒力因子和关键性致病物质，荚膜可以保护细菌抵抗宿主免疫机制的攻击，主要为抗吞噬作用；②胞壁多糖：存在于细胞壁中，可诱导 IL-1 和 TNF-α 等细胞因子产生，从而引起炎症反应；③肺炎链球菌溶血素：存在于菌细胞内，不对外分泌，对组织细胞有多种毒性作用。

5. 肠球菌 肠球菌是人类肠道正常菌群，包括粪肠球菌和屎肠球菌，主要引起院内感染。肠球菌所致感染常为心血管系统感染和尿路感染，前者表现为菌血症、心内膜炎，后者表现为膀胱炎、肾盂肾炎等。肠球菌还可以引起肺炎、脑膜炎、关节炎、子宫内膜炎等。

（1）生物学性状：肠球菌呈圆形或椭圆形，一般成对或短链状排列，革兰氏染色阳性。该菌为兼性厌氧菌，对培养基的营养要求较高，在含有血清的培养基上生长良好。

（2）致病性：目前对于肠球菌致病性的研究集中在粪肠球菌，粪肠球菌的致病物质包括：①炎症细胞因子：引起局部炎症反应；②细胞溶素：可以溶解真核细胞，具有细胞毒作用、细菌素功能和溶血作用；③粪肠球菌染色体中的 *epa* 基因：与多糖类合成有关，此多糖有免疫原性。

6. 脑膜炎奈瑟菌 脑膜炎奈瑟菌属于奈瑟菌属，是一群革兰氏阴性菌，多数为无芽孢和鞭毛、有荚膜和菌毛的双球菌。专性需氧，能产生氧化酶和触酶。根据奈瑟菌在培养基的生长特点、对糖的氧化和还原硝酸盐等能力，可用于区别常见奈瑟菌。其中,只有脑膜炎奈瑟菌和淋病奈瑟菌对人致病,其余均为鼻咽喉和口腔黏膜的正常菌群,仅在抵抗力下降时偶尔致病。

脑膜炎奈瑟菌,俗称脑膜炎球菌,是人类流行性脑脊髓膜炎(流脑)的病原菌,主要通过飞沫经过空气传播。根据感染细菌的毒力、数量和机体免疫力,可分为普通型、暴发型和慢性败血症三种临床表现:普通型先表现为上呼吸道炎症,继而出现恶寒、发热、皮肤出血性皮疹等全身中毒症状,最后出现头痛、喷射状呕吐、颈项强直等症状;暴发型只发生在少数患者,起病急剧凶险;慢性败血症不多见,成人患者居多。

(1)生物学性状:脑膜炎奈瑟菌呈肾形或豆形,新分离菌株大多有荚膜和菌毛,革兰氏染色阴性。该细菌对培养基要求较高,需要在含有血清和血液等培养基中才能生长,常用的为经80℃以上加温后的血琼脂平板。

(2)致病性:脑膜炎奈瑟菌主要致病物质包括:①菌毛:介导细菌黏附于咽喉黏膜上皮细胞表面,有利于对人体的侵入;②荚膜:抵抗吞噬细胞的吞噬作用;③脂寡糖抗原(LOS):病菌在机体内因自溶或死亡而释放出的类似内毒素的物质,引起发热、血管内皮细胞损伤、局部血栓等。

7. 淋病奈瑟菌 淋病奈瑟菌,简称淋球菌,属于奈瑟菌属,是人类淋病的病原菌,主要通过性接触传播,也可通过毛巾、浴池等间接传播。病菌一般入侵尿道和生殖道,潜伏期2~5天。可引起男性尿道炎、前列腺炎、精囊精索炎和附睾炎等,女性前庭大腺炎和盆腔炎等。婴儿出生时被感染病菌可患淋菌性结膜炎。

(1)生物学性状:淋病奈瑟菌形态似脑膜炎奈瑟菌,主要位于中性粒细胞内,成双排列,革兰氏染色阴性。对营养要求较高,适合在经80℃以上加温的血琼脂平板上生长。

(2)致病性:常见的致病物质有:①菌毛:使病菌黏附到细胞表面,产生毒力,菌毛还有抵抗中性粒细胞的作用;②外膜蛋白：PⅠ介导病菌黏附到敏感细胞上，阻止吞噬酶体形成，可利于细菌在细胞内生存，PⅡ参与黏附作用，PⅢ抑制杀菌抗体的活性；③脂寡糖：有内毒素活性，与补体、IgM 共同作用，在局部形成炎症反应。

（二）杆菌

杆菌中最常见的为肠杆菌科细菌，这是一大群生物学性状近似的革兰氏阴性杆菌，常寄生在人和动物的肠道内，亦存在于土壤、水和腐物中。它们属于兼性厌氧菌或需氧菌，能发酵多种糖。细菌种类繁多，其中与医学相关的有埃希菌属、志贺菌属、沙门菌属、克雷伯菌属、变形杆菌属、摩根菌属、枸橼酸杆菌属、肠杆菌属、沙雷菌属和耶尔森菌属等 10 个菌属。

非发酵菌也是目前临床中越来越常见的机会致病菌，这是一群在细菌代谢方面具有共同特点，即一群需氧的、不发酵糖类的细菌，主要包括铜绿假单胞菌、鲍曼不动杆菌、嗜麦芽窄食单胞菌和嗜肺军团菌等。

流感嗜血杆菌和布鲁氏菌在形态学上也属杆菌，但需指出的是，它们与肠杆菌科和非发酵菌在细胞生长代谢、致病性或流行病学方面均相互有所区别，各有特点，如流感嗜血杆菌需要在含有凝血因子的培养基中生长，布鲁氏菌主要通过病畜及其分泌物而感染人类等。

除此之外，分枝杆菌属和棒状杆菌属在形态上也属于广义的杆菌类细菌。

下文将对常见致病杆菌的生物学性状和致病性进行简要介绍。

1. 大肠埃希菌 大肠埃希菌又称大肠杆菌，属于埃希菌属，其引起的感染分为肠道外和肠道内。肠道外感染主要以泌尿系统感染和化脓性感染最为常见，前者表现为尿道炎、膀胱炎、肾盂肾炎等，后者表现为腹膜炎、胆囊炎、阑尾炎和手术创口感染等。肠道内感染主要由某些血清型大肠埃希菌引起，与食物和饮水有关,为外源性感染;将这些致腹泻的大肠埃希菌称为肠道致病性大肠埃希菌或致病性大肠埃希菌。根据其致病机制不同可分为肠产毒型大肠埃希菌、肠侵袭型大肠埃希菌、肠致病型大肠埃希菌、肠出血型大肠埃希菌和肠集聚型大肠埃希菌。

（1）生物学性状:大肠埃希菌为中等大小两头钝圆的杆菌,有菌毛,分为普通菌毛和性菌毛。多数有鞭毛,能运动。革兰氏染色阴性,对培养基要求不高,在普通琼脂培养基上即可长出菌落。

（2）致病性:大肠埃希菌除了具有肠杆科的毒力因子(内毒素、荚膜、Ⅲ型分泌系统等)外,还有一些特殊的毒力因子。①黏附素:通过使细菌紧密黏附在肠道和泌尿道的细胞上,从而避免被尿液冲刷和肠道蠕动排出;②外毒素:大肠埃希菌可以产生多种外毒素,其中溶血素 A 在尿路相关疾病中有重要作用。

2. 志贺菌属　俗称痢疾杆菌,是人类细菌性痢疾最为常见的病原菌,按抗原的不同可分为痢疾志贺菌、福氏志贺菌、鲍氏志贺菌、宋内志贺菌。志贺菌感染有急性和慢性两种类型。急性细菌性痢疾,发病急,潜伏期短,常有发热、腹痛和水样腹泻,及时救治预后良好。但是对于体弱的老人和儿童,可引起溶血性尿毒综合征,甚至死亡。急性痢疾治疗不彻底,或机体抵抗力低并伴有其他慢性病时,容易转成慢性痢疾,病程长,多在 2 个月以上。

（1）生物学性状:志贺菌为短小杆菌,无芽孢、荚膜和鞭毛,多数有菌毛。革兰氏染色阴性。对培养基要求不高,普通琼脂培养基上可以生长。

（2）致病性:志贺菌的致病性主要与侵袭力和毒力因子有关,分为:①侵袭因子:包括菌毛及有关蛋白。菌体通过菌毛黏附于回肠末端和结肠黏膜的上皮细胞,继而生长繁殖;②内毒素:志贺菌所有菌株都具有内毒素,内毒素作用于肠黏膜,破坏肠黏膜细胞,增加其通透性,继而影响其功能;③外毒素:志贺毒素具有三种生物学活性,包括肠毒性、细胞毒性和神经毒性。

3. 沙门菌 沙门菌是人畜共患病的病原菌,主要包括伤寒沙门菌、副伤寒沙门菌、鼠伤寒沙门菌、猪霍乱沙门菌、肠炎沙门菌。人类的沙门菌感染有4种类型。①肠热症:包括伤寒和副伤寒,两者致病机制和临床症状相似,只是副伤寒病情较轻,病程较短。②急性肠炎:约占沙门菌感染的70%,多由摄入大量沙门菌污染的食品引起,潜伏期短,主要症状为发热、恶心、呕吐、腹痛、水样腹泻,偶有严重者伴有迅速脱水,导致休克肾衰竭而死亡。③败血症:患者多为儿童和免疫力低下的人,症状严重,包括高热、寒战、厌食、贫血等。④无症状带菌:有些伤寒或副伤寒患者,在症状消失后仍可在粪便中检测出沙门菌。细菌留在胆囊或尿道中,成为人类伤寒和副伤寒病原菌的储存场所和传染源。

(1)生物学性状:沙门菌形态、大小类似其他肠杆菌科细菌。革兰氏染色阴性。多数有鞭毛,一般无荚膜。对培养基要求不高,在普通琼脂平板上可生长。

(2)致病性:沙门菌属的主要致病物质有侵袭因子和内毒素。①侵袭因子:包括侵袭基因、黏附因子、Vi抗原等,侵袭因子可以保护菌体抵御吞噬细胞的吞噬和杀伤,在酸性环境中生存和繁殖;②内毒素:沙门菌菌体死亡后可释放出内毒素,引起宿主体温升高、白细胞数下降,甚至可导致中毒症状和休克。

4. 肺炎克雷伯菌 肺炎克雷伯菌是克雷伯菌属中最重要的致病菌,50%的健康人体的呼吸道和粪便中可分离出此菌。肺炎克雷伯菌可引起肺炎、支气管炎、泌尿道和创伤感染,有时也可引起严重的败血症、脑膜炎、腹膜炎等,是除大肠埃希菌外的医源性感染中最重要条件致病菌。分为3个亚种:肺炎亚种、鼻炎亚种和鼻硬结亚种。

(1)生物学特性:肺炎亚种为大小(0.5~0.8)μm×(2~3)μm

的球杆形,革兰氏阴性,无鞭毛,有较厚的荚膜,多数菌株有菌毛,营养要求不高,在普通培养基上生长的菌落大,呈黏液状,相互融合,以接种环挑之易拉成丝。

(2)致病性:肺炎亚种可引起肺炎、支气管炎、泌尿道和创伤感染,有时引起严重的败血症、脑膜炎、腹膜炎等;鼻炎亚种,俗称臭鼻杆菌,能引起慢性萎缩性鼻炎;鼻硬结亚种,俗称鼻硬结杆菌,能引起鼻部慢性肉芽肿样病变。

5. **变形杆菌** 变形杆菌属在自然界分布广泛,存在于土壤、污水和垃圾中,人和动物的肠道也经常存在,在肠道中一般不致病。其中,奇异变形杆菌和普通变形杆菌是仅次于大肠埃希菌的泌尿道感染的主要病原菌;其尿素酶可分解尿素产氨,使尿液 pH 升高,碱性环境有利于变形杆菌的生长。

(1)生物学特性:有明显多形性,无荚膜,革兰氏染色阴性,不形成芽孢。幼龄培养物中有周身鞭毛,运动活泼。有菌毛,可黏附至植物和真菌细胞表面,但不能与动物或人类细胞黏附。营养要求不高,在固体培养基上呈扩散性生长,形成以菌接种部位为中心的厚薄交替、同心圆形的层层波状菌苔,称为迁徙生长现象。

(2)致病性:致病因素有鞭毛、菌毛、内毒素、溶血毒素等,可引起脑膜炎、腹膜炎、败血症和食物中毒等疾病。奇异变形杆菌引起的感染最为常见,普通变形杆菌为条件致病菌。

6. **肠杆菌** 是肠杆菌科中最常见的环境菌群,但不是肠道的常居菌群;有 11 个种,其中临床较常见的为产气肠杆菌和阴沟肠杆菌。

(1)生物学性状:粗短杆菌,革兰氏染色阴性,周身鞭毛,无芽孢。有的菌株有荚膜。营养要求不高,在普通琼脂平板上形成湿润、灰白或黄色的黏液状大菌落。发酵乳糖,不产生硫化氢。

(2)致病性:产气肠杆菌和阴沟肠杆菌常可从临床标本中分离到,与泌尿道、呼吸道和伤口感染有关,偶可引起败血症和脑膜炎。一般不引起腹泻。

7. 铜绿假单胞菌 铜绿假单胞菌俗称绿脓杆菌,属于假单胞菌属,多感染皮肤黏膜受损部位,或长期化疗以及使用免疫抑制剂的患者,表现为局部化脓性炎症或全身感染。

(1)生物学性状:铜绿假单胞菌单个、成对或短链排列,有鞭毛,无芽孢,革兰氏染色阴性。在普通培养基上生长良好。最适生长温度为35℃,在4℃不能生长而在42℃可生长。

(2)致病性:铜绿假单胞菌的主要致病物质是内毒素,可以引起发热、休克、弥散性血管内凝血等。其他毒力因子包括菌毛、荚膜多糖、毒素A、胞外酶S、弹性蛋白酶、碱性蛋白酶、磷酸酯酶C、杀白细胞素等。

8. 鲍曼不动杆菌 鲍曼不动杆菌广泛分布于自然界的水、土壤及正常人体皮肤、呼吸道、消化道和泌尿生殖道。该菌为条件致病菌,可引起医院获得性肺炎或者呼吸机相关性肺炎、导管相关感染、泌尿系统感染、脑膜炎、腹膜炎、菌血症等,其因耐药性显著高于其他革兰氏阴性菌而引人关注。

(1)生物学性状:鲍曼不动杆菌常成对排列,呈球杆状,可单个存在或形成丝状、链状,革兰氏染色不易着色,无芽孢和鞭毛,黏液型菌株有荚膜。

(2)致病性:鲍曼不动杆菌的致病力分为:①对宿主的侵袭因素,如外膜蛋白A和内毒素;②环境适应能力,如铁摄取系统和生物膜形成;③抗损伤能力;④外在的影响因素。

9. 嗜麦芽窄食单胞菌 嗜麦芽窄食单胞菌广泛存在于土壤、植物、动物及人体表,属于条件致病菌。其常引起下呼吸道的感染,如慢性阻塞性肺疾病、院内获得性肺炎、呼吸机相关性肺炎,除此以外还有血流、泌尿系统、腹腔、皮肤和软组织等部位的感染。其对大多数临床常用的抗生素(如氨基糖苷类和多种β-内酰胺类)天然耐药,因此临床治疗该菌感染非常困难。

(1)生物学性状:非发酵类杆菌,革兰氏染色阴性,有鞭毛,无芽孢。对于培养基要求不高,血平板上生长良好,在血平板上培养24小时后,菌落形态较大、表面光滑、有光泽、边缘不规则,菌落常呈淡紫绿色到亮紫色,下部常呈绿色变色,有氨水气味。

(2)致病性:嗜麦芽窄食单胞菌为条件致病菌,目前其毒力因子尚不清楚,主要与菌体鞭毛、菌毛、脂多糖、胞外蛋白酶有关。嗜麦芽窄食单胞菌对大多数临床常用抗生素耐药,其耐药机制主要包括外膜通透性降低、多重外排泵系统、药物灭活酶的产生、药物作用靶点改变、耐药基因的过度表达等。

10. 嗜肺军团菌 嗜肺军团菌属于军团菌科,广泛分布于自然界,在天然水源、人工冷水及热水系统中分布最多。

(1)生物学特性:有端鞭毛或侧鞭毛和菌毛,革兰氏阴性杆菌,无芽孢,有微荚膜。兼性厌氧菌,多数菌株在2.5%~5%的CO_2环境中生长良好,最适生长温度为36℃。营养要求较特殊且生长缓慢,初次分离需L-半胱氨酸,培养基中含铁盐则可促进生长。

(2)致病性:致病机制尚不清楚,可能包括微荚膜、菌毛、毒素和多种酶类,可引起军团病。嗜肺军团菌先黏附到宿主细胞表面然后侵入到细胞内,产生的吞噬细胞活化抑制因子有磷酸酶、核酸酶和细胞毒素等,能抑制吞噬体与溶酶体融合,故不仅不被杀死,反而可在细胞内生长繁殖而导致细胞的死亡。按临床表现可分为流感样型(轻型)、肺炎型(重病型)和肺外感染三种临床类型。

11. 流感嗜血杆菌 流感嗜血杆菌属于嗜血杆菌属,是对人具有致病性的代表菌种。此外还有埃及嗜血杆菌、杜克嗜血杆菌等,其他菌种多为条件致病菌。根据荚膜多糖可分为a~f个血清型,其中b型致病率最高。

(1)生物学特性:革兰氏阴性小杆菌,常呈多形性,无鞭毛,无芽孢。生长要求特殊,需X因子和V因子。因为金黄色葡萄球菌能合成V因子,将流感嗜血杆菌和金黄色葡萄球菌在血平板上共同培养时,可出现离葡萄球菌菌落越近的流感嗜血杆菌菌落越大的现象,称为卫星现象。

(2)致病性:主要的致病物质是菌毛、荚膜、内毒素和某些酶。菌毛能黏附于人类口咽部细胞。荚膜有抗吞噬作用。所致的疾病有原发性感染和继发性感染。原发性感染多由 b 型菌株引起急性化脓性感染,易感者主要是儿童,常见的有脑膜炎、咽喉会厌炎、化脓性关节炎及心包炎等。继发性感染多由正常寄生于上呼吸道的无荚膜菌株引起,多见于成年人。常在流感、肺结核等感染后发生,主要引起慢性支气管炎、中耳炎、鼻窦炎等。

12. 布鲁氏菌 布鲁氏菌是引起布鲁氏菌病的病原菌,对人类致病的有羊、牛、猪、犬布鲁菌,人类主要通过接触病畜及其分泌物而感染,感染途径为皮肤、黏膜、眼结膜、消化道和呼吸道等。

(1)生物学性状:布鲁氏菌为球杆菌或短杆菌,无芽孢,无鞭毛。革兰氏染色阴性。对培养基要求较高,需要在普通培养基中加入血液、血清或肝浸液。

(2)致病性:布鲁氏菌的主要致病物质为内毒素、荚膜和透明质酸酶等。其侵袭力很强,当细菌繁殖到一定程度时,内毒素可引起发热,随后该菌易在其他部位形成新的感染灶,如此反复出现,使患者的发热呈波浪式,俗称波浪热。

13. 结核分枝杆菌 结核分枝杆菌属于分枝杆菌属,这是一类细长略弯曲的杆菌,因为有分枝生长的趋势而得名。本属细菌因含大量分枝菌酸,故一般不易着色,染色时需加温或延长染色时间。着色后抗酸性乙醇的脱色,故又称抗酸杆菌。分枝杆菌属已报道过 100 余种,主要包括结核分枝杆菌复合群、非结核分枝杆菌和麻风分枝杆菌。其中最常见的为结核分枝杆菌,可引起结核病,常致疾病分为肺部感染和肺外感染。

(1)生物学性状:结核分枝杆菌菌体细长略带弯曲,革兰氏染色不易着色,一般不用革兰氏染色法分类。对培养基要求较高,生长缓慢,一般选择罗氏培养基作为分离培养基,内含马铃薯、蛋黄、甘油、门冬酰胺、无机盐及抑制杂菌生长的孔雀绿等。

(2)致病性:致病物质主要为脂质和蛋白质。

1)脂质:毒力随着脂质含量的提高而增强。脂质的主要成分分为:①索状因子:破坏线粒体膜,从而影响细胞呼吸功能,抑制白细胞游走和引起慢性肉芽肿;②磷脂:引起结核结节形成;③蜡质 D:引起迟发型超敏反应;④硫酸脑苷脂:抑制吞噬细胞的吞噬体和溶酶体融合,使菌体在吞噬细胞中长期存活。

2)蛋白质:主要成分为结核菌素,结核菌素本身没有毒性,与蜡质 D 结合进入机体可引发机体的超敏反应。

14. 白喉棒状杆菌 白喉棒状杆菌是白喉的病原菌,白喉患者或带菌者是主要传染源,传染途径主要是呼吸道飞沫传播,感染部位一般为咽喉、气管、鼻腔黏膜等。除了呼吸系统症状,还可引起其他临床表现,如心肌炎、软腭麻痹、声嘶和肾上腺功能障碍等。

(1)生物学性状:白喉棒状杆菌的菌体细长微弯,一端或两端膨大呈棒状。革兰氏染色阳性。在血平板上可生长,在含有凝固血清的吕氏培养基上生长迅速。

(2)致病性:白喉棒状杆菌的致病物质主要为白喉毒素。白喉毒素是一种多肽,由 A 和 B 两个亚基由二硫键连接而成,某些真核细胞具有这种毒素的受体,特别是心肌和神经细胞,因此严重的患者可伴有心肌炎和神经系统症状。

(三)弧菌属

弧菌属细菌是一群菌体短小、弯曲成弧形、一端有单鞭毛的革兰氏阴性菌。与肠杆菌科的主要不同点是氧化酶试验阳性和有一根位于菌体一端的单鞭毛。弧菌属细菌广泛分布于自然界,以淡水和海水中最多。目前已确定弧菌属有 36 个种,至少有 12 个种与人类感染有关,其中尤以霍乱弧菌、副溶血弧菌为常见致病菌。

1. **霍乱弧菌** 霍乱弧菌是霍乱的病原体，人类通过摄入污染的水源或食物而感染霍乱弧菌，潜伏期 1 天左右，患者由于剧烈腹泻造成严重脱水，血容量减少，继而出现循环衰竭、代谢性酸中毒，最终可因肾衰竭、休克而死亡。

（1）生物学性状：霍乱弧菌菌体呈弧形或逗点状。革兰氏染色阴性，无芽孢，有菌毛，某些菌株有荚膜。对培养基要求不高，在普通蛋白胨水中可生长，pH 8.0~9.0 的碱性环境中生长更佳，因此可选其作为选择培养基。

（2）致病性：霍乱弧菌的致病物质主要包括：①鞭毛和菌毛：霍乱弧菌进入小肠后，鞭毛运动有助于其穿过肠黏膜表面的黏液层，菌毛有助于其黏附于肠黏膜的微绒毛上；②霍乱毒素：是目前已知的毒性最强的致泻毒素。

2. **副溶血性弧菌** 副溶血性弧菌是一种嗜盐性细菌，经食物传播，多由海产品烹调不当或污染引起。潜伏期一般为 2~26 小时，主要症状为腹痛、腹泻、呕吐、失水、畏寒和发热。

（1）生物学性状：呈弧状、杆状、丝状等。革兰氏染色阴性，有鞭毛，无芽孢。具有嗜盐性，培养基以含 3.5% NaCl 最为适宜。

（2）致病性：副溶血性弧菌的致病物质主要是耐热直接溶血素和耐热相关溶血素，可能通过与人和某些动物的红细胞表面的神经节苷脂受体结合而导致溶血。

（四）螺杆菌属

螺杆菌属是从弯曲菌属中划分出来的新菌属，目前已有二十余种正式命名的螺杆菌，分成胃螺杆菌和肠肝螺杆菌，代表菌种是幽门螺杆菌。幽门螺杆菌是一种引起 B 型胃炎的病原菌，其感染与慢性胃炎、胃消化性溃疡和胃癌等有密切关系。

（1）生物学性状：幽门螺旋杆菌在胃黏膜表面呈螺旋状或弧形，革兰氏染色阴性。对培养基要求高，一般需要动物血液或胎牛血清。

（2）致病性：目前已知的致病物质有：①鞭毛：有助于细菌到达胃黏膜表面，并运动至最适 pH 部位生长繁殖；②尿激酶：分解尿素产生氨，改变局部 pH，更适合细菌生长；③空泡毒素：使细胞出现空泡变；④细胞毒素相关蛋白：本身无毒性，含有该蛋白的菌株致病性更强；⑤热休克蛋白：与感染时组织炎症有关。

（五）厌氧性细菌

厌氧菌是一群专性厌氧、必须在无氧环境中才能生长繁殖的细菌。根据能否形成芽孢，可将厌氧性细菌分为两大类：无芽孢厌氧菌和厌氧芽孢梭菌属。

无芽孢厌氧菌是一大类寄生于人和动物体内厌氧生长的菌群，包括革兰氏阳性和革兰氏阴性的球菌和杆菌；在人体正常菌群中占有绝对优势，是其他非厌氧性细菌（需氧菌和兼性厌氧菌）的 10~1000 倍；在某些情况下，可作为条件致病菌导致内源性感染。在临床厌氧菌感染中，无芽孢厌氧菌的感染率占90%，以混合感染多见。

厌氧芽孢梭菌属主要包括破伤风梭菌、产气荚膜梭菌、肉毒梭菌和艰难梭菌，是一群革兰氏染色阳性、能形成芽孢的大杆菌，芽孢直径比菌体宽，使菌体膨大呈梭状，大多为严格厌氧菌。主要分布于土壤、人和动物肠道，多数为土壤中的腐物寄生菌，少数为致病菌，如破伤风梭菌、产气荚膜梭菌、肉毒梭菌等。在适宜条件下，芽孢发芽形成繁殖体，产生强烈的外毒素和酶，引起人类和动物疾病。对人主要引起破伤风、气性坏疽和肉毒中毒等严重疾病。

1. 破伤风梭菌 破伤风梭菌是破伤风的病原菌。当机体受到外伤，创口被污染，或分娩时使用不洁器械剪断脐带等，本菌可侵入局部创面而引起外源性感染，发芽繁殖，释放毒素。发病后机体呈强制性痉挛、抽搐，可因窒息或呼吸衰竭死亡。

（1）生物学性状：革兰氏染色阳性，严格厌氧。菌体细长呈杆状,有周边鞭毛,无荚膜;芽孢正圆形,比菌体粗,位于菌体顶端,使细菌呈鼓槌状,为本菌典型特征。血平板37℃培养48小时后始见薄膜状爬行生长物,伴β溶血。

(2)致病性:破伤风毒素能产生破伤风痉挛毒素和破伤风溶血毒素两种外毒素。破伤风痉挛毒素属神经毒素,对脊髓前角细胞和脑干神经细胞有高度的亲和力。由菌体释放的毒素被局部神经细胞吸收或经淋巴、血液到达中枢神经系统;毒性极强,仅次于肉毒毒素。破伤风溶血毒素对氧敏感,其功能和抗原性与链球菌溶血素O相似,但在致破伤风中的作用尚不清楚。

2. 肉毒梭菌 肉毒梭菌主要存在于土壤中,在厌氧环境下能产生肉毒毒素,最常见的疾病为肉毒中毒和婴儿肉毒病。

(1)生物学性状:革兰氏阳性粗短杆菌,严格厌氧,有鞭毛,无荚膜;芽孢呈椭圆形,粗于菌体,位于次极端,使细胞呈网球拍状。可在普通琼脂平板上生长,能产生酯酶,在卵黄培养基上,菌落周围出现浑浊圈。

(2)致病性:致病物质为肉毒毒素,是已知最剧烈的神经外毒素,毒性比氰化钾强1万倍,肉毒毒素的结构、功能和致病物质与破伤风外毒素非常相似。

3. 艰难梭菌 艰难梭菌是人类肠道中的正常菌群之一,当长期使用或不正规应用某些抗菌药物以后,可引起肠道内的菌群失调,耐药的艰难梭菌能导致抗生素相关性腹泻和假膜性结肠炎等疾病。

(1)生物学性状:革兰氏阳性的粗大杆菌,专性厌氧;芽孢呈卵圆形,位于菌体次极端,可存活数周或数月。

(2)致病性:部分艰难梭菌可以产生毒素,产生的毒素主要有毒素A和毒素B两种:①毒素A为肠毒素,同时还具有细胞毒活性,能趋化中性粒细胞浸润回肠肠壁,释放淋巴因子,导致液体大量分泌和肠壁出血性坏死;②毒素B为细胞毒素,能使细胞的肌动蛋白解聚,破坏细胞骨架,致局部肠壁细胞坏死。

三、常见不典型病原体

(一)放线菌

放线菌是一类丝状、呈分枝生长的单细胞原核生物型微生物。由于菌丝在感染的组织中呈放射状排列,因此被称为放线菌。多数放线菌不致病,少数对人有致病作用的主要集中在放线菌属和诺卡菌属,可引起放线菌病、诺卡菌病、足分枝菌病等。

1. 放线菌属

(1)生物学性状:放线菌为革兰氏阳性、无荚膜、无芽孢和无鞭毛的非抗酸性丝状菌。培养较困难,厌氧或微需氧。血平板培养4~6天可形成微小圆形菌落,表面粗糙,呈灰白色或淡黄色,不溶血;显微镜下可观察到长短不等和分枝的蛛网状菌丝。

(2)致病性:内氏放线菌和黏液放线菌与龋齿和牙周炎有关,它们能产生一种多糖,即6-去氧太洛糖,可将口腔中的放线菌和其他细菌黏附在牙釉质表面形成菌斑和生物膜,而细菌分解食物中的糖类产酸,酸化和腐蚀牙釉质形成龋齿,其他细菌可进一步侵入而引起牙龈炎和牙周炎。

2. 诺卡菌属　诺卡菌属广泛分布于土壤,不属于人体的正常菌群。对人致病的主要有星形诺卡菌和巴西诺卡菌,引起诺卡菌病,我国以星形诺卡菌感染多见。诺卡菌感染属外源性感染,常侵入肺部引起化脓性炎症与坏死,重者还可以通过血液播散至全身。

(1)生物学性状:革兰氏阳性,专性需氧,形态与放线菌相似,但菌丝末端不膨大;营养要求不高,在普通培养基或沙保罗培养基均生长良好,一般1周左右长出表面干燥或呈蜡状的菌落,颜色为白色、橙色或红色。部分诺卡菌具有弱抗酸性,仅用1%盐酸乙醇延长脱色时间即可使其变为抗酸阴性,借此可与结核分枝杆菌区别。

(2)致病性:星形诺卡菌主要由呼吸道或创口侵入机体,引起化脓性感染，尤其对免疫力低下的感染者，如 AIDS 患者、肿瘤患者以及长期使用免疫抑制剂的人，此菌侵入肺后可引起肺炎、肺脓肿，表现与肺结核和肺真菌病类似。若该菌经皮肤创伤感染，可侵入皮下引起慢性化脓性肉芽肿和形成瘘管，并留出含诺卡菌菌落小颗粒的脓液。另外，星形诺卡菌也易通过血行播散，引起脑膜炎及脑脓肿。

（二）支原体

支原体是一类无细胞壁、形态上呈多态性、可通过常用的除菌滤器、能在无生命培养基中生长繁殖的最小的原核细胞型微生物。由于它们能形成有分支的长丝，故称之为支原体，含支原体和脲原体两个属。支原体属中对人致病的主要是肺炎支原体、人型支原体和生殖支原体，脲原体属中主要是解脲脲原体。

1. **肺炎支原体** 肺炎支原体是下呼吸道重要的致病性支原体，所引起的人类支原体肺炎占非细菌性肺炎 50% 左右，其病理变化以间质性肺炎为主，又称之原发性非典型肺炎。

（1）生物学性状：革兰氏染色呈淡紫色或蓝色，呈多形性，基本形态包括球形、双球形和丝状三种。大小介于细菌和病毒之间。对培养基要求比细菌高，多为兼性厌氧。

（2）致病性：主要有以下几种：①P1 蛋白：具有黏附作用，受体是呼吸道黏膜上皮细胞、红细胞等表面的神经氨酸酶；②糖脂抗原：与宿主细胞有共同抗原决定簇，故可以引起变态反应，导致免疫损伤；③荚膜：具有抗吞噬作用，亦有细胞毒性；④毒性代谢产物：可引起宿主黏膜上皮细胞的病理性损害，出现肿胀、坏死和脱落，微纤毛运动减弱或停止。

2. **解脲脲原体** 又称溶脲脲原体，与人类泌尿生殖道感染有密切关系。解脲脲原体是人类泌尿生殖道常见的寄生菌之一，在特定条件下引起非淋菌性尿道炎，为常见的性病之一。解脲脲原体在人体定植数量有两次高峰期，即分娩时由母体产道感染新生儿，以后迅速减少，从性生活开始又逐渐增多。

（1）生物学性状：革兰氏染色呈紫蓝色，微需氧，球形为主，单个或成双排列，丝状体少见。营养要求高。

（2）致病性：解脲脲原体的致病机制尚不十分清楚，目前认为可能与其侵袭性酶和毒性产物有关，包括：①磷脂酶：可分解细胞膜中的卵磷脂，并从细胞膜获得脂类和胆固醇作为养料，导致宿主细胞的损伤；②尿素酶：分解尿素产生大量氨类；③IgA蛋白酶：可降解SIgA，削弱泌尿生殖道黏膜局部的抗感染免疫功能；④神经氨酸酶样物质：可干扰精子和卵子的结合，可能与不孕症有关。

（三）衣原体

衣原体是一类严格真核细胞内寄生、有独特发育周期、能通过常用细菌滤器的原核生物型微生物。常见的衣原体可分为4种，对人体有致病性的主要是沙眼衣原体和肺炎衣原体。前者引起的感染可涉及眼、泌尿生殖道、呼吸道、尿道和直肠黏膜。后者主要引起肺炎、支气管炎等呼吸道感染。下文主要介绍肺炎衣原体。

（1）生物学性状：衣原体是严格的细胞内寄生，在宿主细胞内有独特的发育周期，包括两种不同的形态：原体和始体，原体体积逐渐增大成为始体。原体为小球形，有细胞壁，无繁殖能力，主要存在于细胞外，较为稳定，具有感染性。始体又称网状体，无细胞壁，主要存在于细胞内，若在细胞外则很快死亡，故无感染性，以二分裂方式形成子代原体。

（2）致病性：致病物质包括外膜蛋白和脂多糖。外膜蛋白在支原体侵入宿主细胞后阻止吞噬体和溶酶体的结合，有利于其生长繁殖。脂多糖类似于革兰氏阴性菌脂多糖的毒性和抗原性。衣原体的代谢产物也具有细胞毒性作用。

（四）立克次体

立克次体是一类严格细胞内寄生、以节肢动物为传播媒介、革兰氏染色阴性原核细胞型微生物。对人致病的可分为 5 个属，包括立克次体属、柯克斯体属、东方体属、埃立克体属和巴通体属。立克次体可感染嗜血节肢动物和哺乳动物，引起人畜共患病，我国常见的立克次体病为斑疹伤寒、恙虫病、Q 热等。普氏立克次体是引起流行性斑疹伤寒的病原体。

（1）生物学性状：呈多形性，以短杆形为主，革兰氏染色阴性，在感染细胞胞质内分散存在，呈单个或短链状排列。立克次体常用的培养方法为动物接种、鸡胚接种和细胞培养。

（2）致病性：主要致病物质为内毒素、磷脂酶 A 和微荚膜等，可引起流行性斑疹伤寒。主要作用机制如下：①内毒素：具有与肠道杆菌内毒素相似的多种生物学活性，可引起内毒素血症；②磷脂酶 A：能溶解宿主细胞膜或吞噬泡膜，有利于普氏立克次体进入宿主细胞内生长繁殖；③微荚膜：与黏附宿主细胞有关，并有吞噬作用。

（五）螺旋体

螺旋体是一类细长、柔软、弯曲、运动活泼的原核细胞型微生物，生物学上的地位介于细菌与原虫之间。螺旋体的基本结构及生物学性状与细菌相似，例如有细胞壁、原始核质、二分裂方式和对抗生素敏感。在自然界和动物体内广泛存在，种类繁多，对人类致病的主要分布在如下 3 个属：密螺旋体属、疏螺旋体属和钩端螺旋体属。

1. 钩端螺旋体

（1）生物学性状：钩端螺旋体的螺旋在螺旋体目中最为细密和规则，一端或两端弯曲而使菌体呈问号状或 C、S 形。革兰氏染色阴性，但不易着色。常用 Fontana 镀银染色法，被染成棕褐色。需氧或微需氧，营养要求较高。

（2）致病性：钩端螺旋体具有内毒素和溶血素等致病物质，致病机制尚未完全了解。钩端螺旋体能快速穿越完整的皮肤、黏膜或其破损处侵入机体，在局部迅速繁殖后，经淋巴系统或直接进入血循环引起钩端螺旋体血症。由于钩端螺旋体的血清型别不同、毒力不一，以及宿主免疫水平差异，临床表现相差甚大。

2. 梅毒螺旋体

（1）生物学性状：梅毒螺旋体有 8~14 个致密而规则的螺旋，两端尖直，运动活泼。普通染料不易着色，Fontana 镀银染色法染成棕褐色。不能在无生命人工培养基中生长繁殖。

（2）致病性：梅毒螺旋体有很强的侵袭力，但未发现有内毒素和外毒素，其致病机制所知甚少。目前已知的有：①荚膜样物质：具有阻止抗体与菌体结合、抑制补体激活、干扰补体杀菌、抗吞噬等作用；②外膜蛋白：一些梅毒螺旋体外膜蛋白是黏附因子，可帮助梅毒螺旋体黏附于宿主细胞；③透明质酸酶：可分解组织、细胞基质内和血管基底膜的透明质酸，有利于梅毒螺旋体的扩散。

四、常见病原真菌

真菌是一群体积较大的不能行光合作用的腐生性微生物，无论在大小、形态、结构、细胞核构造及化学组成上都异于细菌，并能进行无性和有性繁殖。真菌分为单细胞和多细胞真菌，单细胞真菌呈圆形或椭圆形，如酵母。多细胞真菌由菌丝和孢子组成，称为丝状菌或霉菌。真菌对培养基要求不高，一般细菌培养基上均可生长。一般真菌的菌落形态可分为酵母型菌落、类酵母型菌落、丝状型菌落和双相型菌落。

在自然界存在的众多真菌种类中，目前发现对人有致病性和机会致病性的真菌只有几百种，而且其中 90% 的人类真菌病仅由几十种真菌引起。目前对于真菌没有特异性的预防方法，对于皮肤癣真菌的预防主要注意公共卫生和个人卫生，保持干燥和清洁，避免和患者直接或间接接触。对于深部真菌感染，主要是积极治疗原发病，避免正常菌群紊乱和免疫系统损害。

按病原性真菌侵犯的部位和临床表现,可将真菌分为浅部感染真菌和深部感染真菌,深部感染真菌又可分为皮下组织感染真菌、地方流行性真菌和机会性感染真菌。

(一)浅部感染真菌

浅部感染真菌是指寄生或腐生于角蛋白组织(包括表皮角质层、毛发、甲板等)并引起浅部感染的一群真菌。浅部感染真菌主要引起各种癣,但一般不侵犯皮下等深部组织和内脏器官,也不引起全身性感染。主要包括皮肤癣菌和角层癣菌两大类。

皮肤癣菌可分为毛癣菌属、表皮癣菌属和小孢子癣菌属,可引起多种癣,包括手癣、足癣、甲癣、头癣、体癣和股癣等,其中以手足癣最常见,并且手足癣也是人类最多见的真菌病。

角层癣菌是指腐生于表皮角质或毛干表面,主要侵犯皮肤或毛干浅表层,不引起组织炎症的一些真菌,包括糠秕马拉色菌、何德毛结节菌和白色毛结节菌。

(二)皮下组织感染真菌

引起皮下组织感染真菌病的真菌有很多种,分别属于各不相关的菌属,不过它们有以下两个共同点:①为自然生长于土壤或腐坏植物中的腐生菌;②必须经由宿主的伤口才能进入皮下组织,蔓延致病。皮下组织感染真菌主要分孢子丝菌和着色真菌两大类,孢子丝菌主要指引起皮下组织感染的申克孢子丝菌,而着色真菌则是引起病损部位皮肤颜色改变的一组真菌。虽然皮下组织感染真菌需经创伤而侵入人体皮下组织,而且感染一般只限于局部组织,但少数也可经淋巴管或血行而缓慢扩散至周围组织,甚至导致其他器官和深部感染。

(三)地方流行性真菌

地方流行性真菌主要有组织胞浆菌属、球孢子菌属、芽生菌属和副球孢子菌属。这类真菌属双相型真菌,对环境温度敏感,在人体内寄生时呈酵母型,在室温下和人工培养时转变成丝状菌。

地方流行性真菌所引起的感染症状多不明显,有自愈倾向;该感染虽有组织或器官特异性,但亦可扩散至全身任何器官,严重者甚至可引起死亡。地方流行性真菌具有地方流行的特点,其中以美洲多见,我国较为少见。

(四)机会致病性真菌

机会致病性真菌原本是一些非致病性的腐生菌或人体内的正常菌群,当宿主身体虚弱、免疫功能减退或异所寄生时才会引发疾病。近年来,机会致病性真菌感染有所上升,与长期使用广谱抗菌药物后所致的菌群失调,以及免疫抑制剂、抗肿瘤药物的广泛应用和 AIDS 患者增加所致的免疫功能低下有关。

机会致病性真菌主要包括念珠菌属、隐球菌属、肺孢子菌属、曲霉属和毛霉属。下文将主要介绍几种比较常见的病原性真菌。

1. 白念珠菌 白念珠菌属于念珠菌属。念珠菌属目前已发现 270 余种,其中对人致病的有白念珠菌、克柔念珠菌、热带念珠菌、光滑念珠菌、近平滑念珠菌等 8 种。在抗真菌药物氟康唑应用于临床后,出现了流行病学转换现象,即对氟康唑敏感的白念珠菌感染比例下降,而对氟康唑不敏感的克柔念珠菌和其他念珠菌感染逐渐增多。

白念珠菌常常定植于人体与外界相通的器官,比如口咽部、胃肠道、泌尿生殖道等,是最常见的条件致病真菌。

(1)生物学性状:白念珠菌菌体呈圆形或卵圆形,革兰氏染色阳性,但着色不均匀,在组织内易形成芽生孢子及假菌丝,在假菌丝间或其末端形成厚膜孢子。在普通琼脂、血琼脂及沙保罗培养基上均生长良好,室温或 37℃培养 2~3 天可形成灰色或奶油色、表面光滑、带有浓厚的酵母气味的菌落。

(2)致病性:白念珠菌的致病机制包括:①细胞壁糖蛋白具有黏附作用;②芽管及假菌丝可直接插入表皮细胞膜;③代谢产物可抑制免疫活性细胞的趋化作用;④产生有毒性的各种酶

类(如酯酶)。常见念珠菌病包括：①黏膜感染，比如口炎；②皮肤感染；③脏器受累，比如肺炎、支气管炎、肾盂肾炎、心内膜炎等。

2. 新型隐球菌　新型隐球菌属于隐球菌属，隐球菌属包括17个种和8个变种，其中研究较多的是新型隐球菌及其格特变种和上海变种，是隐球菌病的病原菌。

(1)生物学性状：新型隐球菌为酵母型真菌，菌体呈圆形，外周有一层肥厚的胶质样荚膜，一般染色法不易着色，因而被称为"隐球菌"。用墨汁负染，可见黑色背景中有圆形透明菌体，外包透明荚膜。在沙保罗培养基或血琼脂培养基上，置25℃和37℃皆能生长，数天后形成酵母型菌落，表面黏稠，由乳白色逐渐变为棕褐色。

(2)致病性：人类的传染方式主要是吸入干鸽粪中所飘散出来的菌体，偶尔也可经由皮肤、伤口、口鼻腔黏膜及胃肠道侵入，但人与人之间并不互相传染。菌体自呼吸道进入后到达肺部，如果个体正处于免疫力低下的状态时，机会性感染便发生了。首先可见到原发性肺炎，病灶有发炎及肉芽肿现象，极似肺结核(常被误诊)，症状有发热、咳嗽和多痰。如果菌体散布至其他器官或组织，最常见的是慢性脑膜炎及内脏肉芽肿。隐球菌病通常具有自限性，患者病症局限于肺炎大多可自愈，但未加治疗或散布至脑膜时则可能致命。

3. 烟曲霉　烟曲霉属于曲霉属，曲霉属是一类广泛存在于自然环境中的腐生丝状真菌，已发现300多种曲霉，其中仅少数属于机会致病菌，以烟曲霉最常见。

(1)生物学性状：曲霉的菌丝分隔和分枝，呈多细胞性，在沙保罗培养基上，室温及37~45℃条件下均能生长，形成絮状或绒毛状菌落，菌体可沿培养基表面蔓延生长，可呈现不同颜色。

(2)致病性：曲霉能侵犯机体许多部位而致病，统称为曲霉病。曲霉主要经呼吸道侵入，故以肺部曲霉病多见。曲霉病的发生可由直接感染、超敏反应和曲霉毒素中毒等机制引起。

4. 毛霉　毛霉是一种广泛存在于自然环境中的真菌,常引起食物的霉变。

（1）生物学性状:毛霉的菌丝体由无隔的菌丝组成,为无隔的多细胞真菌。无性孢子为孢子囊孢子,有性孢子为结合孢子。沙保罗培养基上生长迅速,形成丝状菌落,开始为白色,然后逐渐变为灰黑色或黑色。

（2）致病性:毛霉对人体属于机会致病菌,多在重症疾病晚期和机体抵抗力极度衰弱时发病。毛霉感染多发生于鼻或耳部,经口腔唾液流入上颌窦和眼眶,形成坏死性炎症或肉芽肿;也可经血流进入脑部,引起脑膜炎;亦可扩散至肺和胃肠道等全身各器官,死亡率较高。

5. 卡氏肺孢菌　卡氏肺孢菌属于肺孢子菌属,广泛分布于自然界,可感染免疫缺陷或抑制患者,从而引发肺炎,是艾滋病患者最常见的机会性感染之一。

（1）生物学性状:兼有原虫和酵母特点的单细胞真菌,其发育过程为小滋养体、大滋养体、囊前期和孢子囊等阶段。

（2）致病性:肺孢子菌经呼吸道吸入,多为隐性感染。当机体抵抗力降低时,肺孢子菌得以大量繁殖并引起卡氏肺孢菌肺炎;疾病初期可表现为间质性肺炎,但疾病发展迅速,重症患者可在2~6周内因进行性的呼吸困难导致死亡。

五、常见病原病毒

病毒是一类形态微小、结构简单、无完整细胞结构的微生物。病毒是由核心和衣壳组成的核衣壳,核心主要构成病毒的基因组,衣壳具有抗原性。某些病毒的核衣壳外还有包膜,并根据有无包膜分为包膜病毒和裸露病毒。病毒在活细胞中寄生,以单一一种类型的核酸(DNA或RNA)为遗传物质,以复制的方式繁殖后代。病毒从进入宿主细胞开始,依次经过吸附、穿入、脱壳、生物合成及组装、成熟、释放等步骤,完成一个复制周期。

在临床微生物感染中,病毒感染占约 75%。病毒感染分为急性和慢性持续性,急性感染包括流行性感冒、急性肠胃炎、甲型肝炎、SARS 等,慢性持续性感染包括乙型肝炎、艾滋病等。病毒性感染由于传染性强、传播迅速、死亡率高,在临床上具有重要意义。病毒的分离与鉴定是病毒病原学诊断的金标准,但因病毒是严格细胞内寄生,病毒培养必须有活的细胞支持,病毒的分离鉴定较困难、繁杂,且需时很长,故临床检查往往是绕过分离培养而采取快速诊断的方法。下文主要就临床常见的几种病毒进行介绍。

(一)呼吸道病毒

以呼吸道作为传播途径的病毒种类很多,包括正黏病毒科、副黏病毒科、冠状病毒科、披膜病毒科、小 RNA 病毒科、呼肠病毒科等,近几年来又出现许多新变种,如可以感染人的禽流感病毒、新型冠状病毒、偏肺病毒。

1. 流行性感冒病毒 流行性感冒病毒,简称流感病毒,分为甲、乙、丙三型,可引起人和动物的流行性感冒。甲型流感可感染人类和动物,是引起人类流感流行最为频繁的重要病原体。乙型流感对人类致病性较低,一般呈局部暴发。丙型流感只引起人类轻微上呼吸道感染,很少流行。传染源主要为患者,主要经过飞沫传播,传染性强。临床症状为呼吸道症状,有畏寒、发热、乏力等,最严重可导致病毒性肺炎。

2. 麻疹病毒 麻疹病毒是麻疹的病原体,麻疹是儿童时期常见的急性传染病。传染源主要为急性期患者,通过飞沫或鼻腔分泌物传播,病毒在呼吸道上皮细胞内增殖,后进入血液,临床表现为鼻炎、眼结膜炎、咳嗽、高热、畏光,随后口腔黏膜出现 Koplik 斑,全身皮肤相继出现红色斑丘疹,皮疹一般可治愈。患者抵抗力低下,护理不当可出现脑炎、肺炎等并发症。

3. **呼吸道合胞病毒** 呼吸道合胞病毒主要引起婴幼儿严重呼吸道感染,比如细支气管炎和肺炎,引起较大儿童和成人上呼吸道感染,如鼻炎和感冒。病毒主要通过飞沫传播,侵入呼吸道上皮细胞后,引起细胞融合,堵塞婴幼儿气道,导致严重细支气管炎和肺炎,甚至死亡。

4. **腺病毒** 腺病毒主要引起人类呼吸道、胃肠道、眼部感染。腺病毒通过和患者密切接触传染,主要感染儿童,引起儿童的急性咽炎、病毒性肺炎、流行性角膜炎、胃肠炎和腹泻。此外,还可导致儿童急性出血性膀胱炎。

5. **风疹病毒** 风疹病毒是风疹(又名德国麻疹)的病原体,病毒经过呼吸道传播,在淋巴结增殖,经血液播散全身。儿童感染后主要表现为发热、出疹,伴耳后和枕下淋巴结肿大,症状较轻。成人除了出疹外,出现关节炎、血小板减少、出疹后脑炎等。孕妇感染对胎儿危害极大,引起先天性风疹综合征,如先天性心脏病、先天性耳聋、白内障以及黄疸性肝炎、肺炎、脑膜脑炎等。

6. **冠状病毒** 冠状病毒包膜表面有多形性突起,形如花冠。目前从人体分离的冠状病毒包括 229E、OC43 和 SARS 冠状病毒。病毒主要感染成人或较大儿童,经飞沫传播,在冬春季流行,SARS 的主要临床症状为发热、咳嗽、肌痛及呼吸道感染症状。

(二)肠道病毒

1. **脊髓灰质炎病毒** 脊髓灰质炎病毒是脊髓灰质炎的病原体,病毒的传染源主要为患者,通过粪 - 口途径传播,通常从上呼吸道、咽喉、肠道等部位入侵,在淋巴组织中增殖,释放入血,扩散至带有受体的靶组织。临床表现为发热、头痛、乏力、咽痛和呕吐等症状,当病毒入侵中枢神经系统和脑膜,患者还会出现颈项强直、肌痉挛等症状,极少数患者发展为延髓麻痹,导致呼吸、心脏衰竭死亡。

2. **柯萨奇病毒** 柯萨奇病毒的形态结构、感染和免疫过程和脊髓灰质炎病毒相似,病毒在肠道中增殖,却很少引起肠道疾病。识别的受体在组织和细胞中分布广泛,包括中枢神经系统、心、肺、胰、黏膜、皮肤及其他系统,因而引起的疾病种类复杂,轻重不一。不同型别的病毒可引起相同的临床综合征,同一型病毒亦可引起不同的临床疾病。临床上常见的主要为疱疹性咽峡炎、手足口病、流行性肌痛、心肌炎和心包炎、眼病。

3. **新型肠道病毒** 肠道病毒70型可引起急性出血性结膜炎,俗称"红眼病",以点状或片状的突发性结膜下出血为特征,可通过眼结膜接触污染的毛巾、手及游泳池水等传播,传染性强,常发生暴发流行,人群普遍易感,但以成人多见。

肠道病毒71型是引起人类中枢神经系统感染的重要病原体。主要通过粪-口途径或密切接触传播,潜伏期一般3~5天,人是其目前已知的唯一宿主。感染后多数情况下不引起明显的临床症状,但有时也可导致被感染者出现比较严重的疾病,主要包括手足口病、无菌性脑膜炎和脑炎、疱疹性咽峡炎以及类脊髓灰质炎等疾病。

4. **轮状病毒** 轮状病毒是引起婴幼儿腹泻的重要病原体。按结构蛋白VP6内衣壳蛋白的抗原性,可将轮状病毒分为A~G组,其中A~C组可以引起人类和动物腹泻,而D~G组仅引起动物腹泻。其中A组轮状病毒感染呈世界性分布,主要引起婴幼儿(6个月~2岁)严重腹泻;B组轮状病毒仅见于我国,引起成人腹泻,以15~45岁青壮年为主,多为自限性感染,病死率低;C组轮状病毒的发病率低,多散发,偶见暴发流行。轮状病毒腹泻的发生具有一定的季节性,以秋冬寒冷季节多见,在我国常称为"秋季腹泻",但热带地区季节性不明显。

(三)肝炎病毒

肝炎病毒是一类能侵害肝脏、引起病毒性肝炎的病原体,包括甲型肝炎病毒、乙型肝炎病毒、丙型肝炎病毒、丁型肝炎病毒、戊型肝炎病毒。甲型和戊型肝炎主要由消化道传播,临床表现为急性肝炎,预后良好,不发展成慢性肝炎和慢性携带者。乙型和丙型主要由输血、器械污染、母婴传播及性传播,可引起急、慢性肝炎,与肝硬化和肝癌有关。丁型肝炎病毒在乙型肝炎病毒等的辅助下才能复制,感染后表现为急、慢性肝炎或无症状携带者。

(四)疱疹病毒

1. **单纯疱疹病毒** 单纯疱疹病毒在人群中感染普遍,传染源为患者或病毒携带者,通过直接接触和性接触传染。大多数患者在感染后无症状,少数感染者发生黏膜和皮肤的疱疹感染,表现为疱疹性湿疹、疱疹性牙龈炎、疱疹性角膜结膜炎、疱疹性脑炎等。病毒感染后,若机体不能彻底清除,则以潜伏状态长期存在,当人体受到非特异性刺激后,潜伏的病毒可被激活,转为增殖性感染。

2. **水痘 - 带状疱疹病毒** 水痘 - 带状疱疹病毒是水痘和带状疱疹的病原体,传染源为水痘患者,通过空气飞沫、密切接触或输血传播,儿童初次感染后,表现为水疱疹,或进一步发展成脓疱疹,可伴有发热症状。水痘病愈后,病毒可长期潜伏在感觉神经节中,在免疫力低下、外伤等刺激下,潜伏的病毒被激活,引起复发性感染。

3. **EB 病毒** EB 病毒是一种主要侵犯 B 细胞的人疱疹病毒,与 EB 病毒有关的疾病主要有传染性单核细胞增多症,临床表现为发热、咽炎、淋巴结炎、脾大、肝功能紊乱、非典型淋巴细胞显著增多,预后良好。EB 病毒还与非洲儿童恶性淋巴瘤和鼻咽癌有关。

(五)人类免疫缺陷病毒

人类免疫缺陷病毒引起获得性免疫缺陷综合征,简称艾滋病。病毒的传染源为艾滋病患者和病毒携带者,主要传播途径为性传播、血液传播和母婴传播。病毒感染的临床过程分为

4 个阶段：①急性感染期：感染者出现发热、头痛、咽炎、皮疹、关节痛、淋巴结肿大等症状；②无症状感染期：感染者可没有任何临床症状，持续 2~10 年之久；③ AIDS 相关综合征期：持续性淋巴结肿大、持续或间歇性发热、疲乏、盗汗、全身不适、体重减轻等，症状逐渐加重，一般持续 2 个月；④ AIDS 期：严重的机会性感染和 AIDS 相关性肿瘤。

（六）狂犬病毒

狂犬病毒引起人和动物的狂犬病，主要侵犯中枢神经系统。人类被带毒动物抓伤、咬伤或通过密切接触而感染，临床表现为对刺激兴奋性高，恐水是其特有的症状，患者转入麻痹期后，因昏迷、呼吸及循环衰竭而死亡，是我国目前死亡率最高的传染病。

（高 媛 焦 萍）

第三节 感染性疾病的诊断

一、细菌感染的诊断

（一）常见细菌感染的诊断

1. 临床表现及体征

（1）发热：发热（fever）是指机体在致热原作用下或各种原因引起体温调节中枢的功能障碍时，体温升高超出正常范围。根据发热的病因，临床上常将发热分为感染性发热与非感染性发热，但以前者多见，诊断时需加以鉴别。临床常见的各种病原体如细菌、真菌、病毒、支原体、衣原体、立克次体、螺旋体、结核分枝杆菌等引起的感染，不论是急性、亚急性或慢性，局限性或全身性，均可出现发热。

发热的临床过程一般可分为三个阶段：体温上升期、高热期和体温下降期。体温上升期可表现为骤然上升或逐渐上升，高热期可表现为短暂停留或长期存在，体温下降期可表现为骤然下降或缓慢下降。发热程度及体温波动的规律对于疾病诊断具有一定的意义，常见热型表现与细菌感染性疾病之间的关系如表 1-3-1 所示。

表 1-3-1　热型与常见细菌感染性疾病

常见热型	表现	常见疾病
稽留热	24 小时内体温波动 ≤ 1℃，体温恒定维持在 39~40℃以上数天或数周	大叶性肺炎、伤寒及斑疹伤寒高热期
弛张热	24 小时内体温波动 > 2℃，体温常在 39℃以上	败血症、风湿热、重症肺结核及化脓性炎症等
间歇热	体温波动于高热和正常之间，高热期与无热期规律交替，体温波动常表现为骤升或骤降	疟疾、急性肾盂肾炎等
回归热	体温波动于高热和正常之间，高热期与无热期各持续若干天后规律交替一次	回归热等
双峰热	24 小时内有两次波动，形成双峰，最高体温 > 39℃	大肠埃希菌败血症、铜绿假单胞菌败血症等
波状热	体温在数天内逐渐上升至高峰，然后又逐渐下降至正常，多次重复	布鲁菌病、结核性胸膜炎等

（2）毒血症状：毒血症状是指病原菌侵入人体血液循环，并在体内生长繁殖或产生毒素而引起的全身性感染或中毒症状。轻者表现为乏力、肌肉关节疼痛、头痛等，重者表现为意识障碍、呼吸衰竭等。导致毒血症状的致病菌种类繁多，常见有

革兰氏阳性球菌、革兰氏阴性杆菌、真菌等。不同的病原体其毒血症状有所不同，如革兰氏阳性球菌导致的毒血症状可有或无寒战、发热，患者颜面部潮红、脉搏洪大、四肢温暖等，为外毒素所致；而革兰氏阴性菌导致的毒血症状一般以突然寒战开始，发热可呈间歇性，严重时体温不升或低于正常，患者面色苍白、脉搏细弱、血压下降、四肢厥冷等，为内毒素所致。

（3）单核-吞噬细胞系统增殖反应：单核-吞噬细胞系统增殖反应可见于大多数感染性疾病，源于机体免疫系统的免疫应答，可表现为脾脏、淋巴结和肝脏的肿大。

（4）感染部位症状：感染部位症状根据部位不同而表现不同，如泌尿系感染可表现为尿道红肿、尿频、尿急、尿痛等；伤口感染可表现为愈合不良、脓性分泌物等；呼吸道感染可表现为咳嗽、咳脓性痰等；胃肠道感染可表现为腹泻、腹胀、腹痛等；皮肤软组织感染可表现为红、肿、热、痛等。

2. **实验室检查**

（1）血常规：外周血白细胞计数及其分类计数常用于初步区分感染性疾病与非感染性疾病，细菌性感染与病毒性感染。细菌感染时白细胞总数和（或）中性粒细胞比例多增高，且常可伴有核左移，而病毒感染时白细胞总数常减少，可观察到淋巴细胞增多。

（2）红细胞沉降率：红细胞沉降率（erythrocyte sedimentation rate, ESR），即血沉，是指红细胞在一定条件下沉降的速率。红细胞沉降率病理性增快，是大多数急慢性感染的特征之一，但恶性肿瘤以及具有组织变性或坏死性疾病，因血浆球蛋白和纤维蛋白原的变化，或有异常蛋白进入血液，也会导致红细胞沉降率加速。另外，在某些特殊的生理情况下，红细胞沉降率也有可能加快，如月经期和妊娠期妇女、小儿及 50 岁以上老人。因此，红细胞沉降率是一种非特异性检查，不能单独用于诊断疾病。此外，观察红细胞沉降率的快慢还可辅助评估病情的变化,如加快表示病情进展较快,减慢表示病情好转或恢复正常。因此,红细胞沉降率测定有助于感染性疾病的诊断和鉴别,评估治疗疗效和预后。

国际血液学标准化委员会(ICSH)推荐红细胞沉降率测定方法为魏氏法。现今全自动红细胞沉降率分析仪已被广泛应用于临床,标准值如表1-3-2所示。

表1-3-2　魏氏法检测红细胞沉降率标准值

年龄	性别	标准值
≤50岁	男性	0~15mm/h
	女性	0~20mm/h
>50岁	男性	0~20mm/h
	女性	0~30mm/h
>85岁	男性	0~30mm/h
	女性	0~42mm/h
儿童	/	0~10mm/h

(3)C反应蛋白:C反应蛋白(C-reactive protein,CRP)是一种急性时相蛋白,是反映炎症、感染和治疗疗效的良好指标,不受红细胞、血红蛋白、脂质及年龄等因素的影响。病毒感染时CRP通常为阴性或弱阳性,故可作为细菌感染与病毒感染的鉴别指标之一。急性炎性反应时C反应蛋白合成增加,一般在感染发生后6~8小时开始升高,24~48小时达到高峰,比正常值高几百倍甚至上千倍,升高的幅度与感染的程度呈正相关,在疾病治愈后,其含量急速下降,1周内可恢复正常。因此,临床上也常通过观察C反应蛋白的动态变化来评估抗感染治疗疗效。常见感染及CRP表现如表1-3-3所示。

表 1-3-3 常见感染的 C 反应蛋白表现

感染	CRP表现
病毒感染	CRP 不增高（除了一些严重侵袭导致组织损伤的病毒，如腺病毒、疱疹病毒）
外科损伤	CRP 水平 8~10 小时可增加 10 倍
新生儿细菌感染	一般血清 CRP ＜ 2mg/L，大于此值即与细菌感染的严重程度有关
儿童和成人局灶性或浅表性感染	正常值≤ 10mg/L，感染时 10~99mg/L
儿童和成人败血症或侵袭性感染	≥ 100mg/L

（4）降钙素原：降钙素原（procalcitonin，PCT）是一种蛋白质，当严重细菌、真菌、寄生虫感染以及脓毒症和多脏器功能衰竭时，其在血浆中的水平升高，而在自身免疫性疾病、过敏和病毒感染时 PCT 不会升高。其检测结果的临床意义见表 1-3-4。

表 1-3-4 降钙素原检测结果的临床意义

PCT检测结果（ng/ml）	临床意义
＜ 0.05	正常值
0.05~0.5	提示轻度局部细菌感染或细菌感染的早期阶段
0.5~2	提示很可能为全身细菌感染
2~10	提示全身细菌感染
≥ 10	提示为严重细菌性脓毒症或脓毒性休克

注：PCT 水平必须结合临床情况进行判读，应避免脱离患者具体病情而进行判读，并应考虑假阳性和假阴性的可能性

不同的研究证实，PCT 结合临床信息能够进一步明确抗生素治疗的必要性，判断治疗疗程和优化抗生素治疗疗程。

1）作为判断抗菌治疗有无指征时，PCT 数值及其意义如表 1-3-5 所示。

表 1-3-5 降钙素原对判断抗菌治疗指征的作用

PCT数值	临床意义
< 0.1ng/ml	不建议使用抗菌药物（取决于临床的实际情况，甚至可低于 0.25ng/ml）
> 0.5ng/ml	提示存在严重细菌感染或脓毒症，排除其他导致 PCT 增高的原因，则需要开始抗菌药物治疗
急诊 PCT > 0.25ng/ml	可能意味着感染，如果有其他支持感染的证据则可以开始抗菌药物治疗

2）作为疗效判断的标准：如果 PCT 在治疗开始的 72 小时内每天较前一天下降 30% 以上，认为治疗有效，可继续使用原抗菌药物方案；如果治疗最初几天内 PCT 水平不降，提示该治疗方案效果不佳，应结合临床情况调整治疗方案。

3）根据 PCT 水平确定抗菌药物疗程：一个抗菌药物治疗方案持续 1 周左右就应该考虑其有效性，延长疗程应慎重权衡。对某些疾病（如肺炎、尿路感染）或成功去除感染灶后（感染导管拔除）的患者，经 3~5 天的抗菌药物治疗后应用 PCT 进行评估。如果 PCT 水平较初始值下降 90% 以上，建议停止抗菌药物治疗。

（5）尿常规：尿常规检查一般包括性状检查、化学检查及沉渣检查等，如细菌感染可表现为尿液混浊、脓性尿、血尿、尿中检出白细胞、菌落计数大于 $10^3CFU/ml$ 等。

（6）粪便常规：粪便检查一般包括性状检查、显微镜检查及隐血试验等，如粪便中检出白细胞、巨噬细胞和细菌等也可提示感染。

（7）其他体液检查：主要包括脑脊液和浆膜腔积液检查，脑脊液标本采集后应即刻送检，一般不可超过 1 小时，以免放置过久导致细胞破坏、葡萄糖分解或形成凝块等影响检查结果，常检项目为一般性状、蛋白定性试验、有形成分检查和细菌/真菌检查等。浆膜腔积液常规检查主要为蛋白定性试验及显微镜检查，其结果有鉴定作用，如表 1-3-6 所示。

表 1-3-6　体液检查及结果提示

体液检查	检查项目	结果	常见感染
脑脊液	一般性状检查（颜色、透明度、凝固物、压力）	米汤样	白细胞增多所致化脓性（细菌）脑膜炎
		绿色	铜绿假单胞菌、肺炎链球菌、甲型链球菌引起的脑膜炎
		静置出现凝块或沉淀物	可见于急性化脓性脑膜炎
		脑脊液压力升高	可见于化脓性脑膜炎
	蛋白定性试验（正常：阴性）	阳性	化脓性脑脊髓膜炎、结核性脑脊髓膜炎、梅毒性中枢神经系统疾病、流行性脑脊髓膜炎等
	细胞计数和分类	细胞数中度增加，以淋巴细胞为主	病毒感染、结核性或真菌性脑脊髓膜炎
		细胞数明显增加，以中性粒细胞为主	化脓性脑脊髓膜炎
		较多见嗜酸性粒细胞	脑寄生虫感染

体液检查	检查项目	结果	常见感染
	革兰氏染色涂片	阳性	细菌性脑脊髓膜炎，治疗前阳性率60%~80%
	抗酸染色涂片	阳性	结核性脑脊髓膜炎，单张涂片阳性率低，多张涂片可提高阳性率
	墨汁染色涂片	阳性，有荚膜、出芽、球形孢子	新型隐球菌，约有50%阳性诊断率
浆膜腔积液	蛋白定性试验及细胞计数	阳性，有核细胞 $< 3 \times 10^6/L$	渗出液
		阴性，有核细胞 $> 5 \times 10^6/L$	漏出液
	细胞计数	多形核白细胞为主	化脓性炎症或早期结核性积液
		淋巴细胞增多为主	结核性渗出液
		嗜酸性粒细胞增多	结核性渗出液吸收期

3. 病原学检查及其临床意义 病原学检查是感染性疾病区别于其他疾病诊断的特殊检查，对疾病的诊断具有特异性。细菌感染性疾病的诊断，一般均需进行病原学检查以明确病因。但临床标本中分离到的细菌并不一定为疾病的致病菌，需结合患者的临床情况、采集标本的部位、获得的细菌种类进行综合分析。细菌感染性疾病的病原学诊断主要可以从以下三个方面着手：①检测细菌或抗原：主要包括直接涂片显微镜检查、分离培养、抗原检查与分析；②检测抗体；③检测细菌遗传物

质：主要包括基因探针技术和 PCR 技术。其中，细菌培养是最重要的确诊方法。

（1）直接显微镜检查：对临床标本如痰液、支气管肺泡灌洗液、尿液沉渣、脑脊液等进行涂片显微镜检查，对快速诊断或提示某些细菌、真菌及结核分枝杆菌感染有重要的价值。直接镜检可染色，也可不染色。常用染色方法包括简单染色法和复杂染色法。革兰氏染色是最经典、最常用的染色方法，通过此法可将细菌分为革兰氏阳性菌和革兰氏阴性菌。抗酸染色可将细菌分为抗酸性细菌和非抗酸性细菌，临床大多数细菌为非抗酸性，故此染色法主要用于结核分枝杆菌、麻风分枝杆菌检查。

需要注意的是，在进行痰液检查时，痰涂片在低倍镜视野下鳞状上皮细胞＜ 10 个、白细胞＞ 25 个为相对污染少的痰标本。

（2）细菌分离培养、鉴定：分离培养是微生物学检查中确诊的关键步骤。首先，需根据临床症状、体征和镜下检查特征作出病原学初步诊断，选用最合适的培养方法，主要是选择适当的培养基，确定接种前的标本处理和孵育条件，然后根据菌落形状（大小、色泽、气味、边缘、光滑度、色素、溶血情况等）和细菌的形态、染色性，检测细菌生化反应结果和血清学试验、动物接种实验（白喉棒状杆菌），对分离菌作出鉴定，也可借助于自动化鉴定系统如 VITEK 系统、MicroScan 系统等快速鉴定分离菌。

（3）药物敏感试验：在鉴定细菌的同时，还需针对致病菌进行抗菌药物敏感试验。目前常用的药敏测定方法主要有稀释法、扩散法、E- 试验法、自动化药敏测定法等，结果判读均参照美国临床和实验室标准协会（Clinical and Laboratory Standards Institute，CLSI）标准，按敏感（susceptible，S）、中介（intermediate，I）、耐药（resistant，R）报告。

1）稀释法：抗菌药物抑制检测菌肉眼未见生长的最低浓度称为最小抑菌浓度（minimal inhibitory concentration，MIC），常见有肉汤稀释法和琼脂稀释法，前者为临床实验室常用的一种定量试验。

2)扩散法:即 K-B 纸片琼脂扩散法(Kirby-Bauer disc agar diffusion method),是将含有定量抗菌药物的纸片贴在接种有待测菌的 M-H 琼脂平板上,置 35℃孵育 24 小时后,用游标卡尺量取纸片周围透明抑菌圈的直径,抑菌圈的大小反映细菌对药物的敏感程度,抑菌圈越大越敏感。K-B 纸片扩散法具有重复性较好、操作简便、使用成本相对较低、结果直观、容易判断等优点,是目前临床微生物实验室广泛采用的药敏试验方法。

3)E- 试验法:是由瑞典首先推出的一种结合稀释法和扩散法原理和特点而设计的一种操作简便(如同扩散法)、精确测定 MIC(如同稀释法)的药敏实验方法。在涂布有待测菌的 M-H 琼脂平板上放置一条内含干化、稳定、浓度由高到低呈指数梯度分布的商品化抗菌药物试验条,置 35℃孵育 24 小时后,在抗菌药物试验条周围可形成一椭圆形抑菌圈,其边缘与试验条交叉处的药物浓度即为该待测菌的 MIC。本法与稀释法和扩散法等测定结果的符合率在 95% 以上,但由于抗菌药物试验条价格较高,目前尚未在临床广泛应用。

4)自动化药敏测定法:基本原理是将抗生素微量稀释在条孔或条板中,加入菌悬液后放入自动化药敏检测仪器中直接孵育,通过测定细菌生长的浊度,或测定培养基中荧光指示剂的强度或荧光原性物质的水解,进而反映细菌的生长情况。其具有微量、快速、操作简单、重复性好等特点,且可提示不可能的或极少见的耐药表型,但仪器及试剂盒、试剂卡昂贵,对生长缓慢或特殊培养条件病原菌存在局限性。

(4)临床常用的病原学检查标本:目前临床常用的病原学检查标本包括血液、尿液、粪便、呼吸道标本、脑脊液与其他无菌体液、眼及耳部标本、生殖道标本、创伤组织和脓肿标本等。临床病原学检查的成败除了实验室的能力和效率外,很大程度上取决于标本采集及标本运送的质量。临床常见病原学检查标本采集及其对感染诊断的意义如表 1-3-7 所示。

表 1-3-7 常见体液培养及其意义

样本	样品采集	标本检查	临床意义
血液	寒战和发热初期采集、肘静脉或股动脉采血，成人采血量每套不少于 10ml，每瓶不少于 5ml，婴幼儿推荐每瓶不少于 2ml，怀疑菌血症患者推荐不同部位同时采集 2~3 套（一套为需氧、一套为厌氧），抽出血液需立即注于培养瓶，不可冰箱存放	显微镜检查、抗原检测、抗体检测、核酸检测，分离培养与鉴定	葡萄球菌菌血症、肠球菌菌血症，革兰氏阴性杆菌菌血症、真菌血症以及厌氧菌、分枝杆菌、布鲁氏菌、螺旋体等
骨髓	用髂骨穿刺针从骨髓采集标本，在用药前、发热初期或高热期采集，严格无菌操作，采集后立即放入血培养瓶中送检		
尿液	成人中段尿采集，儿童、不能自动排尿者或者要检测厌氧菌所致，大肠埃希菌最为常见，	直接显微镜检查、离心镜检、一般细菌培养、定量培养	80% 尿路感染为革兰氏阴性杆

49

续表

样本	样品采集	标本检查	临床意义
	菌时在无菌操作下进行膀胱穿刺法，采集尿液需立即送检，2小时内接种，不能立即接种可在4℃保存不超过24小时		其次为变形杆菌、铜绿假单胞菌、肺炎克雷伯菌、肠杆菌等；20%为革兰阳性菌，其中以肠球菌多见，其次为葡萄球菌，少数为厌氧菌；另外还存在支原体、衣原体、真菌所致尿路感染
胃肠道标本	腹泻者采集大便脓血、黏液、絮状物、吸吐物等	涂片检查，抗原检测和核酸检测，分离培养	感染性腹泻，肠道传染病，细菌性食物中毒，艰难梭菌相关性腹泻，消化性溃疡
呼吸道标本	上呼吸道标本主要为鼻咽拭子，下呼吸道标本采用自然咳痰法、支气管下采集法、气管穿刺法获取痰液 合格痰标本标准：低倍镜下，每视野鳞状上皮细胞<10个	一般细菌涂片、结核分枝杆菌涂片、真菌涂片、放线菌及诺卡菌涂片、细菌培养、真菌培养、病毒感染检查	呼吸道感染菌群复杂，标本中分离的细菌不一定与疾病相关，采集痰液标本一定要来自下呼吸道集痰液 合格痰液，且实验室结果必须结合临床进行分析判断

续表

样本	样品采集	标本检查	临床意义
中枢系统标本	应用抗菌药物前以无菌技术腰椎穿刺,抽取脑脊液2~5ml于无菌试管立即送检,病毒检测可在4℃保存72小时	涂片检查(一般细菌涂片、结核分枝杆菌涂片检查、真菌涂片、病毒检查、抗原检测、核酸检测、分离培养(一般细菌、结核分枝杆菌、真菌、病毒)	细菌性脑膜炎、真菌性脑膜炎、流行性乙型脑炎和登革热、肠道病毒
创伤及外科标本	开放性感染的脓液与分泌物、大面积烧伤的创面分泌物、封闭性脓肿局部消毒采样后采样、瘘管放线菌标本、穿刺液标本等	显微镜检查、抗原检测、核酸检测、分离培养(普通细菌、厌氧菌、嗜血杆菌及奈瑟菌、结核分枝杆菌、真菌)	创伤感染以化脓性炎症为主,常见葡萄球菌、链球菌、放线菌、大肠阴埃希菌等;烧伤创面常由革兰氏阴性杆菌所致,其次由革兰氏阳性化脓球菌及混合感染;急性化脓性骨关节炎常由化脓性球菌所致、慢性和慢性化脓性骨髓炎也可由结核分枝杆菌和某些厌氧菌感染所致

51

4. **影像学检查** 目前临床常见影像学检查主要有 X 线平片、计算机断层成像(CT)、计算机断层血管造影术(CTA)、磁共振成像(MRI)、磁共振血管造影术(MRA)、磁共振胰胆管造影术(MRCP)、超声成像(US)、发射断层成像(ECT)、单光子发射断层成像(SPECT)、正电子发射断层成像(PET)和数字血管造影术(DSA)等。临床应用中主要依靠部位、疾病进行方法选择。

(1)中枢神经系统应用:中枢神经系统感染常表现为软组织水肿、炎症、脓肿、肉芽肿、血管神经炎、栓塞、出血、炎性血管瘤、脑膜炎症、脑积水和颅骨病变等。影像学检查首选 MRI,CT 亦有较好作用,X 线平片和血管造影基本不用,CT 平扫对于颅骨破坏、增生、颅内钙化、金属异物和积气敏感准确;增强扫描可区分脑组织炎症、水肿、脓肿和肉芽肿,显示炎性增厚强化脑膜。MRI 可消除骨伪影的干扰,为颅底和脊髓病变理想的检查方法。

(2)呼吸系统应用:呼吸系统感染常表现为肺炎、肺脓肿、胸腔积液、气胸及肺囊肿,临床中主要首选透视和普通 X 线平片,如需明确内部结构、成分等需进一步行 CT 检查。X 线平片多能明确炎性病变的表现,但床边摄片往往不能很好显示少量胸腔积液、气胸等。CT 可表现出肺炎、脓肿、气胸、胸腔积液、肺内钙化;高分辨率 CT 可显示肺小叶性炎症、结节、小叶间隔增厚、支气管扩张、肺大疱等;增强 CT 可显示肺门淋巴结肿大,正常血管和脓肿壁,以便与肿瘤鉴别。

(3)循环系统应用:循环系统的影像学表现主要体现为细胞积液、瓣膜炎、心肌炎、血管炎等。细胞积液和瓣膜炎影像学检查的选择顺序为心脏超声、MRI、增强 CT、X 线平片;心肌炎影像学检查的选择顺序为 MRI、心脏超声、增强 CT、X 线透视;血管性疾病影像学检查的选择顺序为 MRA、CTA、数字减影血管造影。

(4)消化系统应用:消化系统感染疾病主要表现为胃肠炎、

坏死性肠炎、腹膜炎、肠粘连、腹腔脓肿、实质器官炎症和脓肿等。肠道病变的影像学检查选择顺序为胃肠道造影、胃镜、CT、MRI、超声；肠外病变的影像学检查选择顺序为 CT、MRI、超声；胆道病变影像学检查选择顺序为超声、MPCP、CT 造影；实质脏器的影像学检查选择顺序为超声、CT、MRI。

（5）泌尿生殖系统应用：泌尿生殖系统感染常表现出炎症、脓肿、积水、钙化等，常见部位检查及检查方法如表 1-3-8 所示：

表 1-3-8 泌尿生殖系统检查目的及相应方法

检查目的	检查方法
肾和生殖系统炎症和脓肿	MRI 首选，能清晰显示结构和炎性病灶
子宫、附件、前列腺疾病	MRI 首选，超声次之，检查简单、易行，增强 CT 亦较为准确
泌尿系钙化、结石	超声、CT 首选
肾盂和输尿管积水、膀胱挛缩等形态	X 造影能显示形态，为常规方法；替代方法有 MRI 尿路造影及 CT 尿路造影，但价格较贵，不作常规；另外可选择性使用有创伤性的逆行输尿管造影与活检

（6）肌肉骨骼系统表现：肌肉骨骼系统感染主要表现出炎症、脓肿、血管炎等，对软组织病变的影像学检查选择排序为 MRI、CT、X 线，常见检查方法及其应用如表 1-3-9 所示：

表 1-3-9 肌肉骨骼系统常见检查方法及应用

检查方法	临床应用
X 线平片	骨骼疾病诊断的主要方法，肌肉病变能发现病变钙化、软组织隆起阴影等

检查方法	临床应用
CT	骨骼病变内的液化、钙化、骨化等,对软组织侵犯估计明显高于X线
增强CT	动态曲线分析可鉴别恶性肿瘤
MRI	软组织对比度好,清楚显示病灶位置、大小、形态,病变范围估计准确,骨髓早期浸润敏感性明显高于CT

(二)非典型病原体感染的诊断

1. 支原体 支原体是介于细菌和病毒之间的原核细胞型微生物,主要侵袭人体肺部及泌尿生殖系统,常引起肺部感染及泌尿生殖系统感染。目前已确定对人体有致病性的常见支原体包括肺炎支原体、人型支原体、解脲脲原体及生殖支原体。其中,肺炎支原体是人类支原体肺炎的病原体,而与泌尿生殖道感染有关的支原体主要是解脲脲原体、人型支原体及生殖支原体。支原体感染的诊断方法主要依靠培养法和血清学试验。

(1)培养法:支原体因缺乏细胞壁,呈高度多态性,革兰氏染色不易着色,直接显微镜检测一般无临床意义。分离培养是支原体感染的确诊依据,但不同支原体在培养基中生长速度不一,导致其分离难易程度不同。解脲脲原体和人型支原体生长较快,目前国内医疗机构主要使用液体培养基直接检测并同时进行支原体药敏试验,但该方法有时会受细菌或真菌污染导致假阳性,故需固体培养基确认菌落形态才能最后诊断,且该方法不能区分。肺炎支原体和生殖支原体则生长缓慢,一般需要10天甚至更长时间才能生长出"荷包蛋"状菌落,体外培养困难,对临床快速诊断意义不大,目前已极少使用。

(2)血清学试验:血清学试验是目前诊断肺炎支原体肺炎的主要手段,常用方法有凝集试验、补体结合试验、沉淀试验、间接免疫荧光试验、酶联免疫吸附试验等。颗粒凝集（particle agglutination，PA）试验和补体结合（complement fixation，CF）试验是检测肺炎支原体血清特异性抗体的传统方法，但无法区分 IgG 和 IgM，抗体滴度受 IgG 的影响较大，升高时间偏晚，高滴度抗体持续的时间较长。酶免疫测定试验（enzyme immunoassays，EIA）或免疫荧光法（immunofluorescent assay，IFA）可以分别检测肺炎支原体特异性 IgG 和 IgM，其中特异性 IgM 在感染后第 1 周即可出现，在感染后 3 周达到高峰，对早期诊断更有价值，但部分反复发生肺炎支原体感染的成年患者，特异性 IgM 可能持续阴性，因此，即使肺炎支原体特异性 IgM 多次阴性，也不能排除肺炎支原体急性感染。无论采用何种检测方法，急性期及恢复期的双份血清标本中，肺炎支原体特异性抗体滴度呈 4 倍或 4 倍以上增高或减低时，均可确诊为肺炎支原体感染，这是目前国际上公认的标准。此外，颗粒凝集试验特异性抗体滴度 ≥ 1∶160，或补体结合试验特异性抗体滴度 ≥ 1∶64，或特异性 IgM 阳性，也可作为诊断肺炎支原体近期感染或急性感染的依据。血清冷凝集试验曾是诊断肺炎支原体感染的重要方法，但其阳性率仅为 50% 左右，而且呼吸道合胞病毒、腺病毒、巨细胞病毒以及肺炎克雷伯菌感染也可诱导血清冷凝集素的产生，因此，血清冷凝集试验结果只能作为诊断肺炎支原体感染的参考。上述血清学检测方法均可用于进行生殖支原体的血清学变化检测，但在临床工作中实用性较差，目前已基本不用。

（3）核酸检测：基于核酸技术的支原体检测方法（如 PCR、核酸探针杂交技术、实时荧光定量 PCR 等）具有快速、简便、敏感度高的特点，但对实验室要求较严格，目前尚未被广泛应用。

2. **衣原体**　衣原体包括沙眼衣原体、鹦鹉热衣原体和肺炎衣原体三种，其中沙眼衣原体是引起性传播疾病常见的病原体之一。目前，衣原体感染常用的检查方法包括衣原体培养、抗原抗体检测、DNA探针技术及聚合酶链反应（PCR）技术。

（1）培养法：直接显微镜检查细胞质内的典型包涵体对衣原体感染诊断有参考价值。衣原体的分离培养与病毒培养一样，可使用鸡胚卵黄囊接种，也可使用动物和细胞接种培养。传统的组织接种培养方法因技术难度大，特异性和敏感性均不理想，且费时费钱，现已不用。培养法为衣原体感染确诊的金标准，特异性几乎为100%，但因方法复杂难以在临床工作中应用。

（2）抗原检测：包括直接免疫荧光法和酶联免疫吸附试验（ELISA），是目前国内临床最常用方法，但敏感性及特异性较低。

（3）抗体检测：对诊断无并发症的生殖道感染价值不大，但在输卵管炎或盆腔炎性疾病时血清抗体可明显升高。方法有补体结合试验、ELISA及免疫荧光法。

（4）核酸检测：主要包括DNA探针技术及PCR技术。核酸检测是目前诊断衣原体感染敏感性和特异性最高的方法，但对实验室条件要求较高。

3. 军团菌 军团菌病是由军团菌引起的以肺炎为主的感染，可表现为两种临床类型，即军团菌病或庞蒂亚克热。其中，军团菌病是一种需住院治疗的重度肺炎，而庞蒂亚克热是一种轻度的流感样疾病，通常可自愈。

（1）流行病学：夏秋季节多发，多有使用空调湿化系统、喷水淋雨史，多发于中老年、肝肾衰竭、糖尿病、慢性肺疾病及其他免疫功能低下患者。

（2）临床表现：军团菌病的临床表现包括咳嗽、气促、发热、肌肉疼痛、头痛和放射性肺炎等肺内症状，也可出现腹泻、恶心和意识模糊等肺外症状。庞蒂亚克热主要表现为流感样症状（如发热、寒战、乏力），呼吸道症状一般不严重。

（3）实验室及影像学检查：白细胞计数升高，多在（10~20）×10^9/L之间，中性粒细胞增多，可见核左移。肝功能检查可有丙氨酸氨基转移酶、天门冬氨酸氨基转移酶、碱性磷酸酶、胆红素升高。胸部 X 线检查多先累及单侧,表现为边缘模糊的圆形阴影或片状支气管肺炎。

(4)血清学或病原学检查:军团菌病的临床诊断比较困难,仅凭其临床表现很难与其他病原所致的肺部感染鉴别,需行血清学或病原学检查方可确诊。目前最佳的检测方法是军团菌抗原检测和在选择性培养基中培养下呼吸道分泌物(痰或支气管肺泡灌洗液)。若患者存在肺炎,且军团菌尿抗原检测阳性,可考虑诊断为军团菌病;若军团菌抗原检测阴性,但仍怀疑军团菌病,则需行呼吸道分泌物培养。另外,分子检测技术可用于比较培养得到的临床菌株和从环境中获得的菌株,以确定暴发源。庞蒂亚克热的诊断与疾病暴发相关,基于临床症状和体征,通常伴随军团菌病的病例,尿抗原检测可进行确诊,但灵敏性较低。

(三)特殊病原体感染的诊断

1.**布鲁氏菌** 布鲁菌病(简称布病)是由布鲁氏菌感染引起的一种人畜共患疾病。患病的羊、牛等疫畜是主要传染源,可通过皮肤黏膜、消化道和呼吸道等途径传播。临床诊断应结合流行病学史、临床表现和实验室检查进行诊断。

我国原卫生部 2012 年颁布的《布鲁氏菌病诊疗指南(试行)》诊断依据如下:

(1)符合下列标准者为疑似病例:①流行病学史:发病前与家畜或畜产品、布鲁氏菌培养物等有密切接触史,或生活在布鲁氏菌病流行区的居民等;②临床表现:发热、乏力、多汗、肌肉和关节疼痛,或伴有肝、脾、淋巴结和睾丸肿大等表现。

(2)临床诊断病例:疑似病例免疫学检查平板凝集试验(初筛试验)阳性者。

(3)确诊病例:疑似或临床诊断病例出现免疫学检查试管凝集试验(SAT)、补体结合试验(CFT)、布鲁氏菌病抗人球蛋白试验(Coomb's test)中的一项及以上阳性和(或)分离到布鲁菌者。

（4）隐性感染病例：有流行病学史，符合确诊病例免疫学和病原学检查标准，但无临床表现。

2. **炭疽芽孢杆菌** 炭疽病是由炭疽芽孢杆菌感染引起的食草动物急性传染病和人畜共患病。人因接触病畜及其产品或食用病畜的肉类而发生感染，常表现为皮肤炭疽、肺炭疽、肠炭疽、脑膜型炭疽及败血型炭疽。通常有 1~5 天的潜伏期，肠炭疽亦可于 24 小时内发病。

（1）流行病学史：仔细询问病畜接触史，对临床诊断炭疽具有重要诊断意义，重点询问患者职业和新近有无接触病畜及畜产品的病史。

（2）临床表现：皮肤炭疽有特征性黑色焦痂，对临床诊断有较大的特异性。肺炭疽及肠炭疽生前获得诊断者，临床发现有纵隔增宽、血性胸腔积液、出血性肺炎，或剧烈腹痛、腹泻、血性水样便、血性腹水，应注意追询病史以协助诊断。

（3）实验室检查：大多数情况下血象表现为白细胞总数增高 $[(10~20) \times 10^9/L]$，有的可高达 $(60~80) \times 10^9/L$，中性粒细胞显著增多，少数白细胞可减少。确诊需各种分泌物、排泄物、血、脑脊液等涂片检查和培养。

（4）细菌涂片与培养：上述标本革兰氏染色镜检可见粗大的革兰氏阳性杆菌，培养可有炭疽芽孢杆菌生长，其鉴定方法有串珠湿片法、荧光抗体染色法与噬菌体裂解试验等。

（5）动物接种：将上述标本接种于家兔、豚鼠与小白鼠皮下，24 小时后出现局部典型肿胀、出血等阳性反应。接种动物大多于 48 小时内死亡，从其血液与组织中可查出和培养出炭疽芽孢杆菌。

（6）血清学检查：有间接血凝试验、补体结合试验与 ELISA 试验等。

（7）Ascoli 沉淀试验：主要用于检验动物皮毛与脏器是否染菌。

二、结核的诊断

结核(tuberculosis,TB)是由结核分枝杆菌导致的一种常见并可致命的传染病。结核分枝杆菌可侵犯全身器官,主要经呼吸道感染,也可经消化道感染,少数经皮肤伤口感染,其中呼吸道传播是最常见和最重要的途径。

(一)肺结核

1. 症状表现

(1)全身症状:发热(长期午后低热)、盗汗、乏力、食欲减退、消瘦。

(2)呼吸系统症状:干咳、咯血、胸痛、呼吸困难。

2. 临床体征 肺结核的临床体征取决于病变性质、部位、范围或程度。

(1)早期:病灶小或位于肺组织深部,可无体征;病变范围较大时,患者肺部呼吸运动可减弱,叩诊呈浊音,听诊时呼吸音减低,或为支气管肺泡呼吸音;好发于肺上叶尖后段及下叶背段,在锁骨上下区、肩胛间区叩诊略浊,咳嗽后听诊有湿啰音,具有诊断意义。

(2)晚期:慢性纤维空洞性肺结核有肺气肿征。

3. 实验室检查

(1)痰菌检查

1)直接涂片:方法简单、快速,但敏感性不高,应作为常规检查方法。涂片阴性不能排除肺结核,连续检查≥3次,可提高其检出率。除痰标本外,纤支镜刷检物、冲洗液、灌洗液均可用于直接涂片检查。

2)痰涂片染色检查:齐-尼(Ziehl-Neelsen)抗酸染色和荧光染色法。齐-尼抗酸染色为传统的染色方法,3~6次痰菌检查有利于提高检出率。痰中检出每毫升5000~10 000个结核分枝杆菌为涂片(+)。而荧光染色法可提高检出率和工作效率,但有时因脱色不充分,假阳性率较高。涂片染色阳性,只能说明抗酸杆菌存在,不能区分是结核分枝菌还是非结核分枝杆菌。但由于我国非结核分枝杆菌病发病较少,故检出抗酸杆菌对诊断结核病有极重要的意义。

痰菌检出率与肺部病变的严重程度相关。收集 24 小时痰液进行集菌法也可提高检出率。

3)分离培养法:灵敏度高于涂片镜检法,可直接获得菌落,便于与非结核分枝杆菌鉴别,是结核病诊断的金标准。未进行抗结核治疗或停药 48~72 小时的肺结核患者可获得比较高的分离率。分离培养法采用改良罗氏培养法和 BACTEC 法。传统的改良罗氏培养法需 4~6 周之长,难以满足临床需要;BACTEC 法较传统的改良罗氏培养法可提高初代分离率 10% 左右,同时可鉴别非结核分枝杆菌,检测时间也明显缩短。

(2)分子生物学检测:由于结核分枝杆菌生长缓慢,分离培养阳性率低,且耗时长,故急需快速、灵敏和特异的病原学检查和鉴定技术。核酸探针和聚合酶链反应为结核病细菌学基因诊断提供了可能。PCR 是体外酶促合成特异 DNA 片段的一种方法,是一种分子生物学技术,用于扩增特定的 DNA 片段,可看作生物体外的特殊 DNA 复制。该技术可以在短时间使特定的核酸序列复制数增加数百万倍,在此基础上进行探针杂交,提高了检出的灵敏度和特异性。但结核分枝杆菌 DNA 提取多曾遭遇污染等技术原因可出现假阳性,且 PCR 无法区别活菌和死菌,故不能用于结核病治疗疗效评估、流行病学调查等。目前 PCR 检测已经推荐用于非结核分枝杆菌病高发地区涂片抗酸杆菌阳性病例快速区分结核与非结核分枝杆菌。

(3)结核分枝杆菌抗原、抗体检测:包括血清、体液中结核分枝杆菌抗原、抗体或抗原抗体复合物的检测,仅可作为有辅助性诊断意义的方法,抗体检测主要用于临床和 X 线影像学疑为肺结核而不易获得痰标本的儿童及痰涂阴肺结核患者的诊断参考。

（4）T 细胞斑点试验（T-SPOT）：又称结核感染干扰素释放试验（interferon gamma release assays，IGRAs），是利用酶联免疫斑点法（ELISPOT）探测结核感染者的特异性 T 细胞来诊断结核的一种新方法。该方法源于 Mahairas 等在 1996 年发现的一段存在于致病性结核分枝杆菌中名为"RD1"的基因序列，而在卡介苗菌株和大部分环境中的分枝杆菌基因中则缺乏"RD1"基因序列。"RD1"编码产生的 ESAT-6 和 CFP-10 作为特异性抗原刺激机体 T 淋巴细胞产生特异性的细胞因子干扰素 γ（INF-γ）。根据这一原理，结核感染 T-SPOT 试验利用结核分枝杆菌感染者外周血单核细胞中存在结核感染特异性 T 淋巴细胞，在受到致病性结核分枝杆菌特异性抗原 ESAT-6 和 CFP-10 刺激后分泌 INF-γ，然后通过检测 INF-γ 的量以判断机体是否存在结核感染。此方法受接种史影响小，特异性好、灵敏度高，目前已列入美国、欧洲等地结核病诊疗指南，用于辅助早期诊断和鉴别诊断。该检测方法需采集患者新鲜静脉血标本。

（5）结核菌素试验：结核菌素试验是用结核菌素进行的皮肤Ⅳ型过敏反应试验，用于判断机体是否受到结核分枝杆菌感染，进行结核病流行病学调查或接触者的随访，协助诊断和鉴别诊断，选择卡介苗（BCG）接种对象并考核其接种效果的一种常用试验。结核菌素是结核分枝杆菌的代谢产物，主要成分为结核蛋白，目前均采用国产结核菌素纯蛋白衍生物（purified protein derivative，PPD）进行试验。试验方法采用皮内注射法（Mantoux 法），48~96 小时（一般 72 小时）后观察局部硬结大小，判读标准为：硬结直径＜5mm 为阴性反应，5~9mm 为一般阳性反应，10~19mm 为中度阳性反应，≥20mm 或不足 20mm 但有水疱或坏死为强阳性反应。PPD 含有多种抗原，其中多数与非结核分枝杆菌、诺卡菌和棒状杆菌等有共同的细胞壁抗原，机体感染环境中非结核分枝杆菌也可使结果阳性,因此,该试验方法特异性较低。3 岁以下婴幼儿 PPD 试验阳性按活动性结核论,成人强阳性结果提示机体对结核分枝杆菌处于超敏感状态,但难以借此判断发病、活动或恶化,若同时伴有低热、消瘦、关节痛、红细胞沉降率增快等表现者则对诊断有一定的提示作用,宜进一步结合胸部 X 线等检查。

4. 影像学检查

(1)胸部 X 线

1)多发生在肺上叶尖后段、肺下叶背段、后基底段,也可多肺段侵犯。

2)急性血行播散型肺结核,在 X 线胸片上表现为分布均匀、大小密度相近的粟粒状阴影。

3)继发性肺结核常见 X 线的表现包括浸润性病灶,如云雾状,边缘模糊,密度相对较淡,干酪样病变密度相对较高,不均一;空洞形成不同形状的透亮区;纤维钙化的硬结病灶,如条索、结节状、斑点状病灶,边界清楚,密度相对较高。

4)可伴有支气管播散灶。

5)可伴胸腔积液、胸膜增厚与粘连。

6)呈球形病灶时(结核球)直径多< 3cm,周围可有卫星病灶,内侧端可有引流支气管征。

7)病变吸收慢(< 1 个月变化较小)。

(2)胸部 CT 扫描对如下情况有补充性诊断价值

1)发现胸内隐匿部位病变,包括气管、支气管内的病变。

2)早期发现肺内粟粒样阴影。

3)诊断有困难的肿块阴影、空洞、孤立结节和浸润阴影的鉴别诊断。

4)了解肺门、纵隔淋巴结肿大情况,鉴别纵隔淋巴结结核与肿瘤。

5)少量胸腔积液、包裹积液、叶间积液和其他胸膜病变的检出。

6）囊肿与实体肿块的鉴别。

5. **纤维支气管镜检查** 纤维支气管镜检查是目前呼吸系统疾病诊疗工作的重要检查手段，尤其适用于痰涂片阴性等诊断困难者。通过纤维支气管镜检查可进行支气管分泌物刷检、活检及支气管肺泡灌洗液的病原学、细胞学、免疫学、生化学等检查，但需注意的是痰菌阳性者不应行支气管肺泡灌洗，以免引起支气管播散。

（二）肠结核

肠结核为消化系统结核中最常见者，绝大多数继发于肠外结核病。据统计，25%~50%的肺结核患者可并发肠结核。肠结核的传播来源主要是食入性的，即咽下含结核分枝杆菌的痰液而引起，偶尔可来自被结核分枝杆菌污染的食物，亦可来源于血源性或腹腔、盆腔等脏器结核的直接蔓延。肠结核患者一般根据临床表现、X线检查及结肠镜检查的典型改变，同时结合各项实验室检查作出诊断。

1. **临床表现** 肠结核的临床表现在早期多不明显，多数起病缓慢，病程较长，如与肠外结核并存，其临床表现可被掩盖忽略。因此，活动性肠外结核病患者如出现明显的消化道症状应高度警惕肠结核存在的可能性。①慢性腹痛、腹泻、腹胀及腹泻便秘交替，脐周或有下腹疼痛，可触及包块、索状物又伴有结核中毒症状；②出现腹胀、腹痛、腹泻或腹泻便秘交替等肠道症状的肺结核患者；③不完全肠梗阻或肠梗阻、肠穿孔及类似阑尾炎的急腹症患者。

2. **影像学检查** X线典型肠结核改变表现分三个阶段。初期表现为功能障碍的变化、肠管痉挛、蠕动亢进、分泌增多、黏膜增粗紊乱、肠管轮廓皱襞失去正常排列走行和僵硬。中期表现为溃疡形成，广泛浅溃疡或有深溃疡，充盈不佳有缺损，肠有激惹现象。增殖性肠结核时肠壁增厚狭窄，黏膜皱襞消失，肠腔缩短或有肠管缩短或有肠管梗阻。

3. **结肠镜检查**　目前诊断肠结核较为有价值的检查方法，通过结肠内镜检查或组织活检发现下列一项者可以确诊：①肠壁和肠系膜淋巴结发现干酪样坏死性肉芽肿；②组织病理切片发现结核分枝杆菌；③活检组织培养结核分枝杆菌阳性；④病变取材接种存在结核病变。

（三）结核性脑膜炎

结核性脑膜炎是结核分枝杆菌引起脑膜和脊髓膜的非化脓性炎症，是结核分枝杆菌引起的最常见中枢神经系统炎症，常继发于全身其他器官的结核病变，占肺外结核的 5%~15%，易误诊。根据以往结核病病史或接触史，亚急性起病，慢性迁延性病程，出现头痛、呕吐等颅内压增高症状和脑膜刺激征，结合腰椎穿刺压力明显增高、脑脊液（CSF）淋巴细胞增多及氯化物和糖含量降低等特征性改变，可考虑本病。

1. **临床表现**　亚急性或慢性起病，有低热、盗汗、食欲减退、全身倦怠无力、精神萎靡不振、头痛、呕吐、颅内压增高等结核中毒症状。

2. **实验室检查**

（1）血常规检查：大多正常，部分患者红细胞沉降率可增高；因结核性脑膜炎可引起抗利尿激素异常分泌综合征，部分患者可出现低钠和低氯血症。

（2）脑脊液检查：①常规检查：外观无色透明或混浊呈毛玻璃状，放置数小时后可有薄膜形成；脑脊液压力常增高；淋巴细胞增多；糖和氯化物含量减低。②涂片和培养：抗酸染色涂片阳性率低，培养出结核分枝杆菌可确诊，因培养阳性率低，且需要大量脑脊液和数周时间，现已少用。③ PCR：目前诊断结核性脑膜炎最快的方法，其缺点是容易出现假阳性。④腺苷酸脱氨酶（ADA）：脑脊液 ADA 增高有助于结核性脑膜炎诊断，但特异性较低。

3. **影像学检查** 头颅 CT 可表现为脑基底部或大脑外侧裂渗出、脑积水、脑梗死、脑回增强。

(四)骨结核

骨关节结核是一种继发性结核病,其中以肺结核继发感染为主,常好发于脊柱、膝关节、髋关节等部位。

1. **临床表现** 骨关节结核患者可表现为骨关节功能障碍、疼痛(活动后加剧)、局部肿胀或积液、畸形等症状,也可出现典型的全身结核中毒症状。

2. **实验室检查** 可表现为轻度贫血,白细胞计数一般正常,有混合感染或存在巨大脓肿时白细胞计数增高。红细胞沉降率可反映出病变是否静止和有无复发(活动期明显增快,病变趋于静止或治愈时,其值逐渐下降至正常)。

3. **影像学检查**

(1)X 线检查:骨质破坏、关节间隙狭窄、周围软组织肿胀,除合并感染和修复外,骨质硬化少见。

(2)CT 检查:多发骨破坏,边缘环绕骨硬化缘,冷脓肿形成,部分脓肿边缘可见钙化;增强后见边缘环行强化(称之为"边缘征"),软组织内形成钙化及死骨。

(3)MRI 检查:炎性浸润阶段显示异常信号,具有早期诊断价值。

(4)超声检查:可探及深部脓肿的位置和大小。

三、真菌感染的诊断

(一)微生物学和实验室检查

1. **直接镜检** 直接镜检是真菌形态学检查的基本方法,可观察到真菌菌丝、孢子及菌落形态,是快速、简便的检验方法,但阳性率低。涂片镜检找到致病性真菌可确定诊断,但若找到条件致病性真菌则不能确定诊断,需结合临床区分定植与感染。

2. 分离培养 是鉴定真菌的唯一方法,一般使用痰液、支气管肺泡灌洗液、胸腔积液、血液、活检组织标本等进行培养,常用培养基为沙保罗培养基。口腔为真菌定植部位,且痰标本极易被污染,故痰标本常难以区分污染、定植和感染。一次痰标本培养出真菌不宜轻易作出诊断,连续 3 次痰培养结果阳性且为同一菌种时方可作出诊断。支气管肺泡灌洗液、胸腔积液、血液、活检组织标本培养出真菌可作出诊断。

3. 组织病理学检查 组织病理学检查为诊断真菌感染的金标准,可通过经纤支镜肺活检、经胸壁穿刺肺活检与开胸肺活检获取标本。病理检查见到菌丝和孢子等真菌结构,在染色的活检切片中发现假菌丝可确定为念珠菌感染。病理检查看到分生孢子头,或未发现分生孢子头而发现草酸盐沉着可协助诊断曲霉感染。

4. 血清学检测 用于诊断真菌感染疾病的血清学检测包括抗原、抗体、真菌特有细胞壁成分和代谢产物的检测。常用方法多为免疫学方法,包括补体结合试验、凝集试验、酶联免疫吸附试验(ELISA)等方法。

(1)1,3-β-D 葡聚糖检测(G 试验):1,3-β-D- 葡聚糖是真菌细胞壁主要成分之一,其占真菌细胞壁成分 50% 以上,尤以酵母样真菌中含量最高,G 试验正常值 < 20pg/ml。侵袭性真菌感染时真菌经人体吞噬细胞吞噬后,能持续释放该物质入血,使血液及其他体液中该物质含量增高,进而刺激机体产生免疫反应。而浅表真菌感染或真菌定植时,血浆 1,3-β-D- 葡聚糖并不升高。因此,该试验可用于早期诊断侵袭性真菌感染,但其不能进行定性诊断,即无法确定具体菌种,且不能检测出隐球菌感染,因为隐球菌具有较厚的荚膜,且 1,3-β-D- 葡聚糖含量较低。

(2)半乳甘露聚糖抗原检测(GM 试验):半乳甘露聚糖(GM)是广泛存在于曲霉及青霉属真菌胞壁中的一类多糖。在侵袭性曲霉感染的早期,该物质可释放到患者血液。美国 FDA

于 2003 年批准将检测血清中曲霉 GM 抗原作为侵袭性曲霉感染的诊断指标。在曲霉感染的早期,用 ELISA 方法测定血液标本中的 GM,敏感性是 67%~100%,特异性达 81%~98%。在支气管肺泡灌洗液中亦可检测到 GM,且较血液出现更早。因此,该试验常用于侵袭性曲霉感染的早期诊断,GM 试验值 ≥ 0.5 为阳性。

(3)隐球菌荚膜多糖抗原检测:乳胶凝集试验检测隐球菌荚膜多糖抗原是目前诊断隐球菌感染最有价值的快速血清学诊断方法之一。检测方法包括采用多克隆抗体 IgG 抗体法、鼠单克隆 IgM 抗体法及采用多克隆抗体和单克隆抗体联合进行检测的 PREMIER 酶标免疫法。

5. **聚合酶链反应** PCR 为体外核酸扩增技术,可将病原体核酸扩增数十至百万倍,具有较好的敏感性和特异性。

(二)各类真菌感染的诊断

1. 隐球菌

(1)肺隐球菌感染

1)临床表现:肺隐球菌感染的临床表现多种多样,从无症状的结节到严重的急性呼吸窘迫综合征(acute respiratory distress syndrome, ARDS)。主要表现为咳嗽、咳少量黏液痰或血痰,伴发热,部分患者可出现胸痛、咯血、乏力、盗汗等。临床亦常见慢性隐匿起病的无症状患者,仅在体检时胸部 X 线检查发现,多见于免疫功能正常者。急性重症多见于免疫抑制尤其是 AIDS 患者,临床表现为严重急性下呼吸道感染,有高热、呼吸困难等症状,伴有明显的低氧血症,可发展为急性呼吸衰竭,如不及时诊断和治疗,病死率较高。

2)诊断:确诊主要依靠组织病理检查和病灶内脓液穿刺标本的病原学涂片和培养。通常取自无菌部位如经皮肺组织穿刺活检标本等行真菌涂片、培养,结果阳性有确诊意义;取自痰、咽拭子或支气管肺泡灌洗液的标本行真菌涂片、培养,以及血清隐球菌荚膜多糖抗原乳胶凝集试验结果阳性有临床疑似诊断价值。肺隐球菌感染患者胸部 X 线及 CT 表现多样,通常分为单发或多发结节块状影、片状浸润影和弥漫混合病变等三种类型。临床常需与肺癌和肺转移癌相鉴别。

（2）中枢神经系统隐球菌感染

1)临床表现:中枢神经系统感染通常表现为脑膜炎或脑膜脑炎,极少数表现为单个或多个局灶性肿块损害(隐球菌肉芽肿)。中枢神经系统感染的主要临床表现为发热、渐进性头痛、精神和神经症状(精神错乱、易激动、定向力障碍、行为改变、嗜睡等)。随着病情进一步进展可能出现脑神经麻痹(听觉、视觉障碍)和视乳头水肿,甚至出现运动、感觉障碍、小脑功能障碍、癫痫发作和痴呆等临床表现。中枢神经系统感染可伴发肺部或其他播散性感染,但大多数不伴有其他感染的临床表现。

2)诊断:脑脊液真菌涂片、培养和隐球菌乳胶凝集试验结果中的任一个阳性都可以确诊隐球菌中枢神经系统感染。患者的临床症状、体征和脑脊液常规、生化以及影像学检查对诊断具有重要价值。

脑脊液墨汁涂片、菌体计数、脑脊液真菌培养、脑脊液和血清的隐球菌荚膜多糖抗原乳胶凝集试验是常用的真菌学检测方法,对于隐球菌脑膜炎的诊断和疗效评定具有重要的意义。脑脊液墨汁涂片可以早期、快速诊断隐球菌脑膜炎,但是诊断的特异性和敏感性依赖于检验者的技术水平。墨汁涂片阳性并不表示隐球菌感染没有得到有效控制,部分患者在完成治疗后墨汁涂片仍然阳性,少数患者此类情况可持续 1~2 年。脑脊液隐球菌菌体计数的逐渐降低是治疗有效的一个重要的指标,但在治疗的过程中菌体计数小幅升高,不一定表示隐球菌感染的加重和复发,需要结合患者的临床症状等进行具体分析。

脑脊液真菌培养是确诊隐球菌脑膜炎的"金标准",而治疗过程中培养结果转阴较为迅速,并不能依此判断隐球菌已经完全丧失活力。脑脊液隐球菌荚膜多糖抗原乳胶凝集试验对隐球菌中枢神经系统感染的诊断具有非常好的敏感性和特异性。在感染治疗的过程中，一般乳胶凝集试验滴度会逐渐降低，但在感染治愈后，许多患者乳胶凝集试验阳性仍可持续相当长时间。在中枢神经系统感染时，血清抗原滴度常常大于脑脊液的滴度，但这并不提示存在感染的播散。

（3）皮肤隐球菌感染

1）临床表现：皮肤隐球菌感染的皮损多种多样，最常见的为传染性软疣样带有脐凹的损害，还可以表现为溃疡、结节、脓疱、红斑、坏死以及蜂窝织炎等多种损害。

2）诊断：需要综合考虑发病部位、皮损类型、患者的免疫功能、皮肤病理以及真菌学检查的结果。最后确诊依赖于皮损真菌培养发现隐球菌和（或）皮损的病理发现有荚膜的孢子。一旦确立为皮肤隐球菌感染，需要进行肺、脑脊液以及血液检查，以区分是原发性还是继发性皮肤感染。

2. **念珠菌** 念珠菌属是一种条件致病菌，可以引起浅部念珠菌病和深部念珠菌病。常见致病性念珠菌菌种包括：白念珠菌、热带念珠菌、近平滑念珠菌、光滑念珠菌、克柔念珠菌等。

（1）直接镜检：镜检见假菌丝或菌丝与出芽酵母（芽孢）并存是念珠菌属的特征。如镜检发现大量分隔菌丝或成群芽孢，提示为念珠菌，但念珠菌为条件致病性真菌，痰标本中检出念珠菌时不应轻易作出诊断，还应结合患者的宿主因素、临床表现、实验室及影像学检查结果等进行综合判断。而支气管肺泡灌洗液、经纤支镜防污染毛刷获取的标本镜检阳性，对诊断更具参考意义。

（2）分离培养：念珠菌属分离培养阳性需鉴定至具体菌种，CHROMagar 显色培养基可协助分离鉴定。

（3）组织病理学检查：正常无菌部位组织病理显微镜检有典型念珠菌假菌丝及芽孢，培养结果呈阳性者可确诊为侵袭性念珠菌病。

（4）血清学检测：包括抗原检测、甘露聚糖检测和 G 试验等。国内现有的 G 试验可作为诊断侵袭性念珠菌病的辅助指标之一。

（5）分子生物学方法：念珠菌菌种鉴定可采用 PCR 方法，但方法的标准化尚待建立。

（6）真菌药物敏感试验：念珠菌等酵母菌标准化体外药敏试验方法及结果判断折点均已建立，可供临床选用药物时参考。一般认为对白念珠菌不推荐常规进行药敏试验，因耐药菌株少见。对从血流或其他无菌部位分离的光滑念珠菌和怀疑对唑类药物耐药的其他非白念珠菌可进行药敏测定，对抗真菌治疗无效或需要长期应用抗真菌治疗的病例亦应进行药敏测定以排除耐药菌株的可能。

3. 卡氏肺孢菌 卡氏肺孢菌又称卡氏肺孢子虫（pneumocystis carinii, PC），主要侵及机体肺部，导致卡氏肺孢菌肺炎（pneumocystis carinii pneumonia, PCP）。

（1）直接镜检：从患者痰液、支气管肺泡灌洗液或肺活检组织中直接镜检出 PC 包囊或滋养体是确诊的重要依据。常用的染色方法有 Giemsa 染色、六亚甲基四胺银染色、亚甲胺蓝染色和荧光素染色等。

（2）分离培养：该菌目前尚不能在体外培养获得。

（3）免疫学检测：采用 ELISA、间接荧光抗体（IFA）及免疫印迹试验等免疫学方法检测痰液、肺组织或血清中的抗体敏感性低、特异性弱，只能作为辅助诊断或用于流行病学调查。

（4）分子生物学检测：PCR 对 PC 感染的早期诊断、药物疗效和预后的评估有一定帮助，但其临床价值还有待进一步的研究。

（5）影像学检查：PCP 早期影像学表现为两肺弥漫性粟粒状阴影，肺门增厚，结构紊乱；病情进展可出现两肺弥漫性肺泡和间质浸润，可融合成片状、棉絮状密度增高影，伴肺大疱或肺气囊形成,出现胸腔积液或气胸;晚期出现网格样或蜂窝样改变。高分辨率 CT 可以发现 X 线胸片及 MRI 不能发现的薄雾状磨玻璃样影、薄壁空洞、粟粒样结节,可为早期诊断提供依据。

4. **曲霉** 曲霉也属于条件致病菌,常见的致病性曲霉种群主要包括烟曲霉、黄曲霉和土曲霉等。曲霉病临床上主要包括侵袭性、腐生型和变应性肺曲霉病三种类型。曲霉病的确诊需要感染的组织病理学证据和正常无菌部位标本培养的阳性结果。

(1)直接镜检:对痰、窦道排泄物、支气管肺泡灌洗液及感染部位组织等临床标本直接镜检可见特征性角状、有隔膜的分枝菌丝。如果曲霉寄生在与空气相通的器官中,镜检时甚至可以看到曲霉头。

(2)分离培养:曲霉在一般的培养基生长良好,如改良沙保罗培养基或麦芽浸膏培养基,30~37℃培养,产孢结构丰富。血培养阳性率不高,即使在播散性感染中结果也多为阴性。

另外,直接涂片镜检和培养的结果均可能由于患者已接受系统性抗真菌治疗,以及某些患者的诊断性操作未能直接在病变区域进行(如支气管镜检查或灌洗不能直接在病变部位进行或支气管镜/活检针不能到达感染组织)而出现假阴性。因此,直接涂片或培养结果阴性并不能排除曲霉病的诊断。

(3)G 试验、GM 试验:G 试验可用于多种临床常见侵袭性真菌感染疾病(包括念珠菌病、镰刀菌病、毛孢子菌病和曲霉病)的早期诊断,但其非曲霉病的特异性检查方法。而 GM 试验作为侵袭性曲霉感染的早期诊断依据,具有较好的敏感性和特异性。在曲霉感染的早期,用 ELISA 方法测定血液标本中的 GM。敏感性为 67%~100%,特异性达 81%~98%。

(4)影像学检查

1)侵袭型肺曲霉病:X 线胸片以胸膜为基底的多发的楔形阴影或空洞;胸部 CT 早期为"晕轮征",即肺结节(水肿或出血)

周围环绕低密度影(缺血),后期为"新月体征"。

2)腐生型肺曲霉病:又称肺曲霉球,影像学表现为空洞中致密团块状阴影,占据空洞的部分或大部分,空洞的其余部分则呈半月形或新月形透光区,团块影可随体位而移动如"钟摆样",常为单个,上叶多见,亦可以呈多发性分布于多个肺叶。

3)变应性支气管肺曲霉病(allergic bronchopulmonary aspergillosis, ABPA):是由烟曲霉引起的气道高反应性疾病。对曲霉过敏者吸入大量曲霉孢子后,导致小支气管阻塞,引起短暂的肺不张和喘息的发作,亦可引起肺部反复游走性浸润。典型的 X 线胸片表现为:上叶短暂性实变或不张,可发生于双侧。中央支气管扩张征象如"戒指征"和"轨道征"。

(5)PCR 等技术:受实验室条件等限制目前在我国尚难以广泛开展。

四、病毒感染的诊断

(一)实验室检查

1. 血液检查

(1)白细胞计数与分类:病毒感染时白细胞计数一般正常或偏低,淋巴细胞比例升高。

(2)C 反应蛋白:CRP 检查一般不增高,除了一些严重侵袭导致组织损伤的病毒,如腺病毒、疱疹病毒。

(3)降钙素原(PCT):检测 PCT 鉴别病毒性感染的敏感度和特异性均高于传统标记物(如 C 反应蛋白、白细胞、红细胞沉降率等)。病毒性感染时 PCT 不增高或仅轻度增高,一般不会超过 1~2ng/ml。近期的一项研究比较了多种生物标记物对于细菌感染和病毒感染的鉴别能力,结果发现 PCT 对于细菌感染的敏感度和特异度最佳,此研究中细菌感染的 PCT 中位数为 1.84ng/ml,而病毒感染的 PCT 中位数为 0.05ng/ml。建议对患者检测 PCT 来协助判断病原体是细菌性或病毒性感染,从而使初始的经验性抗感染治疗具有一定的针对性。

2. **分离培养** 病毒的分离培养需将标本接种于易感动物、鸡胚或组织细胞。接种动物后,可根据动物感染范围、动物发病情况及潜伏期,初步推测为某种病原体。接种于鸡胚的病毒,根据不同接种途径的敏感性及所形成的特殊病灶,有助于初步鉴定。细胞培养的病毒,可依据细胞病变的特点或红细胞吸附、干扰现象、血凝性质等缩小病毒的鉴定范围,最后用血清学方法作最后鉴定。

3. **血清学检查** 血清学检查可为病毒感染提供诊断依据,常用凝集试验、沉淀试验、补体结合试验、间接免疫荧光技术、放射免疫测定、酶联免疫吸附试验等测定血清和体液中的特异性抗体。检测抗体时,一般需检测急性期和恢复期双份血清,恢复期血清抗体滴度较急性期血清升高 4 倍以上才有诊断意义。检测特异性 IgM 抗体有重要意义,不仅可作早期诊断,而且可区分原发性感染和复发性感染,前者急性期血清检出 IgM,而后者为 IgG。

4. **核酸检测** 目前临床常用的核酸检测技术主要有聚合酶链式反应(PCR)、核酸探针杂交技术和实时荧光定量 PCR 技术。核酸检测技术适用于目前尚不能分离培养或很难分离培养的微生物,尤其在病毒学研究和诊断方面得到了越来越广泛的应用,如 HIV、HBV、HCV、HPV、巨细胞病毒、轮状细胞病毒等病毒载量的测定,在判断病毒是否是活动性感染、抗病毒治疗的监测等方面具有一定的临床意义。

(二)各类病毒感染及诊断

1. 人疱疹病毒(EBV)

(1)显微镜检查:EBV 呈常态性潜伏,因此组织中病毒颗粒数量少,难以达到镜检要求,故很少应用。

(2)分离培养和鉴定:对过滤过的唾液、含漱液、水疱液和脑脊液等标本进行接种,37℃培养 4 周,出现大量转化淋巴细胞提示阳性,继而进行鉴定。该方法耗时长且复杂,不宜作为常规检查。

（3）血清学检测:标志物为抗 EB 病毒壳抗原（VCA）IgM 及 IgG,抗 EB 病毒早期 D 抗原（EA）IgG、抗 EB 核抗原 1（EBNA1）IgG 和抗 EB 核抗原 2（EBNA2）IgG,其表现如表 1-3-10 所示。

表 1-3-10　不同感染时期的血清学标志物表现

感染时期	标志物表现
原发感染急性期	抗 VCA IgM 及 IgG 同时迅速升高,随后 VCA IgM 逐渐减少,约 4 周后消失,抗 VCA IgG 终身存在
急性感染后 3~4 周	EA IgG 出现并升高,随后减少,3~6 个月后消失
原发感染 3 个月后	EBNA1 IgG 出现,一般终身存在;EBNA2 IgG 在 EBNA1 IgG 之前出现并升高,随后减少,3~6 个月后消失

（4）抗原检测:目标抗原多,但仅有 EBNA1 抗原在所有 EBV 感染细胞中表达,应用较多,但敏感性较低、操作复杂,临床较少应用。

（5）核酸检测:诊断 EBV 感染的重要技术,包括原位杂交、斑点印迹杂交、核酸扩增等。原位杂交技术检测敏感性高、速度快,是检测组织切片中 EBV 潜伏感染和判断肿瘤是否与 EBV 相关的"金标准"。荧光定量 PCR 是对患者体内 EBV 病毒载量进行监测的流行方法。

2. **巨细胞病毒（CMV）**

（1）显微镜检查:标本需经瑞特 - 吉姆萨、苏木精 - 伊红或帕帕尼科拉乌等染色后,观察细胞变化,含包涵体的核被清晰亮圈环绕,形似猫头鹰眼睛。此方法敏感性低,阴性结果不能排除其感染。

（2）抗原检测:应用特异性单克隆抗体和多克隆抗体直接

检测抗原 pp65，外周血白细胞中检测出 pp65 抗原称为巨细胞病毒抗原血症，抗原血症检测速度快、敏感性好、特异性高、操作简单，能在感染出现症状前几天检测，适用于早期诊断。

（3）核酸检测：主要应用 PCR 法，敏感性较高，可检出潜伏感染时低水平的 DNA，用于感染的早期检测。定性 PCR 阴性结果一般可排除感染，缺点是不能区分潜伏感染和活动性感染。定量 PCR 可监测病毒复制活跃程度，用于早期感染诊断，预测发病危险性和病情严重性，指导治疗以及评价效果。

（4）分离培养：各类标本均可用于培养分离，以唾液、尿液、生殖道分泌物、乳汁和白细胞为佳，但一般不作为常规检查。

（5）血清学检测：血清 IgM 抗体阳性或双份血清 IgG 抗体滴度增高 4 倍或 4 倍以上，结合临床均可作出活动性感染的诊断。IgM 和 IgG 抗体通常感染后 2~4 周相继出现，其中 IgM 在体内持续时间不超过 4 个月。血清中检测出 IgM 抗体提示近期发生了原发性感染或活动性感染。继发感染时，IgG 抗体滴度可显著升高，而 IgM 抗体阴性。IgG 抗体阳性，未见抗体滴度动态升高，提示患者曾经感染，不一定发病。抗巨细胞 IgG 抗体的亲和力随免疫反应时间的推移会逐渐升高，检测 IgG 亲和力可用于区分原发感染和非原发感染。特别严重的感染可能不产生特异性抗体，器官移植患者存在抗体产生延迟或缺如，因此血清学诊断意义有限。

3. 单纯疱疹病毒（HSV） 采集标本需冷藏运输，不可冷冻，48 小时后检测的标本置于 −70℃保存。

（1）显微镜检查：标本细胞或组织固定、染色后镜检，有时可见细胞特征性改变，有助于单纯疱疹病毒的诊断，但其存在敏感性、特异性低的缺点。

（2）抗原检测：直接荧光法或间接荧光法进行 HSV 抗原检测，病变组织敏感性高，愈合性组织标本检测敏感性偏低。

（3）核酸检测：主要应用探针杂交法和 PCR 法。

（4）分离培养和鉴定：诊断黏膜、生殖道和眼部感染时可进行分离培养。

（5）血清学检测：包括免疫蛋白印迹法和 ELISA 法。IgG 和 IgM 两种抗体的检测，HSV-1 和 HSV-2 病毒结构蛋白几乎都有很强的抗原交叉反应，仅 1 型的糖蛋白 G（gG1）和 2 型的糖蛋白 G（gG2）氨基酸同源性较低，约 38%，且两者单克隆抗体无交叉反应性，因此 gG1 特异性 IgG 和 gG2 特异性 IgG 可区分 HSV 分型，IgM 抗体检测用于检测 HSV 原发感染的血清转变，不能进行分型检测。

4. 麻疹病毒 典型病例可通过流行病学史和临床特点确诊，对于轻型及不典型病例需根据实验室检查结果确诊。

（1）显微镜检查：取初期标本，经 HE 染色后显微镜观察细胞特征，电镜观察包涵体内麻疹病毒颗粒。

（2）抗原检测：取初期患者鼻咽分泌物、痰和尿沉渣涂片，用荧光标记特异性抗体，特别是单克隆抗体，通过间接免疫荧光法或 ELISA 检测涂片中细胞内麻疹病毒抗原。

（3）核酸检测：应用 RT-PCR 测定麻疹病毒 RNA。

（4）分离鉴定：取前驱期或出疹初期患者的眼、鼻咽分泌物、血和尿接种原代人胚肾或羊膜细胞，分离培养出目标病毒后应用抗原检测或核酸杂交进行鉴定。

（5）抗体检测：运用 ELISA 检测血清特异性 IgM 抗体和 IgG 抗体可协助诊断，检测患者双份血清中抗体，效价 4 倍增高可确诊。

5. 腮腺炎病毒

（1）临床表现及流行病学史：主要根据有发热和腮腺或颌下腺肿大，结合当地和单位有流行性腮腺炎流行或发病前 2~3 周有流行性腮腺炎患者接触史，即可作出临床诊断。

（2）实验室检查：90% 的患者发病早期有血清和尿淀粉酶升高，应用 ELISA 方法检测血清中腮腺炎病毒的 IgM 抗体，可作出近期感染的诊断。亦可采用补体结合试验和血凝抑制试验检测抗体,如恢复期抗体效价较急性期增高4倍或4倍以上,亦可诊断。此外,应用特异性抗体或单克隆抗体检查腮腺炎病毒抗原或RT-PCR法检测腮腺炎病毒RNA,可大大提高诊断的阳性率,并可用作早期诊断。

6. 登革热病毒 登革热(Dengue fever)是由登革热病毒感染所致的急性传染病。诊断需要实验室检查确证,包括血常规检查、血清学检测、分子生物学检测及登革热病毒分离培养。

(1)血常规检查:外周血白细胞总数、血小板常显著减少。

(2)血清学检测:血清特异性IgM抗体阳性或双份血清中恢复期特异性IgG抗体阳性,滴度比急性期升高4倍或4倍以上者,可以确诊。血清学检测是诊断登革热病毒感染最常见的方法。应在发热开始后5天内采集急性期血清标本。登革热病毒感染早期阶段可能检测不到IgG抗体;IgG抗体一般情况下在症状出现后至少6天才能产生,且可以持续几十年。对高度疑似登革热的患者,如果报告了阴性的检查结果,应在疾病开始后7~10天再采集第2份血清标本,检测IgM和IgG抗体。登革热病毒IgM抗体的检出提示近期感染。

(3)分子生物学检测:用反转录-聚合酶链式反应(RT-PCR)检测登革热病毒RNA,阳性者有助于诊断。

(4)登革热病毒分离:于发病早期,将患者的血清接种于白纹伊蚊胸肌C6/36细胞株作组织培养,分离登革热病毒,阳性者可确诊。

7. 腺病毒 腺病毒主要引起呼吸道疾病,但也可感染消化道、泌尿道、眼部、心肌等部位而引起疾病。腺病毒感染的诊断需根据流行病学史、临床症状和体征、一般实验室检查、肺部影像学检查作出临床诊断;病原学检测阳性,同时排除其他表现类似的疾病,可确定诊断。病原学检查可采用腺病毒核酸检测及血清特异性抗体检测。

（1）腺病毒核酸检测：急性期患者咽拭子标本应用巢式实时定量 PCR 法检测腺病毒特异性核酸。

（2）血清特异性抗体检测：采用 ELISA 法、免疫荧光试验（IFA）和抗体中和试验检测血清腺病毒特异性抗体。急性期血清腺病毒特异性 IgM 抗体阳性；急性期与恢复期双份血清腺病毒特异性 IgG 抗体 4 倍以上升高。

（董艺宁　刘培延）

第四节　感染性疾病的治疗原则

感染性疾病的治疗以药物治疗为主；局部形成脓肿时，可借助引流；脓肿严重时，靠引流不能消除的则需手术治疗。另外，导管相关的感染，需拔除或更换导管才能获得较好的效果。抗感染药物的合理应用是临床上非常重要也是非常复杂的问题。在选择药物时首先要考虑引起感染的可能病原体、感染部位和感染程度；其次要考虑患者的情况，如其年龄、肝或肾功能、基础疾病、免疫功能，对孕妇还要考虑药物对胎儿的影响等。如需合并使用，尚需考虑药物的相互作用等。另外，在开始抗感染治疗之前，尽量采集各种标本进行病原体检测。在病原体未明确之前需要应用药物治疗时，可根据临床经验治疗的原则选择最可能有效的药物，待病原体明确后再作调整。

一、药物治疗的基本原则

对于感染性疾病，应用抗感染药物是最主要的手段。但由于感染的复杂性与抗感染药物的多样性，要做到合理用药必须综合考虑病原体、患者与药物三方面的因素。抗感染治疗通常需按以下原则进行。

（一）感染诊断明确的方可应用抗感染药物

根据患者的症状、体征、血和（或）尿常规、气道分泌物及影像学检查等实验室检查结果，诊断为感染性疾病者方有指征应用抗感染药物。

（二）根据感染部位及预测的病原体进行经验性抗感染治疗

经验治疗时要根据患者临床表现、实验室检查、影像学特征及有无特殊接触史等，判断可能的病原体。不同的病原体要选择不同的抗感染药物，如抗细菌药物、抗结核药物、抗真菌药物、抗病毒药物、抗寄生虫药物等。临床最常见的感染仍以细菌感染为主。另外，要熟悉和掌握本区域内病原体的分离及敏感情况，根据本地区、本单位病原体感染流行病学和耐药情况选择抗感染药物行经验性治疗。

（三）根据病原体种类及药物敏感试验结果调整治疗方案

患者在进行经验性抗感染治疗以前，要先留出标本进行培养，以便于针对性治疗。门诊患者一般不需要作病原学的检查和药物敏感性试验，只有初始治疗无效时才考虑病原体检测。住院患者和严重感染患者用抗感染药物前需留出样本（如气道分泌物培养、血培养、胸腔积液培养等）进行病原学检查及药敏实验，经验抗感染治疗效果不佳时，根据培养病原体和药敏结果，调整抗感染药物，进行针对性治疗。

（四）选择药物要综合考虑患者因素、病原菌及感染部位

药物选择时，一方面要考虑药物的抗菌谱与作用强度，是否能覆盖病原菌，且对其有较强的作用；另一方面要看所选药物在感染部位是否可达到有效的浓度，即根据所选药物的药动学/药效学（PK/PD）特征和患者的生理、病理情况，制订抗感染药物适当的给药方案，包括给药途径、剂量和疗程等。如为轻中度感染可口服或肌内注射，严重感染则必须静脉注射。抗菌药物使用应足量，疗程因病、因人而异。一般宜用至体温正常、症状消退后72小时。但是，败血症、感染性心内膜炎、化脓性脑膜炎、伤寒、布鲁菌病、骨髓炎、溶血性链球菌咽炎和扁桃体炎、深部真菌病、结核病等需较长疗程方能彻底治愈，并防止复发。静脉注射给药者，如感染初步控制则可口服序贯或转换治疗。

（五）抗感染药物的联合应用要有明确指征

单一药物可有效治疗的感染，不需联合用药，仅在下列情况时有指征联合用药：

（1）病原体尚未查明的严重感染，包括免疫缺陷者的严重感染。

（2）单一抗感染药物不能控制的多种病原体混合感染、需氧菌及厌氧菌混合感染、2 种或 2 种以上病原菌感染以及多重耐药菌或泛耐药菌感染。

（3）单一抗菌药物不能有效控制的感染性心内膜炎或败血症等重症感染。

（4）需长程治疗，但病原菌易对某些抗菌药物产生耐药性的感染，如某些侵袭性真菌病；或病原菌含有不同生长特点的菌群，需要应用不同抗菌机制的药物联合使用，如结核和非结核分枝杆菌。

（5）具有协同抗菌作用的药物可联合应用，如青霉素类、头孢菌素类及其他 β- 内酰胺类与氨基糖苷类的联合。

（6）毒性较大的抗菌药物，联合用药尚可减少毒性大的抗菌药的剂量，如两性霉素 B 与氟胞嘧啶联合治疗隐球菌脑膜炎时，前者的剂量可适当减少，从而减少其毒性反应。

联合用药通常采用 2 种药物联合，3 种及 3 种以上药物联合仅适用于个别情况，如结核病的治疗。此外必须注意联合用药后药物不良反应将增多。

（六）抗感染药物的局部应用

抗菌药物的局部应用只限于：①全身给药后在感染部位难以达到治疗浓度时可加用局部给药作为辅助治疗，此种情况见于治疗中枢神经系统感染时某些药物可同时鞘内给药。②包裹性厚壁脓肿的脓腔内注入抗菌药物以及眼科感染的局部用药等。③某些皮肤表层及口腔、阴道等黏膜表面的感染可采用抗菌药物局部应用或外用，但应避免将主要全身应用的药物作局部用药。局部用药宜采用刺激性小、不易吸收、不易导致耐药性和不易致敏的杀菌剂。

二、引流

外科引流是将积存于体腔内、关节内、器官或组织的液体（包括血液、脓液、炎性渗液、胆汁、分泌液等）引离原处和排出体外，以防止在体腔或手术野内蓄积，继发压迫症状、感染或组织损害的一种方法。引流术在感染性疾病的处理中是常规辅助措施之一，如脓胸、肺脓肿患者脓性胸腔积液、脓痰的排出，引流术在大面积皮肤缺损感染坏死中的应用等。近年来关于各种引流术在不同感染的预防与处理中的应用报道非常广泛，如腰大池置管持续引流在严重颅内感染中的应用、抗反流引流袋在减少尿路感染中的应用、负压封闭引流在开放性骨折感染治疗中的应用、负压封闭引流在感染创面治疗中的应用、持续封闭负压引流技术在坏疽性阑尾切除术后切口严重感染中的应用、持续负压封闭引流在四肢感染伤口中的应用、腰穿持续引流脑脊液在治疗外伤性脑脊液漏及颅内感染中的应用、负压封闭引流术应用于糖尿病患者头皮感染及颅骨骨髓炎病例治疗。引流对这些感染的治疗起到了关键性作用。在这些情况下，如果未采用引流的措施，只靠抗菌药物治疗，很难将感染清除。

三、手术

以下感染必须行外科手术才能得以根治，比如肺曲霉病形成的曲霉肿；引流不能消除的严重肺脓肿；经正规治疗后不能闭合且仍继续排菌的厚壁或张力性空洞；直径达 3cm 以上、经过正规全程化疗无变化的肺部结核球；合并支气管扩张、反复咯血且内科止血无效的肺结核；治疗后仍排菌或咯血的单侧或局限性毁损肺；反复合并感染或大咯血、药物治疗控制不佳的支气管扩张患者，如果病变范围局限于一侧肺，不超过 2 个肺叶，全身情况良好，可根据病变范围做肺段或肺叶切除术。

（孙淑娟 李秀云）

参考文献

[1] 万学红, 卢雪峰. 诊断学. 第 8 版. 北京：人民卫生出版社, 2013.

[2] 刘运德, 楼永良. 临床微生物学检验技术. 北京：人民卫生出版社, 2015.

[3] 丁宁, 于学忠, 马岳峰. 降钙素原急诊临床应用的专家共识. 中华急诊医学杂志, 2012, 21（9）：944-949.

[4] 刘又宁. 成人肺炎支原体肺炎诊治专家共识. 中华结核和呼吸杂志, 2010, 9（33）：643-645.

[5] 中华医学会妇产科分会感染协作组. 女性生殖道沙眼衣原体感染诊治共识. 中国实用妇科与产科杂志, 2015, 31（9）：791-793.

[6] 中华医学会结核病学分会. 肺结核诊断和治疗指南. 中华结核和呼吸杂志, 2001, 24（2）：70-74.

[7] 唐晓丹, 李光辉. 曲霉病的治疗：美国感染病学会临床实用指南. 中国感染与化疗杂志, 2008, 8（3）：161-166.

[8] 温海. 隐球菌感染诊治专家共识. 中国真菌学杂志, 2010, 5（2）：65-68.

[9] 中华医学会. 临床诊疗指南——传染病学分册. 北京：人民卫生出版社, 2006.

[10] 全军传染病专业委员会, 新突发传染病中西医临床救治课题组. 腺病毒感染诊疗指南. 解放军医学杂志, 2013, 38（7）：529-534.

[11] 贾文祥, 陈锦英, 江丽芳. 医学微生物学. 北京：人民卫生出版社, 2005.

第二章 常见感染与治疗

第一节 中枢神经系统感染

一、急性细菌性脑膜炎

(一)病因与发病机制

急性细菌性脑膜炎,又称化脓性脑膜炎,是化脓性细菌感染所致的脑脊膜炎症。不同年龄段和不同诱因所致的脑膜炎患者常见的病原菌有所不同,多数患者以肺炎链球菌、脑膜炎奈瑟菌最常见,其他可有单核细胞性李斯特菌、流感嗜血杆菌、B群溶血性链球菌、肠球菌等。免疫功能低下宿主中常见单核细胞性李斯特菌、肺炎链球菌、金黄色葡萄球菌、肠球菌属等。脑膜炎奈瑟菌在补体、γ-球蛋白缺乏或无脾症的宿主中常见。器官移植、肿瘤、AIDS、酗酒、糖皮质激素、免疫抑制剂的应用以及颅脑外伤、手术、脑脊液鼻漏等均为易感因素。

(二)临床表现

常起病急骤,呈急性病程,发热、头痛、颈项强直和神志改变是最常见的临床表现,可有畏光、克氏征阳性、布氏征阳性、脑神经麻痹、局灶神经异常、皮疹、癫痫、肌痛、呕吐、烦躁不安、惊厥、嗜睡、昏迷等。脑膜炎奈瑟菌引起的暴发性流行性脑脊髓膜炎还可有皮肤瘀斑、休克、肾功能不全、DIC等严重表现。婴儿可有前囟隆起、颈项强直,并有化脓性脑脊液变化,若不及时治疗可危及生命或导致严重神经系统后遗症。

（三）诊断依据

一旦怀疑是急性细菌性脑膜炎，需尽早行脑 CT，作腰穿脑脊液（CSF）检查，采血送细菌培养。根据临床表现及 CSF 改变，如颅内压高伴 CSF 呈混浊至脓性、白细胞显著增多且以中性粒细胞为主、糖含量减少、蛋白水平显著增高等即可建立临床诊断。CSF 涂片或培养发现致病菌可确诊。有时血培养可检出致病菌。

（四）治疗原则

1. 经验性抗感染治疗　对于重症可疑患者，尽早开始抗菌药物的经验性治疗，应选用易透过血脑屏障的抗菌药物，一般用最大治疗剂量静脉给药，确保药物在脑脊液中达到足够的浓度，必要时联合用药，具体见表 2-1-1。抗菌药物治疗 48 小时后病情无改善者应尽快重复腰穿 CSF 检查。

表 2-1-1　不同年龄和易感因素的化脓性脑膜炎经验性抗菌治疗

	易感因素	常见致病菌	宜选抗菌药	可选抗菌药
年龄	＜1 个月	B 群溶血性链球菌、大肠埃希菌、李斯特菌、肺炎克雷伯菌	氨苄西林＋头孢噻肟或头孢曲松	氨苄西林±庆大霉素
	1 个月~50 岁*	肺炎链球菌、脑膜炎奈瑟菌、流感嗜血杆菌（少见）	头孢噻肟、头孢曲松	万古霉素＋头孢噻肟、头孢曲松
	＞50 岁或酗酒者或有严重基础病者或细胞免疫缺陷者	肺炎链球菌、脑膜炎奈瑟菌、李斯特菌、需氧革兰氏阴性杆菌	氨苄西林＋头孢曲松或头孢噻肟＋万古霉素	美罗培南＋万古霉素
脑外伤	颅底骨折	肺炎链球菌、流感嗜血杆菌、A 群溶血性链球菌	头孢噻肟或头孢曲松±万古霉素	美罗培南＋万古霉素

续表

易感因素	常见致病菌	宜选抗菌药	可选抗菌药
开放性脑外伤/神经外科术后	金黄色葡萄球菌、凝固酶阴性葡萄球菌(尤其表皮葡萄球菌)、需氧革兰氏阴性杆菌(包括铜绿假单胞菌)	万古霉素+头孢他啶或头孢吡肟	美罗培南+万古霉素
脑脊液分流术后	凝固酶阴性葡萄球菌(尤其表皮葡萄球菌)、金黄色葡萄球菌、需氧革兰氏阴性杆菌(包括铜绿假单胞菌)	万古霉素+头孢他啶或头孢吡肟或美罗培南	

注:＊对于婴幼儿患者,若排除革兰氏阴性杆菌感染者,可单独应用万古霉素

2. 病原菌针对性治疗及疗程 在获知细菌培养和药敏试验结果后,根据经验治疗疗效和药敏试验结果调整用药。流行性脑脊髓膜炎的疗程一般为 5~7 天,细菌性脑膜炎的疗程因病原菌不同而异,见表 2-1-2。

表 2-1-2 细菌性脑膜炎不同致病菌的抗菌疗程

致病菌	宜选抗菌药	疗程
脑膜炎奈瑟菌	青霉素、头孢噻肟、头孢曲松	7 天
流感嗜血杆菌	头孢噻肟、头孢曲松、氯霉素	7 天
肺炎链球菌	青霉素、头孢噻肟、头孢曲松、氯霉素;或万古霉素 ± 利福平(青霉素耐药者)	10~14 天
需氧革兰氏阴性杆菌＊	头孢噻肟、头孢曲松、美罗培南、氨曲南 ± 氨基糖苷类	≥ 21 天

续表

致病菌	宜选抗菌药	疗程
李斯特菌	氨苄西林 ± 庆大霉素，次选 SMZ-TMP	≥ 21 天
铜绿假单胞菌	头孢他啶、头孢吡肟、哌拉西林、氨曲南、美罗培南 ± 氨基糖苷类	≥ 21 天

注：* 新生儿疗程应更长些，CSF 细菌培养阴性后再用 2 周，或总疗程 ≥ 3 周

3. 其他治疗

（1）惊厥、抽搐者可选用小剂量地西泮或苯巴比妥钠（3~5mg/kg）肌内注射。

（2）颅内压高者可静脉快速输注 20% 甘露醇（每次 1~2g/kg）。

（3）可考虑辅以地塞米松治疗，与抗菌药同时应用（0.15mg/kg，q6h，2~4 天）。

（4）部分脑脓肿患者除积极抗菌治疗外，尚需手术引流。

4. 预防

抗菌药物预防性使用仅限于与脑膜炎奈瑟菌脑膜炎患者有密切接触者，环丙沙星 500mg/d 或单次口服利福平 600mg/d，共 4 剂。

二、结核性脑膜炎

（一）病因与发病机制

结核性脑膜炎（tuberculous meningitis，TBM）简称结脑，是由结核分枝杆菌感染引起的非化脓细菌性脑膜炎，为中枢神经系统常见的感染性疾病之一，具有致死、致残率高的特点。少数为全身结核的中枢表现，中枢单独感染更常见。好发于儿童及青少年，患者常有结核接触史。脑膜病变多由其他部位结核分枝杆菌经血源播散而来。免疫功能低下（如 AIDS）、高龄等均为易感因素。

（二）临床表现

一般亚急性、慢性起病。主要表现为全身结核中毒症状和中枢神经系统受累相关症状，如头痛、发热、恶心、呕吐、复视、乏力、神志淡漠、癫痫（可由脑积水、低钠血症、结核球、脑水肿等引起）。儿童患者常表现为性格异常、易激惹、颅内高压、癫痫。

体格检查可见脑神经麻痹、颈项强直。CSF 检查可见颅内压增高，（蛋白含量高时）静置后可在表面形成膜状物；早期以多形核粒细胞为主，后期以淋巴细胞为主的慢性脑膜炎改变；蛋白增高，糖定量轻度降低，氯含量减低；CSF 涂片或培养发现结核分枝杆菌（但阳性率低），继发垂体功能低下时可有低钠血症。胸部 CT 25%~55% 可有肺结核，脑 CT/MRI 可见脑膜强化、脑积水、结核球和腔隙性脑梗死等。

（三）诊断依据

根据典型临床表现、抗结核治疗有效、除外其他病因引起的慢性脑膜炎即可建立临床诊断。脑脊液结核分枝杆菌涂片和培养是结核性脑膜炎诊断的"金标准"，也是常规的实验室诊断方法。由于 CSF 中发现结核分枝杆菌的阳性率低，中枢神经系统以外部位的活动性结核感染支持本病的诊断。

（四）治疗原则

1. 抗结核治疗

（1）初始强化治疗：3HREZS/9HREZ 方案，并可酌情延长继续期。总疗程 12~18 个月，复治结核性脑膜炎依据用药史和药敏试验采用个体化治疗方案，总疗程 18 个月以上。

（2）抗结核药物：异烟肼 300~600mg/d（胃肠道反应严重者可给予维生素 B_6 30mg/d），利福平 450~600mg/d，吡嗪酰胺 15~30mg/kg，乙胺丁醇 15~25mg/kg，每日 1 次顿服。此外可选用链霉素 15mg/（kg·d）肌内注射（最大剂量 1g/d）。

2. 糖皮质激素治疗　在充分抗结核治疗的同时可短期应

用糖皮质激素,以利减轻脑水肿,减少颅内粘连,降低梗阻性脑积水的发生。可选用泼尼松 40~60mg/d 或地塞米松 5mg/d。

3. 对症治疗 降颅内压、营养支持。

三、病毒性脑炎

(一)病因与发病机制

病毒性脑炎(viral encephalitis,VE)是中枢神经系统最常见的感染性疾病,死亡率和致残率均较高,缺乏早期判断病情预后的有效手段。病程常在 4 周左右,有自限性。临床以发热、头痛、行为及意识改变为特征。肠道病毒感染引起的脑膜炎多见于儿童,表现为发热、头痛和脑膜刺激等症状,多在 1 周内完全恢复,通常无明显不良后果,但脑膜炎可遗留中枢神经系统后遗症。

病毒性脑炎可由上百种病毒引起,以单纯疱疹病毒(HSV)、肠道病毒(如柯萨奇病毒)、巨细胞病毒、EB 病毒、虫媒病毒(日本乙型脑炎病毒、西尼罗病毒等)、腺病毒等多见。肠道病毒所致 VE 好发于婴幼儿,大龄儿童 VE 多见 HSV 感染。日本乙型脑炎以蚊虫为主要媒介,每年 8 月为发病高峰。

近年来,流行性乙型脑炎等传染性病毒性脑炎的发病率明显下降,而由肠道病毒、疱疹病毒等引起的小儿病毒性脑炎比例有所上升。

(二)临床表现

常为急性起病,急性病程。多在轻度非特异性前驱症状出现数日后突发发热、头痛、神志及意识改变、局灶神经定位体征、癫痫等,可伴有发热、头痛、畏光、恶心、呕吐、皮疹、腹泻、流感样症状、脑膜刺激征、嗜睡等症状、体征。病程常在 1~4 周,有自限性。

体格检查可发现脑膜刺激征、意识改变、共济失调、半身麻痹、失语、脑神经受累、精神症状等。CSF 检查可仅表现为轻度白细胞增多(< 1000/μl),多以单核细胞为主(早期可以多形核粒细胞为主),轻度蛋白增高,糖含量正常,细菌涂片及培养阴性。脑 MRI 检查可见脑实质弥漫异常信号。脑电图异常提示脑实质受累。

(三)诊断依据

依据典型病史、临床症状、体格检查、CSF 常规生化检查、血清学检测和影像学检查(如头颅 MRI)综合判断,即可建立临床诊断。

多数病例病原学确诊困难,流行病学史对诊断有提示作用,病毒学和免疫学检查通常为确诊依据。CSF 病原学检查或行相关抗原抗体检测,有助于确诊疾病为何种病毒引起。脑组织活检行病毒培养有助确诊,但临床应用受限,仅适合于诊断困难病例。

(四)治疗原则

1. 抗病毒治疗

(1)所有怀疑病毒性脑炎的病例应尽早予经验性抗病毒治疗,有效抗病毒治疗可阻止 VE 发展,减轻脑损伤,早期治疗对预后至关重要。

给药方案:阿昔洛韦 10mg/kg,q8h,静脉滴注;或更昔洛韦 2.5~5mg/kg,q12h,静脉滴注;疗程 10~21 天,或延长至 4~6 周。还可选用具广谱抗病毒活性的重组人干扰素 α 皮下注射。

(2)由 HIV 感染导致的病毒性脑膜炎考虑联合抗反转录病毒药物治疗。

(3)无法区分 VE 和细菌性脑膜炎时,也应尽早治疗,可同时兼顾抗病毒和抗菌治疗,待血培养和 CSF 培养排除细菌性脑膜炎后再停用抗菌药物。

2. 对症及支持治疗 对症及支持治疗是 VE 治疗的主要手段,以控制 VE 近期并发症、减少后期并发症为目标。

(1)对症治疗:应用甘露醇、甘油果糖等降低颅内压,咪达唑仑、丙泊酚镇静;控制体温可选用非甾体抗炎药及物理降温。

积极处理并发症,如继发消化道出血、肺炎等。

（2）支持治疗:监测并维持水、电解质平衡。营养支持。体位保持上身及头部抬高30°。保证呼吸道通畅,避免误吸等。

（3）辅助治疗:病情危重、有出血坏死性改变的患者可酌情使用糖皮质激素,可试用泼尼松龙500~1000mg/d,冲击给药连续3~5天;然后改为泼尼松口服,30~50mg/d。其他包括静脉滴注人血免疫球蛋白、高压氧治疗,以及后期康复训练等。

3. **预防** 日本乙型脑炎病毒可通过注射疫苗预防。

四、隐球菌性脑膜炎

（一）病因与发病机制

隐球菌性脑膜炎(cryptococcal meningitis, CME)的病原体是隐球菌,主要是通过呼吸道吸入发病,在免疫功能正常人群中常表现为无症状携带者,显性感染主要发生于免疫力低下的患者尤其是T细胞功能缺陷者。发病过程包括肺内生长,进入血液循环,逃避免疫杀伤机制,穿越血脑屏障,最终感染中枢神经系统。

（二）临床表现

多隐匿起病,病程呈慢性或亚急性。头痛、发热、脑膜刺激征为主要表现,可有视觉改变、脑神经损害、癫痫等。

病原体为新型隐球菌,是酵母样有多糖荚膜真菌,常存在于土壤,尤其是鸽粪中。细胞免疫功能低下者(如AIDS、长期糖皮质激素治疗、肿瘤、糖尿病)易感。

（三）诊断依据

CSF隐球菌抗原阳性,同时有典型临床表现即可建立临床诊断。CSF检查可见颅内压明显增高、单核细胞为主的慢性脑膜炎改变,脑影像学可有脑室扩张。CSF墨汁涂片可发现有荚膜的隐球菌,快速、早期诊断隐球菌病,是目前最常用的检查方法。

真菌培养和鉴定是诊断隐球菌病的金标准,阳性标本经48~72小时的培养即可见菌落形成,但经系统性抗真菌治疗者需要培养更长时间。

(四)治疗原则

1. **对症治疗** 积极控制颅内高压,脱水、必要时进行脑室引流。

2. **抗感染治疗**

(1)分阶段治疗:首先使用两性霉素 B 0.5~1mg/(kg·d),联合氟胞嘧啶 100mg/(kg·d)诱导治疗,肾功能不全患者可选两性霉素 B 脂质体 4mg/(kg·d),通常诱导 2~4 周。如无法耐受者选氟康唑 400mg/d 静脉给药,可联用氟胞嘧啶 100mg/(kg·d)分 4 次口服。

诱导治疗成功后,使用氟康唑 200~400mg/d 巩固治疗至少12 周。维持治疗采用氟康唑 200mg/d 口服给药,疗程 6~8 周或更久(6~9 个月),直至脑脊液无菌。必要时可考虑脑脊髓液引流与局部应用两性霉素 B。

(2)疗程:治疗至 CSF 常规、生化恢复正常,CSF 连续检测3 次隐球菌阴性,通常需要两性霉素 B 累计总量 3~5g。

3. **手术治疗** 适用于单个病灶需明确诊断或影像学持续异常且抗真菌治疗无效的患者。

4. **预防** 严重免疫功能缺陷患者需要长期口服氟康唑预防复发。

(谢 恬 魏 雯)

第二节 耳、鼻、喉及口咽部感染

一、鼻窦炎

(一)病因与发病机制

鼻窦炎按病程可分为急性、亚急性、慢性和复发性鼻窦炎

4种。急性鼻窦炎病程＜4周，主要表现为持续上呼吸道感染症状。亚急性鼻窦炎的病程为4~8周，表现为持续存在的轻至中度鼻窦炎症状。慢性鼻窦炎的病程＞8周；此外，在排除急性发作后，仍有影像学证据表明鼻窦炎症持续＞4周，也可考虑为慢性鼻窦炎。复发性鼻窦炎是指每年鼻窦炎急性发作≥3次。

急性鼻窦炎最常见的致病菌为肺炎链球菌、流感嗜血杆菌和卡他莫拉菌；慢性鼻窦炎致病菌则常为金黄色葡萄球菌、铜绿假单胞菌和厌氧菌。

院内感染鼻窦炎的病原菌多为革兰氏阴性肠杆菌，如肺炎克雷伯菌、奇异变形杆菌，以及铜绿假单胞菌、拟杆菌和革兰氏阳性球菌（链球菌或葡萄球菌）等。

（二）临床表现

局部症状常见鼻塞、面部胀感或者疼痛、流脓涕、嗅觉障碍、局部痛及头痛、视觉障碍等。部分患者可伴有畏寒、发热、头痛、精神萎靡及嗜睡等全身症状。慢性鼻窦炎的症状与急性鼻窦炎类似，但表现可能更不典型。查体可见鼻甲肿胀充血、鼻道脓性分泌物、局部压痛和叩痛等体征。

（三）诊断依据

患者上呼吸道感染症状持续10天以上，伴有鼻充血、脓性鼻溢液、颜面部和牙痛、鼻后溢液、头痛和咳嗽，结合影像学和（或）实验室检查结果，可初步诊断为急性细菌性鼻窦炎。

实验室检查主要包括细胞学分析、微生物学检查、鼻和鼻窦活检、免疫功能检查等。

CT扫描是主要的检查手段，可见窦腔形态变化及窦内黏膜不同程度的增厚、窦腔密度增高或息肉影。如窦内积聚脓性分泌物者可见液平。超声检查的敏感性和特异性均较差，仅适用于孕妇等不宜接受放射检查的患者。

持续存在的脓性鼻溢液和颜面疼痛提示可能存在细菌

感染,上颌窦吸引及引流物的分离、培养可明确鼻窦感染致病菌。

(四)治疗原则

1. **经验性抗感染治疗** 起病 3~5 天后症状加重、体温＞39.0℃、出现上颌齿或颜面疼痛、单侧鼻窦触痛和眼眶周围肿胀等症状、体征为使用抗菌药物的指征。

(1)急性期首选阿莫西林口服,也可选用第二、三代头孢菌素类、阿莫西林 - 克拉维酸钾、氟喹诺酮等口服,静脉给药选用喹诺酮类或头孢曲松。

(2)慢性鼻窦炎急性加重期的患者,可选阿莫西林 - 克拉维酸钾。

(3)当发生反复迁延或重症鼻窦炎时,应考虑致病菌可能为厌氧菌,可联用克林霉素、甲硝唑。

(4)疗程:急性鼻窦炎的疗程为 14 天,也可在症状消失后 7 天停用抗菌药物。儿童患者如抗感染治疗 3 天后疗效仍不佳,则应考虑更换抗菌药物。慢性鼻窦炎通常需要延长抗感染治疗 2~4 周。

2. **辅助治疗**

(1)对症治疗:鼻内类固醇喷雾剂(如氟替卡松、莫米松等)、抗组胺药、祛痰药等,可抗炎减轻鼻塞症状。减轻疼痛可使用非甾体抗炎药,如对乙酰氨基酚等。

(2)鼻腔盐溶剂冲洗,吸入蒸汽。

(3)手术治疗:慢性复发性感染,合并眶内和颅内并发症以及窦口 - 鼻道复合体存在机械性阻塞等为手术指征。

3. **预防及其他**

(1)加强体育锻炼,增强体质,预防感冒。

(2)鼻腔有分泌物时不要用力擤鼻,应堵塞一侧鼻孔擤净鼻腔分泌物,再堵塞另一侧鼻孔擤净鼻腔分泌物。

(3)应积极治疗急性鼻炎(感冒)和牙痛。及时、彻底治疗鼻腔的急性炎症和矫正鼻腔畸形,治疗慢性鼻炎。

（4）对存在免疫缺陷的复发性鼻窦炎患者,可预防性应用抗菌药物。

二、急性扁桃体炎

（一）病因与发病机制

急性扁桃体炎(acute tonsillitis)为腭扁桃体的急性非特异性炎症,常伴咽部黏膜和淋巴炎症。属于上呼吸道常见感染性疾病,儿童、青少年多见,春秋两季易发病,多两侧扁桃体同时受累。

常见病原体有 A 群溶血性链球菌(少数为 C 群或 G 群溶血性链球菌)、非溶血性链球菌、葡萄球菌、肺炎链球菌、流感嗜血杆菌、腺病毒、鼻病毒、单纯性疱疹病毒等。

（二）临床表现

起病急骤,全身表现畏寒、高热、头痛、食欲下降、乏力;局部症状有剧烈咽痛,多伴有吞咽困难、耳部不适、下颌角淋巴结肿大等。查体可见咽部黏膜弥漫性充血,腭扁桃体肿大,表面可见黄白色脓点,在隐窝口处可见点状豆渣样渗出物。

（三）诊断依据

结合患者病史、症状,查体见典型体征即可建立临床诊断。实验室检查可见白细胞增高,涂片多为溶血性链球菌、葡萄球菌、肺炎链球菌。注意与猩红热、单核细胞增多症、咽白喉等相鉴别。

（四）治疗原则

1. 一般性治疗　包括卧床休息、流质饮食、多饮水、加强营养等。

2. 经验性抗感染治疗

（1）应针对溶血性链球菌感染选用抗菌药物,首选青霉素,如注射青霉素,或口服青霉素 V 或阿莫西林;也可口服第一代或第二代头孢菌素,如头孢呋辛酯;青霉素过敏患者可口服四环素或对溶血性链球菌敏感的喹诺酮类、大环内酯类。

（2）给药前先留取咽拭子培养,有条件者可作快速抗原检测试验辅助病原诊断。

（3）疗程:由于溶血性链球菌感染后可发生非化脓性并发症(急性风湿热和肾小球肾炎),因此抗菌治疗以清除病灶中细菌为目的,疗程通常需10天。

3. **局部治疗**　常用复方硼砂溶液、复方氯己定溶液或呋喃西林溶液(1:5000)漱口。高热或咽痛剧烈时口服解热镇痛药。

4. **手术治疗**　在化脓性扁桃体炎反复发作、药物治疗无效时,应考虑手术切除。

三、中耳炎

(一)病因与发病机制

中耳炎是中耳部位受到细菌或病毒感染所造成的,累及中耳(包括咽鼓管、鼓室、鼓窦及乳突气房)全部或部分结构的炎性疾病。按病程可分为急性、慢性中耳炎;按症状及病理损害可分为化脓性、分泌性中耳炎等。

急性中耳炎为普通感冒或咽喉感染等上呼吸道感染所引发,常见病原菌包括肺炎链球菌、溶血性链球菌、流感嗜血杆菌、卡他莫拉菌等。葡萄球菌、肠杆菌科细菌少见。小儿多为肺炎链球菌、流感嗜血杆菌、溶血性链球菌等。

慢性中耳炎常由鼻咽的慢性病灶(鼻、咽部慢性疾病和鼻窦炎、扁桃体炎及增殖体肥大等)和急性中耳炎迁延引起。复发或慢性中耳炎常出现耐药菌株。

化脓性中耳炎好发于儿童。常见致病菌为肺炎链球菌、流感嗜血杆菌、溶血性链球菌、葡萄球菌等。主要通过3种途径感染:①咽鼓管途径:上呼吸道感染、急性传染病、污水中游泳或跳水、婴幼儿平卧吮奶;②外耳道-鼓膜途径:鼓膜穿刺、鼓室置管、鼓膜外伤；③血行感染少见。以感冒导致咽鼓管途径感染最为多见。

分泌性中耳炎是以鼓室积液及听力下降为主要特征的中耳非化脓性炎性疾病，中耳积液可为浆液性漏出液或渗出液，亦可为黏液。主要与咽鼓管功能障碍、感染和免疫反应等有关。

（二）临床表现

主要常见症状有耳痛、耳溢液、耳胀、听力下降、耳鸣、眩晕等，急性期还可伴发热、恶心、呕吐等。

专科检查可见乳突尖及鼓窦区轻微压痛，病变急性期常见鼓膜充血，随着病情进一步发展可以出现中耳积液，部分患者伴传导性或者混合性耳聋。

常规无需行分泌物培养，可在自发的鼓膜穿孔或鼓膜切开术后行分泌物培养。通常培养对于可能存在耐药菌感染的慢性中耳炎有价值。

（三）诊断依据

诊断主要以症状结合体征如鼓膜失去标志物，混浊、充血、膨出和充气耳镜下鼓膜活动度减少为标准。影像学检查：颞骨薄层 CT 扫描对于诊断慢性感染有帮助，可见中耳系统气腔有不同程度密度增高。

（四）治疗原则

1. **抗感染治疗** 急性者经验性抗感染治疗：初治宜口服大剂量阿莫西林 [80~90mg/（kg·d）]，2 岁以下儿童疗程 10 天，2 岁以上儿童疗程 5~7 天；还可选用大剂量阿莫西林 - 克拉维酸钾、头孢菌素。青霉素过敏患者给予大环内酯类、喹诺酮（成人）口服。无效者可选择头孢曲松肌内或静脉注射。

2. **对症治疗** 为避免导致耳咽管功能紊乱，减少减充血剂喷鼻，可选用抗组胺药、肾上腺素类药物以保持咽鼓管通畅。抗组胺类药物对有过敏反应者常很有用。疼痛者可用非甾体抗炎药。

3. **手术治疗**　对于持续性感染、高热，无法耐受的疼痛或眩晕，面神经麻痹，乳突脓肿，脑膜炎等并发症时，应考虑鼓膜切开术，引流出脓液，鼓膜切口可自行愈合。鼓膜穿孔可通过鼓室成形术来修补。

（焦胜春）

第三节　呼吸系统感染

一、社区获得性肺炎

（一）病因与发病机制

社区获得性肺炎（community-acquired pneumonia，CAP）是指在医院外罹患的感染性肺实质（含肺泡壁，即广义上的肺间质）炎症，包括具有明确潜伏期的病原体感染在入院后于潜伏期内发病的肺炎。

肺炎支原体和肺炎链球菌是我国成人 CAP 的重要致病原。其他常见病原体包括流感嗜血杆菌、肺炎衣原体、肺炎克雷伯菌及金黄色葡萄球菌；但铜绿假单胞菌、鲍曼不动杆菌少见。CAP 患者中病毒检出率近 30%，流感病毒占首位，其他包括副流感病毒、鼻病毒、腺病毒、人偏肺病毒及呼吸道合胞病毒（RSV）等。部分病毒检测阳性患者可合并细菌或非典型病原体感染。

（二）临床表现

多在冬春季节发病，常有受凉、淋雨、疲劳等诱因。起病急骤，通常发热（体温可达 38℃以上）是仅有的症状，可伴有咳嗽、咳痰、胸痛、呼吸困难等症状。早期肺部体征不明显；实变期叩诊浊音，语颤增强，可闻及支气管呼吸音；消散期可闻及湿啰音。老年人 CAP 的临床表现可不典型。

（三）诊断依据

1. **诊断标准**　符合下述（1）、（3）及（2）中任何一项，并除外肺结核、肺部肿瘤、间质性肺疾病（非感染性）、肺水肿、肺不张、肺栓塞、肺嗜酸性粒细胞浸润症及肺血管炎等后，可建立临床诊断。

（1）社区发病。

（2）临床表现：①新近出现的咳嗽、咳痰或原有呼吸道疾病症状加重，伴或不伴脓痰、胸痛、呼吸困难及咯血；②发热；③肺实变体征和（或）闻及湿性啰音；④外周血白细胞 > 10×10^9/L 或 ≤ 4×10^9/L，伴或不伴细胞核左移。

（3）胸部影像学检查：新出现的斑片状浸润影、叶或段实变影、磨玻璃影或间质性改变，可伴有胸腔积液。

2. **病原学诊断**　病原学检查并非必需，但适用于聚集性发病者、合并基础疾病者、住院（重症）患者、影像表现特殊者以及治疗反应不佳者。

3. **病情严重程度评估**　采用 CURB-65 评分，共 5 项指标，符合 1 项得 1 分：①意识障碍；②血清尿素氮 > 7mmol/L；③呼吸频率 ≥ 30 次 /min；④收缩压 < 90mmHg 或舒张压 ≤ 60mmHg；⑤年龄 ≥ 65 岁。

0~1 分可在门诊治疗，2 分应住院或在严格随访下行门诊治疗，3~5 分应立即住院或收住 ICU。还应结合患者年龄、基础疾病及治疗依从性等综合判断。

（四）治疗原则

1. **经验性抗感染治疗**　在确立 CAP 临床诊断并安排合理病原学检查及标本采样后，需要根据患者年龄、基础疾病、临床特点、实验室及影像学检查、疾病严重程度、肝肾功能、既往用药和药物敏感性情况，分析最有可能的病原并评估耐药风险，选择恰当的抗感染药物和给药方案，及时实施初始经验性抗感染治疗，见表 2-3-1。

表 2-3-1 CAP 患者分组及经验性抗感染治疗药物选择

治疗场所	危险因素	常见病原菌	抗菌药选择
门诊治疗（口服给药）	无基础疾病青壮年	肺炎链球菌、肺炎支原体、流感嗜血杆菌、肺炎衣原体、流感病毒、腺病毒、卡他莫拉菌	①氨苄西林、青霉素类/酶抑制剂复合物；②第一、二代头孢菌素；③多西环素或米诺环素；④呼吸喹诺酮类；⑤大环内酯类
	有基础疾病或老年人（≥65岁）	肺炎链球菌、流感嗜血杆菌、肺炎克雷伯菌等肠杆菌科菌、肺炎衣原体、流感病毒、呼吸道合胞病毒、卡他莫拉菌	①青霉素类/酶抑制剂复合物；②第二、三代头孢菌素（口服）；③呼吸喹诺酮类；④青霉素类/酶抑制剂复合物、第二代头孢菌素、第三代头孢菌素联合多西环素、米诺环素或大环内酯类
需入院治疗，但不需收住 ICU（静脉或口服给药）	无基础疾病青壮年	肺炎链球菌、流感嗜血杆菌、卡他莫拉菌、金黄色葡萄球菌、肺炎支原体、肺炎衣原体、流感病毒、腺病毒、其他呼吸道病毒	①青霉素、氨苄西林、青霉素类/酶抑制剂复合物；②第二、三代头孢菌素，头霉素类，氧头孢烯类；③上述药物联合多西环素、米诺环素或大环内酯类；④呼吸喹诺酮类；⑤大环内酯类
	有基础疾病或老年人（≥65岁）	肺炎链球菌、流感嗜血杆菌、肺炎克雷伯菌等肠杆菌科菌、流感病毒、呼吸道合胞病毒、卡他	①青霉素类/酶抑制剂复合物；②第三代头孢菌素或其酶抑制剂复合物、头霉素类、氧头孢烯类、厄他培南等碳青霉烯类；③上述药物单用或联合大环内

续表

治疗场所	危险因素	常见病原菌	抗菌药选择
		莫拉菌、厌氧菌、军团菌	酯类;④呼吸喹诺酮类
需入住ICU(静脉给药)	无基础疾病青壮年	肺炎链球菌、金黄色葡萄球菌、流感病毒、腺病毒、军团菌	①青霉素类/酶抑制剂复合物、第三代头孢菌素、头霉素类、氧头孢烯类、厄他培南联合大环内酯类;②呼吸喹诺酮类
	有基础疾病或老年人(≥65岁)	肺炎链球菌、军团菌、肺炎克雷伯菌等肠杆菌科菌、金黄色葡萄球菌、厌氧菌、流感病毒、呼吸道合胞病毒	①青霉素类/酶抑制剂复合物、第三代头孢菌素或其酶抑制剂的复合物、碳青霉烯类联合大环内酯类;②青霉素类/酶抑制剂复合物、第三代头孢菌素或其酶抑制剂复合物、碳青霉烯类联合呼吸喹诺酮类
需住院或入住ICU(静脉给药)	有铜绿假单胞菌感染危险因素	铜绿假单胞菌、肺炎链球菌、军团菌、肺炎克雷伯菌等肠杆菌科菌、金黄色葡萄球菌、厌氧菌、流感病毒、呼吸道合胞病毒	①具抗假单胞菌活性的β-内酰胺类;②具抗假单胞菌活性的喹诺酮类;①联合②或氨基糖苷类;①+②+氨基糖苷类三药联合

2. **针对性抗感染治疗** 根据病原学检查结果,同时结合临床,调整治疗方案。

3. **静脉和口服的序贯治疗** 尽早从静脉转为口服。大部分门诊患者可在3天后换为口服抗菌药物,而非ICU住院患者多在 7 天后替换。血流动力学稳定,病情改善(体温、血白细胞和胸片等),胃肠道功能良好,可选用成分相同或相近的口服药物。

4. 抗感染疗程　一般可于主要呼吸道症状明显改善,热退 2~3 天后停药,通常轻、中度 CAP 患者疗程 5~7 天,重症以及伴有肺外并发症患者可适当延长抗感染疗程。非典型病原体治疗反应较慢者疗程延长至 10~14 天。金黄色葡萄球菌、铜绿假单胞菌、克雷伯菌属或厌氧菌等容易导致肺组织坏死,抗菌药物疗程可延长至 14~21 天。疗程应视病情严重程度、缓解速度、并发症以及不同病原体而异,不必以肺部阴影吸收程度作为停用抗菌药物的指征。

5. 其他治疗　低血压患者尽早液体复苏,中、重症患者进行必要的补液、维持水电解质平衡、营养支持以及物理治疗等,低氧血症患者行氧疗和辅助呼吸,上述措施均可改善患者预后。

6. 预防

(1)戒烟、限酒、均衡营养、注意休息和锻炼身体,均有助于预防肺炎的发生。

(2)保持良好手卫生习惯,必要时时戴口罩,有助于减少呼吸道感染机会。

(3)接种流感疫苗可预防流感发生或减轻流感相关症状,接种肺炎链球菌疫苗可减少特定人群罹患肺炎的风险。

二、医院获得性肺炎

医院获得性肺炎(hospital-acquired pneumonia, HAP)与呼吸机相关性肺炎(ventilator-associated pneumonia, VAP)是我国最常见的医院获得性感染,诊断和治疗较为困难,病死率高。

HAP 是指患者住院期间没有接受有创机械通气、未处于病原感染的潜伏期,而于入院 48 小时后新发生的肺炎。VAP 是指气管插管或气管切开患者接受机械通气 48 小时后发生的肺炎,机械通气撤机、拔管 48 小时内出现的肺炎也属 VAP。VAP被认为是 HAP 的特殊类型。

（一）病因与发病机制

包括 HAP/VAP 在内的下呼吸道感染居医院获得性感染构成比之首,是最常见的医院获得性感染。患者存在多种危险因素,包括患者的年龄、免疫状态,以及诊疗环境与侵入性操作等因素。HAP 可使患者住院时间延长,抗菌药物使用增加,并导致重症患者病死率增加。

HAP 和 VAP 的共同发病机制是病原体到达支气管远端和肺泡,突破宿主的防御机制,从而在肺部繁殖并引起侵袭性损害。通常患者通过吸入（误吸）致病微生物而致病,VAP 的发病机制还包括气管插管所致的气道污染,病原菌定植,及其清除困难。

非免疫缺陷患者的 HAP/VAP 通常由细菌感染引起,由病毒或真菌引起者较少,常见病原菌的分布及其耐药性特点随地区、医院等级、患者人群及暴露于抗菌药物的情况不同而异,并且随时间而改变。

我国 HAP/VAP 常见的病原菌包括鲍曼不动杆菌、铜绿假单胞菌、肺炎克雷伯菌、金黄色葡萄球菌及大肠埃希菌等。VAP 患者主要见于 ICU。VAP 病原谱与 HAP 略有不同,其中鲍曼不动杆菌更多见。

患者发生 MDR 感染的危险因素有:过去 90 天内抗菌药使用史,本次住院 5 天或以上发生 VAP,免疫功能低下和（或）免疫抑制治疗等。

（二）临床表现

常见症状为咳嗽、咳痰,或原有呼吸道症状加重,伴或不伴胸痛。多数患者有发热。重症者可出现呼吸困难、发绀。肺实变者叩诊浊音,可闻及支气管呼吸音或湿啰音。

（三）诊断依据

1. **诊断标准**　新出现的肺部浸润影或原有浸润影加重,同时有 3 条临床特征中的 2 条（发热＞ 38.0℃或＜ 36.0℃、外周血白细胞计数＞ 10.0×10⁹/L 或＜ 4.0×10⁹/L、气管支气管内出现脓性分泌物）是开始抗菌药物经验治疗的指征。

2. **病原学检查**　病原学检查是 HAP 确诊的依据，支气管内吸取物定量培养如支气管肺泡灌洗液（BALF）、保护性毛刷（PSB）以及经气管导管内吸引分泌物（ETA）。ETA 操作简单，费用低廉，更易实施，而 PSB 和 BALF 取气道分泌物用于诊断VAP 的准确性更高。

3. **辅助检查**　所有疑似 HAP 患者均应拍摄 X 线胸片、行血培养。肺组织标本病理学、细胞病理学或直接镜检见到真菌并有组织损害的相关证据。非典型病原体或病毒的血清 IgM 抗体由阴转阳或急性期和恢复期双份血清特异性 IgG 抗体滴度呈4 倍或 4 倍以上变化。

注意鉴别肺不张、心力衰竭和肺水肿、基础疾病肺侵犯、药物性肺损伤、肺栓塞和 ARDS 等。

（四）治疗原则

1. **抗菌药物经验性治疗**　一旦考虑为 HAP 疑似病例，应尽早开始经验性治疗，延迟治疗则死亡率增加。用药前采集下呼吸道标本进行培养和显微镜检。

可根据患者是否存在 MDR 病原菌感染的危险因素和当地细菌耐药性监测资料选药，如有 MDR 病原菌感染危险因素者，则应使用广谱抗菌药物治疗 MDR 病原菌。抗菌药物选择见表 2-3-2。

2. **诊疗策略**　治疗开始后 2~3 天观察培养结果及患者治疗后的反应，根据疗效调整治疗方案。

（1）在 48~72 小时内病情有所改善的患者：①如培养阳性应针对培养结果，在可能的情况下改用窄谱抗菌药物，治疗 5~7 天后再次评价；②如培养阴性可考虑停用抗菌药物。

表 2-3-2 HAP/VAP 患者的经验性抗感染治疗

分类		可能的病原菌	可选择药物
非危重患者	MDR菌感染低风险	肺炎链球菌、流感嗜血杆菌、MSSA、大肠埃希菌、肺炎克雷伯菌、肠杆菌属、变形杆菌属、黏质沙雷菌属	三代头孢(头孢曲松、头孢他啶)或四代头孢(头孢吡肟、头孢噻利)或β-内酰胺/β-内酰胺酶抑制剂(阿莫西林/克拉维酸钾、哌拉西林/他唑巴坦、头孢哌酮/舒巴坦)或氧头孢烯类(拉氧头孢)或喹诺酮类(左氧氟沙星、莫西沙星、环丙沙星)或厄他培南
	MDR菌感染高风险	铜绿假单胞菌、肺炎克雷伯菌(产ESBL)、不动杆菌属、MRSA	单用或联用：β-内酰胺/β-内酰胺酶抑制剂(哌拉西林/他唑巴坦、头孢哌酮/舒巴坦)或头孢他啶、头孢吡肟或亚胺培南、美罗培南或联合：喹诺酮类(环丙沙星、左氧氟沙星)或氨基糖苷类(阿米卡星、庆大霉素)有MRSA感染风险时：可联用万古霉素、替考拉宁或利奈唑胺
危重患者			β-内酰胺/β-内酰胺酶抑制剂(哌拉西林/他唑巴坦、头孢哌酮/舒巴坦)或头孢他啶、头孢吡肟或亚胺培南、美罗培南联合：喹诺酮类(环丙沙星、左氧氟沙星)或氨基糖苷类(阿米卡星、庆大霉素)有XDR阴性菌感染风险时可联合：多黏菌素或替加环素

（2）在 48~72 小时内病情无改善者：①如培养阳性应调整抗菌药物并积极寻找原因；②如培养阴性，应通过相关检查寻找原因。

3. **抗感染疗程**　对治疗的临床反应好，无肺气肿、囊性纤维化、空洞、坏死性肺炎和肺脓肿且免疫功能正常者，疗程为7~8 天。对于初始抗感染治疗无效、病情危重、XDR 或 PDR 菌感染、肺脓肿或坏死性肺炎者，应酌情延长疗程。

4. **支持治疗**

（1）合理的液体治疗、营养支持和机械通气可使患者获益。尤其是可能发展为脓毒血症的 HAP 患者，包括液体复苏、肌松药和升压药在内的血流动力学管理策略应及早使用。

（2）对于住在普通病房的进展的 HAP 和脓毒血症患者，需要及时转入 ICU 治疗。

5. **注意事项及预防**

（1）尽可能避免插管和再插管。在某些呼吸衰竭的患者中，尽可能采用无创性通气。缩短插管时间和机械通气时间。

（2）机械通气患者选择经鼻肠管进行营养支持，用氯己定进行口腔护理，均可降低 VAP 的发病率。

（3）机械通气患者可考虑使用口服抗菌药物（选择性消化道清洁，调节定植细菌）预防 HAP，有助于降低发生率，但不推荐常规使用，特别是可能有 MDR 病原菌定植的患者。

（4）可选用 H_2 受体拮抗剂或硫糖铝，对胃肠道应激性出血进行预防。

三、慢性阻塞性肺疾病急性加重

（一）病因与发病机制

慢性阻塞性肺疾病（简称慢阻肺）急性加重（acute exacerbation of chronic obstructive pulmonary disease，AECOPD）是患者呼吸道症状超过日常变异范围的持续恶化，并需改变药物治疗方案，可由多种原因所致：①气管、支气管感染是慢性阻塞性肺疾病急性加重的最主要原因，病原体以细菌为主，病毒和非典型病原体感染也不少见；②空气污染，如可吸入颗粒、二氧化氮、二氧化硫和臭氧等对呼吸道的刺激；③患者因素包括重症慢性阻塞性肺疾病、吸烟、慢性阻塞性肺疾病稳定期细菌定植和气道高反应性等。

AECOPD 最常见病原体为流感嗜血杆菌、肺炎链球菌和卡他莫拉菌，肺炎支原体相对少见。具备下列 2 条或 2 条以上标准，需考虑铜绿假单胞菌感染可能：①最近住院史；②经常（每年 4 次）或最近 3 个月使用抗菌药物；③病情严重（$FEV_1 < 30\%$ 预计值）；④既往急性加重时曾分离出铜绿假单胞菌；⑤有结构性肺病（如支气管扩张）；⑥使用糖皮质激素者（近 2 周服用泼尼松 > 10mg/d）。

（二）临床表现

AECOPD 主要表现有气促加重，常伴有喘息、胸闷、咳嗽加剧、痰量增加、痰液颜色和（或）黏度改变及发热等，也可出现全身不适、失眠、嗜睡、疲乏、抑郁和意识不清等症状。气促加重、咳嗽、痰量增多及出现脓性痰常提示有细菌感染。

（三）诊断依据

应综合病史、体征及实验室检查等建立诊断。详细了解既往病史、并发症和用药情况等。实验室检查包括血常规、血生化（低钠、低钾、血糖等）和肝肾功能检查、动脉血气分析以及胸部影像学（除外肺炎、气胸、胸腔积液等）、CT 肺动脉造影、D-二聚体和心电图检查。还可在抗感染治疗前行痰培养。因患者无法配合且检查结果不够准确，急性加重期间不建议进行肺功能检查。

AECOPD 患者收入 ICU 的指征：①严重呼吸困难且对初始治疗反应不佳；②意识障碍（如嗜睡、昏迷等）；③经氧疗和无创机械通气，低氧血症（$PaO_2 < 50mmHg$）仍持续或呈进行性恶

化，和（或）高碳酸血症（PaCO$_2$ > 70mmHg）无缓解甚至恶化，和（或）严重呼吸性酸中毒（pH < 7.30）无缓解甚至恶化。

（四）治疗原则

1. 抗感染治疗

（1）抗菌药物治疗的指征：①呼吸困难加重、痰量增加和脓性痰是 3 个必要症状；②脓性痰在内的 2 个必要症状；③需要有创或无创机械通气治疗。抗菌药物的选择应依据患者急性加重的严重程度及常见的致病菌，结合患者所在地区致病菌及耐药菌的流行情况选择敏感的抗菌药物，疗程为 5~10 天。

（2）初始经验性抗菌治疗：根据患者病情的严重程度和临床状况是否稳定选择使用口服或静脉用药，对轻、中度患者可口服给药，重度患者应静脉给药，静脉用药 3 天以上，如病情稳定可以改为口服。具体药物选择见表 2-3-3。

表 2-3-3　慢性阻塞性肺疾病急性加重的经验治疗

不同人群	药物选择
无铜绿假单胞菌感染危险因素的轻症患者	青霉素、阿莫西林 - 克拉维酸、多西环素、大环内酯类、左氧氟沙星、莫西沙星以及第一、二代头孢菌素类，均可口服给药
无铜绿假单胞菌感染危险因素的中、重度 COPD	β- 内酰胺类 / 酶抑制剂，第二、三代头孢菌素类和氟喹诺酮类
有铜绿假单胞菌感染危险因素的中、重度 COPD	口服：环丙沙星、左氧氟沙星 静脉：抗铜绿假单胞菌的 β- 内酰胺类（头孢他啶、头孢吡肟）、β- 内酰胺类 / 酶抑制剂 ± 氨基糖苷类或环丙沙星、左氧氟沙星

（3）对疗效不佳的患者可参考痰液培养和药敏试验结果调整用药。

2. 应用糖皮质激素　可选用泼尼松龙每日 30~40mg 口服，

连用 10~14 天；或甲泼尼龙每日 40mg 静脉滴注，3~5 天后改为口服。

3. **扩张支气管** 根据患者呼吸情况可选用沙丁胺醇、异丙托溴胺、氨茶碱等支气管扩张剂，也可用激素联合短效 β_2 受体激动剂（SABA）雾化吸入治疗。由于 SABA、抗胆碱能药物及茶碱类药物的作用机制及药代动力学特点不同，且分别作用于不同级别的气道，所以联合用药的支气管舒张作用更强。

4. **其他治疗** 氧疗、痰液引流、积极排痰治疗、无创机械通气、注射肝素（低分子量肝素）。严重者需有创机械通气支持。

5. **预防** 戒烟、流感疫苗和肺炎链球菌疫苗。

四、支气管扩张合并感染

（一）病因与发病机制

支气管扩张症是一种常见的慢性呼吸道疾病，由各种原因引起的支气管树的病理性、永久性扩张，导致反复发生化脓性感染的气道慢性炎症。

病因主要有既往下呼吸道感染、结核和非结核分枝杆菌感染、大气道先天性异常等因素。患病率随年龄增加而增高。病程长，反复感染，病变不可逆转，可导致呼吸功能障碍及慢性肺源性心脏病，严重影响患者的生活质量。

多数稳定期支气管扩张症患者存在潜在致病菌的定植，如流感嗜血杆菌、铜绿假单胞菌、肺炎链球菌和金黄色葡萄球菌、大肠埃希菌等。急性加重期一般是由定植菌群引起的感染。

（二）临床表现

多数患者表现为持续或反复性咳嗽，咳大量黏液性、黏液脓性或脓性痰，伴或不伴咯血、呼吸困难、发绀，少数患者以反复咯血为唯一症状。通常可闻及位置相对固定的肺部湿性啰音、哮鸣音，杵状指也是常见体征。晚期合并肺源性心脏病者可出现右心衰竭体征。

支气管扩张症常因感染导致急性加重。如果出现至少一种症状加重（痰量增加或脓性痰、呼吸困难加重、咳嗽增加、肺功能下降、疲劳乏力加重）或出现新症状（发热、胸膜炎、咯血）往往提示出现急性加重，需要抗菌药物治疗。

（三）诊断依据

诊断：应根据既往病史、临床表现、体征及辅助检查等综合分析确定。胸部高分辨率CT扫描可确诊支气管扩张症，可显示支气管扩张、双轨征、印戒征和黏液栓等的特征性影像表现。

其他检查：①血常规、红细胞沉降率、C反应蛋白；②血气分析；③微生物学检查：支气管扩张症患者均应行下呼吸道微生物学检查，可监测病原和药物敏感性的变化；④支气管镜检查（病变局限者可排除异物堵塞），多次痰培养阴性及治疗反应不佳者，可行保护性毛刷或支气管肺泡灌洗获取下呼吸道分泌物。

（四）治疗原则

1. 呼吸道引流通畅　有效清除气道分泌物是支气管扩张症患者长期治疗的重要环节，特别是对于慢性咳痰和（或）高分辨率CT表现为黏液阻塞者，常用方法有体位引流、震动拍击、主动呼吸训练，以及辅助排痰（雾化吸入生理盐水湿化气道）等。

2. 抗感染治疗

（1）抗菌药物应用指征：支气管扩张症患者出现急性加重合并感染，出现咳嗽、痰量增加或性质改变、喘息、气急、咯血以及发热等全身症状时，应考虑应用抗菌药物。仅有黏液脓性或脓性痰液或仅痰培养阳性不是应用抗菌药物的指征。

（2）病原学检查：急性加重一般是由定植菌群引起，在开始经验性抗菌药物治疗前应送痰培养，行药敏试验。

（3）急性加重期初始经验性治疗：应针对可能的定植菌，根据有无铜绿假单胞菌感染的危险因素（参见慢性阻塞性肺疾病急性加重章节），选择不同的经验性抗感染治疗方案，见表 2-3-4。

表 2-3-4　支气管扩张症急性加重期的经验性抗感染治疗

高危因素	抗菌药物
无铜绿假单胞菌感染危险因素	轻、中度患者也可选用莫西沙星，左氧氟沙星，阿莫西林 - 克拉维酸钾，第二、三代头孢菌素（头孢曲松、头孢噻肟）
铜绿假单胞菌感染危险因素	抗假单胞菌 β- 内酰胺类（头孢他啶、头孢吡肟、哌拉西林 - 他唑巴坦、头孢哌酮 - 舒巴坦、亚胺培南、美罗培南等）± 氨基糖苷类或环丙沙星、左氧氟沙星

（4）疗程：所有急性加重抗感染疗程均应为 14 天左右。

3. 其他治疗　依据相应症状给予吸氧、排痰；可选用黏痰溶解剂、支气管舒张剂等。咯血患者应立即处置。

4. 手术　局限病变者可考虑手术。手术适应证：①积极药物治疗仍难以控制症状者；②大咯血危及生命或经药物、介入治疗无效者；③局限性支气管扩张，术后能保留 10 个以上肺段者。

5. 注意事项及预防

（1）戒烟，经常适当锻炼呼吸功能，及有效的痰液引流等可提高生活质量。

（2）积极防治儿童时期下呼吸道感染，接种麻疹、百日咳疫苗，规范防治肺结核，以预防支气管扩张症的发生。

（3）每年注射多价肺炎疫苗可减少急性加重次数，注射流感疫苗预防流感所致的继发性肺部感染。

（4）免疫低下者可选用卡介菌多糖核酸等免疫调节剂。免疫球蛋白缺乏者可定期应用免疫球蛋白预防反复感染。

五、肺结核

(一)病因和发病机制

结核病(tuberculosis, TB)是由结核分枝杆菌(*Mycobacterium tuberculosis*, MTB)引起的感染性疾病。结核分枝杆菌通常感染并破坏肺以及淋巴系统,其他部位如中枢神经系统、泌尿系统、骨关节、皮肤等亦可受感染。结核病具有传染性,主要经呼吸道传染,也可经消化道感染,少数经皮肤伤口感染。传染源主要是排菌的肺结核患者。糖尿病、硅沉着病、肿瘤、器官移植、免疫抑制患者,以及生活贫困、营养不良者易感。

活动性结核病可分肺结核与肺外结核,临床以肺结核最为常见,可分为5类:①原发性肺结核;②血行播散性肺结核;③继发性肺结核;④结核性胸膜炎;⑤气管、支气管结核。

(二)临床表现

咳嗽、咳痰≥2周、咯血或血痰是肺结核的主要症状,其他常见症状包括胸闷、胸痛、低热(常午后低热)、盗汗、乏力、食欲减退和体重减轻等,约有20%活动肺结核患者无症状或仅有轻微症状。结核变态反应引起的过敏表现:结节性红斑、泡性结膜炎和结核风湿症等。

结核菌素纯蛋白衍生物(PPD)皮肤试验强阳性表示机体处于超过敏状态,发病概率高,可作为临床诊断结核病的参考指征。患肺结核时,肺部体征常不明显,肺部病变较广泛时可有相应体征,有明显空洞或并发支气管扩张时可闻及水泡音。

胸部X线表现特点:肺上叶尖后段、肺下叶背段、后基底段为好发部位,病变可局限也可多肺段侵犯,可呈多形态表现,即同时呈现渗出、增殖、纤维和干酪样病变,也可伴有钙化。

(三)诊断依据

肺结核诊断标准分为确诊病例、临床诊断和疑似病例等3类。

1. **确诊**　包括涂阳肺结核、仅培阳肺结核和肺部组织病理学诊断结核病变者，以及胸部影像学阳性同时结核分枝杆菌核酸检测阳性者。

2. **临床诊断（涂阴肺结核）**　胸部影像学显示活动性肺结核病变，同时满足下列情形之一者即可诊断：①伴有咳嗽、咳痰、咯血等症状；②PPD 试验强阳性；③抗结核抗体检查阳性；④肺外组织病理检查为结核病变者；⑤经诊断性治疗或随访证实的。

符合临床诊断病例的标准，但确因无痰而未作痰菌检查的未痰检肺结核，按涂阴肺结核的治疗管理方式进行治疗和管理。

3. **疑似病例**　①有肺结核可疑症状的 5 岁以下儿童，同时伴有与涂阳肺结核患者密切接触史或 PPD 试验强阳性；②仅胸部影像学检查显示与活动性肺结核相符的病变。

（四）治疗原则

1. **总体原则**　结核病治疗应遵循"早期、规律、全程、适量、联合"5 项原则。多数肺结核患者采用不住院治疗，须在全疗程中规律、联合、足量和不间断地实施规范化疗。

2. **化疗药物的选择**　可根据肺结核患者自身状况、结核分枝杆菌的耐药情况选用化疗药物。初治或复治患者均应优先选用一线抗结核药物，主要有异烟肼（H）、利福平（R）、吡嗪酰胺（Z）、乙胺丁醇（E）、链霉素（S）等 5 种，并按规定剂量足疗程服药，见表 2-3-5。其他抗结核药物通常仅在不能耐受一线药物或耐药结核者选用（详见第四章）。

3. **化疗方案的选择**　肺结核化疗方案分为 4 类，整个化疗方案分为强化和巩固两个阶段。

Ⅰ类方案：6 个月疗程，2HREZ（S）/4RH，主要用于初治菌阳肺结核。

表2-3-5 一线抗结核药常用剂量

常用药物	每日疗法			间歇疗法	
	成人 <50kg	成人 ≥50kg	儿童 (mg/kg·d)	成人 <50kg	成人 ≥50kg
异烟肼(H)	0.3g/d	0.3g/d	10~15	0.5g/d	0.6g/d
利福平(R)	0.45g/d	0.6g/d	10~20	0.6g/d	0.6g/d
吡嗪酰胺(Z)	1.5g/d	1.5g/d	30~40	1.5g/d	2.0g/d
乙胺丁醇(E)	0.75g/d	1.0g/d	—	1.0g/d	1.25g/d
链霉素(S)	0.75g/d	0.75g/d	20~30	0.75g/d	0.75g/d

Ⅱ类方案:8个月疗程,在Ⅰ类方案基础上强化期加用链霉素,巩固期加用乙胺丁醇,即2HREZS/6HRE;或强化期口服吡嗪酰胺延长1个月,即2HREZS/1HREZ/5HRE。通常用于复治菌阳肺结核。

Ⅲ类方案:在Ⅰ类方案基础上使用6个月的疗程,但不用乙胺丁醇,即2HRZ/4HR。通常用于菌阴肺结核。

Ⅳ类方案:以二线抗结核药物为主体,组成适合患者的个体化方案,用于慢性排菌性肺结核或耐药结核病。

4. 治疗应个体化 化疗前应了解患者的药品过敏史和肝肾疾病史,有条件者应在复治前测定结核分枝杆菌的耐药水平,根据情况制订治疗方案。

5. 防治药物不良反应 抗结核联合化疗方案可引起多种不良反应,如胃肠道不适、高尿酸血症、药物性肝炎、视神经损害等。应在化疗前向患者详细说明,嘱患者定期监测肝肾功能等,一旦出现不良反应及时处置,必要时调整抗结核治疗方案。

6. 预防

(1)控制传染源:管理并监督治疗结核患者,尤其是结核菌涂阳患者。

（2）普遍预防：儿童接种卡介苗。

（3）保护易感染群：针对感染结核分枝杆菌并存在发病高危因素的人群进行药物预防，主要对象包括 HIV 感染者、PPD 试验强阳性且伴有糖尿病或硅沉着病患者、与传染性肺结核有密切接触的长期使用肾上腺皮质激素和免疫抑制剂的患者。预防可单用异烟肼口服，成人 0.3g/d，儿童 8~10mg/（kg·d），服用 6~12 个月。

（王晓义 谢 恬）

第四节 消化系统感染

一、幽门螺杆菌感染

（一）病因与发病机制

幽门螺杆菌（*Helicobacter pylori*，Hp）感染是消化性溃疡的主要病因之一，可导致胃黏膜渐进式损伤，为十二指肠溃疡、胃溃疡、胃腺癌和胃黏膜相关淋巴组织（MALT）淋巴瘤等疾病最重要的危险因素之一。根除 Hp 可促进溃疡愈合和显著降低溃疡复发率，可有效地降低胃癌发生风险。

幽门螺杆菌根除指征包括：消化性溃疡（不论是否活动和有无并发症史），胃黏膜相关淋巴组织淋巴瘤，慢性胃炎伴消化不良症状和（或）伴胃黏膜萎缩、糜烂，早期胃肿瘤已行内镜下切除或手术胃次全切除，长期服用质子泵抑制剂，胃癌家族史，计划长期服用非甾体抗炎药（包括低剂量阿司匹林），以及不明原因的缺铁性贫血、特发性血小板减少性紫癜、其他幽门螺杆菌相关性疾病等，均为幽门螺杆菌根除指征。

（二）诊断依据

1. **Hp 感染的主要筛查诊断手段包括侵入性检查和非侵入性检查两大类。**

（1）非侵入性检查：^{13}C 或 ^{14}C 尿素呼气试验（UBT）、粪便 Hp 抗原试验（HpSA）以及血清抗体检测。

（2）侵入性检查：需行胃镜检查和胃黏膜活检。可行快速尿素酶试验（RUT）、胃黏膜组织切片染色镜检、胃黏膜涂片染色镜检、微需氧 Hp 培养及药敏试验、基因方法检测（如 PCR、寡核苷酸探针杂交、基因芯片检测等）。

2. **Hp 感染的诊断** 符合下述 3 项之一者可判断为 Hp 现症感染：①胃黏膜组织 RUT、组织切片染色或培养 3 项中任一项阳性；② ^{13}C 或 ^{14}C-UBT 阳性；③ HpSA 检测阳性、血清 Hp 抗体检测阳性提示曾经感染，从未治疗者可视为现症感染。

3. **Hp 感染根除治疗后的判断** 应在根除治疗结束至少 4 周后进行，符合下述 3 项之一者可判断为 Hp 根除：① ^{13}C 或 ^{14}C-UBT 阴性；② HpSA 检测阴性；③基于胃窦、胃体两个部位取材的 RUT 均阴性。其中 UBT 为首选的方法。

（三）治疗原则

1. **根除方案** 标准剂量质子泵抑制剂（PPI）+ 标准剂量铋剂（均为 2 次/天，餐前 0.5 小时口服）+2 种抗菌药物（餐后即服）组成的四联方案，具体见表 2-4-1。可根据药品获得性、费用、潜在不良反应等因素综合考虑，选择其中的一种方案作为初次治疗。

初次治疗优先选择含阿莫西林的方案，青霉素过敏者可选四环素方案。含左氧氟沙星的方案不推荐用于初次治疗，可作为补救治疗的备选方案。

表 2-4-1 根除 Hp 四联方案的药物及其剂量

人群	抗菌药物1	剂量频次	抗菌药物2	剂量频次	铋剂+PPI
一般患者	阿莫西林	1.0g, bid	克拉霉素	0.5g, bid	标准剂量铋剂：枸橼酸铋钾 220mg, bid
	阿莫西林	1.0g, bid	左氧氟沙星	0.5g, qd; 或 0.2g, bid	
	阿莫西林	1.0g, bid	呋喃唑酮	0.1g, bid	
	阿莫西林	1.0g, bid	四环素	0.5g, tid/qid	标准剂量PPI*：
	阿莫西林	1.0g, bid	甲硝唑	0.4g, tid/qid	艾司奥美拉唑 20mg, bid
青霉素过敏者	四环素	0.5g, tid/qid	甲硝唑	0.4g, tid/qid	雷贝拉唑 10mg/20mg, bid
	四环素	0.5g, tid/qid	呋喃唑酮	0.1g, bid	奥美拉唑 20mg, bid
	四环素	0.5g, tid/qid	左氧氟沙星	0.5g, qd; 或 0.2g, bid	兰索拉唑 30mg, bid
	克拉霉素	0.5g, bid	呋喃唑酮	0.1g, bid	泮托拉唑 40mg, bid
	克拉霉素	0.5g, bid	甲硝唑	0.4g, bid/tid	艾普拉唑 5mg, bid
	克拉霉素	0.5g, bid	左氧氟沙星	0.5g, qd; 或 0.2g, bid	

*PPI 的抑酸作用受药物作用强度、代谢酶遗传基因多态性等因素影响，应选择作用稳定、疗效高、受 CYP2C19 基因多态性影响较小的 PPI，如艾司奥美拉唑、雷贝拉唑，以提高根除率

2. **疗程** 鉴于铋剂四联疗法延长疗程可在一定程度提高疗效,推荐的疗程为 10 天或 14 天。

3. **复治** 如初次治疗失败,可不行药物敏感试验,在剩余的方案中再选择一种方案进行补救治疗。青霉素过敏者初次治疗失败后,抗菌药物选择余地小,应尽可能提高初次治疗根除率。

4. **两次治疗失败后的再治疗** 如经上述四联方案两次治疗仍未根除 Hp 者,行第三次治疗的失败概率很高。需评估再次根除 Hp 治疗的"风险 - 获益比",其中胃 MALT 淋巴瘤、有并发症史的消化性溃疡、有胃癌危险的胃炎(严重全胃炎、以胃体为主的胃炎或严重萎缩性胃炎等)或胃癌家族史者获益较大。如有条件可进行药物敏感试验,但作用可能有限。

5. **注意事项**

(1)根除治疗前停服 PPI 不少于 2 周,停服抗菌药物、铋剂等不少于 4 周。如为补救治疗,建议间隔 2~3 个月。

(2)告知患者根除方案潜在的不良反应和遵医嘱的重要性,提高其服药依从性。

二、急性胆囊炎

(一)病因与发病机制

急性胆囊炎是指胆囊的急性炎症性疾病,其中绝大多数由胆囊结石引起,少数为非结石性胆囊炎。其危险因素有:蛔虫、妊娠、肥胖、艾滋病等。短期服用纤维素类、噻嗪类、第三代头孢菌素、红霉素、氨苄西林等药物,长期应用奥曲肽、激素替代治疗均可能诱发急性胆囊炎。急性胆囊炎的并发症主要有:胆囊穿孔、胆汁性腹膜炎、胆囊周围脓肿等,患者一旦出现并发症,往往提示预后不佳。

急性非结石性胆囊炎是一种特殊类型的急性胆囊炎,通常起病严重,预后比急性结石性胆囊炎差。其危险因素主要有:大手术、严重创伤、烧伤、肠外营养、肿瘤、感染以及糖尿病等。

　　正常胆汁无菌,胆道感染的常见致病菌中革兰氏阴性细菌占多数,主要有大肠埃希菌、铜绿假单胞菌、肺炎克雷伯菌等。革兰氏阳性球菌常见粪肠球菌、屎肠球菌、表皮葡萄球菌等。部分患者合并厌氧菌(多为脆弱拟杆菌)感染。

　　(二)临床表现

　　多数患者有右上腹疼痛和(或)放射至右肩背部,伴或不伴发热、恶心、呕吐、腹胀等。体征可出现腹式呼吸受限制、右上腹压痛伴肌肉强直、Murphy 征阳性、右上腹包块等。

　　(三)诊断依据

　　1. **确诊标准**　症状和体征及全身反应中至少各有 1 项为阳性;仅有影像学证据支持者为疑似急性胆囊炎。

　　(1)症状和体征:右上腹疼痛(可向右肩背部放射)、Murphy征阳性、右上腹包块、压痛、肌紧张、反跳痛。

　　(2)全身反应:发热,C 反应蛋白升高($\geqslant$ 30mg/L),白细胞、降钙素原升高。

　　(3)影像学检查:超声、CT、MRI 检查发现胆囊增大、胆囊壁增厚、胆囊颈部结石嵌顿、胆囊周围积液等表现。

　　2. **病原学诊断**　对所有急性胆囊炎患者,尤其是重度患者应进行胆汁和血液培养。

　　(四)治疗原则

　　1. 抗感染治疗

　　(1)初始经验性治疗:轻度患者可口服单用一种抗菌药物治疗,甚至不需抗菌药物治疗。中、重度患者应尽早开始抗感染治疗,以静脉给药为宜,详见表 2-4-2。

　　(2)在得到细菌培养和药敏结果后,宜改用窄谱、针对性强的抗菌药,降低耐药风险。

　　(3)疗程:抗菌治疗 3~5 天后,如果急性感染症状、体征消失,体温和白细胞计数正常可以考虑停药,以保护体内正常菌群,避免二重感染。

表 2-4-2　急性胆囊炎严重程度分级与经验性抗菌药物选择

病情	评估标准	经验性抗菌药物选择
轻度	胆囊炎症较轻,未达到中、重度评估标准	口服给药: 首选第一、二代头孢菌素,如头孢替安等; 或氟喹诺酮类,如莫西沙星等; 或含 β- 内酰胺酶抑制剂的复合制剂,如头孢哌酮 - 舒巴坦、哌拉西林 - 他唑巴坦、氨苄西林 - 舒巴坦等
中度 *	1. 白细胞 > 18.0×10^9/L; 2. 右上腹可触及包块; 3. 发病持续时间 > 72 小时; 4. 局部炎症严重:坏疽性胆囊炎、胆囊周围脓肿、胆源性腹膜炎、肝脓肿	静脉用药: 头孢哌酮 - 舒巴坦、哌拉西林 - 他唑巴坦、氨苄西林 - 舒巴坦 或头孢美唑、头孢替安、拉氧头孢
重度 **	1. 低血压,需用多巴胺 > 5μg/(kg·min)维持,或需要使用多巴酚丁胺; 2. 意识障碍; 3. 氧合指数 < 300mmHg; 4. 凝血酶原时间国际标准化比值 > 1.5; 5. 少尿(尿量 < 17ml/h),血肌酐 > 20mg/L; 6. 血小板 < 10×10^9/L	头孢哌酮 - 舒巴坦、哌拉西林 - 他唑巴坦 或头孢曲松、头孢他啶、头孢吡肟 或氨曲南 如首选药物无效时: 碳青霉烯类,如美罗培南、亚胺培南

注:* 中度胆囊炎:符合中度评估标准 1~4 项中任何 1 项;

** 重度胆囊炎:符合重度评估标准 1~6 项中任何 1 项

（4）抗菌药物的应用都不能替代解除胆囊管梗阻的外科治疗措施。

2. 对症治疗 在解痉、利胆治疗的同时,适当使用非甾体抗炎药物止痛。

3. 手术治疗 应尽早行胆囊切除术,行经皮经肝胆囊穿刺置管引流术或行胆囊造瘘术,待患者一般情况好转后行二期手术切除胆囊。

4. 急性非结石性胆囊炎的治疗 应尽早行胆囊引流治疗,若无效,需考虑行胆囊切除术。

三、急性胰腺炎

（一）病因与发病机制

急性胰腺炎(acute pancreatitis,AP)是指多种病因引起的胰酶激活,继以胰腺局部炎症反应为主要特征,病情较重者可发生全身炎症反应综合征,并可伴有器官功能障碍的疾病。

可按病理分型为间质水肿型胰腺炎和坏死型胰腺炎。自然病程通常分为 3 期:①早期(急性期)自发病至 2 周,此期以全身炎症反应综合征(SIRS)和器官功能衰竭为主要表现,构成第一个死亡高峰;②中期(演进期)发病后 2~4 周,以胰周液体积聚或坏死性液体积聚为主要表现;③后期(感染期)发病 4 周以后,可发生胰腺及胰周坏死组织合并感染、全身细菌感染、深部真菌感染等。

胰腺感染常见病原菌为肺炎链球菌、流感嗜血杆菌、肺炎支原体、肺炎衣原体、呼吸道病毒感染、嗜肺军团菌、口腔厌氧菌(误吸);病情严重者还包括革兰氏阴性杆菌、铜绿假单胞菌和 MRSA。

（二）临床表现

主要症状多为急性发作的持续性上腹部剧烈疼痛,常向背部放射,常伴有腹胀及恶心、呕吐,部分患者伴有黄疸、发热、腹胀和腹泻等。

轻者仅表现为轻压痛,重者可出现腹膜刺激征、腹水,偶见腰肋部皮下瘀斑征(Grey-Turner 征)和脐周皮下瘀斑征(Cullen征)。腹部因液体积聚或假性囊肿形成可触及肿块。可以并发一个或多个脏器功能障碍,也可伴有严重的代谢功能紊乱。血淀粉酶、脂肪酶一般高于正常值的3倍或以上;增强 CT 是诊断AP 有效检查方法,B 超及腹腔穿刺可帮助评估急性胰腺炎疾病的严重程度。

(三)诊断依据

1. **诊断标准** 临床上符合以下3项特征中的2项,即可诊断 AP。

(1)与 AP 相符合的腹痛。

(2)血清淀粉酶和(或)脂肪酶活性至少高于正常上限值3倍。

(3)腹部影像学检查符合 AP 影像学改变。

2. **AP 按严重程度分级为3级。**

(1)轻症急性胰腺炎:不伴有器官功能衰竭及局部或全身并发症,通常在1~2周内恢复,病死率极低。

(2)中重症急性胰腺炎:伴有一过性(≤48小时)的器官功能障碍。早期病死率低,后期如坏死组织合并感染,病死率增高。

(3)重症急性胰腺炎:伴有持续(>48小时)的器官功能衰竭。早期病死率高,如后期合并感染则病死率更高。

(四)治疗原则

1. **一般治疗** 包括维持生命体征、禁食、胃肠减压、营养支持。

2. **液体复苏及监护** 液体复苏、维持水电解质平衡和加强监护治疗是早期治疗的重点。

3. **药物治疗** 包括解痉、镇痛、蛋白酶抑制剂和胰酶抑制治疗,如生长抑素及其类似物。

4. 抗菌药物应用原则　AP 患者不推荐静脉使用抗生素预防感染。针对部分易感人群(如胆道梗阻、高龄、免疫低下等)可能发生的肠源性细菌移位,可选择喹诺酮类、头孢菌素、碳青霉烯类及甲硝唑等预防感染。

5. 针对病因治疗

(1)胆源性急性胰腺炎应在病情控制后尽早或在行坏死组织清除术时行胆囊切除术。

(2)高脂血症性急性胰腺炎需尽快降低甘油三酯水平至 5.65mmol/L 以下。

6. 外科治疗　当胰腺囊肿继发感染、胰腺脓肿及坏死胰腺组织继发感染者,可考虑选择 B 超或 CT 引导下经皮穿刺引流、内镜、微创手术和开放手术等外科治疗手段。

7. 预防　避免暴饮暴食、酗酒,控制甘油三酯,谨防胆道疾病。

(王晓义)

第五节　泌尿生殖系统感染

一、病因和发病机制

泌尿系感染又称尿路感染(urinary tract infection, UTI)是指各种病原微生物在泌尿系统各个部位生长、繁殖而引起的炎症性疾病。通常伴随有细菌尿和脓尿。上行感染是主要感染途径,也可经过血行和淋巴道感染。

尿路感染按感染部位可分为上尿路感染(如肾盂肾炎)和下尿路感染(主要为膀胱炎)。按有无功能上或解剖上的尿路异常,分为单纯性和复杂性尿路感染(包括导管相关的感染)。

初发性尿路感染、单纯性尿路感染、无症状菌尿的常见致病菌多为革兰氏阴性菌,其中大肠埃希菌最为常见,也可见变形杆菌属、克雷伯菌属等;而医院获得性尿路感染、复杂性尿路感染、反复尿路感染则多为肠球菌、变形杆菌属、肺炎克雷伯菌和铜绿假单胞菌所致。泌尿系手术、侵入性检查后感染的病原菌尚有金黄色葡萄球菌、念珠菌属等。

二、临床表现

膀胱炎的典型表现主要为尿急、尿频和尿痛等膀胱刺激征,下腹部不适或疼痛,白细胞尿、血尿(肉眼血尿少见)。急性肾盂肾炎除上述症状外,还常表现出发热(> 38℃)、寒战、头痛、恶心、呕吐等全身感染的症状,可伴腰腹痛、肋脊角及输尿管点压痛、肾区叩痛。尿常规检查可见白细胞、潜血等,尿细菌培养阳性,血常规见白细胞和中性粒细胞升高、红细胞沉降率增快等。

复杂性尿路感染表现通常不典型,全身症状多见。而无症状菌尿几乎仅尿培养阳性。

三、诊断依据

尿路刺激征、全身感染症状、腰腹部不适等症状、体征,结合尿常规检查、尿细菌培养等即可诊断。对感染部位的确定可参考症状、体征,以及肾功能检查、泌尿系 B 超、造影等定位。

诊断复杂性尿路感染时除了尿培养阳性外;通常合并以下至少一条因素:①留置导尿管、支架管或间歇性膀胱导尿;②残余尿 > 100ml;③任何原因引起的梗阻性尿路疾病,如膀胱出口梗阻、神经源性膀胱、结石和肿瘤、膀胱输尿管反流或其他功能异常;④尿流改道;⑤化疗或放疗损伤尿路上皮;⑥围手术期和术后尿路感染;⑦肾功能不全、移植肾、糖尿病和免疫缺陷等。

在给予抗菌药物前留取清洁中段尿作病原菌培养及药

敏试验对泌尿系感染的诊治和调整药物治疗有重要的参考意义。

四、治疗原则

1. 急性单纯性下尿路感染（膀胱炎）的治疗　初发患者，可选用呋喃妥因、喹诺酮类、第二代或第三代头孢菌素等感染治疗，首选口服给药，具体药物选择见表 2-5-1，疗程通常为 3~5 天。但需于治疗后 4~7 天复查，治疗失败者应口服有效抗菌药物 14 天。

表 2-5-1　膀胱炎和肾盂肾炎的经验治疗

疾病	可能的病原菌	宜选药物	可选药物
膀胱炎	大肠埃希菌 腐生葡萄球菌 肠球菌属	SMZ-TMP 或呋喃妥因* 或头孢克肟 或磷霉素氨丁三醇 或阿莫西林 - 克拉维酸	头孢氨苄 或头孢拉定 或氟喹诺酮类**
急性肾盂肾炎	大肠埃希菌等肠杆菌科细菌 腐生葡萄球菌 肠球菌属	氨苄西林 或阿莫西林 或第一、二、三代头孢菌素	哌拉西林 - 他唑巴坦 或氨苄西林 - 舒巴坦 或阿莫西林 - 克拉维酸 或氟喹诺酮类** 或碳青霉烯类

注：* 呋喃妥因禁用于足月孕妇（孕 38 周以上）。
** 大肠埃希菌对氟喹诺酮类耐药率达 50% 以上

2. 急性单纯性上尿路感染（肾盂肾炎）的治疗　对仅有轻度发热和（或）肋脊角叩痛的肾盂肾炎可口服抗菌药物 14 天。对发热超过 38.5℃、肋脊角压痛、外周血白细胞升高等或出现严重的全身中毒症状、疑有菌血症的患者应注射给药,具体药物选择见表 2-5-1,在退热 72 小时后,再改用口服,疗程一般为 2 周。

如果用药后 48~72 小时仍未见效,则应根据药敏试验结果选用有效药物治疗。治疗后应追踪复查,如用药 14 日后仍有菌尿,则应根据药敏试验结果改药,反复发作性肾盂肾炎患者疗程需更长,并应特别关注预防措施。

3. 复杂性尿路感染　病原菌构成以大肠埃希菌感染与肠球菌感染常见,产超广谱 β- 内酰胺酶(ESBLs)菌株比例升高。

(1)轻、中度患者初始经验治疗可选择氟喹诺酮类,第二、三代头孢菌素,磷霉素等。

(2)中、重度患者可选氟喹诺酮类(未被用于初始治疗),对有产 ESBLs 的肠杆菌、铜绿假单胞菌感染风险的,可选用 β- 内酰胺 /β- 内酰胺酶抑制剂,如哌拉西林 - 他唑巴坦;或具有抗假单胞菌活性的头孢菌素,如头孢他啶、头孢吡肟;或碳青霉烯类,如亚胺培南、美罗培南等。

(3)如患者病情严重且尿培养提示革兰氏阳性球菌,可经验性选择万古霉素。

(4)一旦培养结果及药敏结果回报,应尽可能改为窄谱敏感抗菌药物。

(5)通常的疗程为治疗至体温正常或并发症情况(如尿路导管或结石)清除后 3~5 天。

4. 无症状菌尿

(1)大部分无症状菌尿患者不需监测与治疗,包括老年人、儿童、糖尿病女性、脊髓损伤患者以及留置导尿管者。

(2)需要监测和治疗的人群包括:①妊娠期女性患者应该接受抗菌药物治疗:口服阿莫西林、阿莫西林 - 克拉维酸钾、头孢氨苄等 3~5 天,或单剂口服磷霉素氨丁三醇 3g,并定期复查;②欲行泌尿道手术操作的患者可在术前应用抗菌药物,术后仍需留置导尿管的用至拔管,具体药物品种应参照药敏试验结果。

5. **反复发作性尿路感染**　尿路感染 6 个月内至少发作 2 次或近 12 个月内至少 3 次称反复发作性尿路感染,多见于女性患者。应区分患者是细菌持续存在还是再感染,如果是细菌持续存在,则患者多为复杂性尿路感染,参照复杂性尿路感染治疗原则,采取外科手术方式去除或治疗感染灶并给予相应的抗菌药物治疗。

再感染患者,通常尿路解剖和功能是正常的治疗主要分为以下两个方面:

(1)再感染急性的治疗:同急性非复杂性膀胱炎的抗菌药物短程疗法。

(2)预防再感染:应根据药敏试验结果选择敏感抗菌药物。①持续预防性使用抗菌药物:在急性发作治疗后 1~2 周,尿培养阴性后可以开始此抗菌药物预防疗法。单用 SMZ-TMP 每日或隔日顿服,或每日顿服呋喃妥因、诺氟沙星、头孢氨苄等,或每 10 天 1 次口服磷霉素氨丁三醇 3g;疗程均为 3~6 个月或更长时间。②性交后单次使用抗菌药物:性交后 2 小时内单次服用前述药物。③其他非特异治疗包括多饮水,勤排尿,保持外阴清洁,口服蔓越莓制品等。

(焦胜春)

第六节　骨与关节感染

一、化脓性骨髓炎

(一)病因和发病机制

化脓性骨髓炎是骨、骨膜和骨髓遭受化脓性细菌感染引起的炎症,根据感染途径分为血源性骨髓炎、外源性(创伤后、手术)骨髓炎。血源性骨髓炎多见于青少年,因骨骺闭合可终止细菌传播,成人患者通常仅见创伤或手术后骨髓炎。全身各处开放性骨折后均可发生骨感染,其中胫骨是最常见部位。在化脓性骨髓炎原发病灶处理不当或机体抵抗力下降的情况下,细菌入血可引发菌血症或脓毒症等全身感染。急性期菌栓进入骨干骺端的毛细血管内,形成局限性脓肿,骨组织缺血坏死,形成窦道经久不愈,迁延而成慢性骨髓炎。

常见致病菌有金黄色葡萄球菌、链球菌、表皮葡萄球菌、铜绿假单胞菌及大肠埃希菌、结核分枝杆菌以及肺炎克雷伯菌和变形杆菌等。

不同年龄段骨髓炎病原菌可能存在差异:1岁以下长骨骨髓炎患儿最常见的病原菌为金黄色葡萄球菌、链球菌和埃希菌;1~4岁患儿为金黄色葡萄球菌、链球菌和流感嗜血杆菌;4岁以上患儿流感嗜血杆菌则明显少见。

(二)临床表现

急性骨髓炎好发于长骨干骺端,疼痛剧烈,患肢不愿活动,患处有明显压痛区,但表皮无明显红肿,可伴突发高热,白细胞和中性粒细胞计数增高;部分患者无典型症状,体征表现不一。

(三)诊断依据

1. **症状、体征** 患者有突发高热,长骨干骺端疼痛剧烈,不愿活动肢体,患处有明显压痛区等症状、体征时,应考虑急性骨髓炎。

2. **实验室检查** 白细胞计数增多,中性粒细胞计数升高,红细胞沉降率加快。骨髓腔穿刺可抽出脓液。寒战发热期抽血培养为阳性。

3. **影像学检查** X线检查早期无特殊表现,发病2周后可见明显病变骨骺破坏;CT检查可提前发现骨膜下脓肿。MRI检查可早期发现局限于骨内的炎性病灶及范围,具有早期诊断价值。

急性骨髓炎若在发病早期作诊治,炎症可局限于骨内,发病 3~4 天后,脓肿可发展到骨膜下,若继续扩大,血管栓塞发生大块骨坏死,药物不能进入坏死组织发挥疗效,则预后差。因此,早期诊断、早期治疗、控制并防止炎症扩散是治疗成功的关键。

（四）治疗原则

1. 抗感染治疗

（1）抗菌药物治疗:联合应用足量抗菌药物,可静脉给予 β-内酰胺 /β- 内酰胺酶抑制剂（如阿莫西林 - 克拉维酸钾、氨苄西林 - 舒巴坦、哌拉西林 - 他唑巴坦）或碳青霉烯类（厄他培南、亚胺培南、美罗培南）,联合万古霉素经验性治疗。待血培养和药物敏感试验后,再进行调整。体温正常后再连续用药 2 周,以巩固疗效。

（2）疗程:静脉应用 2 周外加口服抗菌药物 4 周,或总疗程 8 周。儿童慢性骨髓炎患者先接受 4~6 周的静脉抗菌药物治疗,然后再口服抗菌药物 2~3 个月。

（3）局部应用抗菌药物:可试用抗菌药物持续灌洗,磷酸钙骨水泥加入抗菌药物。具有局部药物浓度高、缓释及全身血药浓度低等优点,是治疗慢性骨髓炎的重要辅助治疗方法。

2. 支持疗法 高蛋白、高能量、高维生素饮食,维持水、电解质、酸碱平衡。

3. 局部治疗 患肢行持续皮肤牵引或石膏托固定,保持患肢处于功能位,减轻肿胀和疼痛,防止畸形和病理性骨折。

4. 手术治疗 手术治疗可在抗感染治疗后 48~72 小时仍不能控制局部症状时进行。延迟手术只能达到引流的目的,而不能阻止其向慢性阶段演变。手术方法有钻孔引流和开窗减压术。术后引流可在患者体温恢复正常、引流液清亮、连续 3 次细菌培养阴性时考虑拔管。

二、感染性关节炎

(一)病因和发病机制

感染性关节炎多由细菌感染引起，好发于儿童、老年人和慢性关节炎患者。可由血源性播散、邻近部位感染灶蔓延至关节腔、开放性关节损伤、关节术后感染等起病。易感因素还包括关节基础病变、感染高危因素、免疫功能降低等。

常见致病菌：金黄色葡萄球菌、淋病奈瑟菌、脑膜炎球菌；抵抗力下降者可出现沙门菌、大肠埃希菌以及其他革兰氏阴性菌；少见病原菌有布鲁菌（见于流行病区的患者）、结核分枝杆菌、真菌等。

(二)临床表现

一般仅侵犯单个关节，偶尔发生多个关节感染，最常受累的关节为膝关节，其次为踝关节、髋关节、腕关节和肩关节。受累关节红、肿、热、痛和活动受限，部分患者可伴有寒战、发热等全身症状。查体可见局部红肿、皮温升高，膝关节腔积液的患者浮髌征阳性。类风湿关节炎患者发生关节感染时症状不典型。部位较深的关节，如髋关节和脊柱，除疼痛外，红、肿、热等症状也不明显。

实验室检查：外周血白细胞总数和中性粒细胞百分比明显增多；红细胞沉降率、C 反应蛋白等炎性指标升高。关节液为脓性，白细胞多于 50×10^9/L，甚至高达 200×10^9/L。关节液中葡萄糖明显下降，可培养出病原菌。

影像学检查：早期 X 线无改变，病情发展后显示骨质疏松、近关节处骨侵蚀、软骨丢失、关节间隙狭窄以及不规则骨化。CT 可显示骨破坏、空洞形成、死骨、椎旁脓肿等，对解剖结构较复杂或体内较深部位的关节感染诊断价值较高。磁共振（MRI）能清晰区分肌肉、骨骼和软组织结构，但对死骨的显示不如 CT。

（三）诊断依据

感染性关节炎的确诊需在受累关节液和血中同时培养出病原菌（包括分枝杆菌）。

因关节感染常常由血源播散而来，所以对拟诊的患者均应详细询问病史并进行全面的体检，特别是感染的侵入部位，如皮肤、鼻窦、中耳、肺、肠道等。

鉴别诊断需与急性痛风、假性痛风以及血清阴性脊柱关节病（特别是反应性关节炎）等相鉴别。

（四）治疗原则

1. 积极寻找病原学证据 应在使用抗菌药物前留取病原学标本。无病原菌证据而盲目使用抗菌药物可导致感染源不能完全根除，而开始使用抗菌药物后再鉴定病原菌就较困难。

2. 抗感染治疗

（1）抗菌药物经验性选择：在无法检测病原学或尚未获得检测结果时，可行经验性抗感染治疗：成人应能覆盖金黄色葡萄球菌和其他革兰氏阳性球菌；3岁以下儿童应能覆盖流感嗜血杆菌；在年长儿童和患有类风湿关节炎等易致化脓性关节炎的基础病的患者应能覆盖革兰氏阴性菌。

抗菌药物选择：在无高危因素时可给予头孢唑啉钠、头孢呋辛、阿莫西林/克拉维酸、氨苄西林/舒巴坦等；有MRSA感染高危因素则给予万古霉素或替考拉宁；革兰氏阴性菌或淋球菌感染高危患者予头孢曲松。克林霉素因抗菌谱广和组织渗透性好，常可作为经验用药之一。

（2）疗程：化脓性关节炎抗菌药物至少需要4~6周，而伴慢性骨髓炎的抗菌药物治疗则可能需要3~6个月。

3. 手术治疗 充分有效地局部引流，减轻关节腔内压力，减少关节破坏，保持关节功能。必须清洗或开放引流关节内的脓液。

4. 功能锻炼与康复 当疼痛控制后可开始进行规律的关

节被动运动,以保持关节功能和减少软骨损伤。应避免受累关节承重至少 3~6 周。全负荷负重应至少在 6 周以后。对于骨髓炎患者,应避免关节负重,直至放射学骨质恢复。

(焦胜春)

第七节　皮肤、软组织感染

一、丹毒、蜂窝织炎和坏死性筋膜炎

(一)病因和发病机制

丹毒和蜂窝织炎是真皮及皮下组织中疏松结缔组织的一种疼痛性、红肿性损害,具有炎性损害的典型特征。两病之间无严格界限,丹毒通常感染更表浅,边界清晰,而蜂窝织炎则边界不清。若感染继续向深部扩展,则可形成沿筋膜扩散的感染——坏死性筋膜炎。糖尿病、免疫低下等为易感因素。

1. 丹毒是表皮的淋巴系统的感染,常见致病菌为 A 群溶血性链球菌,也可由其他种属的细菌感染而致。多发于皮肤刺伤、擦伤、蚊虫叮咬、足癣搔抓后。

2. 蜂窝织炎是由细菌感染引起的皮下结缔组织的炎症。蜂窝织炎的致病菌通常为 A 群溶血性链球菌和金黄色葡萄球菌。细菌经外伤或局部病变皮肤,如溃疡、昆虫叮咬、手术等部位侵入皮肤。好发部位为面及下肢,也可发生于其他部位。面部感染常起源于鼻孔、喉部正常菌群。

3. 坏死性筋膜炎是沿皮下组织及深浅筋膜播散的感染,是一种快速进展性皮肤病,可由丹毒、蜂窝织炎等感染沿筋膜扩散而形成。该病分为两型:Ⅰ型为混合细菌感染,多发生于外伤、手术刀口等皮肤破损部位;Ⅱ型多由 A 群溶血性链球菌所致,常伴有休克及多器官衰竭。

（二）临床表现

丹毒表现为皮肤发红、皮温升高、触痛，病变边界清楚，突出皮面，重者可出现水疱、大疱、瘀斑，甚至坏死，局部淋巴结肿大、疼痛，有时可见病变区域至淋巴结之间的红肿条纹，有些患者可出现淋巴性水肿。

蜂窝织炎多表现为真皮及皮下组织急性播散性炎症，其中皮下组织感染常迅速播散至局部淋巴结或血流。典型表现为皮肤红、肿、触痛，随后可见水疱、渗出、出血以及坏死。与正常皮肤分界不清楚。

坏死性筋膜炎表现为在累及的血管内形成血栓，引起相应皮肤、皮下组织及筋膜的坏死。

三种疾病均可伴有发热、乏力、寒战等全身表现。

（三）诊断依据

通常根据患者症状及典型体征即可建立临床诊断，血常规检查可见白细胞增高、中性粒细胞百分比升高。

病原学检测：抗菌药物治疗前应争取将感染部位标本送病原学检查，全身感染征象显著的患者应同时作血培养。慢性皮肤及软组织感染尚应送脓液作抗酸涂片及分枝杆菌培养，必要时作病理检查。

（四）治疗原则

1. **抗感染治疗**　蜂窝织炎、丹毒、坏死性筋膜炎均需全身应用抗菌药物。药物选择与病变部位、基础疾病等相关。

（1）药物选择见表2-7-1。

表2-7-1　皮肤、软组织感染的经验治疗

病原体	宜选药物	可选药物
金黄色葡萄球菌	青霉素、苯唑西林；或头孢唑林、头孢呋辛	SMZ-TMP、多西环素、米诺环素，针对MRSA感染可用糖肽类或利奈唑胺

病原体	宜选药物	可选药物
A 群溶血性链球菌	青霉素、阿莫西林	头孢唑林等第一代头孢菌素、红霉素、克林霉素、阿莫西林 - 克拉维酸、头孢曲松

（2）注意及时进行细菌培养和药敏监测，并根据药敏试验结果合理选用和调整抗菌药物。获病原检查结果后，根据治疗反应和药敏试验结果调整用药。

（3）疗程：经验性全身抗菌药物治疗，急性炎症消退后 3 天停止治疗。

2. 局部治疗　可用 50% 硫酸镁溶液、0.2% 呋喃西林溶液湿敷或其他外用抗菌制剂外涂。

3. 综合治疗　注重综合治疗及基础疾病治疗，有脓肿形成时须及时切开引流。

4. 预防　保持皮肤清洁、干燥，注意手部卫生，可应用具有抗菌作用的肥皂。根据皮损的不同阶段与类型合理选用外用药。

二、浅部真菌感染

（一）病因和发病机制

皮肤真菌病是最常见的浅部真菌感染，感染累及皮肤角质层和皮肤附属器，如毛发、甲板等，能广泛破坏这些组织的结构并伴有不同程度的宿主免疫反应。根据不同的发病部位可以分为头癣、体股癣、手足癣和甲癣等各类癣病。致病真菌通常为皮肤癣菌，包括毛癣属、小孢子菌属和表皮癣菌等致病菌，马拉色菌是花斑癣的致病菌。

皮肤、黏膜念珠菌病是另一类常见的浅部真菌感染。念珠菌属为酵母状真菌，常见致病菌包括白念珠菌、热带念珠菌等,可寄生在正常人体皮肤、口腔、胃肠道和阴道黏膜上而不发病,是一种典型的条件致病菌。常因机体免疫功能下降、菌群失调等诱发内源性念珠菌感染,在免疫功能受损的个体导致皮肤(间擦疹、慢性感染)和黏膜(鹅口疮、阴道炎)病变。

(二)临床表现

皮肤真菌病常见局部皮肤轻度红肿、皮疹、脱屑、间擦疹、浸渍糜烂、角化过度,以及弧状或环状的体癣改变。往往多种皮损同时存在,仅以某种较为显著。可伴不同程度刺激或瘙痒,抓破后常继发感染。甲癣致甲板增厚。非感染部位皮肤还可出现真菌过敏反应。

皮肤念珠菌病常见间擦疹、甲沟炎等,病变部位呈广泛红斑及鳞屑性损害,边界较分明,周边常有散在丘疹或水疱。黏膜念珠菌病常见念珠菌性口炎(鹅口疮)、口角炎、女阴阴道炎,表现为黏膜轻度红肿、糜烂或呈湿疹样变。

(三)诊断依据

根据受累部位和皮损特点可初步诊断。通过真菌显微镜检查、滤过紫外线灯(伍德灯)检查、真菌培养或皮肤病理检查进行确诊。

(四)治疗原则

根据真菌类型和感染部位,选择局部外用药物治疗和(或)口服抗真菌药物。

1. 局部药物治疗　皮肤癣菌和马拉色菌感染,包括体癣、股癣、手足癣,通常仅需外用。皮肤病变处可选用咪唑类药物,如咪康唑、益康唑、克霉唑或丙烯胺类药物外涂,但需较长时间用药。体股癣、花斑癣、念珠菌性皮炎,应注意皮损消退后仍需坚持使用2周左右,避免真菌死灰复燃,病情再次复发。甲癣需要3~6个月或更长的药物治疗。

口腔黏膜受累者用制霉菌素或克霉唑涂口腔;阴道炎患者

可使用制霉菌素、益康唑栓等局部给药。

2. 全身治疗　病变范围大、疗效不佳的患者可口服伊曲康唑、氟康唑等。甲癣，如无肝功能异常，可选用伊曲康唑系统治疗（冲击治疗），每月为一疗程，连续用3~4个疗程左右。

3. 辅助治疗　对于免疫受损的皮肤黏膜念珠菌病患者应纠正危险因素，如高血糖、长期使用抗菌药物、糖皮质激素以及营养不良等。

4. 预防　注意个人卫生，防止交叉传染。易感染部位应及时清洁，保持干燥。

三、带状疱疹

（一）病因和发病机制

带状疱疹是由水痘 - 带状疱疹病毒（VZV）引起的传染病。初次感染引起水痘（多见于儿童），愈合后残留的病毒潜伏于脊神经后根及脑神经的神经节中，当VZV特异性的细胞免疫下降时，病毒重新复活发生带状疱疹，引起特有的疼痛性皮肤带状疱疹，表现为簇集的丘疹水疱，密集地分布于受累感觉神经根支配的皮区。成人发病多为体内潜伏病毒复发感染，易感者包括：孕妇、年老体弱者、免疫缺陷患者等。

（二）临床表现

典型的带状疱疹有前驱症状，可出现头痛、不适，通常很少发热，继之皮肤感觉异常和疼痛是最常见的症状。疼痛可为烧灼痛、刺痛、搏动痛或电击样疼痛。触觉敏感性改变、微小刺激引发的疼痛、剧烈瘙痒也不少见。数天后出现皮损，如红斑、斑丘疹，一般整个病变呈带状分布倾向，呈单侧分布，不越过躯体中线，疱疹群之间的皮肤正常。随后出现成簇的小水疱（内含高浓度VZV），2~4天后，水疱融合，1~2周后结痂，最后脱痂并愈合。自然病程通常为2~3周。也有患者症状不典型，通常在儿童和年轻的成人中症状较轻。

(三)诊断依据

根据带状疱疹典型疾病过程、症状和体征即可作出准确的临床诊断。不对称皮区的皮疹和簇集的水疱为主要特征。其他特征包括：发疹前有全身不适、乏力等前驱症状；患处有神经痛、皮肤感觉过敏等；皮疹按神经支配区域分布；呈单侧性、不过躯体中线；病程有自限性，2~3周，愈后可有色素改变或瘢痕。

辅助检查包括：从皮损基底部作细胞刮片，行VZV感染细胞的直接荧光抗体（DFA）染色以及Tzanck涂片法检测皮损标本中的多核巨细胞和核内包涵体。血常规检查多无异常。

(四)治疗原则

1. 治疗目标 带状疱疹的治疗目标是缓解急性期疼痛，限制皮损的扩散，缩短皮损持续时间，预防或减轻急、慢性并发症（带状疱疹后神经痛、带状疱疹眼病）。

2. 自愈 带状疱疹具自限性，不伴危险因素的躯干带状疱疹及年轻患者四肢的带状疱疹，且没有并发症的，通常无需药物治疗，可待其自愈。

3. 抗病毒治疗

（1）用药指征：对于大于50岁、免疫功能低下或缺陷、有恶性原发性疾病、脑神经受累（眼带状疱疹和耳带状疱疹）等患者应尽早开始系统性抗病毒治疗。若皮疹发生超过一个皮区，有出血性皮损和（或）黏膜受累，以及伴有严重的特应性皮炎或严重湿疹的，也应接受系统性抗病毒治疗。

（2）抗病毒药物：尽早应用抗病毒治疗（症状出现72小时内），可单用阿昔洛韦、伐昔洛韦或泛昔洛韦等。

阿昔洛韦200mg，每天5次口服；伐昔洛韦300mg，每天2次口服；泛昔洛韦250mg，每天3次；疗程均7~10天。

皮疹广泛的患者口服给药阿昔洛韦400mg，每天5次，服用7天。或使用静脉滴注阿昔洛韦5~10mg/kg，q8h。免疫受损患者也应静脉滴注阿昔洛韦治疗带状疱疹。在给药期间应予患者水化,预防急性肾功能损害。

4. **糖皮质激素疗法**　在带状疱疹急性发作早期,在系统性抗病毒治疗的同时可应用大剂量糖皮质激素以抑制炎症过程,缩短急性疼痛的持续时间和皮损愈合时间,但对带状疱疹后遗神经痛基本无效。一般应用泼尼松 30mg/d,疗程 7 天。对50 岁以上、相对健康的局部带状疱疹患者,抗病毒药和糖皮质激素联合治疗能改善患者的生活质量。

5. **神经痛的治疗**　应采用阶梯治疗方案:第一阶应用非甾体类抗炎镇痛药,如对乙酰氨基酚;第二阶加服曲马多等弱阿片类药物,严重者还可联合加巴喷丁、卡马西平等抗癫痫药;第三阶可口服吗啡等强阿片类药物。对老年患者可试用阿米替林或左美丙嗪。

局部疼痛者可外用利多卡因、辣椒碱软膏止痛。

6. **局部治疗**　局部可用 3% 硼酸溶液或冷水每日数次湿敷,每次 15~20 分钟。水疱少时可涂炉甘石洗剂。结痂时可外用聚维酮碘、呋喃西林、苯扎氯铵溶液湿敷,预防继发感染。

7. **物理治疗**　半导体激光、氦氖激光照射等均可作为带状疱疹的辅助治疗方法。

8. **预防与隔离**　带状疱疹皮损处含高浓度的 VZV,可经空气传播,儿童水痘患者有传染性,需居家隔离,直到水痘全部结痂。

带状疱疹比水痘传染性低,只在出疹后至皮损结痂前有传染性,可导致易感者发生水痘。成人带状疱疹患者通常不需隔离,但应避免接触易感者,直至皮损结痂。VZV 在潜伏状态中是不传染的。

（谢　恬　魏　雯）

第八节　血　流　感　染

一、导管相关性血流感染

(一)病因和发病机制

导管相关性血流感染(catheter related bloodstream infection,CRBSI)指留置血管内装置患者,至少 1 次经外周静脉血培养阳性,并伴有临床感染征象,且除导管外,无其他可解释的感染源;导管尖端培养阳性,且与外周血中培养出同一致病菌。若仅导管血或导管段培养阳性而患者无感染征象,则提示导管定植或污染,而非 CRBSI。

微生物引起导管感染方式主要有 3 种:①穿刺处污染细菌:多见于短期留置(< 7 天)的导管如周围静脉导管;②血行播散:致病菌主要来源于局部皮肤,主要是表皮葡萄球菌、金黄色葡萄球菌,可沿导管外表扩散至管尖;③腔内定植:常由医疗操作导致微生物污染导管接头和内腔,进而引起腔内定植及 CRBSI,多见于长期留置(≥ 7 天)的导管,病原菌主要为肠杆菌属和不动杆菌属、念珠菌等。

(二)临床表现

导管相关性血流感染的临床表现不典型,患者常有发热、寒战和(或)低血压等脓毒症的临床表现;或置管部位红肿、硬结或有脓液渗出。以外,还可有医院获得性心内膜炎、骨髓炎和其他迁徙性感染症状。

在缺少实验室检查依据时,具有血行感染临床表现的患者,若拔除可疑导管后体温恢复正常,可作为导管相关血行感染的间接证据。

（三）诊断依据

1. **确诊** 具有导管相关严重感染的临床表现,自外周静脉血和导管尖端培养出相同病原体,或双份血标本(分别留自导管中心部和外周静脉)分离出相同病原体,并符合 CRBSI 的血培养定量标准或血培养报告阳性时间差异。对于定量血培养,从导管接口部位留取血标本培养,菌落数需至少 3 倍于外周静脉血培养,可诊断为 CRBSI。

2. **临床诊断** 具备下述任一项,提示导管极有可能为感染的来源:①具有严重感染的临床表现,并导管头或导管节段的定量或半定量培养阳性,但血培养阴性,除导管无其他感染来源可寻,并在拔除导管 48 小时内未用新的抗菌药物治疗,症状好转;②菌血症或真菌血症患者,有发热、寒战和(或)低血压等临床表现且至少两个血培养阳性(其中 1 个来源于外周血),其结果为同一株皮肤共生菌(例如芽孢杆菌、凝固酶阴性葡萄球菌、念珠菌等),但导管节段培养阴性,且没有其他可引起血行感染的来源可寻。

3. **拟诊** 具备下述任一项,不能除外导管为感染的来源:①具有导管相关的严重感染表现,在拔除导管和适当抗菌药物治疗后症状消退;②菌血症或真菌血症患者,有发热、寒战和(或)低血压等临床表现,且至少有 1 个血培养阳性(导管血或外周血均可,其结果为皮肤共生菌),但导管节段培养阴性,且没有其他可引起血行感染的来源可寻。

（四）治疗原则

1. **尽早行抗感染治疗** 血流感染常病情危急,一旦临床高度怀疑血流感染,应立即按患者原发病灶、免疫功能状况、发病场所及其他流行病学资料综合考虑其可能的病原体,经验性选用适宜的抗菌药物治疗。

2. **经验性抗菌药物选择**

（1）根据疾病严重程度、可能的病原菌以及参照当地抗菌药物敏感性和当地流行病学特征选用抗菌药物，经静脉途径给药。

（2）经验治疗覆盖革兰氏阳性菌，首选 β- 内酰胺类。MRSA 高发医疗机构，经验治疗可选万古霉素。

（3）重症患者（伴发脓毒症）或免疫功能低下患者（中性粒细胞缺乏）经验治疗应联合用药以覆盖耐药革兰氏阴性菌（如铜绿假单胞菌），抗菌药物可选用第四代头孢菌素、碳青霉烯类、β- 内酰胺类 /β- 内酰胺酶抑制剂复合剂（头孢哌酮 - 舒巴坦、哌拉西林 - 他唑巴坦等），联合或不联合氨基糖苷类。而后根据培养及药敏结果实施降阶梯治疗。

（4）有下列危险因素者在经验治疗时应覆盖念珠菌：全胃肠外营养、长期使用广谱抗菌药物、恶性血液病、骨髓移植或器官移植受者、股静脉导管或多部位念珠菌定植。通常选用棘白菌素类，氟康唑可用于过去 3 个月内无吡咯类药物应用史，克柔念珠菌或光滑念珠菌感染可口服伏立康唑。

3. 及早进行病原学检查　在给予抗菌药物治疗前应留取血液及感染相关其他标本（如导管尖头、尿液等）送培养。获病原菌后进行药敏试验，按经验治疗效果及药敏试验结果调整抗菌方案。

4. 确定病原微生物后的治疗　具体药物选择见表 2-8-1。

表 2-8-1　导管相关性血流感染的抗菌药物药物选择

病原菌	抗菌药物选择
葡萄球菌属（MSSA）	苯唑西林或氯唑西林，第一、二代头孢菌素（头孢唑林、头孢呋辛）等
葡萄球菌属（MRSA）	万古霉素、利奈唑胺、达托霉素，或糖肽类 + 磷霉素（利福平）
肠球菌	氨苄西林（青霉素）+ 氨基糖苷类，糖肽类（利奈唑胺）+ 氨基糖苷类，一般均需联合用药

病原菌	抗菌药物选择
肺炎链球菌*	青霉素,阿莫西林、头孢唑林、头孢呋辛
大肠埃希菌	无产 ESBLs 菌感染高危因素:头孢噻肟、头孢曲松等第三代头孢菌素,氟喹诺酮类,氨基糖苷类; 有产 ESBLs 菌感染高危因素:碳青霉烯类、β- 内酰胺类 /β- 内酰胺酶抑制剂
克雷伯菌	无产 ESBLs 菌感染高危因素:第三代头孢菌素、氟喹诺酮类、氨基糖苷类; 有产 ESBLs 菌感染高危因素:碳青霉烯类、β- 内酰胺类 /β- 内酰胺酶抑制剂
鲍曼不动杆菌	氨苄西林 - 舒巴坦、头孢哌酮 - 舒巴坦、碳青霉烯类
铜绿假单胞菌	第四代头孢菌素、碳青霉烯类、头孢哌酮 - 舒巴坦、哌拉西林 - 他唑巴坦等抗假单胞菌 β- 内酰胺类联合氨基糖苷类

注:* 多为青霉素敏感株,对红霉素或克林霉素耐药者多见,需注意药敏试验结果

（1）金黄色葡萄球菌:首选 β- 内酰胺类,过敏者可选糖肽类。感染 MRSA 的,选择糖肽类或达托霉素。

（2）革兰氏阴性杆菌:若初始经验性治疗无效,应根据药敏选择敏感药物。

（3）念珠菌:血培养阳性者需药物治疗,病情稳定可选用氟康唑。

5. **抗感染疗程** 疗程取决于感染严重程度、是否发生严重并发症及病原菌种类。

（1）凝固酶阴性葡萄球菌感染通常在拔除导管后感染症状即可缓解,也可给予抗菌药物治疗 5~7 天。

（2）多数 CRBSI 需用药至体温恢复正常后 7~10 天,至末次血培养阳性和症状、体征缓解后 10~14 天。

（3）若患者出现感染性心内膜炎、骨髓炎及感染性血栓性静脉炎等严重并发症，或导管移除 72 小时后持续菌血症，疗程应延长：菌血症疗程至少为 4 周，感染性心内膜炎、血栓性静脉炎 4~6 周，骨髓炎 6~8 周。

（4）植入隧道式深静脉导管或植入装置的患者并发导管相关感染，如表现为隧道感染或者植入口脓肿，需要移除导管和植入装置，并且进行 7~10 天的抗菌药物治疗。

6. 导管的处置

（1）怀疑导管感染，且合并严重的疾病状态（如低血压、低灌注状态和脏器功能不全等）、严重脓毒症、化脓性血栓性静脉炎、心内膜炎者应立即拔除导管。

（2）明确的念珠菌属、金黄色葡萄球菌、铜绿假单胞菌、分枝杆菌所致 CRBSI，治疗时应及时移除导管。

（3）敏感病原菌所致 CRBSI 在进行有效抗菌或抗真菌治疗后，菌血症或真菌血症仍持续 72 小时以上者，应移除导管。

（4）穿刺部位出现红肿、化脓时应拔除。导管出口处有渗液者，应行渗出物培养和革兰氏染色。

（5）酌情可保留的情况：①患者一般情况稳定，无持续血行感染的证据，无导管局部或迁徙感染灶时，可保留或采用原位导丝更换导管，但应送检导管与外周血培养；②隧道式或埋置式装置合并可能的感染，因误拔除有风险时，需仔细鉴别。

（6）确需保留导管时，应加作血培养，阳性者是否拔除导管取决于微生物种类、患者疾病状况、有无持续或复杂性感染表现等。

7. 导管的置入及护理

（1）穿刺部位的选择：应考虑置管的安全性和适用性，最大限度地避免置管感染、损伤等相关并发症的发生。常用深静脉导管相关局部感染和 CRBSI 危险性为股静脉＞颈内静脉＞锁骨下静脉。

（2）置管时兼顾导管用途和留置时间：拟留置导管的时间＜5~7天，宜选颈内静脉；应用＞5~7天的导管，宜选择锁骨下静脉；需长时间留置并主要用于静脉营养时，可选择经外周静脉置入中心静脉导管（PICC），因其感染率相对较低。

二、感染性心内膜炎

（一）病因和发病机制

感染性心内膜炎（infective endocarditis，IE）是由于侵入血流的病原微生物循血行途径引起的心内膜、心瓣膜或邻近大动脉内膜的感染并伴有赘生物的形成。分为自身瓣膜心内膜炎（NVE）、人工瓣膜心内膜炎（PVE），特殊人群尚有静脉药瘾者心内膜炎，特殊病原体所致心内膜炎，如Q热（query fever）、巴通体心内膜炎、真菌性心内膜炎等。按病程可分为急性和亚急性。

在亚急性NVE，草绿色链球菌是最常见的致病菌，其次为凝固酶阴性葡萄球菌、D群链球菌等。在急性NVE或PVE及药瘾者IE，金黄色葡萄球菌已经成为了主要致病菌之一，其次为肺炎链球菌、革兰氏阴性杆菌等。近年来，真菌性心内膜炎患病率有逐渐增高的趋势。

（二）临床表现

1. **发热**　IE最常见表现是发热，急性者可有高热伴寒战，老年患者及免疫抑制状态患者的临床表现常不典型，发热的发生率较低。此外患者有食欲减退和消瘦等表现。

2. **心脏杂音**　听诊可闻及新的心脏反流性杂音，通常与瓣膜损害有关。

3. **心力衰竭和栓塞**　心力衰竭和栓塞是常见的并发症。如果诊断至迟或治疗不当，可以危及生命。心源性休克及感染中毒性休克合并多脏器功能衰竭是主要死因。死亡及未愈者普遍表现为药物难以控制的心力衰竭及菌血症。其他表现包括血管和免疫学异常，脑、肺或脾栓塞等。

4. 不明原因的脓毒症 缺乏特异性表现,通常全身感染中毒症状明显,瓣膜破坏进展迅速,常感染迁移,特别是血培养检测出可导致 IE 的典型病原体,如草绿色链球菌、金黄色葡萄球菌等。

亚急性 IE 症状轻,病程长,感染迁移少见。

(三)诊断依据

1. 所有可疑 IE 均应立即进行心脏超声(包括经食管超声)的检查,如果尚有怀疑,应在 1 周内复查。抽取血标本培养最好在抗菌药物治疗开始前,采血 3 次或更多次,每次间隔 1 小时以上。

2. **诊断标准** 主要标准:①血培养阳性;②超声心动图阳性发现:赘生物、脓肿或新出现的人工瓣膜开裂、新出现的瓣膜反流。

次要标准:①易发因素:易于患病的心脏状况、静脉药瘾者;②发热:体温 > 38℃;③血管表现:重要动脉栓塞、脓毒性肺梗死、真菌性动脉瘤、颅内出血、结膜出血或 Janeway 损害;④免疫学表现:肾小球肾炎、Osler 结节、Roth 斑或类风湿因子阳性;⑤微生物学证据:血培养阳性但不符合主要标准或缺乏 IE 病原体感染的血清学证据。

(1)确诊 IE:符合 2 条主要标准,或符合 1 条主要标准和 3 条次要标准,或符合 5 条次要标准。

(2)拟诊 IE:符合 1 条主要标准和 1 条次要标准,或符合 3 条次要标准。

(3)瓣膜或栓子的病理学检查是诊断 IE 的金标准,还可指导药物治疗。

(四)治疗原则

治愈本病的关键在于清除赘生物中的病原微生物。疑似 IE 尽早开始抗菌药物经验治疗,在给予抗菌药物前及时送血标本进行病原学检查。

IE 治愈的关键在于:抗感染药物治疗、并发症的处理、外科手术治疗及预防。

1. 抗感染药物治疗

（1）抗感染治疗基本要求：①应用杀菌剂；②联合应用具有协同作用的抗菌药物；③较大剂量，使感染部位达到有效浓度；④静脉给药；⑤疗程足够长。

（2）开始时机：如果 IE 是亚急性以及病情不十分严重，可以等待血培养结果再开始治疗；如果病情急而且危重，在完成3次血培养采样后即行经验性抗菌药物治疗。

（3）经验性抗菌药物选择及用法用量见表2-8-2。

表2-8-2　感染性心内膜炎的经验性抗感染治疗方案

病种		抗菌药物及用法用量
NVE	轻症	阿莫西林：2g，q4h，静脉滴注；或氨苄西林：3g，q6h，静脉滴注；或青霉素：1200 万~1800 万 U/d，分 4~6 次静脉滴注； 联合庆大霉素：1mg/kg，qd，静脉滴注
	严重脓毒症	万古霉素：15~20mg/kg，q8~12h，静脉滴注； 联合庆大霉素：1mg/kg，q12h，静脉滴注
	严重脓毒症（有 MDR 肠杆菌科细菌、铜绿假单胞菌感染危险因素）	万古霉素：15~20mg/kg，q8h 或 q12h，静脉滴注； 联合美罗培南：1g，q8h，静脉滴注
PVE	等待血培养结果或血培养阴性者	万古霉素：1g，q12h，静脉滴注； 联合庆大霉素：1mg/kg，q12h，静脉滴注； 联合利福平 300~600mg，q12h，口服或静脉滴注

（4）获病原菌学检查结果后，根据治疗反应，结合药敏试验结果调整抗菌治疗方案。针对性选用抗菌药物，见表2-8-3。宜

采用足够剂量静脉给药,给药间隔时间应符合 PK/PD 要求。

表 2-8-3 感染性心内膜炎的病原治疗

病原	宜选药物	可选药物
草绿色链球菌	青霉素联合庆大霉素	头孢曲松、头孢噻肟;联合庆大霉素
葡萄球菌属（MSSA）	苯唑西林、氯唑西林	头孢唑林、万古霉素
葡萄球菌属（MRSA）	糖肽类 + 磷霉素	糖肽类 + 利福平,达托霉素
肠球菌属	青霉素或氨苄西林 + 庆大霉素	糖肽类 联合庆大霉素或磷霉素 *
肠杆菌科或铜绿假单胞菌	哌拉西林 + 氨基糖苷类	第三代头孢菌素或 β- 内酰胺类 /β- 内酰胺酶抑制剂联合氨基糖苷类
念珠菌属	棘白菌素类	两性霉素 B + 氟胞嘧啶

注:* 仅在必要时应用糖肽类 + 氨基糖苷类,联合用药 ≤ 2 周,应监测血药浓度,随访肾、耳毒性。

（5）疗程宜充足

1）一般 4~6 周;PVE、肠球菌、革兰氏阴性杆菌疗程需 6~8 周或更长,以降低复发率。

2）真菌性心内膜炎初始疗程 6~10 周,待病情稳定、血培养阴性后,给予氟康唑每天 400~800mg/d 降阶治疗,并尽早行瓣膜置换术,术后治疗至少 6 周。

3）IE 若为永久起搏或植入型心律转复除颤器电极受累所致,应根据培养的结果选用抗菌药物,疗程 4~6 周,并更换整个植入装置。

2. 并发症的处理

（1）卒中、脑血栓、风湿性并发症、急性肾衰竭、脾脓肿、心肌心包炎等。

（2）如果患者长期口服抗凝药物，在诊断 IE 后应停用该药物，改为肝素抗凝，并密切监测有无出血。

3. 外科手术治疗　外科手术主要适用于左心瓣膜 IE：①瓣膜损害所致心力衰竭的；②对治疗无效的持续败血症；③瓣膜赘生物经治疗无效增大的，可能导致动脉栓塞等。

4. 预防　通常只限高危患者在接受高危操作时才考虑给予抗菌药物预防性应用。①高危患者包括人工瓣膜或心脏瓣膜修复采用人工材料的患者、既往有 IE 病史的患者、先天性心脏病患者未经手术修复或近期采用人工材料修复的；②高危操作是指牙科涉及齿龈或牙根尖周围组织的手术，或需要口腔黏膜穿孔的手术。药物可选阿莫西林、氨苄西林或克林霉素在操作前给药。

三、念珠菌血症

（一）病因和发病机制

念珠菌属为条件致病真菌，是人类呼吸、胃肠、泌尿生殖系统的常在寄生真菌，健康宿主中致病力极低，在人体抵抗力下降时即可入侵组织而致病。念珠菌感染是多种多样的，可累及全身各个脏器，引起皮肤、黏膜和内脏的急性、亚急性或慢性炎症，直至严重深部播散感染，甚至致死。

近年来，由于广谱抗菌药物、免疫抑制药物（包括糖皮质激素、化疗药物等）的广泛应用，器官移植、植入人工装置（留置导管）、静脉高营养等治疗手段的开展，以及肿瘤、脑血管病、艾滋病等病种的增多，念珠菌血症的发病率呈增加趋势，已成为医院获得性血流感染中常见病之一。

（二）临床表现

念珠菌血症多发生在病情危重的住院患者中，早期缺乏特异性表现,多数患者以发热为主要表现,体温>38℃。部分患者可出现新的器官功能障碍,出现意识障碍或原有意识障碍加重,甚至出现感染性休克;伴或不伴呼吸功能不全、急性肾功能不全、上消化道出血等。

念珠菌血症患者检测血清1,3-β-D葡聚糖(G试验)往往呈阳性。

(三)诊断依据

念珠菌血症的早期诊断很困难,主要从宿主因素、临床表现及微生物检测等综合判断。诊断可分为3个层次:

1. 确诊患者血培养呈念珠菌阳性,同时临床症状及体征符合相关致病菌的感染。

2. 同时具有宿主因素、临床表现及微生物学检测阳性者可建立临床诊断。

3. 仅有宿主因素和临床表现的可拟诊。

(1)宿主因素:①中性粒细胞缺乏持续10天以上;②免疫缺陷者(艾滋病);③应用免疫抑制剂(如环孢素);④近期侵袭性真菌感染病史。

(2)临床特征:① CT检查发现下呼吸道致密、边界清楚的病变,伴或不伴晕征或空气新月征或空洞;②支气管镜检发现气管支气管溃疡、结节、假膜、斑块或结痂;③此前2周内出现念珠菌血症,并伴有以下至少一项:肝/脾牛眼征,眼科检查提示进展性视网膜渗出。

(3)微生物检查:①血清G试验阳性;②无菌体液中经直接镜检或细胞学检查发现酵母样真菌;③未留置尿管的情况下,连续2份尿样培养均呈酵母阳性或尿检见念珠菌管型。

(四)治疗原则

1. 抗真菌治疗策略

(1)在患者确诊或建立临床诊断后应立即开始抗真菌治疗,可依据真菌种类、抗菌药物特点及患者的具体情况选择用药。

（2）拟诊患者经验治疗以发热为起始点，出现广谱抗菌药物治疗 4~7 天无效的持续不明原因的中性粒细胞缺乏发热，或起初抗细菌有效但 3~7 天后再次出现发热时。同时应积极寻找感染病灶，进行微生物学和影像学检查，如真菌培养、非培养的微生物学检测、胸部 CT 等，以利于尽早诊断或经验治疗的调整。

（3）患者呼吸道分泌物、尿中镜检或培养出念珠菌，必须根据病情评价其临床意义，决定是否给予抗真菌治疗。如果患者没有感染症状，也没有播散性感染的危险因素，密切观察病情变化即可。

2. 抗真菌药物治疗方案 具体见表 2-8-4。

表 2-8-4 念珠菌血症经验性治疗

人群	经验性治疗首选方案	备选方案
非粒细胞缺乏患者	氟康唑负荷量 800mg[12mg/（kg·d）]，维持量 400mg/d[6mg/（kg·d）]；或棘白菌素类：卡泊芬净 70mg/d（负荷），50mg/d（维持）；米卡芬净 100mg/d；阿尼芬净 200mg（负荷），100mg/d（维持）	两性霉素 B 脂质体 3~5mg/（kg·d）；或两性霉素 B 0.5~1mg/（kg·d）；或伏立康唑 400mg（6mg/kg）/q12h，2 剂，随后 200mg（3mg/kg）/q12h
粒细胞缺乏患者	两性霉素 B 脂质体 3~5mg/（kg·d）；或卡泊芬净，负荷量 70mg，维持量 50mg/d；或伏立康唑 400mg[6mg/（kg·12h）]，2 剂，随后 200mg[3mg/（kg·12h）]	氟康唑负荷量 800mg[12mg/（kg·d）]，维持量 400mg/d[6mg/（kg·d）]；或伏立康唑 400mg[6mg/（kg·12h）]；2 剂，随后 200mg[3mg/（kg·12h）]

（1）粒细胞缺乏患者，首选棘白菌素类或两性霉素B脂质体；若感染不严重且近期无唑类预防史者，也可选用氟康唑、伊曲康唑、伏立康唑行初始治疗。

（2）非中性粒细胞缺乏患者：病情较轻且近期未使用过唑类抗真菌药物者可选氟康唑，也可选棘白菌素类药物为初始治疗药物；两性霉素B和伏立康唑、伊曲康唑作为备选药物。若病情严重或有唑类预防史者，则首选为棘白菌素类药物，经初始治疗病情缓解后，可选氟康唑降阶梯治疗。

（3）光滑念珠菌感染，首选棘白菌素类药物，其次为两性霉素B含脂复合制剂；如果患者初始治疗时使用伏立康唑、氟康唑，感染症状得到控制，并且随后进行的血培养为阴性结果，不需换药。

（4）怀疑近平滑念珠菌感染，首选氟康唑或两性霉素B含脂复合制剂，也可选棘白菌素类药物。

（5）对于克柔念珠菌，可选择的药物为棘白菌素类、两性霉素B脂质体、伏立康唑进行治疗。

3. 抗真菌治疗的疗程

（1）念珠菌血症确诊患者，如果没有发现明确的播散感染灶，在念珠菌的血培养第1次转阴、感染相关症状体征缓解后再治疗14天即可停药。

（2）临床诊断和拟诊患者的疗程尚无定论。可治疗至体温正常、临床状况稳定且中性粒细胞恢复，同时微生物学指标转阴可适时停药。

4. 其他治疗 念珠菌血症患者应考虑拔除患者留置的血管内导管。有研究显示深静脉导管的拔除或置换，以及合理的抗真菌治疗，是降低念珠菌血症患者病死率的两大独立影响因素。

5. 预防性治疗 预防治疗的患者包括：预计中性粒细胞减少≥7天或严重中性粒细胞缺乏者，以及接受异基因造血干细胞移植的患者等念珠菌感染的高危人群。可选用氟康唑、泊沙康唑、卡泊芬净等，预防剂量可与治疗剂量相同（见表2-8-4）。疗程主要取决于宿主危险因素的改善。

（王晓义　朱文彬）

第九节　脓毒症和脓毒性休克

一、病因和发病机制

脓毒症（sepsis）是指因感染引起的宿主反应失调导致的危及生命的器官功能障碍。感染灶中的微生物及其毒素、胞壁产物等侵入血液循环，激活宿主的各种细胞和体液系统，产生细胞因子和内源性介质，作用于机体各种器官、系统，影响其灌注，导致组织细胞缺血缺氧、代谢紊乱、功能障碍，甚至多器官功能衰竭。

严重脓毒症（severe sepsis）是指脓毒症伴由其导致的器官功能障碍（组织灌注不足），在脓毒症基础上出现低灌注及器官功能不良。

脓毒性休克（septic shock）也称感染性休克，是指脓毒症伴其所致的低血压，在充分容量复苏后仍需血管活性药来维持平均动脉压 ≥ 60mmHg，以及血乳酸浓度 > 2mmol/L。

二、临床表现

脓毒症可表现多种非特异性症状、体征，多数患者表现出系列全部或部分症状、体征，包括意识和精神状态，可表现为先躁动，继而抑郁淡漠，甚至昏迷；发热体温 > 38℃或低体温 < 36℃；皮肤苍白湿冷，发绀伴斑状收缩，如前胸或腹壁出现瘀点或瘀斑，提示有DIC可能；呼吸窘迫；脉搏细速，通常早于血压

下降；颈静脉萎陷；动脉收缩压降至 80mmHg 以下或原有高血压者下降 20% 以上，脉压 < 4kPa；尿量降至 20~30ml/h；酸碱平衡失调和重要脏器功能不全；血流动力学指标（中心静脉压和肺动脉楔压）可明显变化。

三、诊断依据

脓毒症诊断标准为存在明确或可疑的感染，并具备下述某些临床特点：

1. **一般临床特征** ①体温 > 38℃或 < 36℃；②心率 > 90 次 /min；③气促；④精神状态的改变；⑤明显水肿或液体正平衡（24 小时 > 20ml/kg）；⑥高血糖症（血糖 > 7.7mmol/L）且无糖尿病史。

2. **炎症反应指标** ①白细胞增多（WBC > 12×10^9/L）；②白细胞减少（WBC < 4×10^9/L）；③WBC 计数正常但幼稚白细胞总数超过 10%；④血浆 C 反应蛋白显著升高；⑤血浆降钙素原显著升高。

3. **血流动力学** 低血压（收缩压 < 90mmHg，平均动脉压 < 70mmHg 或成人收缩压下降超过 40mmHg 或低于年龄段正常值两个标准差）。

4. **器官功能障碍** ①低氧血症（FiO_2 < 300mmHg）；②急性少尿：即使给予足够的液体复苏，仍然尿量 < 0.5ml/（kg·h）且至少持续 2 小时以上；③血肌酐 > 110μmol/L；④凝血功能异常（INR > 1.5 或 APTT > 60 秒）；⑤肠梗阻（肠鸣音消失）；⑥血小板减少（PLT < 100×10^9/L）；⑦高胆红素血症（血浆 TBIL > 70μmol/L）。

5. **组织灌注指标** ①高乳酸血症（乳酸 > 2mmol/L）；②毛细血管再灌注能力降低或瘀斑形成。

严重脓毒症和脓毒性休克虽经足够的液体复苏，尿量仍 < 0.5ml/（kg·h），至少 2 小时。

四、治疗原则

1. **支持治疗**　①复苏首选晶体液，但应限用含氯晶体液以防高氯血症，严重者可考虑应用白蛋白；②尽快稳定血流动力学，可选去甲肾上腺素或多巴胺维持血压；③成分输血；④对脓毒症诱发急性呼吸窘迫综合征（ARDS）患者进行机械通气；⑤营养支持治疗。

2. **尽快应用抗菌药物治疗**　一旦明确诊断严重脓毒症／脓毒性休克。应在1小时内开始有效的静脉抗菌药物治疗。

（1）在抗感染治疗前，留取无菌体液培养标本，监测降钙素原，当怀疑侵袭性真菌病时可行1,3-β-D 葡聚糖检测（G试验）和（或）半乳甘露聚糖检测（GM试验）以及抗甘露聚糖抗体检测。

（2）初始经验性抗感染治疗方案：参考当地细菌学资料、最近的培养及应用抗菌药物情况，结合药代动力学，采用覆盖所有可能致病菌（细菌和或真菌），且在疑似感染源组织内能达到有效浓度的单药或多药联合治疗。对流感病毒引起的严重脓毒症／脓毒性休克尽早开始抗病毒治疗。

（3）一旦有明确病原学依据，应考虑降阶梯治疗策略。明确病原后，如疗效不满意，应调整用药。对已知或怀疑为假单胞菌属、肠球菌等引起的严重脓毒症，建议联合治疗3~5天，一旦找到病原，改为最恰当的治疗方案。

（4）疗程：脓毒症患者的抗菌药物的疗程一般为7~10天。对治疗反应慢、感染病灶未清除或存在免疫缺陷者，应延长疗程。如粒细胞缺乏患者并发脓毒症时，用药时间可适当延长；如存在深部组织感染及血流感染 > 72 小时的粒细胞缺乏患者，抗菌药物的疗程需延长至 > 4 周或至病灶愈合、症状消失。

3. **感染源控制**　对可能有特定感染源（如坏死性软组织感染、腹腔感染、导管相关性血流感染）的脓毒症患者，应尽快明确其感染源,并尽快采取恰当的感染源控制措施。采用损伤最小的干预措施,尽可能去除感染源。

4. 其他措施 预防深静脉血栓、应激性溃疡,管理血糖,持续性肾脏替代治疗(CRRT),但不应常规使用糖皮质激素治疗脓毒性休克。

将上述治疗措施有机结合,即"集束化治疗"对于改善预后极为重要。

(王晓义)

第十节 中性粒细胞缺乏伴发热

一、病因和发病机制

中性粒细胞缺乏伴发热(简称粒缺)是指患者外周血中性粒细胞绝对值(ANC)$< 0.5 \times 10^9$/L,或者$< 1 \times 10^9$/L且预计48小时内会下降到$< 0.5 \times 10^9$/L;并伴有单次体温$\geq 38.3℃$或$38.0℃ \geq 1$小时以上的发热。

近一半的实体肿瘤患者和大部分的造血系统恶性肿瘤患者在1个疗程化疗后,可能发生粒细胞缺乏伴发热。中心静脉置管、消化道黏膜炎、既往90天内暴露于广谱抗菌药物和中性粒细胞缺乏> 7天是中性粒细胞缺乏伴发热的危险因素。常见的感染部位有肺部、上呼吸道、肛周、血流感染等。其病情凶险,感染相关死亡率高。

常见病原体以细菌为主。主要为胃肠道菌群,革兰氏阴性菌是常见致病菌,包括大肠埃希菌、肺炎克雷伯菌、铜绿假单胞菌、鲍曼不动杆菌;革兰氏阳性菌亦不少见,包括表皮葡萄球菌、肠球菌、链球菌属、金黄色葡萄球菌(MRSA)、凝固酶阴性葡萄球菌。长时间中性粒细胞缺乏伴发热及应用广谱抗菌药物后,真菌感染的发生明显增加。

二、临床表现

由于免疫功能低下，感染的症状和体征常不明显，感染灶也难以明确，发热可能是感染的唯一征象。

三、诊断依据

符合定义者即可初步诊断，还应详细了解病史，包括末次化疗结束时间、并发症、既往感染（特别是真菌感染）、预防用药、结核接触史。查体时应注意皮肤、咽喉部、鼻窦、肺部、肛周、静脉导管部位；辅助检查包括血培养（导管血和外周血应同时培养），尿培养，痰革兰氏染色及培养，咽拭子培养，胸、腹、盆腔影像学检查等。

低危患者指中性粒细胞缺乏预计在 7 天内消失，无活动性并发症，同时肝肾功能正常或损害较轻并且稳定。

高危患者指严重中性粒细胞缺乏（$ANC < 0.1 \times 10^9/L$）或预计中性粒细胞缺乏持续 > 7 天或其他临床并发症的。不符合低危标准的患者均应按照高危患者进行治疗。

四、治疗原则

1. 尽早开始抗感染治疗　选择药物应覆盖可能引起严重并发症、威胁生命的常见和毒力较强的病原菌，直至获得准确的病原学培养结果。

2. 初始经验性抗感染治疗　见图 2-10-1。

（1）低危患者：初始经验性抗感染治疗可在门诊口服抗菌药物，口服环丙沙星联合阿莫西林 - 克拉维酸，也可单用左氧氟沙星口服或静脉注射。低危患者门诊治疗时需密切观察，反复发热或出现新的感染征象必须再次住院。

（2）高危患者：均应住院接受静脉给药的抗感染治疗，初始经验性用药须选择能覆盖铜绿假单胞菌和其他革兰氏阴性菌的

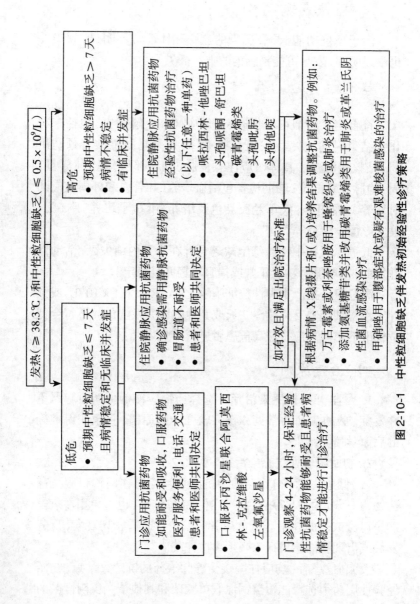

图 2-10-1 中性粒细胞缺乏伴发热初始经验性诊疗策略

广谱抗菌药物。常规应用具抗假单胞菌活性的 β- 内酰胺类药物,如头孢他啶、头孢吡肟、哌拉西林 - 他唑巴坦、头孢哌酮 - 舒巴坦以及碳青霉烯类药物。根据病情严重程度和耐药风险还可联合磷霉素、替加环素等。

对于严重粒细胞缺乏($< 0.1 \times 10^9/L$)或持续时间 ≥ 7 天,严重并发症,肝、肾功能不全,黏膜炎 3~4 级,肺部等复杂部位感染,肿瘤进展或未缓解等高危患者应给予足够的抗感染力度。

(3)联合抗革兰氏阳性球菌的药物:血流动力学不稳定者(低血压)、X 线影像学确诊的肺炎、可疑的导管相关性感染、MRSA 或耐青霉素肺炎链球菌定植、严重的黏膜炎、皮肤或软组织感染、血培养为革兰氏阳性球菌,以上情形可加用万古霉素。

3. 对初始抗感染方案的调整

(1)在经验性治疗的同时,继续寻找病原学证据(包括组织培养活检、血清 G/GM 试验、降钙素原等)。2~4 天后评价疗效,有效者体温逐渐降至正常,感染症状和体征好转以及血流动力学稳定,可继续初始抗菌药物方案,依据感染部位、粒细胞数目恢复情况、病原体以及潜在疾病决定抗感染疗程(一般 2~3 周)。

(2)应用广谱抗菌药物治疗 4~7 天后仍有持续或反复发热的高危患者和预计中性粒细胞缺乏持续 > 10 天的患者,可加用经验性抗真菌治疗。

(3)治疗无效者(体温无下降,感染症状和体征无好转以及血流动力学不稳定,持续血培养阳性):若病原体明确,依据病原学选择抗菌药物;病原体不明,则需更换抗菌药物,涵盖厌氧菌和耐药菌以及加用抗真菌药物,如两性霉素 B、伏立康唑、卡泊芬净或伊曲康唑。

4. 疗程

(1)适当的抗菌药物应持续用于至少整个中性粒细胞缺乏期间,直至 ANC ≥ $0.5 \times 10^9/L$,如临床需要用药时间可适当延长。

（2）对明确感染部位或已知病原微生物的患者至少需完成标准疗程：①存在深部组织感染、心内膜炎、化脓性血栓性静脉炎或接受适当抗菌药物治疗，拔除导管后仍有持续性血流感染＞72小时的患者，抗菌药物治疗疗程需要＞4周或至病灶愈合、症状消失；②对于由金黄色葡萄球菌、铜绿假单胞菌或分枝杆菌所引起的CRBSI，在拔除导管的同时，全身应用抗菌药物治疗至少14天；③对MRSA血流感染，使用糖肽类药物、达托霉素等治疗至少14天，合并迁徙性病灶者还需适当延长；④对耐甲氧西林凝固酶阴性的葡萄球菌或肠球菌引起的血流感染，体温正常后需持续抗菌药物治疗5~7天，肺部感染10~21天。

（3）对无法解释的发热患者，建议初始治疗持续至血细胞有明显的恢复迹象；一般在ANC $\geqslant 0.5 \times 10^9$/L时停药。

5. 其他治疗 粒细胞集落刺激因子（G-CSF）可作为辅助治疗，以提高中性粒细胞水平。

6. 预防

（1）对于高危患者和异基因造血干细胞移植患者，可选择氟喹诺酮类药物或磺胺甲噁唑-甲氧苄啶预防性用药。预防给药从中性粒细胞缺乏开始应用至ANC＞0.5×10^9/L或出现明显的血细胞恢复证据。

（2）对于预计中性粒细胞缺乏≤7天的低危患者，不推荐预防性应用抗菌药物。

7. 注意事项 中性粒细胞缺乏伴发热患者应避免直肠给药（灌肠、栓剂）、直肠检查或测肛温。

（王晓义）

参 考 文 献

[1] 徐凯峰, 刘正印, 李剑. 协和抗感染手册. 沈阳: 辽宁科学技术出版社, 2010.

[2] 汪复, 张婴元. 实用抗感染治疗学. 第2版. 北京: 人民卫生出版社,

2013.

[3] Jay P. Sanford. 热病：桑福德抗微生物治疗指南. 新译第 44 版. 范洪伟译. 北京：中国协和医科大学出版社, 2014.

[4] 孙淑娟, 张才擎. 常见疾病药物治疗要点系列丛书·感染性疾病. 北京：人民卫生出版社, 2014.

[5] 中华医学会呼吸病学分会. 中国成人社区获得性肺炎诊断和治疗指南（2016 年版）. 中华结核和呼吸杂志, 2016, 39（4）: 253-279.

[6] 中华医学会呼吸病学分会感染学组. 中国成人医院获得性肺炎与呼吸机相关性肺炎诊断和治疗指南（2018 年版）. 中华结核和呼吸杂志, 2018, 41（4）: 255-280.

[7] 中华医学会外科学分会胆道外科学组. 急性胆道系统感染的诊断和治疗指南（2011 版）. 中华消化外科杂志, 2011, 10（1）: 9-13.

[8] 中华医学会外科学分会胰腺外科学组. 急性胰腺炎诊治指南（2014）. 中华外科杂志, 2015, 53（1）: 50-53.

[9] 尿路感染诊断与治疗中国专家共识编写组. 尿路感染诊断与治疗中国专家共识（2015 版）. 中华泌尿外科杂志, 2015, 36（4）: 241-248.

[10] 中华医学会重症医学分会. 中国严重脓毒症/脓毒性休克治疗指南（2014）. 中华内科杂志, 2015, 54（6）: 557-581.

[11] 中华医学会血液学分会, 中国医师协会血液科医师分会. 中国中性粒细胞缺乏伴发热患者抗菌药物临床应用指南（2016 年版）. 中华血液学杂志, 2016, 37（5）: 353-359.

第三章 抗菌药物

第一节 抗菌药物的分类

抗菌药物(antimicrobial agent)是指能抑制或杀灭细菌,用于预防和治疗细菌性感染的药物。抗菌药物包括抗细菌的药物,抗支原体、衣原体、立克次体与螺旋体的药物,以及抗结核分枝杆菌的药物。由于结核的特殊性,通常将抗结核分枝杆菌的药物单独讨论。

抗菌药物有很多分类方法,分类依据不同其名称也不同。对于不同的分类方法,每一类别的药物既具有共性又具有各自的特性。了解其分类方法,熟悉其分类依据,有利于了解、掌握相应的品种与特征。系统掌握其共性,有利于快速掌握抗菌药物的整体品种分布;而详细掌握各自的药物特征,则有利于在同类药物中择优选择,合理应用。

一、根据来源分类

根据来源不同,抗菌药物可分成抗生素与合成抗菌药物。抗生素(antibiotic)是微生物的代谢产物,是由细菌、真菌和放线菌属在存活过程中所产生的具有抗其他微生物作用的活性代谢产物。合成抗菌药物(synthetic antibacterial drug)是用化学合成方法制成的抗菌药物,如磺胺类、喹诺酮类、硝基咪唑类等。

二、根据作用机制分类

1. **干扰细菌细胞壁的合成**　细菌与人体细胞不同,均具有细胞壁(支原体、衣原体除外)。β- 内酰胺类、糖肽类及磷霉素主要通过抑制细菌细胞壁的合成起作用。细菌一旦失去细胞壁的保护作用,在相对低渗环境中会变形、裂解而死亡。

2. **抑制蛋白质的合成**　许多抗菌药物可影响细菌蛋白质的合成,其作用部位及作用时段各不相同。氨基糖苷类及四环素类主要作用于细菌核糖体的 30S 亚单位,氯霉素类、大环内酯类和林可霉素类则主要作用于 50S 亚单位,导致细菌蛋白质合成受阻。

3. **抑制核酸合成**　抗菌药物可通过影响细菌核酸合成发挥抗菌作用。利福平与依赖 DNA 的 RNA 多聚酶结合,抑制 mRNA 的转录。喹诺酮类药物可作用于细菌 DNA 旋转酶(拓扑异构酶 II)和(或)拓扑异构酶 IV 而抑制细菌繁殖。

4. **抑制叶酸合成**　磺胺类药物与对氨基苯甲酸的化学结构相似,两者竞争二氢叶酸合成酶,使二氢叶酸合成减少;甲氧苄啶(trimethoprim,TMP)与二氢叶酸分子中的蝶啶相似,能竞争性抑制二氢叶酸还原酶,使二氢叶酸进一步合成四氢叶酸的过程受到抑制,进而影响核酸的合成,抑制细菌繁殖。因此,TMP 与磺胺药合用(如复方磺胺甲噁唑)有协同作用。

5. **损伤细胞膜的功能**　某些抗菌药物分子(如多黏菌素类)呈两极性,其亲水性端与细胞膜的蛋白质部分结合,亲脂性端与细胞膜内磷脂相结合,导致细菌胞膜裂开,胞内成分外漏,细菌死亡。

药物联用时最好选择不同作用机制的药物,才能获得理想的效果。常用抗菌药物的作用部位与主要靶位详见表3-1-1。

表 3-1-1 常用抗菌药物的作用部位与主要靶位

部位	抗菌药物	主要靶位
细胞壁	β- 内酰胺类（青霉素类、头孢菌素类等）	转肽酶、青霉素结合蛋白（PBP）
	杆菌肽	异戊二烯磷酸盐
	糖肽类	酰基 -D- 丙氨烯 -D- 丙氨酸
	环丝氨酸	丙氨酸消旋酶、丙氨酸合成酶
	磷霉素	丙酮酸转移酶
细胞膜	多黏菌素类	磷脂类
	多烯类（两性霉素 B、制霉菌素等）	固醇类
	吡咯类（氟康唑等）	去甲基化酶（影响麦角固醇合成）
核糖体（蛋白质合成）	氯霉素	肽基转移酶
	大环内酯类	多肽易位
	林可霉素类	肽基转移酶
	夫西地酸	生长因子 G
	四环素类	核糖体 A 位
	氨基糖苷类	起始复合物、翻译错误
	莫匹罗星	异亮酰胺转移 tRNA 合成酶
核酸	喹诺酮类	DNA 旋转酶（α 亚单位）、拓扑异构酶Ⅳ
	新生霉素	DNA 旋转酶（β 亚单位）
	利福平	RNA 多聚酶
	硝基咪唑类	DNA
	硝基呋喃类	DNA
叶酸合成	磺胺类	二氢叶酸合成酶
	二氨基嘧啶类（甲氧苄啶等）	二氢叶酸还原酶

三、根据体外抗菌作用效果分类

根据抗菌药物的体外活性评价实验,能将细菌迅速杀灭的药物为杀菌剂(bacteriocides),能抑制细菌生长的药物为抑菌剂(bacteriostatic agent)。对于抗菌药物来说,杀菌剂与抑菌剂存在着作用程度与速度的区别。临床上常用的抗菌药物中,β-内酰胺类、氨基糖苷类、糖肽类、磷霉素、利福霉素类、氟喹诺酮类为杀菌剂,大环内酯类、四环素类、氯霉素、林可霉素类、磺胺类为抑菌剂。通常老年人、儿童等免疫功能差的患者,感染的治疗宜选用杀菌剂。但值得注意的是"杀菌"和"抑菌"仅是相对的,同一种药物对不同细菌的作用可能不同。例如:通常被认为是杀菌药的青霉素对肠球菌则仅发挥抑菌作用。同样,氯霉素对绝大多数肠杆菌是抑菌药,但对大多数流感嗜血杆菌却是杀菌药。有的药物虽然为抑菌剂,但浓度高时也能将细菌杀灭。

四、根据 PK/PD 分类

据 PK/PD 特征可将抗菌药物分为浓度依赖性抗菌药物与时间依赖性抗菌药物(表 3-1-2)。

1. **浓度依赖性抗菌药物**(concentration dependent antibacterials) 是指药物的疗效与 C_{max}(峰浓度)有关,即药物的抗菌活性随着药物浓度的增大而增大。治疗关键是在保证日剂量不变的情况下,提高药物的峰浓度。评价参数包括 C_{max}/MIC(氨基糖苷类)与 AUC_{0-24}/MIC(氟喹诺酮类)。常用的浓度依赖性抗菌药物有:氨基糖苷类、氟喹诺酮类、酮内酯类、两性霉素 B 等。当然,在临床应用中除了要考虑药物的药效特征以外,还要考虑药物的不良反应特征。氨基糖苷类药效为浓度依赖,而不良反应为时间依赖,因此在安全剂量范围内,减少给药次数有利于提高峰浓度,降低谷浓度,从而提高疗效,减少不良反应的发生。而喹诺酮类药效与不良反应均为浓度依赖性,因此,在提高剂量时要注意不良反应的发生,特别是老年人和具有神经疾病的患者。

2. **时间依赖性抗菌药物**(time dependent antibacterials) 是指药物的疗效与浓度大于最低抑菌浓度(minimum inhibitory concentration, MIC)的时间有关。这类药物当其浓度达到一定程度以后,再增加剂量,其抗菌疗效不再增加。如 β-内酰胺类,当其浓度达到 4~5 倍于 MIC 时,杀菌效果最佳,再增加血药浓度,杀菌效果则不再增加。因此,对于时间依赖性抗菌药物,治疗的关键是浓度大于 MIC 的时间(T, time above MIC),通常 T/t(给药间隔)为 40%~60%,能够获得较好的疗效。因此,对于这类抗菌药物,如果 $t_{1/2}$ 短,而又无显著的抗生素后效应(PAE),应将日剂量分次给药,确保其在给药间隔内能有 40%~60% 的时间,药物的血药浓度大于 MIC。

表 3-1-2 常用抗菌药物的浓度依赖与时间依赖分类

分类	PK/PD参数	抗菌药物
浓度依赖	C_{max}/MIC 或 AUC_{24}/MIC	氨基糖苷类、氟喹诺酮类、甲硝唑、两性霉素 B
时间依赖(短 PAE)	$T > MIC$	青霉素类、头孢菌素类、氨曲南、碳青霉烯类、大环内酯类、克林霉素、噁唑烷酮类、氟胞嘧啶
时间依赖(长 PAE)	AUC_{24}/MIC	链阳霉素、四环素、万古霉素、替考拉宁、氟康唑、阿奇霉素

五、根据管理分类

《抗菌药物临床应用指导原则》中规定:各医疗机构应结合本机构实际,根据抗菌药物特点、临床疗效、细菌耐药、不良反应以及当地社会经济状况、药品价格等因素,将抗菌药物分为非限制使用、限制使用与特殊使用三类进行分级管理。

1. **非限制使用** 经临床长期应用证明安全、有效,对细菌耐药性影响较小,价格相对较低的抗菌药物。

2. **限制使用** 与非限制使用抗菌药物相比较,这类药物在疗效、安全性、对细菌耐药性影响、药品价格等某方面存在局限性,不宜作为非限制药物使用。

3. **特殊使用** 不良反应明显,不宜随意使用或临床需要倍加保护以免细菌过快产生耐药而导致严重后果的抗菌药物;新上市的抗菌药物;其疗效或安全性任何一方面的临床资料尚较少,或并不优于现用药物者;药品价格昂贵。

六、根据化学结构分类

根据化学结构的不同对药物进行分类,是药物分类中最常用的方法。根据化学结构的不同,抗菌药物的分类与品种分布如表3-1-3。

表3-1-3 常用抗菌药物根据化学结构分类与品种分布

类别	分类			代表药物
抗生素	β-内酰胺类	青霉素类	窄谱	青霉素、青霉素V、苄星青霉素
			耐酶	苯唑西林、氟氯西林、氯唑西林、萘夫西林
			广谱	阿莫西林、氨苄西林
			抗铜绿假单胞菌	阿洛西林、呋布西林、磺苄西林、美洛西林、哌拉西林、羧苄西林、替卡西林、
			复方制剂	阿莫西林-氟氯西林、阿莫西林-双氯西林、氨苄西林-丙磺舒

续表

类别	分类	代表药物
	青霉素 + 酶抑制剂	阿莫西林 - 克拉维酸、阿莫西林 - 舒巴坦、氨苄西林 - 舒巴坦、美洛西林 - 舒巴坦、哌拉西林 - 舒巴坦、哌拉西林 - 他唑巴坦、替卡西林 - 克拉维酸
头孢菌素类	一代	头孢氨苄、头孢拉定、头孢硫脒、头孢羟氨苄、头孢噻吩、头孢替唑、头孢唑林
	二代	头孢丙烯、头孢呋辛、头孢克洛、头孢孟多、头孢尼西、头孢替安、头孢替坦
	三代	头孢地秦、头孢哌酮、头孢匹胺、头孢曲松、头孢噻肟、头孢他啶、头孢唑南、头孢唑肟、头孢泊肟酯、头孢地尼、头孢克肟、头孢他美酯、头孢特仑新戊酯、头孢妥仑匹酯、头孢布烯
	四代	头孢噻利、头孢吡肟、头孢匹罗
	五代	头孢吡普、头孢洛林
头孢菌素 + 酶抑制剂		头孢唑林 - 舒巴坦、头孢哌酮 - 舒巴坦、头孢哌酮 - 他唑巴坦、头孢曲松 - 他唑巴坦
氧头孢类		氟氧头孢、拉氧头孢
头霉素类		头孢美唑、头孢米诺、头孢西丁

类别	分类		代表药物
	单环内酰胺类		氨曲南
	碳青霉烯类		亚胺培南-西司他丁、比阿培南、多尼培南、厄他培南、法罗培南、美罗培南、帕尼培南-倍他米隆
	大环内酯类		红霉素、阿奇霉素、地红霉素、琥乙红霉素、克拉霉素、罗红霉素、麦白霉素、替利霉素、乙酰螺旋霉素
	氨基糖苷类		链霉素、庆大霉素、奈替米星、妥布霉素、西索米星、阿米卡星、小诺霉素、依替米星、巴龙霉素、大观霉素
	四环素类		四环素、土霉素、金霉素、多西环素、米诺环素、替加环素
	糖肽类		万古霉素、去甲万古霉素、替考拉宁
	林可酰胺类		克林霉素、林可霉素
	酰胺醇类		氯霉素、甲砜霉素
	利福霉素类		利福平、利福喷丁、利福布汀
	链阳霉素类		奎奴普丁、达福普汀
合成抗菌药物	喹诺酮类	一/二代	萘啶酸、吡哌酸
		三代	诺氟沙星、环丙沙星、左氧氟沙星、司帕沙星
		四代	加替沙星、莫西沙星、吉米沙星
		五代	佳诺沙星、奈诺沙星

续表

类别	分类	代表药物
	磺胺类	磺胺嘧啶、复方磺胺甲噁唑、甲氧苄啶、联磺甲氧苄啶、柳氮磺吡啶
	硝基咪唑类	甲硝唑、替硝唑、奥硝唑、左奥硝唑
	硝基呋喃类	呋喃妥因、呋喃唑酮、呋喃西林
	噁唑烷酮类	利奈唑胺

不同类别的抗菌药物,其结构特征与作用机制如表 3-1-4。

表 3-1-4　抗细菌感染的药物按化学结构的分类

类别名称	化学结构特点	作用机制
β-内酰胺类	含β-内酰胺环	与革兰氏阳性菌质膜或革兰氏阴性菌内膜上不同的青霉素结合蛋白(penicillin-binding proteins,PBPs)结合,抑制细菌细胞壁胞质外阶段的黏肽合成,使细菌细胞壁合成受阻
氨基糖苷类	含氨基糖与氨基醇环	通过干扰细菌蛋白质的合成发挥杀菌作用,可影响细菌蛋白质合成的全过程:始动复合物的形成、肽链延长、肽链释放、70S 亚基的解离,最终造成菌体内核糖体的耗竭
大环内酯类	含内酯环	不可逆地结合到细菌核糖体 50S 亚基的靶位"P"位上,从而阻断肽链的延长,抑制细菌蛋白质合成
喹诺酮类	含喹诺酮母核	通过与细菌的 DNA 旋转酶(即拓扑异构酶Ⅱ)和(或)拓扑异构酶Ⅳ结合,干扰细菌细胞的 DNA 复制而呈现杀菌作用

类别名称	化学结构特点	作用机制
四环素类	含共轭双键四元稠合环	与细菌核糖体 30S 亚基在"A"位上特异性结合,从而抑制肽链延长,抑制细菌蛋白质的合成
糖肽类	含七肽	与以 D-丙氨酰-D-丙氨酸为末端的肽聚糖作用靶结合,阻止细胞壁的合成,最终导致细菌细胞死亡
噁唑烷酮类	噁唑烷酮	通过与细菌 50S 亚基上核糖体 RNA 的 23S 位点结合,抑制细菌蛋白质的合成
磺胺类	含对氨基苯磺酰胺	与对氨基苯甲酸竞争二氢叶酸合成酶,影响二氢叶酸的合成,从而影响细菌蛋白质、DNA 等的合成
林可酰胺类	含氨基酸和糖苷	与细菌核糖体 50S 亚基的 L16 蛋白质结合,从而阻断肽链的延长,抑制细菌蛋白质的合成
硝基咪唑类	含硝基咪唑	通过其分子中的硝基,在无氧环境中还原成氨基或通过自由基的形成成为细胞毒物质,抑制细菌的脱氧核糖核酸的合成,抑制细菌的 DNA 代谢过程
硝基呋喃类	含硝基呋喃	作用于微生物酶系统,通过抑制乙酰辅酶 A,干扰微生物糖类代谢
氯霉素	含二氯乙酰基	作用于细菌 70S 核糖体的 50S 亚基,阻断肽链延长,抑制细菌蛋白质合成
磷霉素		分子结构与磷酸烯醇丙酮酸相似,与细菌竞争同一转移酶,导致细菌细胞壁的早期合成受阻
多黏菌素	环状含阳离子的多肽	分子中聚阳离子环可与脂多糖的脂质 A 发生作用,插入细胞膜的磷脂中,破坏细胞膜的完整性,导致细菌细胞膜通透性增加而造成细菌死亡

续表

类别 名称	化学结构 特点	作用机制
夫西地酸	与烟曲霉酸结构相似，类固醇样的结构	通过干扰延长因子 G，阻断核糖体的易位，抑制细菌的蛋白质合成
达托霉素	属于环脂肽类	通过干扰细胞膜对氨基酸的转运，从而阻碍细菌细胞壁肽聚糖的合成

（孙淑娟 焦 萍）

第二节 β-内酰胺类

β-内酰胺类抗菌药物（β-lactams）结构中含有 β-内酰胺环，结合细胞膜上的青霉素结合蛋白（PBPs）后妨碍细菌细胞壁黏肽的合成及交联，造成细菌细胞壁缺损及细胞破裂而死亡，属于时间依赖性繁殖期杀菌剂，是临床应用最广的一类抗菌药物。按其结构和抗菌特点的不同，可将 β-内酰胺类抗菌药物分为青霉素类、头孢菌素类、碳青霉烯类等。

一、青霉素类

（一）药物治疗概论

青霉素类是一类重要的 β-内酰胺类抗菌药物，种类繁多，由发酵液提取或以 6-氨基青霉烷酸（6-aminopenicillanic acid，6-APA）为母核半合成而得。

根据其来源及抗菌活性、对酸和酶的耐受性等特点，可将青霉素类抗菌药物按表 3-2-1 分类：

表 3-2-1 青霉素类抗菌药物的分类及特点

分类	代表药物	来源	作用特点
天然青霉素	青霉素 G、苄星青霉素	发酵液提取	易透过革兰氏阳性（G^+）菌的黏肽层，不能透过革兰氏阴性（G^-）菌的脂质外膜，不耐酸，不耐酶
耐酸青霉素	青霉素 V	半合成	耐酸，不耐酶
耐酶青霉素	苯唑西林、氟氯西林、氯唑西林	半合成	耐青霉素酶
广谱青霉素	阿莫西林、氨苄西林	半合成	可适度透过 G^+ 菌的黏肽层及 G^- 菌的脂质外膜，对 G^+ 菌、G^- 菌均有活性
抗铜绿假单胞菌青霉素	羧苄西林、哌拉西林、替卡西林、磺苄西林、美洛西林、阿洛西林、阿帕西林	半合成	对 G^+ 菌、G^- 菌均有活性，具有抗假单胞菌作用
青霉素复方制剂	阿莫西林 - 氟氯西林、阿莫西林 - 双氯西林、氨苄西林 - 氯唑西林	复方制剂	广谱青霉素和耐酶青霉素两者组合后，发挥互补作用，扩大了抗菌谱
青霉素类含酶抑制剂复方制剂	阿莫西林 - 克拉维酸、阿莫西林 - 舒巴坦、替卡西林 - 克拉维酸、哌拉西林 - 他唑巴坦、哌拉西林 - 舒巴坦、美洛西林 - 舒巴坦	复方制剂	β- 内酰胺酶抑制剂虽仅具有微弱抗菌作用，但可保护配伍药物不被 β- 内酰胺酶水解灭活，扩大其抗菌谱，增强其抗菌活性

　　大量输注青霉素类钾盐或钠盐能引起高钾血症或高钠血症,输注钾盐可造成局部刺激,除此之外青霉素类抗菌药物最常见的不良反应为过敏反应,包括皮疹、药物热、血管神经性水肿、血清病样反应、过敏性休克等,其中以过敏性休克最为严重。因此,应详细询问药物过敏史且青霉素皮试阴性者,方可应用青霉素类抗菌药物。需要注意的是皮试本身及皮试阴性者在用药过程中也可能发生过敏反应,甚至导致过敏性休克,因此,皮试前应准备好必要的急救药物,皮试期间或皮试阴性者在注射药物后 20 分钟内,应密切观察患者,一旦发生任何类型的过敏反应或者患者主诉不适,应立即停止给药,并给予对症支持处理;过敏性休克应立即就地急救,予以保持气道通畅、吸氧及使用肾上腺素、糖皮质激素等治疗药物等措施。

　　大多数青霉素类药物可透过胎盘屏障,可能在母婴间引起交叉过敏反应,也可分泌进入乳汁,因此建议哺乳期用药宜暂停授乳。青霉素类药物主要经肾脏排泄,肾功能减退者宜适当减量应用。

　　（二）药物应用精解

青霉素 Penicillin

【其他名称】

青霉素 G、Penicillin G。

【药物特征】

　　为第一个天然青霉素,对溶血性链球菌、肺炎链球菌等链球菌属和不产青霉素酶的葡萄球菌具有良好的抗菌作用。对肠球菌有中等抗菌作用,淋病奈瑟菌、脑膜炎奈瑟菌、白喉棒状杆菌、炭疽芽孢杆菌、牛型放线菌、念珠状链杆菌、李斯特菌、钩端螺旋体和梅毒螺旋体对本品敏感。本品对流感嗜血杆菌和百日咳鲍特菌亦具有一定抗菌活性,其他 G^- 需氧或兼性厌氧菌对本品敏感性差。本品对厌氧芽孢梭菌(破伤风梭菌、产气荚膜梭菌)、消化链球菌以及产黑色素拟杆菌等厌氧菌具有良好抗菌作用,对脆弱拟杆菌的抗菌作用差。

青霉素钠或钾盐不耐酸,口服吸收差。肌内注射吸收迅速,体内分布以肺、肾、横纹肌和脾内浓度高;也可进入浆膜腔、关节腔、胆汁和胎儿循环;在骨骼、母乳、唾液、脓液中的浓度低;较难透过正常人血脑屏障,在脑膜存在炎症时则可进入,但需加大剂量。血浆蛋白结合率为 45%~65%,消除迅速,半衰期($t_{1/2}$)约为 30 分钟。健康成人主要经肾小管分泌排泄,而新生儿则主要经肾小球滤过排泄。肾功能正常情况下,约 75% 的给药量于 6 小时内自肾脏排出,少量经胆道排泄。血液透析可清除本品,而腹膜透析则不能。

【适应证】

1. 敏感细菌所致以下感染的首选药物。

(1)溶血性链球菌感染:如咽炎、扁桃体炎、猩红热、丹毒、蜂窝织炎和产褥热等。

(2)肺炎链球菌感染:如肺炎、中耳炎、脑膜炎和菌血症等。

(3)不产青霉素酶葡萄球菌感染。

(4)厌氧芽孢梭菌感染:破伤风、气性坏疽等。

(5)炭疽、梅毒(包括先天性梅毒)、钩端螺旋体病、回归热、白喉等。

(6)与氨基糖苷类药物联合用于治疗草绿色链球菌心内膜炎。

2. 可用于治疗以下感染 流行性脑脊髓膜炎、放线菌病、淋病、樊尚咽峡炎、莱姆病、鼠咬热、李斯特菌感染、除脆弱拟杆菌以外的许多厌氧菌感染。

3. 风湿性心脏病或先天性心脏病患者进行口腔科、胃肠道或泌尿生殖道手术和操作前,可用青霉素预防感染性心内膜炎。

【剂型与特征】

1. 注射用青霉素钠。

2. 注射用青霉素钾。

均为白色结晶性粉末,无臭或微有特异性臭,有引湿性,遇酸、碱或氧化剂即迅速失效,水溶液在室温放置易失效。钾盐通常用于肌内注射,由于注射局部疼痛,可以用 0.25% 利多卡因注射液作为溶剂;静脉滴注时须注意患者体内血钾浓度和输液的钾含量,滴速不可过快。

【用法用量】

见表 3-2-2。

表 3-2-2　青霉素的用法与用量

用药对象	用法用量	
	肌内注射	静脉滴注
成人	80 万 ~200 万 U, 分 3~4 次	200 万 ~2000 万 U, 分 2~4 次
小儿	2.5 万 U/kg, q12h	5 万 ~20 万 U/kg, 分 2~4 次
新生儿（足月）	一次 5 万 U/kg, 第 1 周 q12h, 1 周以上者 q8h, 严重感染 q6h	
早产儿	一次 3 万 U/kg, 出生第 1 周 q12h, 2~4 周者 q8h; 以后 q6h	
肾功能减退患者	（1）轻、中度肾功能损害者: 不需减量;	
	（2）内生肌酐清除率为 10~50ml/min: 给药间期自 8 小时延长至 8~12 小时或给药间期不变, 剂量减少 25%;	
	（3）内生肌酐清除率 < 10ml/min: 给药间期延长至 12~18 小时或每次剂量减至正常剂量的 25%~50% 而给药间期不变	

【不良反应】

1. 过敏反应　常见荨麻疹等各类皮疹、白细胞减少、间质性肾炎、哮喘发作等和血清病型反应;偶见过敏性休克。

2. 毒性反应　少见，但大剂量静脉滴注本品或鞘内给药时，可因脑脊液药物浓度过高导致抽搐、肌肉阵挛、昏迷及严重精神症状等（青霉素脑病）。

3. 赫氏反应　也叫暂时性矛盾反应，指用青霉素治疗梅毒、钩端螺旋体病等疾病时，由于病原体被杀死释放出大量异体蛋白等菌体成分，在注射后 24 小时内发生局部和全身反应，使原有症状加剧，称为赫氏反应。

结核病化疗初期也会发生类似反应，被称为类赫氏反应。其诱因是由于异烟肼和利福平联用时，体内大量的结核杆菌在短时间内被杀死，游离的菌体成份磷脂、蛋白质及内毒素等刺激机体，使已致敏的机体发生变态反应。

4. 二重感染　可出现耐青霉素金黄色葡萄球菌、G⁻杆菌或念珠菌等二重感染。

5. 应用大剂量青霉素钠可因摄入大量钠盐而导致心力衰竭。

【禁忌证】

禁用于青霉素皮试阳性或有青霉素类药物过敏史的患者。

【药物相互作用】

1. 本品不宜与能干扰青霉素活性的药物合用，包括氯霉素、红霉素、四环素类、磺胺类。

2. 青霉素与丙磺舒、阿司匹林、吲哚美辛、保泰松和磺胺药合用，肾小管分泌减少，血清半衰期延长。

3. 与青霉素合用，华法林的抗凝作用增强。

4. 本品与重金属，特别是铜、锌、汞呈配伍禁忌。

5. 置于同一容器内给药，青霉素会降低氨基糖苷类抗生素抗菌活性。

【注意事项】

1. 应用前需详细询问药物过敏史并进行青霉素皮肤试验。

2. 青霉素类药物间存在交叉过敏反应，有哮喘、湿疹、花粉症、荨麻疹等过敏性疾病患者应慎用本品。

3. 大剂量使用时应定期检测电解质。

【FDA妊娠/哺乳分级】

B级。尚无严格对照试验以除外这类药物对胎儿的不良影响,孕妇应仅在确有必要时使用本品。少量本品从乳汁中分泌,哺乳期妇女用药期间宜暂停哺乳。

【用药实践】

1. 细菌性脑膜炎的治疗 美国感染病学会关于《细菌性脑膜炎治疗指南》(2004版)中推荐,青霉素治疗对青霉素敏感的最低抑菌浓度(MIC)<0.1mg/L的脑膜炎奈瑟菌、肺炎链球菌及无乳链球菌所致的脑膜炎,成人剂量为2400万U/d,q4h(A级)。

2. 感染性心内膜炎的治疗 美国心脏病学会关于《感染性心内膜炎的诊断、抗菌治疗及并发症处理》(2005年)指出(A级):

(1)对青霉素相对耐药(MIC为0.125~0.50mg/L)的草绿色链球菌引起的天然瓣膜感染时,剂量可加大到2400万U/d,分4~6次给予4周,必要时联用庆大霉素。

(2)对于上述细菌导致的人工瓣膜感染性心内膜炎,可应用青霉素2400万U/d,必要时联用庆大霉素。

(3)对青霉素敏感的肠球菌属引起的天然或人工瓣膜心内膜炎,可应用青霉素1800万~3000万U/d,持续静脉滴注或分6次静脉滴注。根据细菌敏感性可选择青霉素与庆大霉素或链霉素联合。

中华医学会心血管病学分会关于《成人感染性心内膜炎预防、诊断和治疗专家共识》(2014年)中指出:

(1)感染性心内膜炎的经验性治疗,对于轻症的自体瓣膜心内膜炎患者推荐选用青霉素1200~1800万U/d,分4~6次静脉滴注,必要时联合庆大霉素1mg/kg。

（2）针对青霉素敏感（MIC ≤ 0.125mg/L）的链球菌心内膜炎首选治疗为青霉素 1.2g，q4h 静脉滴注，疗程 4~6 周或青霉素 1.2g，q4h 静脉滴注联合庆大霉素 1mg/kg，q12h 静脉滴注，疗程 2 周；相对敏感（0.125mg/L < MIC ≤ 0.5mg/L）菌株首选治疗为青霉素 2.4g，q4h 静脉滴注，疗程 4~6 周联合庆大霉素 1mg/kg，q12h 静脉滴注，疗程 2 周；耐药（MIC > 0.5mg/L）菌株则推荐使用万古霉素联合庆大霉素或替考拉宁联合庆大霉素。

（3）针对青霉素敏感的肠球菌心内膜炎推荐青霉素 2.4g，q4h 静脉滴注联合庆大霉素 1mg/kg，q12h 静脉滴注，疗程 4~6 周。

3. 药物过量的症状及处理　药物过量主要表现为中枢神经系统不良反应，应及时停药并给予对症、支持治疗。血液透析可清除本品。

4. 过敏性休克的急救措施　如发生过敏性休克，应立即停药，同时立即肌内或皮下注射 0.1% 肾上腺素注射液 0.5~1ml（小儿酌减），必要时可 5~10 分钟重复注射一次或进行静脉、心内注射，并根据需要进行输液、给氧、滴注肾上腺皮质激素（氢化可的松 200~500mg 或地塞米松 10~20mg）、应用升压药和其他必要的急救措施。

5. 对诊断的干扰

（1）本品可能导致以硫酸铜法测尿糖时出现假阳性，而以葡萄糖酶法测定则不受影响。

（2）静脉滴注本品可出现血钠测定值增高。

（3）本品可使血清谷丙转氨酶（alanine aminotr-ansferase，ALT）或谷草转氨酶（aspartate aminotrans-ferase，AST）升高。

苯唑西林 Oxacillin

【其他名称】

苯唑青霉素钠、新青霉素 II。

177

【药物特征】

为半合成的耐青霉素酶青霉素,对产青霉素酶葡萄球菌具有良好抗菌活性,对各种链球菌及不产青霉素酶的葡萄球菌抗菌活性则逊于青霉素。

耐酸,口服吸收30%~33%,蛋白结合率为93%。体内分布广,肝、肾、肠、脾、胸腔积液和关节囊液中均可达到有效治疗浓度;腹水和痰液中浓度较低。不能透过正常血脑屏障,可透过胎盘屏障,亦有少量分泌至乳汁。$t_{1/2}$为0.4~0.7小时,约49%在肝脏代谢,血液透析和腹膜透析均不能清除。

【适应证】

1. 产青霉素酶葡萄球菌引起的败血症、心内膜炎、肺炎和皮肤软组织感染等。

2. 化脓性链球菌或肺炎链球菌与耐青霉素葡萄球菌所致的混合感染。

【剂型与特征】

1. 苯唑西林胶囊 食物可影响本品在胃肠道的吸收,需空腹(餐前1小时或餐后2小时)口服。

2. 注射用苯唑西林钠 为白色粉末或结晶性粉末。肌内注射时,每500mg用2.8ml灭菌注射用水溶解。

【用法用量】

见表3-2-3。

表3-2-3 苯唑西林的用法与用量

用药对象		用法用量		
		空腹口服	肌内注射	静脉滴注
成人		0.5~1g, q6h	4~6g/日,分 4次给药	4~8g/日,分2~4 次给药;严重感 染,可增至12g
小儿	体重＜40kg		12.5~25mg/kg, q6h	

用药对象	用法用量		
	空腹口服	肌内注射	静脉滴注
体重 ≥ 40kg	同成人剂量		
新生儿 体重 < 2kg		日龄 1~14 天：25mg/kg，q12h；日龄 15~30 天：25mg/kg，q8h	
体重 ≥ 2kg		日龄 1~14 天：25mg/kg，q8h；日龄 15~30 天：25mg/kg，q6h	
早产儿		一日 25mg/kg，分次给予	
肾功能不全	轻、中度肾功能不全者：不需调整剂量；严重肾功能不全者：减量		

【不良反应】

1. 胃肠道反应　如恶心、呕吐、腹胀、腹泻、食欲缺乏等，口服给药时较常见。

2. 过敏反应　药疹、药物热等。

3. 神经系统反应　大剂量应用可出现抽搐、痉挛、神志不清、头痛等。

4. 偶见中性粒细胞减少症或粒细胞缺乏症，对特异体质者可致出血倾向。个别发生血清转氨酶升高。

5. 急性间质性肾炎伴肾衰竭也有报道。婴儿大剂量用药后有发生血尿、蛋白尿和尿毒症的报道。

6. 其他　少见继发白念珠菌感染，静脉给药可见静脉炎。

【禁忌证】

对本品或其他青霉素类药物过敏者禁用。

【药物相互作用】

1. 丙磺舒阻滞本品的排泄，血药浓度升高，使作用维持较长。

2. 与西索米星或奈替米星联用,可增强其抗金黄色葡萄球菌的作用。

3. 与庆大霉素或氨苄西林联用,可相互增强对肠球菌的抗菌作用。

4. 阿司匹林可抑制本品与血清蛋白的结合,升高本品的游离血药浓度。

5. 磺胺类药可抑制本品与血清蛋白的结合,升高本品的游离血药浓度;且磺胺类药可减少本品在胃肠道的吸收。

6. 与庆大霉素、四环素、多黏菌素 B、去甲肾上腺素、间羟胺、苯巴比妥、维生素 B 族、维生素 C、琥珀胆碱等存在配伍禁忌。

【注意事项】

1. 用药前需详细询问药物过敏史并做青霉素皮试。

2. 对一种青霉素过敏者可能对其他青霉素类药物、青霉胺过敏,有青霉素过敏性休克史者 5%~7% 可能存在对头孢菌素类药物交叉过敏。

3. 有哮喘、湿疹、花粉症、荨麻疹等过敏性疾病或肝病患者应慎用本品。

【FDA 妊娠/哺乳分级】

B 类 /L1 级。尚缺乏对孕妇的充分研究,孕妇应仅在确有必要时使用。少量本品从乳汁中分泌,哺乳期妇女用药时宜暂停哺乳。

【用药实践】

1. 药物过量的症状及处理 药物过量主要表现为中枢神经系统不良反应,应及时停药并给予对症、支持治疗。血液透析不能清除本品。

2. 药物溶液的稳定性 本品在 5% 葡萄糖氯化钠注射液中放置 12 小时后,其效价减少 12%;当本品加入 5% 葡萄糖注射液或 0.9% 氯化钠注射液中,同时有磷酸盐缓冲液存在时,则在 21~25℃放置 24 小时效价无变化。

氯唑西林 Cloxacillin

【其他名称】

瑞普林、邻氯青霉素钠、氯苯西林钠、奥格林、开力。

【药物特征】

为半合成耐青霉素酶青霉素，对青霉素酶高度稳定（稳定性高于其他耐青霉素酶青霉素类药物），对产青霉素酶的葡萄球菌属（包括金黄色葡萄球菌和凝固酶阴性葡萄球菌）的抗菌活性较苯唑西林强，但对青霉素敏感葡萄球菌和各种链球菌的抗菌作用较青霉素弱 5~10 倍，对甲氧西林耐药葡萄球菌无效。

耐酸，口服吸收达 50%，血清蛋白结合率为 94%，能渗入急性骨髓炎患者的骨组织、脓液和关节腔积液中，在胸腔积液中也有较高浓度。能透过胎盘进入胎儿，但难以透过正常的血脑屏障。$t_{1/2}$ 为 0.5~1.1 小时，少量在肝脏代谢，主要通过肾小球滤过和肾小管分泌，约 62% 随尿液排出，约 6% 自胆汁排出。血液透析和腹膜透析均不能有效清除本品。

【适应证】

1. 产青霉素酶葡萄球菌引起的败血症、心内膜炎、肺炎和皮肤软组织感染等。

2. 化脓性链球菌或肺炎链球菌与耐青霉素葡萄球菌所致的混合感染。

【剂型与特征】

1. 氯唑西林钠胶囊。

2. 氯唑西林钠颗粒。

食物可影响本品的吸收，延迟达峰时间，降低血药峰值浓度，口服制剂应空腹服用（餐前 0.5~1 小时），以利吸收。

3. 注射用氯唑西林钠 将药物溶于 0.9% 氯化钠注射液100~200ml 中静脉滴注。

【用法用量】

见表3-2-4。

表3-2-4 氯唑西林的用法与用量

用药对象	空腹口服	肌内注射	静脉注射	静脉滴注
成人	0.5g,q6h		4~6g/d,分2~4次给药	同静脉注射,严重感染可16g/d,分4次给药
儿童	一日25~50mg/kg,分4次给药			一日50~100mg/kg,分2~4次给药
新生儿	一日25~50mg/kg,分4次给药			(1)日龄≤14天:体重低于2kg者,25mg/kg,q12h;体重超过2kg者,25mg/kg,q8h; (2)日龄15~30天:体重低于2kg者,25mg/kg,q8h;体重超过2kg者,25mg/kg,q6h
老年人	不需调整剂量			
肾功能不全者	轻中度肾功能减退者不需要调整剂量; 严重肾功能减退者应适当调整剂量			

【不良反应】

1. 过敏反应 常见荨麻疹等各类皮疹,可见白细胞减少、间质性肾炎、哮喘发作和血清病型反应等,偶见过敏性休克。

2. 偶可产生恶心、呕吐和血清转氨酶升高。

3. 大剂量注射可引起抽搐等中枢神经系统毒性反应。

【禁忌证】

有青霉素类药物过敏史者或青霉素皮肤试验阳性患者禁用。

【药物相互作用】

1. 丙磺舒、吲哚美辛、保泰松可减少氯唑西林的肾小管分泌,延长本品的血清半衰期。

2. 阿司匹林抑制本品与血清蛋白结合,提高本品的游离血药浓度。

3. 与庆大霉素联用,可相互增强对肠球菌的抗菌作用。

4. 与抗凝血药(如华法林)合用,可增强抗凝血药的作用,导致出血时间延长。

5. 与四环素、红霉素、氯霉素等抑菌药合用,可干扰本品的杀菌活性,尤其在治疗急需杀菌药的严重感染时不宜与这些药合用。

6. 磺胺类药可减少本品在胃肠道的吸收,抑制本品与血清蛋白的结合,减少本品在肾小管的排泄,还可干扰本品的杀菌活性,故两药不宜合用。

7. 与氨基糖苷类、去甲肾上腺素、间羟胺、苯巴比妥、维生素 B 族、维生素 C、琥乙红霉素、盐酸土霉素、盐酸四环素、硫酸多黏菌素 B、多黏菌素 E 甲磺酸钠和盐酸氯丙嗪等存在配伍禁忌。

【注意事项】

1. 用药前需详细询问药物过敏史并进行青霉素皮肤试验。

2. 对一种青霉素过敏患者可能对其他青霉素类药物或青霉胺过敏。

3. 有哮喘、湿疹、花粉症、荨麻疹等过敏性疾病患者慎用。

4. 本品可降低患者胆红素与血清蛋白结合能力,新生儿(尤其是有黄疸者)及早产儿慎用。

【FDA 妊娠 / 哺乳分级】

B 级 /L2 级。目前缺乏本品对孕妇影响的充分研究,但本品能透过胎盘,孕妇应仅在确有必要时使用。本品有少量在乳汁中分泌,因此哺乳期妇女应用本品时宜暂停哺乳。

【用药实践】

治疗骨髓炎 《国家抗微生物治疗指南》（2012 版）推荐：

1. 4 个月以上小儿及成人血源性骨髓炎甲氧西林敏感金黄色葡萄球菌（methicillin sensitive Staphylococcus aureus，MSSA）感染可首选氯唑西林 2g iv q6h，疗程 4~6 周。

2. 静脉吸毒或接受血液透析者怀疑由 MSSA 引起的血源性骨髓炎可首选氯唑西林 2g iv q6h+ 妥布霉素 100mg iv q8~12h 或环丙沙星 0.4g iv q12h，疗程 4~6 周。

3. 骨折复位内固定术后怀疑由 MSSA 感染引起的继发于局灶感染的骨髓炎时可首选氯唑西林 2g iv q6h+ 环丙沙星 0.4g iv q12h 或妥布霉素 100mg iv q8~12h。

氨苄西林 Ampicillin

【其他名称】

氨苄青霉素、安必欣、欧倍林、安泰林、恩必欣。

【药物特征】

为半合成广谱氨基青霉素，对溶血性链球菌、肺炎链球菌和不产青霉素酶葡萄球菌具较强抗菌作用，与青霉素相仿或稍逊于青霉素。对草绿色链球菌亦有良好抗菌作用，对肠球菌属和李斯特菌属的作用优于青霉素。对白喉棒状杆菌、炭疽芽孢杆菌、放线菌属、流感嗜血杆菌、百日咳鲍特菌、奈瑟菌属以及除脆弱拟杆菌外的厌氧菌均具一定抗菌活性，部分奇异变形杆菌、大肠埃希菌、沙门菌属和志贺菌属细菌对本品敏感。

体内分布广，在主要脏器中均可达到有效治疗浓度，胸腹水、眼房水、关节腔积液、乳汁中均可达到较高浓度，在胆汁中的浓度高于血药浓度数倍。难以透过血脑屏障，正常脑脊液中仅含少量药物，但在脑膜存在炎症时则透过量明显增加。可透过胎盘屏障，在羊水中达到一定浓度。血清蛋白结合率为 20%，$t_{1/2}$ 为 1~1.5 小时，肾功能不全患者可延长至 7~20 小时。

进入体内的药物,80%以原形由尿排泄,少量在肝脏代谢灭活或经胆汁排泄。血液透析可有效清除本品,但腹膜透析对本品的清除无影响。

【适应证】

适用于敏感菌所致的呼吸系统感染、胃肠道感染、尿路感染、软组织感染、心内膜炎、脑膜炎、败血症等。

【剂型与特征】

1. 氨苄西林胶囊 食物可影响本品的口服吸收量,需空腹服用。

2. 注射用氨苄西林钠 本品在弱酸性葡萄糖中分解较快,因此宜用中性液体作溶剂,溶解后立即使用,溶解放置后致敏物质可增多。本品溶液的稳定性随药液浓度和温度升高而降低。

【用法用量】

见表3-2-5。

表3-2-5　氨苄西林的用法与用量

用药对象	空腹口服	肌内注射	静脉滴注或静脉注射
成人	2~4g/d,分4次给药		4~8g/d,重症可增至12g/d,最高14g/d,分2~4次给药
儿童	一日25mg/kg,分2~4次给药	一日50~100mg/kg,分4次给药	一日100~200mg/kg,最高300mg/kg,分2~4次给药
足月新生儿		一次12.5~25mg/kg。出生后第1~2日,q12h;第3日~第2周,q8h;以后q6h	
早产儿			一次12.5~50mg/kg,第1周,q12h;1~4周,q8h;4周以上,q6h
肾功能不全者	肌酐清除率(Ccr)>50ml/min,q6h;Ccr为10~50ml/min,q6~12h;Ccr<10ml/min时,q12~24h		

【不良反应】

类似于青霉素,过敏反应较为多见。

1. 过敏反应　常见皮疹、荨麻疹或斑丘疹,偶见过敏性休克。

2. 血液系统　偶见粒细胞和血小板减少。

3. 肾脏　偶有致间质性肾炎的报道。

4. 肝脏　少见血清谷丙转氨酶(alanine aminotransferase, ALT)或谷草转氨酶(aspartate aminotransferase, AST)升高。

5. 中枢神经系统　大剂量静脉给药可发生抽搐等神经系统毒性症状,婴儿应用氨苄西林后可出现颅内压增高,表现为前囟隆起。

6. 其他　少见假膜性肠炎。

【禁忌证】

1. 禁用于对本品或其他青霉素类过敏者。

2. 因易发生皮疹,避免用于传染性单核细胞增多症、巨细胞病毒感染、淋巴细胞白血病、淋巴瘤等患者。

【药物相互作用】

1. 与阿司匹林、吲哚美辛、保泰松、磺胺药合用,氨苄西林在肾小管的排泄减少,血药浓度升高。

2. 别嘌醇可使本品皮疹反应发生率增加,尤其多见于高尿酸血症。

3. 与氨苄西林合用,华法林的抗凝血作用加强。

4. 口服避孕药的效果因氨苄西林能刺激雌激素代谢或减少其肠肝循环而降低。

5. 与下列药物有配伍禁忌　氨基糖苷类、多黏菌素类、红霉素、四环素、氯化钙、葡萄糖酸钙、肾上腺素、间羟胺、多巴胺、维生素 B 族、维生素 C、含有氨基酸的注射剂等。

【注意事项】

1. 严重肾功能损害者,有哮喘、湿疹、荨麻疹等过敏性疾病者,均应慎用。

2. 用药期间如出现严重的持续性腹泻,可能是假膜性肠炎,应立即停药,确诊后采用相应抗生素治疗。

【FDA 妊娠/哺乳分级】

B 级/L1 级。

1. 尚无本品在孕妇应用的严格对照试验,但本品可透过胎盘进入胎儿体内,且可使晚期妊娠孕妇血浆中结合的雌激素浓度减少,但对不结合的雌激素和孕激素无影响,故建议孕妇仅在确有必要时使用。

2. 少量药物从乳汁中分泌,哺乳期用药宜暂停授乳。

【用药实践】

1. 感染性心内膜炎的预防 美国心脏病学会关于《感染性心内膜炎预防指南》(2007 年)中指出,针对具有感染性心内膜炎高危风险的患者,如人工瓣膜植入或使用人工材料修补瓣膜;既往有感染性心内膜炎;先天性心脏病(congenital heart disease,CHD)包括未经手术修复的发绀性 CHD、使用人工材料修复的 CHD 后 6 个月、未完全修复的 CHD;心脏移植后出现的瓣膜病;在口腔科操作前 30~60 分钟,给予阿莫西林 2g 口服或氨苄西林 2g 静脉滴注或肌内注射(成人);阿莫西林 50mg/kg 口服或氨苄西林 50mg/kg 静脉滴注或肌内注射(儿童)(B 级)。

中华医学会心血管病学分会关于《成人感染性心内膜炎预防、诊断和治疗专家共识》(2014 年)中指出,针对具有感染性心内膜炎高危风险的患者,在口腔科风险性操作前 30 分钟需预防性应用阿莫西林或氨苄西林 2g 口服或静脉注射(成人);50mg/kg 口服或静脉注射(儿童)。若患者存在青霉素过敏,则可选用克林霉素 600mg 口服或静脉注射(成人);20mg/kg 口服或静脉注射(儿童)。

2. 细菌性脑膜炎治疗 美国感染病学会(IDSA)关于《细

菌性脑膜炎治疗指南》(2004 年)推荐氨苄西林作为首选药物治疗青霉素敏感的肺炎链球菌、脑膜炎奈瑟菌、肠球菌(联合庆大霉素)、单核细胞性李斯特菌及不产 β- 内酰胺酶的流感嗜血杆菌所致的脑膜炎,剂量为 2.0g, q4h, 静脉滴注(A 级)。

阿莫西林 Amoxicillin

【其他名称】

阿莫灵、阿莫仙、珍棒、益萨林、再林。

【药物特征】

为半合成的广谱氨基青霉素,抗菌谱与氨苄西林相同,对肺炎链球菌、溶血性链球菌等链球菌属、不产青霉素酶葡萄球菌、粪肠球菌等需氧 G^+ 球菌,大肠埃希菌、奇异变形杆菌、沙门菌属、流感嗜血杆菌、淋病奈瑟菌等不产 β- 内酰胺酶的需氧 G^- 菌株及幽门螺杆菌具有良好的抗菌活性。

本品口服吸收良好,耐酸性比氨苄西林强,口服等量药物,血药浓度比氨苄西林高 1 倍。在多数组织和体液中分布良好。痰液、中耳液可达有效浓度,炎性脑脊液中可达有效浓度,乳汁、汗液和泪液中药物浓度极低。蛋白结合率为 17%~20%。6 小时内约 60% 给药量通过肾小球滤过和肾小管分泌以原形药自尿中排出,部分药物经胆道排泄。$t_{1/2}$ 为 1~1.3 小时,严重肾功能不全患者血清半衰期可延长至 7 小时。血液透析可清除本品,腹膜透析则无清除本品的作用。

【适应证】

1. 适用于敏感菌(不产 β- 内酰胺酶菌株)所致上、下呼吸道感染,泌尿生殖道感染,皮肤软组织感染。

2. 急性单纯性淋病。

3. 伤寒、伤寒带菌者及钩端螺旋体病。

4. 与克拉霉素、兰索拉唑三联用药根除胃、十二指肠幽门螺杆菌,降低消化道溃疡复发率。

【剂型与特征】

1. 阿莫西林片。

2. 阿莫西林胶囊。

3. 阿莫西林分散片。

4. 阿莫西林颗粒。

口服制剂仅用于轻、中度感染,吸收良好,生物利用度达90%,虽然食物可延迟本品的吸收,但并不能显著降低药物的吸收总量,为减轻胃肠道反应,宜餐后服用。

5. 注射用阿莫西林钠 用于病情较重需住院治疗或不能口服的患者。本品极易溶于水,水溶液中 β- 内酰胺环易裂解,水解率随温度升高而加速,故注射液应新鲜配制,配制后不宜久置。

【用法用量】

1. 成人

(1)口服给药

1)一般感染:一次 0.5g,q6~8h,日极量4g。

2)治疗无并发症的急性尿路感染:单次 3g,也可于 10~12 小时后再增加 3g。

3)淋病:单次 3g,常加用丙磺舒 1g。

4)预防感染性心内膜炎:单次 3g,于术前 1 小时给予(如拔牙)。

(2)肌内注射:一次 0.5~1g,q6~8h。

(3)静脉滴注:一次 0.5~1g,q6~8h。

2. 小儿

(1)口服给药

1)3 个月以上小儿:一日 20~40mg/kg,q8h。

2)3 个月以下婴儿:一日 30mg/kg,q12h。

(2)肌内注射:一日 50~100mg/kg,分 3~4 次给药。

(3)静脉滴注:一日 50~100mg/kg,分 3~4 次给药。

3. 肾功能严重损害患者

（1）肌酐清除率为 10~30ml/min：一次 0.25~0.5g，q12h。

（2）肌酐清除率＜ 10ml/min：一次 0.25~0.5g，q24h。

（3）血液透析可清除本品，每次血液透析后应给予阿莫西林 1g。

【不良反应】

本品不良反应总发生率为 5%~6%。

1. 胃肠道　常见恶心、呕吐、腹泻及假膜性肠炎等，偶有致假膜性肠炎。

2. 过敏反应　常见皮疹、药物热和哮喘等过敏反应，偶可引起过敏性休克。

3. 肝脏　少见 ALT 或 AST 轻度升高。

4. 肾脏　偶见急性间质性肾炎等。

5. 血液系统　偶见贫血、血小板减少、嗜酸性粒细胞增多等。

6. 中枢神经系统　偶见兴奋、焦虑、失眠、头晕、行为异常及惊厥等。

7. 二重感染　长期、大剂量用药可致菌群失调，出现由念珠菌或耐药菌引起的二重感染。

【禁忌证】

禁用于青霉素过敏及青霉素皮试阳性患者。

【药物相互作用】

1. 与别嘌醇类尿酸合成抑制药合用，可增加本品发生皮肤不良反应的危险性。

2. 与甲氨蝶呤合用，可使甲氨蝶呤肾清除率降低，从而增加甲氨蝶呤的毒性。

3. 与伤寒活疫苗合用，可降低伤寒活疫苗的免疫效应。可能的机制是本品对伤寒沙门菌具有抗菌活性。

4. 其他　参见氨苄西林。

【注意事项】

参见氨苄西林。

【FDA 妊娠 / 哺乳分级】

B 级 /L1 级。妊娠晚期孕妇应用本品后可使血浆中结合雌激素浓度降低，但对不结合的雌激素和孕激素无影响，且本品可透过胎盘进入胎儿体内，建议孕妇仅在确有必要时应用本品。本品可少量分泌入乳汁，乳母服用后可能导致婴儿过敏，应用时须权衡利弊。

【用药实践】

1. 药物过量的表现及处理　本品过量用药会引起肾功能不全、少尿等肾功能损害，停药后可恢复。必要时可通过血液透析清除部分药物。

2. 感染性心内膜炎的预防　参见氨苄西林。

哌拉西林 Piperacillin

【其他名称】

氧哌嗪青霉素、哌氨苄青霉素。

【药物特征】

为半合成的氨脲苄类抗假单胞菌青霉素，抗菌谱广，对 G^+ 菌的作用与氨苄西林相似，对肠球菌有较好的抗菌活性，对于某些拟杆菌和梭菌也有一定作用。对 G^- 菌的作用强，抗菌谱包括淋病奈瑟菌、大肠埃希菌、变形杆菌、肺炎克雷伯菌、铜绿假单胞菌、枸橼酸杆菌、肠杆菌属、嗜血杆菌等。

本品口服不吸收，体内分布广，周围器官均可达有效浓度，在胆汁和前列腺液中有较高浓度。血清蛋白结合率为 17%~22%。$t_{1/2}$ 为 0.6~1.2 小时，中度以上肾功能不全者可延长至 3.3~5.1 小时。本品在肝内不代谢，主要经肾小球滤过和肾小管分泌随尿液排泄，10%~20% 的药物经胆汁排泄，少量药物也可经乳汁排出。

【适应证】

1. 治疗铜绿假单胞菌、不动杆菌属和敏感肠杆菌科细菌所致的败血症、尿路感染、呼吸道感染、胆道感染、腹腔感染、盆腔感染以及皮肤、软组织感染等。

2. 联合氨基糖苷类治疗粒细胞减少症免疫缺陷患者的感染。

【剂型与特征】

注射用哌拉西林钠：白色或类白色粉末，极易引湿。静脉注射时，每1g药物溶于5ml灭菌注射用水或氯化钠注射液中，缓慢注射。静脉滴注时，将静脉注射液至少稀释至50~100ml，于20~30分钟内滴入。本品不可加入碳酸氢钠溶液中静脉滴注。

【用法用量】

静脉滴注和静脉注射。

1. 成人

（1）中度感染：8g/日，分2次静脉滴注。

（2）严重感染：3~4g/次，q4~6h。日剂量不超过24g。

2. 婴幼儿和12岁以下儿童　每日按体重100~200mg/kg。

3. 新生儿用药　见表3-2-6。

表3-2-6　哌拉西林的新生儿用法用量

体重	日龄	每次剂量	给药频次
< 2kg	第1周	50mg/kg	q12h
	> 1周	50mg/kg	q8h
≥ 2kg	第1周	50mg/kg	q8h
	> 1周	50mg/kg	q6h

【不良反应】

1. 过敏反应 常见皮疹、荨麻疹、皮肤瘙痒等；偶见药物热、过敏性休克等。皮疹发生率低于氨苄西林。

2. 胃肠道 腹泻、恶心、呕吐；罕见假膜性肠炎。

3. 肝脏 少见血清转氨酶、乳酸脱氢酶、胆红素等升高，胆汁淤积性黄疸等。

4. 肾脏 少见尿素氮和血清肌酐升高等肾功能异常，偶见间质性肾炎。

5. 血液系统 可见高钠血症、低钾血症；少见白细胞减少、凝血功能障碍等。

6. 中枢神经系统 头痛、头晕和疲倦等症状；尿毒症患者大剂量用药后可出现肌肉阵挛、抽搐、昏迷等青霉素脑病。

7. 局部症状 局部注射部位疼痛、硬结，严重者可致血栓性静脉炎。

8. 其他 长期用药可出现念珠菌二重感染。

【禁忌证】

禁用于对本品或其他青霉素类药物过敏者。

【药物相互作用】

1. 丙磺舒可减少本品的排泄，使血药浓度升高，作用维持时间延长。

2. 与氨基糖苷类联用，对铜绿假单胞菌、沙雷菌属、克雷伯菌属、其他肠杆菌属和葡萄球菌的敏感菌株有协同抗菌作用。

3. 与头孢西丁合用，因后者可诱导细菌产生 β- 内酰胺酶而对铜绿假单胞菌、沙雷菌属、变形杆菌属和肠杆菌属出现拮抗作用。

4. 与抗凝血药（肝素、香豆素、茚满二酮等）及非甾体抗炎止痛药合用时出血危险增加，与溶栓剂合用可发生严重出血。

【注意事项】

1. 有过敏史、出血史、溃疡性结肠炎、克罗恩病或抗生素相关性肠炎者慎用。

2. 长期用药应定期检查肝、肾功能。

3. 不可加入碳酸氢钠溶液中静脉滴注。

【FDA 妊娠 / 哺乳分级】

B 级 /L2 级。动物生殖试验未发现本品有损害，但尚未在孕妇中进行严格对照试验以排除这类药物对胎儿的不良影响，所以孕妇应仅在确有必要时使用本品。少量本品从乳汁中分泌，哺乳期妇女用药宜暂停哺乳。

【用药实践】

1. 药物过量的处理 用药过量时应及时停药并予对症、支持治疗；必要时可采用血液透析清除血液中部分药物，4 小时可清除给药量的 30%~50%。

2. 对诊断的干扰 应用本品可引起直接抗球蛋白试验（Coombs 试验）呈阳性，也可出现血尿素氮和血清肌酐升高、高钠血症、低钾血症、血清转氨酶和血清乳酸脱氢酶升高、血清胆红素增多。

3. 铜绿假单胞菌下呼吸道感染的治疗 中华医学会呼吸病学分会感染学组关于《铜绿假单胞菌下呼吸道感染诊治专家共识》（2014 年）指出，哌拉西林单药对铜绿假单胞菌有较强的抗菌活性，常用推荐剂量为 9~16g，分 3~4 次静脉滴注，疗程为 10~14 天。但由于单药易被细菌 β- 内酰胺酶分解，现已少用，多用复合制剂哌拉西林钠 - 他唑巴坦钠，其对铜绿假单胞菌的抗菌活性在青霉素类中最强，敏感度为 68.4%，常作为敏感菌的首选用药之一，常用推荐剂量为 4.5g q6~8h，静脉滴注，疗程为 10~14 天。

美洛西林 Mezlocillin

【其他名称】

磺唑氨苄青霉素、诺美、诺塞林、天林、每安风。

【药物特征】

为酰脲类半合成广谱青霉素，抗菌谱与哌拉西林相似，对 G^- 肠杆菌属细菌具有极强的抗菌作用，对铜绿假单胞菌等假单胞菌的抗菌作用较强，但弱于阿洛西林和哌拉西林。

体内分布于血清、腹膜液、胸膜液、支气管与创口分泌液、骨及其他组织中，在胆汁中浓度极高，很少透过血脑屏障，但脑膜炎时可进入脑脊液。蛋白结合率为 42%，主要由肾排泄，其中有 10% 为代谢物，$t_{1/2}$ 约为 1 小时。血液透析可迅速除去大部分药物，腹膜透析也可除去部分药物。

【适应证】

主要用于敏感菌株所致的败血症、化脓性脑膜炎、腹膜炎、骨髓炎、皮肤及软组织感染及眼、耳、鼻、喉科感染。

【剂型与特征】

注射用美洛西林钠：白色结晶性粉末，极易溶于水，在 0.9% 氯化钠液或 5% 葡萄糖液中尚稳定，但应在临用前溶解为宜。本品溶液在冰箱内保存不得超过 24 小时，贮存于冷处可析出结晶，可将容器置温水中使溶解后再应用。

【用法用量】

肌内注射、静脉注射或静脉滴注，详见表 3-2-7。

表 3-2-7 美洛西林的用法与用量

	用药对象	每次剂量	给药频次
成人	一般感染	2~3g	q6h
	重症感染	3g	q4h
	极重感染	4g	q4h
	淋菌性尿道炎	单次 1~2g，用前 0.5 小时服丙磺舒 1g	
儿童	日龄 ≤ 7 日	75mg/kg	q12h
	日龄 > 7 日	75mg/kg	q6~8h

续表

用药对象		每次剂量	给药频次
肾功能 受损者	肌酐清除率＞30ml/min	无需调整	
	肌酐清除率 10~30ml/min	1.5~3g	q8h
	肌酐清除率＜10ml/min	1.5g, 重症 2g	q8h

【不良反应】

1. 常见　食欲缺乏、恶心、呕吐、腹泻、肌内注射局部疼痛和皮疹。

2. 少见　血清转氨酶、碱性磷酸酶升高及嗜酸性粒细胞一过性增多,中性粒细胞减少,低钾血症。

【禁忌证】

禁用于对本品或其他青霉素类药物过敏者。

【药物相互作用】

1. 与头孢他啶合用,对铜绿假单胞菌和大肠埃希菌可产生协同或累加抗菌作用。

2. 美洛西林可延长维库溴铵类肌松药对神经肌肉的阻滞作用。

3. 可降低头孢噻肟的总清除率。

4. 可干扰甲氨蝶呤的肾小管排泄,出现甲氨蝶呤毒性反应。

5. 其他　参见哌拉西林。

【注意事项】

1. 用药前须作青霉素皮试,阳性者禁用。

2. 肾功能减退患者应适当降低用量。

3. 有哮喘、湿疹、花粉症、荨麻疹等过敏性疾病史者慎用。

4. 凝血功能异常者慎用。

5. 严重电解质紊乱的患者慎用本品钠盐。

【FDA妊娠/哺乳分级】

B级。本品可透过胎盘屏障,并有少量随乳汁分泌,可使婴儿致敏和引起腹泻、皮疹、念珠菌感染等,孕妇及哺乳期应用仍须权衡利弊。

【用药实践】

1. 药物过量的处理 本品无特效的拮抗剂,用药过量时应采取对症和支持治疗。包括:①经胃肠道外使用肾上腺素,静脉给予皮质激素;②吸氧,必要时可气管插管以维持呼吸;③血液透析也有助于清除部分药物。

2. 对诊断的干扰

(1)以硫酸铜法进行尿糖测定,可呈假阳性,但用葡萄糖酶法测定则不受影响。

(2)尿蛋白试验结果可呈假阳性。

(3)直接抗球蛋白试验(Coombs试验)可呈阳性。

3. 使用注意事项

(1)配伍禁忌:酸性物质(pH 4.5以下,沉淀;pH 4.0以下,抗菌效价降低);碱性物质(pH 8.0以上,抗菌效价降低);重金属(尤其铜、锌、汞)、氧化剂、还原剂、羟基化合物及锌化物制造的橡皮管及胶塞均可使本品活性下降。

(2)严格掌握静脉注射时间。低剂量时,注射时间为2~4分钟;5g剂量时,注射时间为15~20分钟。早产儿和新生儿需相应延长注射时间。

二、头孢菌素类

(一)药物治疗概论

头孢菌素类(cephalosporin)是以冠头孢菌(*Cephalosporium acremonium*)培养液中分离得到的天然头孢菌素C(cephalosporin C)作为原料,经半合成改造其侧链而得到的一类抗生素。常用的约30种,按其发明年代的先后和抗菌性能的不同可分为四代。其产品分布与特征见表 3-2-8。

表 3-2-8 头孢菌素类抗菌药物的品种分布与作用特征

分代	代表药物		作用特点
第一代	头孢唑林 头孢拉定 头孢硫脒 头孢噻吩	头孢替唑 头孢氨苄 头孢羟氨苄	主要作用于需氧 G⁺ 球菌, 仅对少数肠杆菌科细菌有一定抗菌活性
第二代	头孢呋辛 头孢替安 头孢孟多 头孢尼西	头孢甲肟 头孢克洛 头孢呋辛酯 头孢丙烯	对 G⁺ 球菌的活性与第一代品种相仿或略差, 对部分肠杆菌科细菌亦具有抗菌活性
第三代	头孢噻肟 头孢曲松 头孢他啶 头孢哌酮 头孢唑肟 头孢匹胺 头孢地秦	头孢克肟 头孢泊肟酯 头孢地尼 头孢他美 头孢妥仑匹酯 头孢布烯 头孢唑南	对肠杆菌科细菌亦有良好的抗菌作用, 其中头孢他啶和头孢哌酮对铜绿假单胞菌及某些非发酵菌亦有较好作用, 但口服品种对铜绿假单胞菌及其他非发酵菌均无作用
第四代	头孢吡肟 头孢噻利	头孢匹罗	对肠杆菌科细菌和铜绿假单胞菌的作用与头孢他啶大致相仿, 但对阴沟肠杆菌、产气肠杆菌、沙雷菌属等作用优于头孢他啶等第三代头孢菌素

此外, 新近研发的抗 MRSA 头孢菌素对多重耐药 G⁺ 菌如耐甲氧西林金黄色葡萄球菌(methicillin-resistant Staphylococcus aureus, MRSA)、耐甲氧西林凝固酶阴性葡萄球菌(methicillin-resistant coagulase negative Staphylococcus, MRCNS)、耐青霉素肺

炎链球菌（penicillin resistant Streptococcus pneumoniae，PRSP）均具有较强抗菌活性，对部分 G⁻ 菌仍具良好抗菌活性，其中头孢洛林（ceftaroline）已在美国上市。

第一代和第二代头孢菌素（除头孢呋辛外）对 G⁻ 杆菌产生的 TEM-1、SHV-1 等 β- 内酰胺酶均不稳定，第三代和第四代对广谱 β- 内酰胺酶稳定，但多数品种可为细菌产生的超广谱 β-内酰胺酶（extended-spectrum beta-lactamases，ESBLs）水解。第一代至第四代头孢菌素对 MRSA 和肠球菌属抗菌作用较差，故不宜用于上述细菌感染。

头孢菌素类药物特别是第一、二代头孢菌素与青霉素间存在不完全交叉过敏反应，对一般过敏史及青霉素皮试阳性患者应密切观察，谨慎使用，但有青霉素过敏性休克史者不可选用头孢菌素类药物，头孢菌素类药物皮试符合率较低，即使皮肤过敏试验为阴性，仍需密切观察，既往对头孢菌素类药物存在严重过敏史的患者应禁用。

头孢菌素类药物几乎不代谢或少量代谢，主要经肾脏排泄，尿液中原形药物浓度高，但与青霉素相比，大多数头孢菌素类药物对肾脏损伤较小，少数药物如头孢哌酮、头孢曲松可通过肝胆系统排泄，可在胆汁中达到较高的药物浓度。

头孢菌素类药物在妊娠期使用的研究资料相对完善，在美国食品药品管理局（Food and Drug Administration，FDA）分级中，所有头孢菌素类药物均为 B 级，但头孢菌素类药物可少量自乳汁分泌，在哺乳期使用建议暂停授乳。

（二）药物应用精解

头孢氨苄 Cefalexin

【其他名称】

先锋霉素Ⅳ、苯甘孢霉素、福林、美丰、福乐。

【药物特征】

为半合成的第一代头孢菌素,除肠球菌属、耐甲氧西林葡萄球菌外,肺炎链球菌、溶血性链球菌、产或不产青霉素酶葡萄球菌的大部分菌株对本品敏感。本品对奈瑟菌属有较好抗菌作用,但流感嗜血杆菌对其敏感性较差;对部分大肠埃希菌、奇异变形杆菌、沙门菌和志贺菌有一定抗菌作用。其余肠杆菌科细菌、不动杆菌、铜绿假单胞菌、脆弱拟杆菌均对本品呈现耐药。梭杆菌属和韦荣球菌一般对本品敏感,厌氧 G^+ 球菌对本品中度敏感。

本品口服吸收良好,空腹口服吸收率可达 90%,吸收后广泛分布于各组织体液中,脓性痰液中浓度较高,与血药浓度基本相等;关节腔渗出液中药物浓度也较高,为血药浓度的 50%;胆汁中药物浓度为血药浓度的 1~4 倍。本品可透过胎盘进入胎儿血液循环、产妇羊水。血清蛋白结合率为 10%~15%,在体内不代谢,主要经肾小球滤过和肾小管分泌排出,少量自胆汁排出, $t_{1/2}$ 为 0.6~1.0 小时。血液透析和腹膜透析可有效清除本品。

【适应证】

适用于敏感菌所致的下列轻 - 中症感染:

1. 呼吸系统感染 如急性扁桃体炎、咽峡炎、中耳炎、鼻窦炎、支气管炎、肺炎等。

2. 泌尿系统感染。

3. 皮肤软组织感染。

【剂型与特征】

1. 头孢氨苄胶囊。

2. 头孢氨苄片。

3. 头孢氨苄颗粒。

4. 头孢氨苄干混悬剂。

5. 头孢氨苄泡腾片。

食物可延缓本品的吸收,但不影响吸收量,宜空腹服用,以利吸收。

【用法用量】

1. 成人

（1）一般剂量：250~500mg/次，q6h，最高剂量一日4g。

（2）单纯性膀胱炎、皮肤软组织感染及链球菌咽峡炎：500mg/次，q12h。

2. 儿童

（1）一般剂量：一日25~50mg/kg，分4次给药。

（2）皮肤软组织感染及链球菌咽峡炎：一次12.5~50mg/kg，q12h。

【不良反应】

本品不良反应发生率约为8%，一般呈暂时性或可逆性。

1. 过敏反应　少见皮疹、荨麻疹、红斑、药物热等过敏反应症状，偶见过敏性休克。

2. 胃肠道　较多见恶心、呕吐、腹泻和腹部不适等。

3. 中枢神经系统　少见头晕、复视、耳鸣、抽搐等神经系统症状。

4. 肝脏　少见一过性肝功能异常（ALT、AST和碱性磷酸酶短暂升高）。

5. 肾脏　少见暂时性尿素氮、肌酐升高，偶见蛋白尿、少尿。

6. 血液　偶见血红蛋白下降、血小板减少、中性粒细胞减少、嗜酸性粒细胞增多等，罕见溶血性贫血。

7. 其他　长期用药时可致菌群失调，发生二重感染，也可出现维生素K、维生素B缺乏。

【禁忌证】

对头孢菌素过敏者及有青霉素过敏性休克或即刻反应史者禁用。

【药物相互作用】

1. 考来烯胺能降低本品的平均血药浓度峰值。

2. 丙磺舒可延迟本品的肾排泄,使血药浓度升高约 30%。

3. 与庆大霉素或阿米卡星联用,对某些敏感菌株有协同作用。

4. 强利尿剂、氨基糖苷类、抗肿瘤药等肾毒性药物可增加本品的肾毒性。

5. 与华法林同用增加出血的危险。

【注意事项】

1. 应用前须详细询问患者对头孢菌素类、青霉素类及其他药物过敏史。

2. 有胃肠道疾病史的患者,尤其有溃疡性结肠炎、克罗恩病或抗生素相关性结肠炎患者以及肾功能减退者应慎用。

3. 本品不宜用于严重感染,当每天口服剂量超过 4g 时,应考虑改用注射用头孢菌素类药物。

4. 肾功能严重损害者应酌情减量。

【FDA 妊娠 / 哺乳分级】

B 级 /L1 级。本品可透过胎盘,孕妇应慎用。本品亦可经乳汁排出,虽至今尚无哺乳期妇女应用头孢菌素类发生问题的报道,但仍须权衡利弊后应用。

【用药实践】

1. 对诊断的干扰 应用本品可出现直接 Coombs 试验阳性反应和尿糖假阳性反应(硫酸铜法);少数患者的碱性磷酸酶、ALT、AST 皆可升高。

2. 药物对儿童的影响 有报道本品可暂时改变婴儿的肠道细菌平衡而导致腹泻。6 岁以下小儿慎用。

头孢唑林 Cefazolin

【其他名称】

先锋霉素 V、钠林、凯复唑、新泰林、先锋啉。

【药物特征】

为半合成第一代头孢菌素，抗菌谱类似头孢氨苄，除肠球菌属、耐甲氧西林葡萄球菌外，对甲氧西林敏感葡萄球菌（包括产酶菌株）、链球菌、大肠埃希菌、奇异变形杆菌和肺炎克雷伯菌、流感嗜血杆菌以及产气肠杆菌等具有抗菌活性。本品的特点是对 G⁻ 菌的作用较强，对葡萄球菌的 β- 内酰胺酶稳定性较弱。

本品 $t_{1/2}$ 为 1.5~2 小时，半衰期较长，有效血药浓度较持久。本品难以透过血脑屏障，在胸腔积液、腹水、心包液和滑囊液中可达较高浓度，胆汁中浓度较低，能经过胎盘进入羊水，但在乳汁中浓度极低。蛋白结合率为 74%~86%，在体内不代谢，原形药自尿中排出。血液透析清除本品较缓慢，6 小时可使血药浓度减少 40%~45%，腹膜透析不能有效清除本品。

【剂型与特征】

注射用头孢唑林钠：常用其钠盐，为白色或类白色的结晶性粉末，无臭，味苦，极易溶于水，水溶液较稳定，室温下可保存 24 小时，需避光保存；受冷常析出结晶，宜温热溶化后应用。静脉注射时间为 3~5 分钟，静脉滴注时间约为 30 分钟。

【适应证】

1. 适用于敏感细菌所致的呼吸道、泌尿生殖道、皮肤软组织、骨和关节、肝胆系统等感染。也可用于败血症，感染性心内膜炎，眼、耳、鼻、喉科感染以及外科手术前的预防用药。

2. 本品不宜用于中枢神经系统感染。

3. 对慢性尿路感染，尤其伴有尿路解剖异常者的疗效较差。

4. 本品不宜用于治疗淋病和梅毒。

【用法用量】

静脉缓慢推注、静脉滴注或肌内注射。

1. 成人 一次 0.5~1g，一日 2~4 次，严重感染可增加至一日 6g，分 2~4 次静脉给予，见表 3-2-9。

表 3-2-9　成人中头孢唑林的用法与用量

感染类型	每次剂量	给药频次
G⁺菌所致轻度感染	0.5g	q8~12h
中度或重度感染	0.5~1g	q6~8h
极重感染	1~1.5g	q6h
泌尿系统感染	1g	q12h

2. 儿童　一日 50~100mg/kg,分 2~3 次给予。1 个月龄以下儿童或早产儿不用此药。

3. 成人肾功能减退者　首次剂量为 0.5g,然后根据肌酐清除率的不同,按表 3-2-10 给药。

表 3-2-10　成人肾功能减退者的头孢唑林的用法与用量

肌酐清除率/(ml/min)	每次剂量	给药频次
＞50	不需调整	
35~50	0.5g	q8h
11~34	0.25g	q12h
＜10	0.25g	q18~24h

4. 小儿肾功能减退者　先给予 12.5mg/kg,继以按表 3-2-11 给予维持量。

表 3-2-11　小儿肾功能减退者的头孢唑林的用法与用量

肌酐清除率/(ml/min)	每次剂量	给药频次
＞70	不需调整	
40~70	12.5~30mg/kg	q12h
20~40	3.1~12.5mg/kg	q12h
5~20	2.5~10mg/kg	q24h

5. 预防外科手术后感染 说明书用法用量表明,预防术后感染,于术前 0.5~1 小时肌内注射或静脉给药 1g,手术时间超过 6 小时者术中加用 0.5~1g,术后每 6~8 小时给予 0.5~1g,至术后 24 小时止。

【不良反应】

本品的不良反应发生率低。

1. 过敏反应 常见皮疹、红斑、药物热、支气管痉挛等过敏反应,偶见过敏性休克。

2. 胃肠道反应 恶心、呕吐、食欲减退、腹痛、腹泻、味觉障碍等症状,偶见假膜性肠炎。

3. 肝脏损害 可出现暂时性肝功能异常。

4. 血液系统不良反应 少数患者可出现血红蛋白降低、血小板减少、中性粒细胞减少、嗜酸性粒细胞增多,偶见溶血性贫血。

5. 肾脏损害 少数患者可出现尿素氮、肌酐值升高。

【禁忌证】

对头孢菌素过敏者及有青霉素过敏性休克或即刻反应者禁用。

【药物相互作用】

参见头孢氨苄。

【注意事项】

1. 对青霉素过敏者、肝肾功能不全者慎用。

2. 肌内注射偶可引起局部疼痛,静脉注射少数患者可引起静脉炎。

3. 有的供肌内注射的注射剂内含利多卡因,不可注入静脉。

【FDA 妊娠 / 哺乳分级】

B 级 /L1 级。本品可透过胎盘进入羊水,孕妇须权衡利弊后应用。本品乳汁中含量低,但哺乳期妇女用药时宜暂停哺乳。

【用药实践】

1. 药物过量的处理 本品无特效拮抗剂。药物过量时主要给予对症治疗和大量饮水及补液。血液透析也有助于清除部分药物,6小时可使血药浓度减少40%~45%。

2. 老年人用药 本品在老年人中半衰期较年轻人明显延长,应按肾功能适当减量或延长给药间隔。

3. 儿童用药 早产儿及1个月以下的新生儿不推荐应用本品。

4. 对诊断的干扰 应用本品直接Coombs试验可出现阳性;孕妇产前用这类药物,此阳性反应也可出现于新生儿。以硫酸铜法测定尿糖可出现假阳性反应。血清碱性磷酸酶、ALT、AST和血尿素氮在应用本品过程中皆可升高。如采用Jaffe反应进行血清和尿肌酐值测定时可有假性增高。

5. 外科手术预防感染 《抗菌药物临床应用指导原则》(2015年版)和《国家抗微生物治疗指南》(2012年版)推荐头孢唑林用于围手术期感染的预防。在皮肤、黏膜切开前0.5~1小时内或麻醉开始时静脉滴注1~2g,对于手术时间超过3小时或成人出血量超过1500ml时,术中应追加1次。术后用药0.5~1g, ivdrip, q6~8h。清洁手术预防用药时间不超过24小时,清洁-污染手术和污染手术预防用药时间亦为24小时,污染手术必要时延长至48小时。

头孢拉定 Cefradine

【其他名称】

先锋霉素VI、头孢环己烯、泛捷复、君必青、英索力。

【药物特征】

为第一代头孢菌素,抗菌性能类似头孢氨苄,对不产青霉素酶和产青霉素酶金黄色葡萄球菌、凝固酶阴性葡萄球菌、A群溶血性链球菌、肺炎链球菌和草绿色链球菌等G$^+$球菌的部分菌株具良好抗菌作用。耐甲氧西林葡萄球菌属、肠球菌属对本品耐药。对 G⁻ 菌的作用与头孢氨苄相似，厌氧革兰氏阳性菌（艰难梭菌除外）对本品多敏感，脆弱拟杆菌对本品呈现耐药。

药物吸收后在组织体液中分布良好。肝组织中的浓度与血清浓度相等。在心肌、子宫、肺、前列腺和骨组织中皆可获有效浓度。难以通过血脑屏障，可透过胎盘屏障进入胎儿血液循环，少量经乳汁排出。血清蛋白结合率为 6%~10%，$t_{1/2}$ 为 0.8~1 小时。在体内很少代谢，主要以原形经肾脏排泄，少量可随胆汁排泄，血液透析和腹膜透析可有效清除本品。

【适应证】

适用于敏感菌所致的急性咽炎、扁桃体炎、中耳炎、支气管炎和肺炎等呼吸道感染、泌尿生殖道感染及皮肤软组织感染等。口服制剂不宜用于严重感染，注射剂可用于败血症和骨感染。

【剂型与特征】

1. 头孢拉定胶囊。

2. 头孢拉定片。

3. 头孢拉定颗粒。

4. 头孢拉定干混悬剂　配成混悬剂后，室温贮存需 7 日内用完，冰箱内贮藏需 14 日内用完。

5. 头孢拉定分散片　可用温水或冷开水分散后口服，也可吞服或含服。宜餐后服用。

食物可延缓本品的吸收，但不影响吸收总量，口服制剂宜餐后服用。

6. 注射用头孢拉定（添加碳酸钠）　与含钙溶液（林格液、葡萄糖和乳酸林格液）呈配伍禁忌。

7. 注射用头孢拉定（添加精氨酸）　对精氨酸有即刻过敏反应者禁用。

【用法用量】

可口服、静脉滴注、静脉注射或肌内注射，见表3-2-12。

表 3-2-12 头孢拉定的用法与用量

用药对象	口服给药	注射给药
成人	一次 0.25~0.5g，q6h；感染较严重者可增至一次 1g，一日最高 4g	一次 0.5~1g，q6h，一日最高 8g
儿童（＞1周岁）	一次 6.25~12.5mg/kg，q6h	一次 12.5~25mg/kg，q6h
肾功能不全者	肌酐清除率＞20ml/min：一次 0.5g，q6h；肌酐清除率 5~20ml/min：一次 0.25g，q6h；肌酐清除率＜5ml/min：一次 0.25g，q12h	

【不良反应】

参见头孢唑林。长期用药可致菌群失调，维生素 B 族、维生素 K 族缺乏，二重感染等不良反应。

【禁忌证】

对头孢菌素过敏者及有青霉素过敏性休克或即刻反应史者禁用。

【药物相互作用】

1. 与苯妥英钠合用，可延缓苯妥英钠在肾小管的排泄。

2. 与氨基糖苷类、强利尿剂、抗肿瘤药、多黏菌素 E、多黏菌素 B、万古霉素和保泰松等药物合用，可增加肾毒性。

3. 丙磺舒可延迟本品肾排泄。

4. 与美西林合用，对大肠埃希菌、沙门菌属等 G⁻ 杆菌具协同作用。

【注意事项】

1. 在应用本品前须详细询问患者对头孢菌素类、青霉素类及其他药物过敏史，有青霉素类药物过敏性休克史者不可应用，其他患者需在严密观察下慎用。

2. 主要经肾排出，肾功能减退者须减少剂量或延长给药间期。

3. 应用本品的患者以硫酸铜法测定尿糖时可出现假阳性反应。

【FDA 妊娠 / 哺乳分级】

B 级 /L1 级。本品可透过胎盘屏障进入胎儿血循环，也可进入乳汁，孕妇和哺乳期妇女慎用。

【用药实践】

1. 与下列药物呈配伍禁忌　硫酸阿米卡星、庆大霉素、卡那霉素、妥布霉素、新霉素、盐酸金霉素、盐酸四环素、盐酸土霉素、多黏菌素 E 甲磺酸钠、硫酸多黏菌素 B、乳糖酸红霉素、林可霉素、磺胺异噁唑、氨茶碱、可溶性巴比妥类、氯化钙、盐酸苯海拉明和其他抗组胺药、利多卡因、去甲肾上腺素、间羟胺、哌甲酯、琥珀胆碱等。偶亦可能与下列药物发生配伍禁忌：青霉素、甲氧西林、琥珀酸氢化可的松钠、苯妥英钠、维生素 B 族和维生素 C 族、水解蛋白。

2. 注射液保持活性不变的时间　肌内或静脉注射液在室温保存 2 小时活性不变，5℃冷藏可保持 24 小时活性不变。静脉滴注液分别在室温和 5℃冷藏保存 10 小时和 48 小时可保持活性不变。

3. 透析时剂量　血液透析和腹膜透析可有效清除本品，故对慢性间歇性血液透析患者，应在透析开始时及 12 小时、36 小时、48 小时后分别给予本品 0.25g。

头孢硫脒 Cefathiamidine

【其他名称】

君庆、仙力素、达力芬、阿威欣、硫脒头孢菌素。

【药物特征】

为我国自主研制的第一代头孢菌素，对 G⁺ 菌及部分 G⁻ 菌有抗菌活性，对肠球菌、金黄色葡萄球菌、表皮葡萄球菌、链球菌属等 G⁺ 球菌的作用尤强。对耐甲氧西林金黄色葡萄球菌和表皮葡萄球菌的体外抗菌活性不如万古霉素和替考拉宁。

本品口服不吸收。肌内注射,绝对生物利用度为 90.3% ± 6.4%,达峰时间为 0.78h ± 0.08h, $t_{1/2}$ 为 1.38h ± 0.21h;静脉滴注, $t_{1/2}$ 为 1.19h ± 0.12h。体内分布广泛,以胆汁、肝、肾、肺等处含量为高,不透过血脑屏障。血浆蛋白结合率约 23%,在体内几乎不代谢,注射后 12 小时约 90% 的给药量以原形随尿液排泄。肾功能减退患者,肌内注射后 $t_{1/2}$ 延长至 13.2 小时,24 小时尿中仅排出给药量的 3.2%,血液透析可排出给药量的 20%~30%。

【适应证】

敏感菌所引起的呼吸系统、肝胆系统、五官、尿路感染及心内膜炎、败血症。

【剂型与特征】

注射用头孢硫脒:宜现配现用,临用前加灭菌注射用水或氯化钠注射液适量溶解,再用生理盐水或 5% 葡萄糖注射液 250ml 稀释,配制后不可久置。

【用法用量】

见表 3-2-13。

表 3-2-13 头孢硫脒的用法与用量

用药对象	肌内注射	静脉注射
成人	一次 0.5~1.0g, qid	一次 2g,一日 2~4 次给药
儿童	一日 50~100mg/kg,分 3~4 次给药	一日 50~100mg/kg,分 2~4 次给药

【不良反应】

1. 偶见荨麻疹、哮喘、皮肤瘙痒、寒战、高热、血管神经性水肿等。

2. 偶见治疗后血尿素氮、ALT、碱性磷酸酶升高。

3. 少数患者用药后偶可出现中性粒细胞减少。

4.偶可出现念珠菌、葡萄球菌等二重感染。

【禁忌证】

对头孢菌素类过敏者及有青霉素过敏性休克史者禁用。

【药物相互作用】

丙磺舒可延缓本品经肾排泄,从而升高本品的血药浓度。

【注意事项】

1.交叉过敏反应　应用本品前须详细询问头孢菌素类及青霉素类的药物过敏史。有青霉素过敏性休克或即刻反应者,不宜再选用头孢菌素类。

2.有胃肠道疾病史者,特别是溃疡性结肠炎、克罗恩病或抗生素相关性结肠炎(头孢菌素类很少产生假膜性结肠炎)者应慎用。

3.长期用药应监测肝、肾功能和血象。肾功能减退患者应用本品须适当减量。

【FDA妊娠/哺乳分级】

B级。怀孕早期应慎用。哺乳期妇女应用头孢菌素类虽尚未见发生问题的报道,其应用仍应权衡利弊。

【用药实践】

1.药物过量的处理　如出现药物过量,一般采取对症及支持治疗。

2.对检验值或诊断的影响　应用本品的患者直接抗球蛋白试验(Coombs试验)可呈阳性;孕妇产前应用本品,此阳性反应也可出现于新生儿。

3.警惕注射用头孢硫脒引起的过敏性休克及儿童用药风险　2014年7月1日至2015年6月30日,国家食品药品监督管理总局(CFDA)共收到注射用头孢硫脒致不良反应/事件报告5802例,其中严重不良反应/事件报告277例,过敏性休克表现较为突出,占严重病例报告的17.0%。CFDA根据监测数据分析情况,建议医务人员在使用本品前应详细询问患者的过敏史,对本品成分过敏者及过敏体质者禁用,给药期间密切观察患者,一旦出现过敏反应,应立即停药并进行救治。医务人员应严格遵照药品说明书使用本品,将每日剂量分次使用,尤其在儿童用药时,避免单次给药剂量过大或每日总量超剂量。

头孢呋辛 Cefuroxime

【其他名称】

凯帝欣、伏乐新、达力新、明可欣、安可欣。

【药理作用】

为半合成的第二代头孢菌素,对 G^+ 球菌的抗菌活性与第一代头孢菌素相似或略差,对 G^- 杆菌产生的 β- 内酰胺酶相对稳定。其中化脓性链球菌、肺炎链球菌、葡萄球菌甲氧西林敏感株、流感嗜血杆菌、淋病奈瑟菌、脑膜炎奈瑟菌、大肠埃希菌、肺炎克雷伯菌、奇异变形杆菌、肠杆菌属、枸橼酸杆菌、沙门菌属、志贺菌属以及某些吲哚阳性变形杆菌等对本品敏感。沙雷菌属大部分菌株、铜绿假单胞菌、弯曲菌属、不动杆菌、普通变形杆菌、艰难梭菌、李斯特菌及肠球菌等对本品耐药。

在各种体液、组织液中分布良好,能进入炎性脑脊液,可分布至痰液、胆汁及骨组织,皮肤水疱液的药物浓度与血药浓度接近,亦能分布至腮腺液、房水和乳汁;血清蛋白结合率约为50%。大部分于给药后经肾小球滤过和肾小管分泌排泄,尿药浓度甚高,$t_{1/2}$ 约为 80 分钟,约有 89% 的药物在 8 小时内由肾排泄。

【适应证】

用于敏感菌所致的下列感染:

1. 呼吸系统感染 如急性咽炎、扁桃体炎、中耳炎、鼻窦炎、急性支气管炎、慢性支气管炎急性发作、支气管扩张症合并感染、细菌性肺炎、肺脓肿和术后肺部感染等。

2. 泌尿生殖系统感染 如急慢性肾盂肾炎、膀胱炎及无症状的菌尿症,以及耐青霉素菌株所致单纯性(无并发症)或有并发症的淋病。

3. 骨和关节感染 如骨髓炎及脓毒性关节炎等。

4. 皮肤软组织感染 如蜂窝织炎、腹膜炎、丹毒、脓疱病及创伤感染等。

5. 预防手术感染 如腹部、骨盆、矫形外科、心脏、肺、食管及血管手术以及全关节置换手术中预防感染。

6. 其他 如败血症、脑膜炎（尤适用于对磺胺类、青霉素或氨苄西林耐药的脑膜炎奈瑟菌、流感嗜血杆菌所致的脑膜炎）等严重感染，也可用于不产青霉素酶的淋病奈瑟菌引起的女性单纯性淋病性直肠炎和由伯氏疏螺旋体引起的早期游走性红斑（Lyme病）等。

【剂型与特征】

1. 头孢呋辛酯片 整片吞服，不可嚼碎。

2. 头孢呋辛酯胶囊 整粒吞服，不可嚼碎。

3. 头孢呋辛酯分散片 可直接吞服或分散于水中服用。

4. 头孢呋辛酯干混悬剂 5岁以下患儿宜用本品混悬制剂。

口服制剂系头孢呋辛的酯化制剂，口服后在肠黏膜及血中被酯酶分解生成头孢呋辛而起作用。食物可促进本品的吸收，故口服制剂均宜餐后服用，以提高血药浓度，同时减少胃肠道反应。

5. 注射用头孢呋辛钠 本品不能用碳酸氢钠溶液溶解，不同浓度的溶液可呈微黄色至琥珀色。本品粉末、混悬液和溶液在不同的存放条件下颜色可变深，但不影响其效价。

【用法用量】

口服、深部肌内注射、静脉注射或静脉滴注。

1. 成人

（1）口服：一次0.25g，bid，重症感染可增至一次0.5g。

（2）注射给药：一次0.75~1.5g，q8h。对严重感染，一次1.5g，q6h。应用于脑膜炎，一日剂量在9g以下。对于单纯性淋病应肌内注射单剂量 1.5g,可分注于两侧臀部,并同时口服丙磺舒 1g。

2. 儿童

(1)口服:一次 0.125g,bid。

(2)注射给药:平均一日量为 60mg/kg,严重感染可用到 100mg/kg,分 3~4 次给予。一日最高剂量不超过 6g。

3. 肾功能不全者　见表 3-2-14。

表 3-2-14　肾功能不全者中头孢呋辛的用法与用量

肌酐清除率(ml/min)	每次剂量	给药频次
> 20	0.75~1.5g	q8h
10~20	0.75g	q12h
< 10	0.75g	q24h

【不良反应】

常见皮肤瘙痒、胃肠道反应、血红蛋白降低、转氨酶和血胆红素升高、肾功能改变等。肌内注射可致局部疼痛。

【禁忌证】

对头孢菌素类抗生素过敏者禁用本品。

【药物相互作用】

1. 不能以碳酸氢钠溶液溶解。

2. 与强利尿药合用可引起肾毒性。

3. 与氨基糖苷类药同用,有协同抗菌作用,但合用时也可能增加肾毒性,且不可置于同一容器中注射。

【注意事项】

1. 头孢呋辛与青霉素类及其他头孢菌素类药物间存在交叉过敏反应。

2. 有胃肠道疾病史者,特别是溃疡性结肠炎、克罗恩病或假膜性肠炎者慎用。

【FDA 妊娠 / 哺乳分级】

B 级 /L2 级。无实验证据证实本品对胚胎或胎儿畸形的影响，但本品可透过胎盘并经乳汁分泌，妊娠早期及哺乳期妇女应慎用。

【用药实践】

1. 药物过量的症状及处理

（1）症状：可引起神经系统异常继而导致惊厥。

（2）处理：可经血液透析或腹膜透析减低本品的血清浓度。

2. 对检验值的干扰　本品并不干扰尿糖的酶法检验。可轻微干扰铜还原法（本尼迪特、费林及 Clinitest）尿糖试验，但不会像其他一些头孢菌素那样导致假阳性反应。

本品对于检验葡萄糖的高铁氰化物试验可引起假阴性反应。

3. 与下列药物呈配伍禁忌　硫酸阿米卡星、庆大霉素、卡那霉素、妥布霉素、新霉素、盐酸金霉素、盐酸四环素、盐酸土霉素、多黏菌素 E 甲磺酸钠、硫酸多黏菌素 B、葡萄糖酸红霉素、乳糖酸红霉素、林可霉素、磺胺异噁唑、氨茶碱、可溶性巴比妥类药、氯化钙、葡萄糖酸钙、盐酸苯海拉明和其他抗组胺药、利多卡因、去甲肾上腺素、间羟胺、哌甲酯、琥珀胆碱等。偶亦可能与青霉素、甲氧西林、琥珀酸氢化可的松、苯妥英钠、维生素 B 族和维生素 C、水解蛋白发生配伍禁忌。

4. 围手术期预防感染　《抗菌药物临床应用指导原则》（2015 年版）和《国家抗微生物治疗指南》（2012 年版）推荐本品用于术前或术中防止敏感致病菌的生长，减少术中及术后因污染引起的感染，如腹部骨盆及矫形外科手术，心脏、肺部、食管及血管手术，全关节置换手术中的预防。术前 0.5~1 小时静脉注射本品 1.5g，若手术时间过长，则每隔 8 小时静脉注射或肌内注射 0.75g。若为开胸手术，应随着麻醉剂的引入，静脉注射 1.5g，以后每隔 12 小时给药 1 次，总剂量为 6g。

头孢克洛 Cefaclor

【其他名称】

再克、希刻劳、新达罗、曼宁、克赛福。

【药理作用】

为半合成的第二代口服头孢菌素,抗菌谱较其他的第一代略广且对 G⁻ 菌产生的 β- 内酰胺酶比较稳定。抗菌性能与头孢唑林相似,对葡萄球菌(包括产酶菌株)、肺炎链球菌、化脓性链球菌、大肠埃希菌、流感嗜血杆菌、奇异变形杆菌等有良好的抗菌作用。甲氧西林耐药葡萄球菌属、肠球菌属、吲哚阳性变形杆菌、沙雷菌属、不动杆菌属和铜绿假单胞菌等对本品耐药。

头孢克洛空腹口服后吸收良好,分布于大部分器官组织和组织液中,其中在唾液和泪液中浓度较高,在中耳脓液中可达到有效抗菌浓度,在脑组织中的浓度低。本品血浆蛋白结合率为 22%~26%,$t_{1/2}$ 为 0.6~0.9 小时,服药后 8 小时内,60%~85%的药物以原形经肾从尿中排泄,少量自胆汁排出。

【适应证】

用于治疗敏感菌株引起的呼吸道、泌尿道、皮肤软组织感染以及中耳炎等。

【剂型与特征】

1. 头孢克洛胶囊。

2. 头孢克洛片。

3. 头孢克洛分散片　可吞服,也可加水分散后口服。

4. 头孢克洛咀嚼片　可咀嚼。

5. 头孢克洛颗粒。

6. 头孢克洛混悬液。

7. 头孢克洛干混悬剂。

食物不影响本品的吸收总量,但可延缓其达峰时间及降低其峰值浓度,与食物同用时,血药浓度峰值仅为空腹用药的

50%~75%,故非缓释制剂宜空腹给药。

8. 头孢克洛缓释片　早、晚餐后各服用 1 次,与食物同服可增加吸收量,应整片吞服,不可掰开、压碎或咀嚼。

9. 头孢克洛缓释胶囊　早、晚餐后各服用 1 次,与食物同服可增加吸收量,应整粒吞服。

【用法用量】

1. 成人　常用剂量一次 0.25g,q8h。重症或微生物敏感性较差时,剂量可加倍,但不可超过 4g/d。治疗急性淋球菌尿道炎,可予一次 3g 的剂量,与丙磺舒 1g 联用。

2. 儿童　一日剂量为 20mg/kg,分 3 次给药;重症可按一日 40mg/kg 给予,但不超过 1g/d。

【不良反应】

参见头孢氨苄。长期应用可致菌群失调,还可引起继发感染。

【禁忌证】

对头孢菌素类抗生素过敏者禁用。

【药物相互作用】

参见头孢氨苄。

此外,使用抗酸剂(如氢氧化铝或氢氧化镁)后 1 小时内服用本品,本品的吸收程度可降低。

【注意事项】

1. 与青霉素有部分交叉过敏性,对青霉素过敏者应慎用。

2. 有胃肠道病史,特别是溃疡性结肠炎、克罗恩病或假膜性肠炎患者慎用。

3. 严重肾功能不全患者慎用,用药期间应监测血药浓度。

【FDA 妊娠 / 哺乳分级】

B 级 /L1 级。本品对孕妇尚无高质量的研究,但可透过胎盘,所以除非急需,孕期不宜使用本品。本品对乳婴的作用未知,哺乳期妇女慎用。

【用药实践】

1. 药物过量的症状及处理

（1）体征和症状：服用过量的本品后可出现恶心、呕吐、上腹部不适和腹泻，上腹不适和腹泻的严重程度与剂量有关。如果存在其他综合征，可能是继发于原有的疾病、过敏反应或其他中毒作用。

（2）治疗：处理用药过量时，要考虑多种药物过量的可能性、药物间相互作用以及患者药代动力学方面的差异。注意保持患者呼吸道通畅并维持通气和血液灌注。在可能的前提下，仔细监测和维持患者的生命体征、血气和血清电解质等。给予活性炭可以减少胃肠道药物的吸收，在许多情况下应用活性炭比催吐和灌肠更为有效，故可考虑用活性炭代替洗胃或两者合用。重复给予活性炭可以加速已吸收药物的消除。进行洗胃或给予活性炭时，需注意保持患者的呼吸道通畅。

强制性利尿、腹膜透析、血液透析或活性炭血液灌注对本品用药过量的益处尚未确立。

2. 对检验值或诊断的影响

（1）直接抗球蛋白试验（Coombs 试验）可呈阳性。

（2）硫酸铜尿糖试验可呈假阳性，但葡萄糖氧化酶试验法不受影响。

（3）采用 Jaffe 反应进行血清和尿肌酐值测定，可假性增高。

头孢替安 Cefotiam

【其他名称】

复仙安、佩罗欣、锋替新、海替舒、头孢噻四唑。

【药理作用】

为半合成的第二代头孢菌素，对 G^- 菌和 G^+ 菌都有广泛的抗菌作用。尤其对大肠埃希菌、克雷伯菌属、奇异变形杆菌，流感嗜血杆菌等，显示了更强的抗菌活性。对肠道菌属、枸橼酸杆菌属、吲哚阳性的普通变形杆菌、雷特格变形杆菌、摩根菌属也显示了良好的抗菌活性。

口服不吸收，血清蛋白结合率约为8%，体内分布广泛，可分布至扁桃体、痰液、肺组织、胸腔积液、胆囊壁、腹水、肾组织、膀胱壁、前列腺、盆腔渗出液、羊水等，静脉注射给药后，血液、肾组织及胆汁中浓度较高。乳汁中有微量分布，难以透过血脑屏障。体内无积蓄作用，$t_{1/2}$为0.6~1.1小时，主要以原形经肾排泄，其次为胆汁排泄，6小时尿中排出给药量的60%~75%。血液透析可清除约44%给药量，但腹膜透析仅能清除约6%给药量。

【适应证】

敏感菌所致下列感染：

1. 术后感染。

2. 烧伤感染。

3. 皮肤软组织感染　皮下脓肿、痈、疖等。

4. 骨和关节感染　骨髓炎、化脓性关节炎等。

5. 呼吸系统感染　扁桃体炎（扁桃体周围炎、扁桃体周围脓肿）、支气管炎、支气管扩张合并感染、肺炎、肺化脓症、脓胸等。

6. 胆道感染　胆管炎、胆囊炎等。

7. 泌尿生殖系统感染　肾盂肾炎、膀胱炎、尿路炎、前列腺炎、子宫内膜炎、盆腔炎、子宫旁组织炎、附件炎、前庭大腺炎等。

8. 耳、鼻、喉感染　中耳炎、鼻窦炎。

9. 其他　败血症、脑脊膜炎、腹膜炎等。

【剂型与特征】

注射用盐酸头孢替安（静脉用）：本品注射剂配置时会发生接触性麻疹。配制时，如果在手上发生肿、痒、发红或全身性发疹、腹痛、恶心、呕吐，以后应避免接触本品。

【用法用量】

静脉注射,可用生理盐水或葡萄糖注射溶液溶解后使用。

1. 成人 一日 0.5~2g,分 2~4 次给药。

2. 小儿 一日 40~80mg/kg,分 3~4 次给药。

3. 成年人败血症 一日量可增至 4g。

4. 对小儿败血症、脑脊膜炎等重症和难治性感染 一日量可增至 160mg/kg。

【不良反应】

1. 过敏性反应 可出现皮疹、荨麻疹、红斑、瘙痒、发热、淋巴结肿大、关节痛等过敏性反应;偶见过敏性休克。药物配制时可发生接触性麻疹。

2. 胃肠道 可引起恶心、腹泻,偶也出现食欲缺乏、呕吐、腹痛以及伴血便症状的严重结肠炎(如假膜性结肠炎)等。

3. 血液 可见红细胞、粒细胞或血小板减少,嗜酸性粒细胞增高,偶见溶血性贫血。

4. 肝脏 可出现 ALT、AST、碱性磷酸酶增高,偶见胆红素、乳酸脱氢酶、γ- 谷氨酰转移酶增高。

5. 肾脏 可出现尿素氮、肌酐升高及少尿、蛋白尿、血尿等肾损害表现,偶见急性肾衰竭等严重肾损害。

6. 中枢神经系统 偶可引起头晕、头痛、倦怠感、麻木感等。对肾衰竭患者大剂量给药时可引起肌肉阵挛等神经症状。

7. 呼吸系统 偶见伴随发热、咳嗽、呼吸困难、胸部 X 线异常、嗜酸性粒细胞增高等症状的间质性肺炎。

8. 其他 偶可致维生素 K 缺乏症、维生素 B 族缺乏症、继发感染。大量静脉注射,可致血管疼痛和血栓性静脉炎。

【禁忌证】

1. 对本品有休克既往史者禁用。

2. 对本品或头孢类抗生素有过敏既往史者禁用。

【药物相互作用】

1. 与氨基糖苷类药合用可显示协同抗菌作用,但也可增加肾毒性。

2. 与呋塞米等强利尿药合用可增加肾毒性,同用时应注意肾功能。

【注意事项】

1. 下列患者慎重用药 ①对青霉素类抗生素有过敏既往史者;②变态反应性疾病体质者;③严重肾功能障碍者;④高龄者、全身状态不佳者及经口摄取不良的或采取非经口营养的患者(因可能出现维生素 K 缺乏症);⑤有胃肠道疾病史者,特别是溃疡性结肠炎、克罗恩病或假膜性肠炎者。

2. 溶解后的药液应迅速使用,若必须贮存亦应在 8 小时内用完,此时微黄色的药液可能随着时间的延长而加深。

3. 给药期间,应定期行肝功能、肾功能、血象等检查。必要时可重复细菌培养和敏感性试验。

4. 为避免大剂量静脉给药引起血管痛、血栓性静脉炎,应充分注意注射液的配制、注射部位、注射方法等,并尽量减慢注射速度。

【FDA 妊娠/哺乳分级】

B 级。孕妇使用本品的安全性尚未确定,对孕妇或可能已妊娠的妇女,在治疗上只有认为益性大于危险性时才可给药。本品在乳汁中有微量分布,哺乳期妇女须权衡利弊后用药。

【用药实践】

1. 药物过量的处理 如发生药物过量,应立即停用本品,必要时可进行血液透析或腹膜透析。

2. 对检验值或诊断的影响

(1)用班氏试剂、菲林试验检查尿糖有时呈假阳性。

(2)直接抗球蛋白试验(Coombs 试验)可呈阳性。

(3)使用本品期间用 FRB 法测定的总胆红素水平,可出现假性升高（正常值的 2~20 倍），但用含 2, 5- 二氯二苯重氮化盐（DPD）的试剂测定时，药物不影响总胆红素水平。

头孢孟多酯钠 Cefamandole Nafate

【其他名称】

美斯汀、孟得新、先锋孟多、卡安泰。

【药物特征】

为第二代头孢菌素类抗生素，进入体内迅速水解为头孢孟多。本品抗 G^- 杆菌活性和对 G^- 菌产生的 β- 内酰胺酶稳定性优于第一代头孢菌素但不及第三代。对 G^+ 球菌（包括产酶耐药金黄色葡萄球菌）的作用与第一代头孢菌素相似或略差，但强于第三代头孢菌素。对金黄色葡萄球菌（包括耐青霉素酶和不耐青霉素酶的菌株）、表皮葡萄球菌、β 溶血性链球菌和其他链球菌、肺炎链球菌等 G^+ 菌，大肠埃希菌、克雷伯菌属、肠杆菌属（在治疗期间最初敏感菌株有时可能产生耐药）、流感嗜血杆菌、奇异变形杆菌、雷氏普鲁威登菌、摩根菌属等 G^- 菌敏感。对黑色消化球菌属和消化链球菌属、厌氧芽孢梭菌属、拟杆菌属和梭杆菌属在内的厌氧菌也具抗菌活性。假单胞菌属、不动杆菌和大多数沙雷菌属、产碱杆菌属和 MRSA 对本品耐药。大多数脆弱拟杆菌对本品也耐药。

本品经肌内或静脉给药后，迅速水解为头孢孟多，在 30~120 分钟内达血药峰浓度。静脉注射 $t_{1/2}$ 为 32 分钟，肌内注射 $t_{1/2}$ 为 60 分钟。药物吸收后迅速分布全身，肾、胆汁和尿中的药物浓度分别为血药浓度的 2 倍、4.6 倍和 145 倍。当脑膜有炎症时，可透过血脑屏障，脑脊液中浓度与蛋白量有关。蛋白结合率为 78%。体内不代谢，主要经肾小球滤过和肾小管分泌，给药 8 小时后 65%~85% 原形从肾排泄，少量（0.08%）可经胆汁中排泄（可达有效治疗浓度）。肾功能减退患者的血消除 $t_{1/2}$ 延长至 3~10 小时以上。腹膜透析清除本品的效能差，血液透析的清除率较高。

【适应证】

适用于敏感菌所致的呼吸道、泌尿生殖系、皮肤软组织、骨和关节、咽、耳、鼻、喉等部位感染以及腹膜炎、败血症等。对胆道和肠道感染有较好疗效。

【剂型与特征】

注射用头孢孟多酯钠：本品含有碳酸钠，与含有钙或镁的溶液（包括复方氯化钠注射液或复方乳酸钠注射液）有配伍禁忌。两者不能混合在同一容器内，如必须合用时，应分开在不同容器中给药。

【用法用量】

肌内或静脉给药。

1. 成人　0.5~1.0g/次，qid；较重感染 1.0g/次，qid；极严重感染可用到 12g/日。

2. 婴幼儿　一日剂量为 50~100mg/kg，极重感染可增至 150mg/kg，分 3~4 次给予。（但不能超过成人最大用药剂量）

【不良反应】

1. 本品偶可引起过敏性反应，如皮疹、瘙痒、发热、嗜酸性粒细胞增多、药物热等。

2. 肌内注射可致局部疼痛，偶可产生血栓性静脉炎。

3. 可干扰凝血功能，大剂量使用时可致出血倾向。

4. 罕见中性粒细胞减少、血小板减少。

【禁忌证】

对头孢菌素类抗生素过敏者禁用。

【药物相互作用】

1. 与丙磺舒合用时，可使本品的肾清除减少，血药浓度升高。

2. 与庆大霉素、阿米卡星合用，对某些 G^- 杆菌在体外呈现协同抗菌作用，但也增加肾毒性。

3. 与红霉素合用,可使本品对脆弱拟杆菌的体外抗菌活性增加100倍。

4. 与产生低凝血因子Ⅱ、血小板减少症或胃肠道溃疡的药物同用,可干扰凝血功能和增加出血危险。

5. 与氨基糖苷类、多黏菌素类、呋塞米、依他尼酸合用,有增加肾毒性的可能。

【注意事项】

1. 与头孢菌素、头霉素或青霉素类存在交叉过敏反应。

2. 有胃肠道疾病史者,特别是溃疡性结肠炎、克罗恩病或抗生素相关性结肠炎(头孢菌素类很少产生假膜性结肠炎)应慎用。

3. 肾功能减退患者应减少剂量,并须注意出血并发症的发生。

4. 应用本品期间饮酒以及使用含乙醇制剂(如氢化可的松注射液)可出现双硫仑样反应,故在应用本品期间和以后数天内,应避免饮酒和含酒精饮料。

【FDA妊娠/哺乳分级】

B级。乳汁中本品含量甚少。孕妇及哺乳期妇女应用时应权衡利弊。

【用药实践】

1. 药物过量的处置

(1)大剂量给药时可引起癫痫发作和肾脏受损。如癫痫发作,应立即停止给药;若出现临床症状,应给予抗惊厥药治疗,无法治疗时应考虑使用血液透析。如肾功能受损,必须减量。

(2)用药过量时可发生凝血功能障碍所致出血倾向。注射维生素K,凝血功能可恢复正常。必要时也可进行血液透析清除过量的药物。

2. 对检验值或诊断的影响

(1)以硫酸铜法测定尿糖时可呈假阳性,采用葡萄糖酶法测定尿糖,其结果不受影响。

(2)以磺基水杨酸检测尿蛋白时可出现假阳性。

(3)直接抗球蛋白试验(Coombs 试验)可呈阳性。

头孢丙烯 Cefprozil

【其他名称】

头孢罗齐、施复捷、希能、凯可之。

【药物特征】

为第二代口服头孢菌素,具有广谱抗菌作用,其作用特点是:对 G^- 杆菌活性和对 G^- 菌产生的 β- 内酰胺酶稳定性比第一代头孢菌素强。对 G^+ 需氧菌中的金黄色葡萄球菌(包括产 β- 内酰胺酶菌株)、肺炎链球菌、化脓性链球菌作用明显。对坚忍肠球菌,单核细胞性李斯特菌,表皮葡萄球菌,腐生葡萄球菌,无乳链球菌,链球菌 C、D、F、G 群和草绿色链球菌具抑制作用,对耐甲氧西林葡萄球菌和粪肠球菌无效。对 G^- 需氧菌中的流感嗜血杆菌(包括产 β- 内酰胺酶菌株)、卡他莫拉菌(包括产 β- 内酰胺酶菌株)高度敏感;可抑制 Diversus 枸橼酸杆菌、大肠埃希菌、肺炎克雷伯菌、淋病奈瑟菌(包括产 β- 内酰胺酶菌株)、奇异变形杆菌、沙门菌属、志贺菌和弧菌的繁殖;对不动杆菌属、肠杆菌属、摩氏摩根菌、普通变形杆菌、普鲁威登菌属、假单胞菌属的多数菌株无抗菌作用。头孢丙烯对厌氧菌中的黑色素拟杆菌、艰难梭菌、产气荚膜梭菌、梭杆菌属、消化链球菌和痤疮丙酸杆菌具一定抑制作用,对多数脆弱拟杆菌无抗菌作用。

空腹口服后 95% 给药量可被吸收,1.5 小时内可达血药峰浓度,血浆蛋白结合率约为 36%,平均 $t_{1/2}$ 为 1.3 小时,肾功能减退患者,$t_{1/2}$ 可延长至 5.2 小时;大部分药物以原形经肾脏随尿液排泄,尿药回收约 60%。血液透析可清除体内部分头孢丙烯。

【适应证】

用于敏感菌所致的上呼吸道、下呼吸道、皮肤和软组织轻、中度感染。

【剂型与特征】

1. 头孢丙烯片　与食物同服不影响本品的吸收和血药峰浓度，但达峰时间可延长 0.25~0.75 小时。

2. 头孢丙烯口服混悬液　置于密闭容器中于 2~10℃ 冰箱中保存（严禁冰冻），开封后保存期不得超过 14 日。本品含有苯丙氨酸，患有苯丙酸尿症的患者不宜服用。

3. 头孢丙烯干混悬剂　加适量温开水配成溶液，摇匀后服用。

【用法用量】

口服给药

1. 成人（含 ≥ 13 岁以上儿童）

（1）上呼吸道感染：一次 0.5g，qd。

（2）下呼吸道感染：一次 0.5g，bid。

（3）皮肤或皮肤软组织感染：一日 0.5g，分 1 次或 2 次服用，严重病例一次 0.5g，bid。

2. 儿童（2~12 岁）

（1）上呼吸道感染：一次 7.5mg/kg，bid。

（2）皮肤或皮肤软组织感染：一次 20mg/kg，qd。

3. 儿童（6 个月婴儿至 12 岁）

（1）中耳炎：一次 15mg/kg，bid。

（2）急性鼻窦炎：一次 7.5mg/kg，bid；严重病例，按一次 15mg/kg，bid。

疗程一般 7~14 天，但 β 溶血性链球菌所致感染，疗程至少 10 天。

4. 肾功能不全时剂量

（1）肌酐清除率为 30~120ml/min：不需调整剂量。

（2）肌酐清除率为 0~29ml/min：按常规时间给予 50% 常用量。

由于血液透析可清除体内部分头孢丙烯，因此应在透析完毕后服用。

【不良反应】

1. 胃肠道　较多见食欲缺乏、恶心、呕吐、嗳气、腹痛、腹泻等，偶见假膜性肠炎。

2. 过敏反应　皮疹、荨麻疹、药物热等。多在开始治疗后几日内出现，停药后几日内可自行消失。儿童发生率比成人高。

3. 血清病样反应　典型症状包括皮肤反应和关节痛。

4. 中枢神经系统　少见头痛、眩晕、活动增多、精神紧张、失眠；偶见神智混乱和嗜睡。

5. 肾脏　少见血尿素氮和肌酐值升高，也有出现蛋白尿、管型尿的报道。

6. 肝脏　少见 ALT 和 AST 升高；偶见碱性磷酸酶和胆红素升高；罕见胆汁淤积性黄疸。

7. 血液　少见嗜酸性粒细胞增多、白细胞减少及血红蛋白降低等。

8. 其他　少见尿布疹、二重感染、生殖器瘙痒及阴道炎等。

【禁忌证】

禁用于对头孢菌素类过敏患者。

【药物相互作用】

1. 与丙磺舒合用，可抑制本品在肾脏的排泄，提高血药浓度及延长血浆半衰期。

2. 与克拉维酸同用，可增强本品对某些因产生 β- 内酰胺酶而耐药的革兰氏阴性杆菌的抗菌活性。

3. 与氨基糖苷类、抗肿瘤药或强利尿剂同用可能增加肾毒性。

4. 与氯霉素合用，可能有相互拮抗作用。

【注意事项】

1. 与头孢菌素类、青霉素类有交叉过敏反应。

2. 65 岁以上老年人使用本品，与健康成人志愿者对比，药物浓度 - 时间曲线下面积增高 35%~60%，肌酐清除率下降 40%，应予以注意。

【FDA 妊娠 / 哺乳分级】

B 级 /L1 级。孕妇慎用。哺乳期妇女一次服用本品 1g，可在乳汁中测定少量药物（少于服入量的 0.3%）。24 小时平均浓度为 0.25~3.3mg/L。由于尚不明确本品对婴儿的影响，故哺乳期妇女服用本品应谨慎。

【用药实践】

1. 药物过量的处置 本品主要经肾脏清除，对严重过量，尤其是肾功能损害患者，血液透析有助于清除本品。

2. 对检验值或诊断的影响

（1）可引起尿糖还原试验（Benedict 或 Feling 试剂）或硫酸铜片状试剂（Clinitest 片）假阳性反应，但尿糖酶学试验（如 Tes-Tape 尿糖试纸）不产生假阳性。

（2）可引起假阴性血糖铁氰化反应。

（3）血液中头孢丙烯不干扰碱性苦味酸盐法对血或尿中肌酐量的测定。

头孢唑肟 Ceftizoxime

【其他名称】

头孢去甲噻肟、达力净、盖保世灵、那兰欣、卓必沙。

【药物特征】

为半合成的第三代广谱头孢菌素。对多种 G^+ 菌和 G^- 菌产生的广谱 β- 内酰胺酶（包括青霉素酶和头孢菌素酶）稳定。对大肠埃希菌、肺炎克雷伯菌、奇异变形杆菌等肠杆菌科细菌有强大抗菌作用，对流感嗜血杆菌和淋病奈瑟球菌有良好抗菌作用,对铜绿假单胞菌等假单胞菌属和不动杆菌属敏感性差。各种链球菌属对本品均高度敏感,金黄色葡萄球菌和表皮葡萄球菌对本品的敏感度较第一、二代头孢菌素为差。消化球菌、消化链球菌和部分拟杆菌属等厌氧菌对本品多呈敏感。MRSA、艰难梭菌和肠球菌属对本品耐药。

肌内注射 1 小时、静脉注射 5 分钟,血药浓度达峰值。本品广泛分布于全身各种组织和体液中,包括胸腔积液、腹水、胆汁、胆囊壁、脑脊液(脑膜有炎症时)、前列腺液和骨组织中均可达治疗浓度。蛋白结合率 30%。$t_{1/2}$ 为 1.7 小时。本品体内不代谢,24 小时内给药量的 80% 以上以原形经肾排泄,因此尿液中药物浓度高。

【适应证】
敏感菌所致的下呼吸道感染、尿路感染、腹腔感染、盆腔感染、败血症、皮肤软组织感染、骨和关节感染、肺炎链球菌或流感嗜血杆菌所致脑膜炎和单纯性淋病。

【剂型与特征】
注射用头孢唑肟钠:本品可用注射用水、氯化钠注射液、5% 葡萄糖注射液溶解后缓慢静脉注射,亦可加在 10% 葡萄糖注射液、电解质注射液或氨基酸注射液中静脉滴注,溶解后的药液在室温下放置不宜超过 7 小时,冰箱中冷藏放置不宜超过 48 小时。

【用法用量】
静脉注射、静脉滴注。

1. 成人 一次 1~2g,q8~12h;严重感染者的剂量可增至一次 3~4g,q8h。治疗非复杂性尿路感染时,一次 0.5g,q12h。

2. ≥6 个月的婴儿和儿童常用量 一次 50mg/kg,q6~8h。

3. 肾功能损害的患者 给予 0.5~1g 的首次负荷剂量后,需根据其损害程度调整剂量,见表 3-2-15。

表3-2-15 肾功能损害患者的头孢唑肟用法与用量

肌酐清除率/(ml/min)	常规剂量	严重感染时剂量
50~79	0.5g, q8h	0.75~1.5g, q8h
5~49	0.25~0.5g, q12h	0.5~1g, q12h
0~4	0.5g, q48h 或 0.25g, q24h	0.5~1g, q48h 或 0.5g, q24h

4. 血液透析患者透析后可不追加剂量, 但需在透析结束时给药。

【不良反应】

1. 过敏反应 可见皮疹、荨麻疹、红斑、瘙痒、药物热等, 偶见过敏性休克。

2. 中枢神经系统 偶见头痛、麻木、眩晕、感觉异常等。

3. 消化系统 可见食欲减退、恶心、呕吐、腹痛、腹泻、便秘等; 偶见假膜性肠炎。

4. 血液系统 可见贫血(包括溶血性贫血)、白细胞减少、嗜酸性粒细胞增多; 少见血小板减少。

5. 肝脏 可见碱性磷酸酶、ALT、AST、乳酸脱氢酶或胆红素升高。

6. 肾脏 可见蛋白尿、血尿及血尿素氮、肌酐值升高。

7. 其他 注射部位疼痛、硬结、烧灼感、感觉异常; 严重者可引起蜂窝织炎、血栓性静脉炎。长期用药可致菌群失调, 发生二重感染; 亦可导致维生素 K 和维生素 B 缺乏。

【禁忌证】

对本品及其他头孢菌素过敏者禁用。

【药物相互作用】

1. 与丙磺舒合用, 可使本品的肾清除减少, 血药浓度升高。

2. 与氨基糖苷类有协同抗菌作用, 但合用也可增加肾毒性。

3. 与呋塞米等强利尿剂合用时,可致肾损害。

【注意事项】

一次大剂量静脉注射时可引起血管痛、血栓性静脉炎,应尽量减慢注射速度以防其发生。

【FDA妊娠/哺乳分级】

B级/L1级。动物实验未发现本品对生殖能力和胎儿有损害,但妊娠期用药的安全性尚不清楚,孕妇只有在有明确指征时才能应用。本品有少量可分泌至乳汁中,哺乳妇女应用本品时应暂停哺乳。

【用药实践】

1. 药物过量的处置 一般采取对症治疗和支持治疗。如有临床指征,可应用抗惊厥药。对严重过量患者可采用血液透析清除部分药物。

2. 对检验值或诊断的影响

(1)直接抗球蛋白试验(Coombs试验)可呈阳性。

(2)硫酸铜尿糖试验可呈假阳性。

(3)以磺基水杨酸进行尿蛋白测定可呈假阳性。

(4)采用Jaffe反应进行血清和尿肌酐值测定,可出现测定值假性增高。

3. 配伍禁忌 本品与氨基糖苷类、异丙嗪、非格司亭等药物呈配伍禁忌,联用时不能混合置于同一容器中,以免产生沉淀。

头孢匹胺 Cefpiramide

【其他名称】

甲吡唑头孢菌素、头孢吡四唑、先福吡兰、抗力欣、阿扑通。

【药物特征】

为半合成第三代头孢菌素,对 G^+ 菌的抗菌活性超过其他第三代头孢菌素,对铜绿假单胞菌具有较强的抗菌活性,并对

G⁻杆菌产生的 β-内酰胺酶稳定。

口服不吸收,静脉或肌内注射给药后吸收良好,体内分布广泛,在肝、胆组织的浓度较高,胆汁中浓度大于血浆中浓度的10倍,在女性生殖系统、腹腔内渗液、口腔组织、扁桃体组织、皮肤和烧伤组织及痰液中分布良好,脑膜有炎症时可进入脑脊液。体内不代谢,大部分由胆汁排泄,部分经肾排泄,24小时内尿中排泄率约为23%。肝肾功能不全者、胆道梗阻者及新生儿药物排泄时间延长,重度肝肾功能障碍患者需要适当调整剂量和给药间隔。

【适应证】

敏感细菌所致的下列感染:

1. 败血症。

2. 烧伤、手术切口等继发性感染。

3. 咽喉炎(咽喉脓肿)、急性支气管炎、扁桃体炎(扁桃体周围炎、扁桃体周围脓肿)、慢性支气管炎、支气管扩张伴感染时、慢性呼吸道疾病的继发性感染、肺炎、肺脓肿、脓胸。

4. 胆管炎、腹膜炎(包括盆腔腹膜炎、膀胱直肠陷凹脓肿)。

5. 子宫附件炎、子宫内感染、盆腔炎、子宫旁结缔组织炎、前庭大腺炎、肾盂肾炎。

6. 脑膜炎。

7. 颌关节炎、颌骨周围蜂窝织炎。

【剂型与特征】

注射用头孢匹胺钠:本品可用0.5%~1%利多卡因注射液溶解,进行深部肌内注射。也可用5%葡萄糖注射液、0.9%氯化钠注射液或氨基酸注射液等溶解后静脉滴注,宜尽快使用,保存的溶液须于24小时内使用。不得使用注射用水溶解(因溶液不等渗),也不应与其他药物在同一容器中混合输注。

【用法用量】

静脉注射或静脉滴注。

1. 成人

（1）轻中度感染：一日 1~2g，分 2 次给药。

（2）难治性或严重感染：可增至一日 4g，分 2~3 次静脉滴注。

2. 儿童

（1）常用量：一日 30~80mg/kg，分 2~3 次静脉滴注。

（2）难治性或严重感染：根据症状可增至一日 150mg/kg，分 2~3 次静脉滴注。

【不良反应】

不良反应主要为少见的腹泻、恶心等消化道症状；皮疹等皮肤症状；白细胞、中性粒细胞、血小板减少，嗜酸性粒细胞增多等血象异常；BUN、肌酐升高等肾功能异常；AST、ALT 升高等肝功能异常。罕见严重不良反应为过敏性休克、急性肾衰竭等严重肾功能障碍、假膜性结肠炎等伴有血便的严重结肠炎及间质性肺炎、嗜酸细胞性肺疾病。长期用药可引起菌群失调，维生素 K、维生素 B 缺乏。

【禁忌证】

对本药成分过敏者禁用。

【药物相互作用】

1. 与氨基糖苷类合用，对肠杆菌属和铜绿假单胞菌的某些敏感菌有协同抗菌作用。

2. 与抗凝血药合用，可能会产生协同作用，导致出血。

3. 与氨基糖苷类、其他头孢菌素或强利尿剂同用，可能增加肾毒性。

4. 丙磺舒不影响本品的消除。

【注意事项】

1. 为防止耐药菌的出现，原则上应确定敏感性，给药疗程应控制在治疗疾病所必要的最短期间内。

2. 对青霉素类或头孢菌素类抗生素有过敏病史的患者本

人或双亲、兄弟姐妹中有变态反应体质的患者,严重肝肾功能障碍者,进食不良或非经口摄取营养、全身状态欠佳的患者慎用。

3．本品可引起双硫仑反应,主要表现为颜面潮红、恶心、心动过速、多汗及头痛等,因此,用药期间和停药后 1 周应避免饮酒或使用含乙醇的药物。

【FDA 妊娠 / 哺乳分级】

围产期给药的安全性尚未确定,因此,只有当用药的潜在受益超过潜在的危险性时,才可用于围产期妇女或有可能妊娠的妇女。

【用药实践】

1．药物过量的处置　过量用药或频繁用药可导致恶心、呕吐、腹泻、癫痫发作,需对症处理。

2．对检验值或诊断的影响　使用试纸条反应以外的班氏试剂、弗林试剂、尿糖试药丸进行尿糖检查时,可出现假阳性反应,直接抗球蛋白试验也可出现阳性反应。

头孢哌酮 Cefoperazone

【其他名称】

头孢氧哌唑、先锋必、英多安、麦道必、悦康力隆。

【药物特征】

为半合成的第三代头孢菌素,抗菌性能与头孢噻肟相似。对 G^+ 菌的作用不如第一代和第二代头孢菌素,仅溶血性链球菌和肺炎链球菌较为敏感。对 G^- 杆菌的抗菌活性强,明显超过第一代和第二代头孢菌素,但略次于头孢噻肟,对铜绿假单胞菌作用较强。

本品组织穿透力强,体内分布广,蛋白结合率为 70%～93.5%,平均 $t_{1/2}$ 约为 2 小时。体内几乎不代谢,由尿和胆汁排泄,因此在尿液和胆汁中有很高的浓度,还可分布在胸腔积液、腹水、羊水、痰液中，在脑膜炎时，可进入脑脊液。血液透析可清除本品。

【适应证】

1. 用于各种敏感菌所致的呼吸道感染、泌尿道感染、胆道感染、皮肤和软组织感染、败血症、脑膜炎、创伤及手术后感染。

2. 与抗厌氧菌药联用，治疗敏感菌所致的腹膜炎、盆腔感染。

【剂型与特征】

注射用头孢哌酮钠：为白色或类白色结晶性粉末，无臭，有引湿性，易溶于水，因浓度不同水溶液由无色到浅黄色。

【用法用量】

肌内注射，静脉注射或静脉滴注，用量如下：

1. 成人 一次 1~2g，q12h。严重感染，一次 2~4g，q8h。

2. 儿童 一日 50~200mg/kg，分 2~4 次给药。

【不良反应】

1. 皮疹较为多见，达 2.3% 或以上。

2. 少数患者尚可发生腹泻、腹痛、嗜酸性粒细胞增多、轻度中性粒细胞减少。

3. 暂时性血清转氨酶、碱性磷酸酶、尿素氮或肌酐升高。

4. 血小板减少、凝血酶原时间延长、凝血酶原活力降低等可见于个别病例。偶有出血者，可用维生素 K 预防或控制。

5. 菌群失调可在少数患者出现。

6. 应用本品期间饮酒或接受含有乙醇药物或饮料者可出现双硫仑（disulfiram）样反应。

【禁忌证】

对头孢菌素类过敏及有青霉素过敏性休克和即刻反应史者禁用。

【药物相互作用】

1. 与氨基糖苷类合用，对肠杆菌属细菌和铜绿假单胞菌的某些敏感菌株有协同抗菌作用。

2．与非甾体镇痛药、血小板聚集抑制药合用，可增加出血的危险性。

3．与氨基糖苷类、其他头孢菌素或强利尿剂合用，可能增加肾毒性。

4．与抗凝血药或溶栓药同用，可干扰维生素 K 代谢，导致低凝血酶原血症。

5．与产生低凝血酶原血症、血小板减少症或胃肠道溃疡出血的药物同用，可增加出血的危险性。

【注意事项】

1．有严重的胆汁淤积及严重肝脏疾病或合并肾功能不全的患者应根据需要调整剂量。

2．可能会进一步导致假膜性结肠炎，有胃肠道疾病的患者，尤其是结肠炎患者应慎用。

3．对有黄疸的新生儿，使用本品会增加发生胆红素脑病的危险。

【FDA 妊娠／哺乳分级】

B 级 /L2 级。本品可透过胎盘屏障，虽在剂量高达人用量 10 倍的动物实验中未见生育力受损和致畸作用，但尚缺乏孕妇使用本品的研究资料，不建议孕妇使用本品。哺乳期妇女慎用。

【用药实践】

1．双硫仑反应　头孢哌酮分子结构中含有甲巯四氮唑基团，能抑制乙醛脱氢酶的活性，若在用药期间或停药 1 周内饮酒或使用含有乙醇的药物或食物时，会出现血液中的乙醛积聚，引起机体的多种不适，表现为胸闷、气短、喉头水肿、口唇发绀、呼吸困难、心率增快、血压下降、四肢乏力、面部潮红、多汗、失眠、头痛、恶心、呕吐、眼花、嗜睡、幻觉、恍惚甚至发生过敏性休克，血压下降并伴有意识丧失。用药期间及停药后 5 日内应避免饮酒或使用含有乙醇的药物。

2．对检验值或诊断的影响

（1）用硫酸铜法进行尿糖测定时可呈假阳性。

（2）直接抗球蛋白试验（Coombs 试验）可呈阳性。

头孢曲松 Ceftriaxone

【其他名称】

头孢三嗪、罗氏芬、泛生舒复、菌必治、悦康多治。

【药物特征】

为半合成的第三代头孢菌素，抗菌谱与头孢噻肟近似，对 G^- 杆菌特别是肠杆菌科细菌有强大抗菌活性，明显超过第一代和第二代头孢菌素，且对 G^- 菌产生的广谱 β- 内酰胺酶高度稳定；对 G^+ 菌具有中度抗菌活性，不如第一代和部分第二代头孢菌素。主要敏感菌有甲氧西林敏感的葡萄球菌属、链球菌属、肺炎链球菌、嗜血杆菌属、奈瑟菌属、大肠埃希菌、肺炎克雷伯菌、沙雷菌、各型变形杆菌、枸橼酸杆菌、伤寒沙门菌、志贺菌、消化链球菌、厌氧芽孢梭菌（不包括产气荚膜梭菌群）等。铜绿假单胞菌对本品敏感性差。耐甲氧西林葡萄球菌、肠球菌属、单核细胞性李斯特菌、脆弱拟杆菌及艰难梭菌对本品耐药。

本品在消化道不吸收，肌内注射生物利用度可达 100%，组织穿透力强，体内分布广，可透过血脑屏障，在肺脏、心脏、肝胆、扁桃体、中耳及鼻黏膜、骨骼、脑脊液、胸膜液、前列腺液及滑膜液等 60 多种组织和体液中药物浓度保持高于感染致病菌的最低抑菌浓度达 24 小时以上。血药浓度 < 100mg/L 时蛋白结合率为 95%，结合率随药物浓度增高而降低。$t_{1/2}$ 为 7~8 小时，在人体内不被代谢，约 40% 的药物以原形自胆道经肠道排出，60% 经肾随尿液排出。

【适应证】

用于敏感菌所致的下列感染：

1. 呼吸道感染　如肺炎、支气管炎等。

2. 腹腔感染　如腹膜炎、胆道及胃肠道感染。

3. 泌尿生殖系统感染(包括淋病)。

4. 皮肤软组织感染。

5. 骨和关节感染。

6. 耳鼻喉感染 如急性中耳炎。

7. 手术前预防感染。

8. 其他严重感染 如脑膜炎、败血症。

【剂型与特征】

注射用头孢曲松钠:为白色至黄色结晶性粉末,溶于水,水溶液因浓度不同而显黄色至琥珀色。可将1次药量溶于0.5%利多卡因注射液,作深部肌内注射。配制后的溶液,室温下可保存6小时,在2~8℃条件下可保存24小时。

【用法用量】

肌内注射或静脉滴注给药。

1. 成人 见表3-2-16。

表3-2-16 成人中头孢曲松的常见用法与用量

感染类型	日剂量	给药频次
一般感染	1~2g	单次给予
严重感染	2~4g	单次给予
脑膜炎	100mg/kg,不超过4g	单次给予
淋病	250mg	单次肌内注射

2. 小儿 见表3-2-17。

表3-2-17 小儿中头孢曲松的常见用法与用量

用药对象	一次剂量	给药频次
<4日龄	20~50mg/kg	q24h
5日龄~12岁	20~80mg/kg	q24h
>12岁或体重>50kg		同成人剂量

【不良反应】

不良反应与治疗的剂量、疗程有关。

1. 消化道反应（3.45%） 腹泻、恶心、呕吐、腹痛、结肠炎、黄疸、胀气、味觉障碍和消化不良等。

2. 过敏反应（2.77%） 皮疹、瘙痒、发热、支气管痉挛和血清病等。

3. 局部反应 静脉炎（1.86%）、头痛或头晕（0.27%）。

4. 实验室检查异常 约19%，其中血液学检查异常占14%，包括嗜酸性粒细胞增多、血小板增多或减少和白细胞减少。

5. 肝、肾功能异常者为5%和1.4%。

【禁忌证】

对头孢菌素类抗生素过敏者禁用。本品不得用于高胆红素血症的新生儿和早产儿的治疗，体外研究表明本品能取代胆红素与血清白蛋白结合，导致这些患者有发生胆红素脑病的风险。

【药物相互作用】

1. 与氨基糖苷类药合用，有协同抗菌作用，但同时可能加重肾损害。

2. 本品与含钙剂或含钙产品合并用药有可能导致致死性结局的不良事件。

3. 本品可影响乙醇代谢，使血中乙醛浓度升高，出现双硫仑样反应，故应用本品期间及停药后数天内，应避免饮酒和服用含乙醇的药物。

4. 丙磺舒不影响本品的清除。

【注意事项】

1. 可与青霉素类及其他头孢菌素类药物间存在交叉过敏反应。

2. 不能加入哈特曼溶液以及林格液等含有钙的溶液中使用。本品禁用于正在或准备接受含钙的静脉注射用产品的新生儿。

3. 有胃肠道疾病史者，特别是溃疡性结肠炎、克罗恩病或抗生素相关性结肠炎者应慎用。本品使用时曾有发生艰难梭菌性腹泻的报道，一旦发生，需停用本品，同时根据临床情况进行适当的体液和电解质处理、蛋白质补充，针对艰难梭菌进行抗生素治疗和外科手术评价。

4. 慢性肝病患者应用本品不需调整剂量，有严重肝肾损害或肝硬化者应调整剂量。

5. 肾功能不全患者肌酐清除率大于 5ml/min，每日应用本品剂量少于 2g 时，不需作剂量调整，严重肾功能不全者慎用。血液透析清除本品的量不多，透析后无须增补剂量。

6. 青少年、儿童使用本品，偶可致胆结石，但停药后可消失。

【FDA 妊娠 / 哺乳分级】

B 级 /L1 级。尚未建立人类妊娠期的安全性，但本品可透过胎盘，故孕妇须权衡利弊后用药。本品在人乳汁中有少量排出，哺乳期妇女用药应当谨慎。

【用药实践】

1. 药物过量的处置　一旦发生药物过量，血液透析或腹膜透析方法不会降低血药浓度，亦无特殊解毒剂，应给予对症治疗。

2. 对诊断的干扰

（1）应用本品的患者以硫酸铜法测尿糖时可获得假阳性反应，以葡萄糖酶法则不受影响。

（2）血尿素氮和肌酐可暂时性升高；血清胆红素、碱性磷酸酶、ALT、AST 皆可升高。

（3）本品可使血半乳糖试验出现假阳性结果；同样地，无酶法测定尿糖也可能出现假阳性结果。

3. 术前预防感染　本品可预防污染或非污染手术之后感染，根据感染的危险程度，推荐在术前 30~90 分钟单剂量注射本品 1~2g。对结直肠手术者以本品单独使用或与甲硝唑联合用药(但需分开使用)。

4. 用药警示 本品与哈特曼以及林格等含钙溶液在同一根输液管中混合可能产生头孢曲松-钙沉淀物,有可能导致致死性结局的不良事件,故本品不应与含钙静脉输液(包括通过Y形接口连续滴注的含钙营养液)同时给予。本品与含钙输液可序贯给药(≤28日的新生儿除外),两次输液之间必须用相容的液体(0.9%氯化钠注射液或5%葡萄糖注射液)充分冲洗输液管。使用成年人血浆和新生儿脐带血浆进行的体外研究表明,新生儿产生头孢曲松-钙沉淀物的风险更高,故需使用或预期需使用含钙静脉输液(包括静脉滴注营养液)的新生儿(≤28日)禁用本品。

5. 警惕头孢曲松钠的严重过敏反应 国家药品不良反应监测中心病例报告数据库资料分析提示,头孢曲松钠严重不良事件主要表现为过敏反应,特别是过敏性休克,可能对患者的生命健康造成严重威胁。故建议:临床医务人员严格掌握头孢曲松钠适应证,用药前询问过敏史,有过敏体质者慎用,有青霉素严重过敏史者避免使用,有头孢菌素类抗生素过敏史者禁用,并在临床用药过程中加强监护。

头孢噻肟 Cefotaxime

【其他名称】

头孢氨噻肟、治菌必妥、泰可欣、凯福隆、英多舒。

【药物特征】

为半合成的第三代头孢菌素,抗菌谱广,对 G^+ 菌的作用与第一代头孢菌素近似或较弱,其中对金黄色葡萄球菌的抗菌活性较差,对溶血性链球菌、肺炎链球菌等链球菌属活性强,肠球菌属、单核细胞性李斯特菌对本品耐药。对 G^- 菌有较强的抗菌作用,并对 G^- 菌产生的广谱 β- 内酰胺酶高度稳定。其中对大肠埃希菌、奇异变形杆菌、克雷伯菌属和沙门菌属等肠杆菌科细菌、流感嗜血杆菌、淋病奈瑟菌、脑膜炎奈瑟菌和卡他莫拉菌等均有强大活性，对普通变形杆菌、枸橼酸杆菌属亦有良好作用。铜绿假单胞菌、阴沟肠杆菌、脆弱拟杆菌、艰难梭菌对本品耐药。

本品在肠道不吸收，经注射给药吸收后广泛分布于全身各种组织和体液中。胆汁中有较高浓度，不易透过血脑屏障，但脑膜有炎症时脑脊液中可达有效浓度。可透过胎盘屏障进入胎儿血液循环，少量亦可进入乳汁。蛋白结合率为30%~50%。部分药物在肝内代谢为活性较低的代谢物和其他无活性的代谢物，$t_{1/2}$为1.5小时。约80%的给药量经肾排泄，其中50%~60%为原形药，10%~20%为代谢物，经胆汁排泄的量甚少。血液透析可将62.3%的药物自体内清除，腹膜透析对药物清除量很少。

【适应证】

适用于敏感细菌所致的下列感染：

1. 下呼吸道感染　如肺炎等。

2. 泌尿生殖系统感染　如尿路感染、子宫炎、前列腺炎、淋病等。

3. 腹、盆腔感染　如腹膜炎、胆道炎、盆腔炎等。

4. 骨、关节、皮肤及软组织感染。

5. 其他感染　如脑膜炎（包括婴幼儿脑膜炎）、败血症、细菌性心内膜炎等。

【剂型与特征】

注射用头孢噻肟钠：为白色、类白色或淡黄白色结晶，微臭或微有特殊臭，易溶于水，稀溶液无色或微黄色，浓度高时显灰黄色，若显深黄色或棕色，则表示药物已变质。本品可用氯化钠或葡萄糖液稀释，但不能与碳酸氢钠液混合。

【用法用量】

静脉注射或静脉滴注。

1. 成人及 12 岁以上儿童

（1）常用剂量：一日 2~6g，分 2~3 次。

（2）严重感染者（如败血症等）：一次 2~3g，q6~8h，一日最高剂量不超过 12g。

（3）治疗无并发症的肺炎链球菌肺炎或急性尿路感染：一次 1g，q12h。

2. 新生儿　见表 3-2-18。

表 3-2-18　新生儿中头孢噻肟的用法与用量

用药人群	每次剂量	给药频次
≤ 7 日龄	50mg/kg	q12h
> 7 日龄	50mg/kg	q8h
脑膜炎	可增至 75mg/kg	q6h

3. 肾功能不全者　见表 3-2-19。

表 3-2-19　肾功能不全患者中头孢噻肟的用法与用量

肌酐清除率/(ml/min)	给药频次
> 50	不需调整
10~50	q8~12h
< 10	q24h

4. 需血液透析者　一日 0.5~2g，但在透析后应加用 1 次。

【不良反应】

本品不良反应发生率为 3%~5%。

1. 过敏反应　可见皮疹、荨麻疹、瘙痒、药物热等。

2. 胃肠道反应　可出现腹泻、恶心、呕吐、食欲缺乏等。疗程较长时，可能发生假膜性肠炎。

3. 肝脏系统　血清碱性磷酸酶、ALT、AST 或乳酸脱氢酶可增高。

4. 肾脏系统 一过性血尿素氮和肌酐升高。

5. 血液系统 可见凝血酶原时间延长。少见白细胞减少、嗜酸性粒细胞增多或血小板减少。

6. 其他 可见注射部位疼痛,偶见静脉炎、头痛、麻木、呼吸困难和面部潮红。长期用药偶见念珠菌病(如黏膜念珠菌病),维生素 K、维生素 B 族缺乏等。用药过量可能出现可逆的代谢性脑病(神经紊乱、异常动作、惊厥发作)。

【禁忌证】

对头孢菌素过敏者及有青霉素过敏性休克或即刻反应史者禁用。

【药物相互作用】

1. 与庆大霉素或妥布霉素合用,对铜绿假单胞菌有协同抗菌作用。

2. 与阿米卡星合用,对大肠埃希菌、肺炎克雷伯菌和铜绿假单胞菌有协同作用。

3. 与氨基糖苷类抗生素联合应用时,用药期间应随访肾功能。

4. 大剂量头孢噻肟与强利尿剂联合用药时,应注意肾功能变化。

5. 与阿洛西林或美洛西林等同用,可降低本品的总清除率,两者合用时需适当减量。

【注意事项】

1. 交叉过敏反应 对一种头孢菌素或头霉素过敏者对其他头孢菌素类或头霉素也可能过敏。对青霉素或青霉胺过敏者也可能对本品过敏。

2 肾功能减退者应在减少剂量情况下慎用;有胃肠道疾病慎用。

3. 本品与氨基糖苷类不可同瓶滴注。

4. 本品快速静脉注射(＜60秒)可能引起致命性心律失常。

5. 应用本品可引起假膜性肠炎。在应用过程中如发生腹泻且怀疑为假膜性肠炎时，应立即停药并予以甲硝唑口服，无效时考虑口服万古霉素或去甲万古霉素。

6. 长期应用本品可能导致不敏感或耐药菌的过度繁殖，需要严密观察。一旦发生二重感染，需予以相应处理。

7. 应用本品治疗可能发生中性粒细胞减少及罕见的粒细胞缺乏症，尤其是长期治疗。因此，疗程超过10天者应监测血常规。

8. 本品对局部组织有刺激作用。在绝大多数病例中，改变注射部位即可解决血管周围外渗。极个别情况下可能发生广泛血管周围外渗，并导致组织坏死，可能需要外科治疗。

【FDA妊娠/哺乳分级】

B级/L2级。本品可透过胎盘屏障进入胎儿血液循环，孕妇应限用于有确切适应证的患者。本品可经乳汁排出，哺乳期妇女应用本品时虽无发生问题的报道，但应用本品时宜暂停哺乳。

【用药实践】

1. 围手术期预防用药

(1)国外说明书中已注明头孢噻肟可用于腹部手术、经阴道子宫切除术、胃肠手术、泌尿生殖道手术的围手术期预防用药，在手术开始前30~90分钟静脉滴注1g，可以降低上述手术术后感染的发生(A级)。

(2)美国医院药剂师协会(American society of hospital pharmacists, ASHP)、美国感染性疾病协会(the infectious diseases society of America, IDSA)、外科感染学会(the surgical infection society, SIS)及美国卫生保健流行病学协会(the society for healthcare epidemiology of America, SHEA)共同制定发布的《外科手术抗菌药物预防使用临床实践指南》中推荐，头孢噻肟联

合氨苄西林可用于肝脏移植手术的术前预防用药（A 级）。

（3）我国中华医学会外科学分会制定的《围手术期预防应用抗菌药物指南》中推荐，头孢噻肟联合甲硝唑用于阑尾炎手术、结直肠手术、妇产科手术的预防用药（B 级）。

2. 淋病奈瑟菌感染的单剂量疗法　国外说明书中已注明：男性及女性淋菌性尿道炎及女性淋病性阴道炎采用头孢噻肟0.5g 肌内注射单剂疗法，女性淋球菌直肠炎采用头孢噻肟 0.5g肌内注射单剂疗法，男性淋球菌直肠炎采用 1g 肌内注射单剂疗法（A 级）。

3. 药物过量的处置　本品无特效拮抗药，药物过量时主要给予对症治疗和大量饮水及补液等。

4. 对诊断的干扰　应用本品的患者直接抗球蛋白试验（Coombs 试验）可出现阳性；孕妇产前应用本品，此反应可出现于新生儿。用硫酸铜法测定尿糖可呈假阳性。血清碱性磷酸酶、血尿素氮、ALT、AST 或血清乳酸脱氢酶值可增高。

头孢他啶 Ceftazidime

【其他名称】

头孢羧甲噻肟、复达欣、凯复定、泰得欣、达力舒。

【药物特征】

为半合成的第三代头孢菌素，对 G^+ 菌的作用与第一代头孢菌素近似或较弱，链球菌 A 和 B 群、肺炎链球菌对本品高度敏感，葡萄球菌对本品中度敏感。对 G^- 菌产生的 β- 内酰胺酶高度稳定，且抗菌作用强，明显超过第一代和第二代头孢菌素。对铜绿假单胞菌的作用强，超过其他对铜绿假单胞菌具抗菌活性的 β- 内酰胺类和氨基糖苷类抗生素，但稍弱于某些氟喹诺酮类药物。对大肠埃希菌、肺炎克雷伯菌等肠杆菌科细菌和流感嗜血杆菌等也有高度抗菌活性。因其对 G^- 菌产生的 β- 内酰胺酶高度稳定，故对上述 G^- 菌中的多重耐药菌株仍具有抗菌活性。本品对消化球菌和消化链球菌属等厌氧菌具有一定抗菌活性。肠球菌、耐甲氧西林葡萄球菌、李斯特菌、螺旋菌、艰难梭菌和大部分脆弱拟杆菌对本品耐药。

本品口服不吸收，肌内给药后吸收迅速。药物进入体内后广泛分布，可进入胸腔积液、腹水、痰液、淋巴液、脑脊液（脑膜有炎症时）中，在骨组织、胆汁、心肌中也有一定的浓度。本品能透过胎盘屏障，也能经乳汁分泌。药物消除半衰期（$t_{1/2\beta}$）为1.5~2.3小时。血浆蛋白结合率为5%~23%。体内几乎不代谢，主要自肾小球滤过，以原形随尿液排泄，胆汁中排出量少于给药量的1%。血液透析可有效清除药物。

【适应证】

用于敏感 G^- 杆菌所致下呼吸道、皮肤和软组织、骨和关节、胸腔、腹腔、泌尿生殖系及中枢等部位感染，也用于败血症。对于由多种耐药 G^- 杆菌引起的免疫缺陷者感染、医院内感染以及 G^- 杆菌或铜绿假单胞菌所致中枢神经系统感染尤为适用。

【剂型与特征】

注射用头孢他啶：含有一定量的无水碳酸钠，为无色或微黄色粉末，加水即泡腾溶解成澄明药液。因浓度不同，药液可由浅黄色至琥珀色。稀释后的药液在室温存放不宜超过24小时。

【用法用量】

1. 成人 见表3-2-20。

表3-2-20 成人中头孢他啶的用法与用量

感染类型	每次剂量	给药频次	给药途径	疗程
轻度感染	0.5g	q12h	静脉滴注/推注	
中度感染	1g	q8~12h	静脉滴注/推注	
重度感染	2g	q8~12h	静脉滴注/推注	

续表

感染类型	每次剂量	给药频次	给药途径	疗程
其他泌尿系感染和重度皮肤软组织感染等	1~2g	q12h	静脉滴注／推注	7~14 日
败血症、下呼吸道感染、胆道感	1~2g	q8~12h	静脉滴注／推注	10~14 日
危及生命的感染、严重铜绿假单胞菌感染和中枢神经系统感染	可酌情增量至一日 0.15~0.2g/kg，分 3 次给药			

2. 儿童　2 个月以上患儿，一日 30~100mg/kg，分 2~3 次给药。小儿一日最高剂量不超过 6g。

【不良反应】

本品一般耐受性良好，不良反应少见而轻微。主要有：

1. 局部反应　因静脉给药出现静脉炎或血栓性静脉炎，肌内注射有局部疼痛或发炎。

2. 过敏反应　少数患者可发生皮疹、荨麻疹、皮肤瘙痒、药物热和罕见的血管神经性水肿、支气管痉挛、低血压等。与其他头孢菌素一样，曾有毒性表皮坏死的报道。

3. 胃肠道反应　恶心、呕吐、腹泻、腹痛和罕见的鹅口疮或结肠炎。结肠炎可能与艰难梭状芽孢杆菌有关，并可能会以假膜性结肠炎出现。

4. 中枢神经系统　头痛、眩晕、感觉异常。曾有引起癫痫发作的报道。

5. 临床检验结果的改变　发生短暂的血清转氨酶、乳酸脱氢酶、碱性磷酸酶、血尿素氮、血肌酐值的轻度升高；白细胞、血小板减少及嗜酸性粒细胞增多、淋巴细胞增多等。

6. 长期用药可发生菌群失调和二重感染。可引起念珠菌病及维生素 K、维生素 B 缺乏。

【禁忌证】

对头孢菌素类抗生素过敏者禁用。

【药物相互作用】

1. 与美洛西林或哌拉西林联用,对大肠埃希菌、铜绿假单胞菌有协同或相加作用。

2. 与氨基糖苷类合用,有协同抗菌作用。

3. 与氨基糖苷类、抗肿瘤药或呋塞米等强利尿剂合用时可加重肾脏损害。

4. 与氯霉素合用,有相互拮抗作用。

【注意事项】

1. 有青霉素过敏或过敏体质者慎用。早产儿及 2 个月以内的新生儿慎用。

2. 本品遇碳酸氢钠不稳定,不可配伍。

【FDA 妊娠 / 哺乳分级】

B 级 /L1 级。尚无试验表明头孢他啶有引起胚胎畸形或致畸的作用,但与所有的药物一样,妊娠初期和妊娠的前几个月应慎用。对于孕妇,应权衡预期的益处大于可能的危险时,才可使用。低浓度的头孢他啶可经乳腺排入乳汁,哺乳期妇女应用头孢他啶时应谨慎。

【用药实践】

1. 药物过量的处置 过量应用头孢他啶可能会导致神经后遗症,包括脑病、抽搐、昏迷。血液透析或腹膜透析可能有助于将头孢他啶排出体外。

2. 对检验值或诊断的干扰

(1)用硫酸铜法进行尿糖测定时可呈假阳性。

(2)直接抗球蛋白试验(Coombs 试验)可呈阳性。

(3)血清 ALT、AST、碱性磷酸酶、尿素氮和肌酐皆可升高。

3. 配伍禁忌

（1）本品在碳酸氢钠注射液内的稳定性较其他的静脉注射液为差，故不推荐用此注射液作稀释剂。

（2）本品与氨基糖苷类抗生素不应混合在同一给药系统或注射器内。

（3）曾有报道，当万古霉素加入已制成的头孢他啶注射液后，会出现沉淀。因此在先后给予两种药物的过程中，必须谨慎冲洗给药系统和静脉系统。

头孢吡肟 Cefepime

【其他名称】

马斯平、达力能、罗欣威、悦康凯欣、信力威。

【药物特征】

为半合成的第四代头孢菌素，对 G^+ 菌和 G^- 菌均有抗菌活性。对 β-内酰胺酶尤其是染色体介导的 β-内酰胺酶稳定，并可迅速渗入 G^- 菌细胞内，呈杀菌作用，经临床证实有效的细菌有：肠杆菌属、大肠埃希菌、肺炎克雷伯菌、奇异变形杆菌、铜绿假单胞菌、金黄色葡萄球菌（MRSA除外）、肺炎链球菌、化脓性链球菌。在体外显示有抗菌作用的微生物还有：表皮葡萄球菌（MRSE除外）、腐生链球菌、无乳链球菌、醋酸钙不动杆菌、枸橼酸杆菌（包括产 β-内酰胺酶株）、哈夫尼亚菌、卡他莫拉菌（包括产 β-内酰胺酶株）、摩根菌、普通变形杆菌、普鲁威登菌、沙雷菌等。本品对肠球菌、耐甲氧西林的葡萄球菌、嗜麦芽窄食单胞菌、脆弱拟杆菌和艰难梭菌无效。

头孢吡肟的平均 $t_{1/2}$ 为 $2.0h \pm 0.3h$，血清蛋白结合率约为 20%，且与血药浓度无关。药物吸收后分布广泛，在尿液、胆汁、腹膜液、水泡液、气管黏膜、痰液、前列腺液、阑尾、胆囊中均能达到治疗浓度，并可通过炎性血脑屏障。在体内有少量被代谢，85% 药物以原形经肾排泄，亦有少量可经乳汁排出。

【适应证】

用于治疗敏感细菌所致的下列中、重度感染：

1. 下呼吸道感染 肺炎和支气管炎。

2. 单纯性下尿路感染和复杂性尿路感染（包括肾盂肾炎）。

3. 非复杂性皮肤和皮肤软组织感染。

4. 复杂性腹腔内感染（包括腹膜炎和胆道感染）。

5. 妇产科感染、败血症以及中性粒细胞减少伴发热患者的经验治疗。

6. 也可用于儿童细菌性脑脊髓膜炎。

【剂型与特征】

注射用头孢吡肟：为头孢吡肟盐酸盐与等量的精氨酸混合而成的白色或浅灰黄色粉末，加水溶解后得到无色或琥珀色的溶液。本品可用 0.9% 氯化钠、5%~10% 葡萄糖、0.16mol/L 乳酸钠、林格液等溶解，药物浓度不应超过 40mg/ml，约 30 分钟滴完，溶解液在 24 小时内使用。

【用法用量】

静脉滴注或深部肌内注射给药。

1. 成人 一般剂量每次 1~2g，q12h，详见表 3-2-21。

表 3-2-21 成人中头孢吡肟的用法与用量

感染性疾病	每次剂量	给药频次	疗程
轻、中度尿路感染	0.5~1g	q12h	7~10 天
重度尿路感染	2g	q12h	10 天
严重感染并危及生命时	2g	q8h	
中性粒细胞减少伴发热的经验治疗	2g	q8h	7~10 天或至中性粒细胞减少缓解

2. 儿童

（1）2 月龄至 12 岁儿童或体重低于 40kg 的患儿：最大剂量

不可超过成人剂量,一般剂量为一次 40mg/kg, q12h。

（2）细菌性脑脊髓膜炎：一次 50mg/kg, q8h。

（3）中性粒细胞减少性发热的经验治疗：一次 50mg/kg, q12h（中性粒细胞减少发热的治疗为 q8h），疗程同成人。

（4）大于 16 岁或体重超过 40kg 的患儿：同成人剂量。

（5）2 月龄以下儿童：经验有限。

3. 对肾功能不全患者　如肌酐清除率 ≤ 60ml/min,须调整用量。初始剂量与肾功能正常的患者相同,维持剂量和给药频次时间见表 3-2-22。

表 3-2-22　肾功能不全患者中头孢吡肟的用法与用量

肌酐清除率/(ml/min)	推荐维持给药方案/(g/h,1次)			
＞ 60, 正常给药方案	0.5/12	1/12	2/12	2/8
30~60	0.5/24	1/24	2/24	2/12
11~29	0.5/24	0.5/24	1/24	2/24
＜ 11	0.25/24	0.25/24	0.5/24	1/24

4. 血液透析患者　在治疗第 1 天可给予负荷剂量 1g,以后 0.5g/d。透析日,本品应在透析结束后使用。每天给药时间尽可能相同。

【不良反应】

通常耐受性良好,本品不良反应发生率低,多轻微而短暂。常见的不良反应主要是腹泻、皮疹和注射部位的局部反应（如静脉炎、注射部位疼痛和炎症）。其他不良反应包括：

1. 恶心、呕吐、瘙痒、发热、感觉异常和头痛等。

2. 肾功能不全患者未减量时,可引起脑病、肌痉挛、癫痫。

3. 偶有肠炎（包括假膜性肠炎）、口腔念珠菌感染报道。

4. 一过性实验室检查异常　血清磷升高或减少, ALT 和（或）AST 升高,嗜酸性粒细胞增多,活化部分凝血活酶时间和凝血酶原时间延长，碱性磷酸酶、血尿素氮、肌酐、血钾、总胆红素升高，血钙降低，血细胞比容减少。

【禁忌证】

本品禁用于对头孢吡肟或 L- 精氨酸、头孢菌素类药物、青霉素或其他 β- 内酰胺类抗生素有即刻过敏反应的患者。

【药物相互作用】

本品不可加至甲硝唑、万古霉素、庆大霉素、妥布霉素或硫酸奈替米星、氨茶碱溶液中。本品浓度超过 40mg/ml 时，不可加至氨苄西林溶液中，如有与头孢吡肟合用的指征，这些抗生素应与头孢吡肟分开使用。

【注意事项】

1. 使用本品前，应该确定患者是否有头孢吡肟、其他头孢菌素类药物、青霉素或其他 β- 内酰胺类抗生素过敏史。对于任何有过敏，特别是药物过敏史的患者应谨慎使用。

2. 广谱抗菌药物可诱发假膜性肠炎。在用本品治疗期间患者出现腹泻时应考虑假膜性肠炎发生的可能性。对轻度肠炎病例，仅停用药物即可；中、重度病例需进行特殊治疗。有胃肠道疾患，尤其是肠炎患者应谨慎处方头孢吡肟。

3. 本品可能会引起凝血酶原活性下降，对于存在引起凝血酶原活性下降危险因素的患者，如肝、肾功能不全，营养不良以及延长抗菌药物治疗的患者应监测凝血酶原时间，必要时给予外源性维生素 K。

4. 本品所含精氨酸在所用剂量为最大推荐剂量的 33 倍时会引起葡萄糖代谢紊乱和一过性血钾升高。较低剂量时精氨酸的影响尚不明确。

5. 本品与氨基糖苷类药物或强利尿剂合用时，应加强临床观察，并监测肾功能，避免引起氨基糖苷类药物的肾毒性或耳毒性作用。

6. 长期使用本品可能会导致不敏感微生物的过度生长。

因此,必须对患者的状况进行反复的评价。一旦在治疗期间发生双重感染,应该采取适当的措施。

【FDA 妊娠 / 哺乳分级】

B 级 /L2 级。虽然动物生殖毒性试验和致畸试验表明本品无致畸和胚胎毒性,但尚无本品用于孕妇和分娩时妇女的足够和良好对照的临床资料,因此,本品用于孕妇应谨慎。本品在人乳汁中有极少量排出(浓度约 $0.5\mu g/ml$),用于哺乳期妇女应谨慎。

【用药实践】

1. 药物过量的处置 用药过量患者,应仔细观察并使用支持疗法,并用血液透析治疗促进药物的排除,而不宜采用腹膜透析。在血液透析的 3 小时内,体内约 68% 的头孢吡肟可排出。

2. 与甲硝唑连续输注时的注意事项

由于存在配伍禁忌,本品与甲硝唑连续输注时,中间要用 0.9% 氯化钠冲洗输液管。

3. FDA 要求调整肾功能不全患者使用头孢吡肟的剂量 2012 年 6 月 26 日 FDA 发布警示信息提醒医生,对于肌酐清除率 ≤ 60ml/min 的患者,使用头孢吡肟时可能发生"非惊厥性癫痫持续状态",症状可能包括精神状态改变、意识混乱、反应度下降。一旦出现,应立即送患者就诊。大多数情况下,癫痫状态是可逆的,停用头孢吡肟或血液透析后病情即可缓解。

三、碳青霉烯类

(一)治疗药物概述

碳青霉烯类药物属于繁殖期杀菌剂,抗菌谱广,对 G^+ 菌、肠杆菌科细菌、铜绿假单胞菌等非发酵菌及厌氧菌均具有强大的杀菌作用,对细菌产生的 β- 内酰胺酶包括 ESBLs 与 AmpC 酶均高度稳定,是目前控制产酶耐药菌的主要药物,在临床上被用于治疗重症细菌性感染、多重耐药株感染、医院获得性肠杆属细菌的感染或免疫功能低下者感染。碳青霉烯类药物对肠球菌属作用较差或无作用，对产碳青霉烯酶（如 NDM-1、KPC、OXA 等）细菌、嗜麦芽窄食单胞菌、甲氧西林耐药葡萄球菌所致感染无效。碳青霉烯类抗菌药物的抗菌活性特点及耐药菌的差异见表 3-2-23。

表 3-2-23　碳青霉烯类抗菌药物的耐药菌及抗菌活性特点

药物名称	抗菌活性特点及耐药菌
亚胺培南	超广谱，但对屎肠球菌、MRSA、耐甲氧西林的凝固酶阴性葡萄球菌耐药，对嗜麦芽窄食单胞菌天然耐药，对洋葱伯克霍尔德菌无效
帕尼培南	对大多数厌氧菌的抗菌活性与亚胺培南相似或稍强，对铜绿假单胞菌活性不如亚胺培南
美罗培南	对铜绿假单胞菌在内的葡萄糖非发酵 G⁻ 菌作用比亚胺培南强，对葡萄球菌、肠球菌较亚胺培南弱
比阿培南	对耐药铜绿假单胞菌的活性比美罗培南强，对铜绿假单胞菌和厌氧菌的活性比亚胺培南强
厄他培南	对 G⁺ 菌活性不及亚胺培南，对 MRSA、肠球菌属、铜绿假单胞菌、不动杆菌几乎无活性
多尼培南	对 G⁺ 菌（包括 MRSA）的活性强于美罗培南，对 G⁻ 菌的活性与美罗培南相当，对耐亚胺培南假单胞菌的抗菌作用强于美罗培南和比阿培南

（二）药物使用精解

亚胺培南 - 西司他丁 Imipenem and Cilastatin

【其他名称】
泰能、齐佩能、君宁、谱能。

【药物特征】

亚胺培南,为一种最新型的 β- 内酰胺类抗生素——亚胺硫霉素,由链霉菌 *S. cattleya* 培养液中分离的硫霉素经半合成制取,对需氧 G^+、G^- 菌和厌氧菌具有抗菌作用。肺炎链球菌、化脓性链球菌、金黄色葡萄球菌(包括产酶株)、大肠埃希菌、肺炎克雷伯菌、不动杆菌部分菌株、脆弱拟杆菌及其他拟杆菌、消化球菌和消化链球菌的部分菌株对本品甚敏感。粪肠球菌、表皮葡萄球菌、流感嗜血杆菌、奇异变形杆菌、沙雷菌、产气肠杆菌、阴沟肠杆菌、铜绿假单胞菌、产气荚膜梭菌、艰难梭菌等对本品也相当敏感。本品有较好的耐酶性能,与其他 β- 内酰胺类药物较少出现交叉耐药性。西司他丁,为一种合成的特异性肾脱氢肽酶抑制剂,能保护亚胺培南在肾脏不被破坏失活,从而提高泌尿道中亚胺培南原形药物的浓度至 70%,并且能阻抑亚胺培南进入肾小管上皮组织,减少亚胺培南的排泄并减轻肾毒性。

本品口服不吸收,需静脉给药,体内分布以细胞间液、肾脏、上颌窦、子宫颈、卵巢、盆腔、肺等部位最高,在胆汁、前列腺、扁桃体、痰中也有较高浓度,并有一定量进入脑脊液中。亚胺培南的 $t_{1/2}$ 约为 1 小时,血清蛋白结合率约为 20%,主要通过肾脏排泄。西司他丁的 $t_{1/2}$ 与亚胺培南相似,约为 1 小时,血清蛋白结合率约为 40%,也主要通过肾脏排泄。

【适应证】

适用于由敏感细菌所引起的下列感染:腹腔内感染、下呼吸道感染、妇科感染、败血症、尿路感染、骨关节感染、皮肤软组织感染、感染性心内膜炎以及多种细菌引起的混合感染。不适用于脑膜炎的治疗。

【剂型与特征】

注射用亚胺培南西司他丁钠:在本品中亚胺培南与西司他丁的重量比为 1 : 1,西司他丁为一种特异性肾脱氢肽酶抑制剂,它能阻断亚胺培南在肾脏内的代谢,从而提高泌尿道中亚胺培南原形药物的浓度。本品应在使用前溶解,稀释后的药液室温下只能存放 4 小时,冷藏可存放 24 小时;不可与含乳酸的输液或其他碱性药液相配伍。

【用法用量】

本品以静脉滴注剂型供应。

以下剂量指亚胺培南剂量,西司他丁为对应相等的剂量。

1. 肾功能正常和体重 ≥ 70kg 的成年患者 见表 3-2-24。

表 3-2-24 成年患者中亚胺培南 - 西司他丁的用法与用量

感染程度	剂量(亚胺培南)	给药频次	每日总剂量	滴注时间
轻度	250mg	q6h	1.0g	不少于 20~30 分钟
中度	500mg	q8h	1.5g	不少于 20~30 分钟
	1.0g	q12h	2.0g	不少于 40~60 分钟
严重的敏感细菌感染	500mg	q6h	2.0g	不少于 20~30 分钟
由不太敏感的病原菌	1.0g	q8h	3.0g	不少于 40~60 分钟
引起的严重感染和	1.0g	q6h	4.0g	不少于 40~60 分钟
(或)威胁生命的感染				
(主要为某些铜绿假				
单胞菌株)				

注:每日最高剂量不超过 4.0g,或每天 50mg/kg 体重,两者中选较低剂量使用;对体重 < 70kg 的患者,给药剂量需进一步降低

2. 肾功能损害的成年患者 见表 3-2-25。

表 3-2-25 肾功能损害患者中亚胺培南 - 西司他丁的用法与用量

每日总剂量	肌酐清除率ml/(min · 1.73m²)		
	31~70	21~30	6~20
1.0g	250mg q8h	250mg q12h	250mg q12h
1.5g	250mg q6h	250mg q8h	250mg q12h

续表

每日总剂量	肌酐清除率ml/(min · 1.73㎡)		
	31~70	21~30	6~20
2.0g	500mg q8h	250mg q6h	250mg q12h
3.0g	500mg q6h	500mg q8h	500mg q12h
4.0g	750mg q8h	500mg q6h	500mg q12h

注：以上方案适用于体重≥70kg的患者，对于体重＜70kg的患者，给药剂量需进一步按比例降低

3. 儿童（＞3个月）

（1）体重≥40kg：可按成人剂量给予。

（2）体重＜40kg：一次15mg/kg，q6h。每天总剂量不超过2g。

【不良反应】

本品的耐受性良好，最常见的不良反应是一些局部反应。

1. 局部反应　红斑、局部疼痛和硬结，血栓性静脉炎。

2. 过敏反应/皮肤　皮疹、瘙痒、荨麻疹、多形红斑、Stevens-Johnson综合征、血管性水肿、中毒性表皮坏死松解症（罕见）、表皮脱落性皮炎（罕见）、念珠菌病、发热包括药物热及过敏反应。

3. 胃肠道反应　恶心、呕吐、腹泻等。

4. 血液系统异常　嗜酸性粒细胞增多症、白细胞减少症、中性粒细胞减少症、血小板减少或增多症、血红蛋白降低以及凝血酶原时间延长等。

5. 肝功能异常　血清转氨酶、胆红素和（或）血清碱性磷酸酶升高，罕见肝衰竭、肝炎，极罕见暴发性肝炎。

6. 肾功能异常　少尿无尿、多尿，罕见急性肾衰竭。可引起血清肌酐和尿素氮升高。

7. 神经系统/精神疾病　可引起中枢神经系统的不良反

应，如肌阵挛、精神障碍等，包括幻觉、错乱状态或癫痫发作，感觉异常和脑病亦有报道。

8.特殊感觉　听觉丧失、味觉异常。

【禁忌证】

禁用于对本品任何成分过敏的患者。

【药物相互作用】

1.与氨基糖苷类合用，对铜绿假单胞菌有协同抗菌作用。

2.与丙磺舒合用，可使亚胺培南血药浓度升高，半衰期延长。

3.与环孢素同用可增加神经毒性。

4.亚胺培南与更昔洛韦合用可引起癫痫发作。

【注意事项】

1.对青霉素类和头孢菌素类药物过敏者可能与亚胺培南有交叉过敏。

2.合并碳青霉烯类用药，患者接受丙戊酸或双丙戊酸钠会导致丙戊酸浓度降低，癫痫发作的风险增加。增加丙戊酸钠或双丙戊酸钠的剂量并不足以克服该类相互作用。一般不推荐与丙戊酸钠/双丙戊酸钠同时给药。当患者癫痫发作经丙戊酸或双丙戊酸控制良好，应考虑使用非碳青霉烯类抗菌药物控制感染。如必须使用本品，应考虑补充抗惊厥治疗。

3.严重肾功能不全者、中枢神经系统疾病患者、过敏体质者慎用。

4.儿童用药时常可发现红色尿，这是由于药物引起的变色，并非血尿。

【FDA妊娠/哺乳分级】

C级/L2级。在孕妇使用本品方面，尚未有足够及良好对照的研究资料，只有考虑在对胎儿益处大于潜在危险的情况下，才能在妊娠期间给药。在人乳中可测出亚胺培南，如确定有必要对哺乳期妇女使用本品时，需停止授乳。

【用药实践】

1. 延长静脉输注时间对疗效的影响 《中国鲍曼不动杆菌感染诊治与防控专家共识》（2012 年）以及《铜绿假单胞菌下呼吸道感染诊治专家共识》（2014 年）中均指出，与其他抗菌药物联合，碳青霉烯类如亚胺培南可用于治疗广泛耐药（extensively drug resistant, XDR）G⁻ 菌感染，对于一些敏感性下降的菌株（MIC 4~16mg/L），延长亚胺培南的静脉输注时间，如每次静脉输注时间延长至 2~3 小时，可使 $T\%$ > MIC 延长（B 级）。

2. 药物过量的处置 尚无有关处理本品治疗过量的特殊资料。亚胺培南 - 西司他丁钠盐可通过血液透析清除，但在剂量过大时这种措施对处理本品药物过量是否有用尚不可知。

3. 预防用药 药品说明书指出：为预防成人的术后感染，可在诱导麻醉时给予本品静脉滴注 1g，3 小时后再给予 1g。对预防高危性（如结肠直肠）外科手术的感染，可在诱导后 6 小时和 16 小时分别再给予 0.5g 静脉滴注。

美罗培南 Meropenem

【其他名称】

美平、海正美特、倍能、安吉利。

【药物特征】

为人工合成的对肾脱氢肽酶 - I 稳定的广谱碳青霉烯类抗菌药物，可单独使用。其抗菌谱与抗菌活性与亚胺培南相似，对大多数 G⁺ 菌、G⁻ 菌及厌氧菌均敏感，尤其对包括铜绿假单胞菌在内的葡萄糖非发酵 G⁻ 菌有极强的抗菌活性，并且对多种 β- 内酰胺酶（除金属 β- 内酰胺酶）均稳定。本品不用于耐甲氧西林的葡萄球菌感染，对嗜麦芽窄食单胞菌、屎肠球菌耐药。

本品的血浆蛋白结合率约为 2%，药物吸收后易渗入各种组织及体液（包括脑脊液）达有效浓度。主要从肾脏排泄，$t_{1/2}$ 约为 1 小时。

【适应证】

用于敏感细菌所致的呼吸道、尿路、肝胆、外科、骨科、妇科、五官科感染以及腹膜炎、皮肤及软组织感染等。本品还可用于敏感菌所致的脑膜炎、败血症。

对于被推断患有感染的伴中性粒细胞减低的发热患者(成人)，本品可作为单方经验性治疗或联合应用抗病毒或抗真菌药物治疗。

【剂型与特征】

注射用美罗培南：为白色至微黄色粉末，本品 0.5g 可用生理盐水约 100ml 稀释后在 15~30 分钟内静脉滴注，不可用注射用水。本品应在使用前溶解，稀释后的药液室温下只能存放 6小时，5℃冷藏可存放 24 小时。

【用法用量】

治疗的剂量和疗程需根据感染的类型和严重程度及患者的情况决定。

1. 成人

(1)肺炎、尿路感染、妇科感染(例如子宫内膜炎)、皮肤软组织感染：一次 0.5g, q8h。

(2)院内获得性肺炎、腹膜炎、中性粒细胞减低患者的合并感染及败血症：一次 1g, q8h。

(3)脑膜炎：一次 2g, q8h。

2. 肾功能不全者的剂量　　见表 3-2-26。

表 3-2-26　肾功能不全患者中美罗培南的用法与用量

肌酐清除率(ml/min)	剂量(依感染性质而定)	给药频次
26~50	1 个推荐剂量	q12h
10~25	1/2 个推荐剂量	q12h
< 10	1/2 个推荐剂量	q24h

3. 儿童(＞3个月)

（1）3个月至12岁：一次 10~20mg/kg，q8h。

（2）体重大于 50kg：按照成人剂量给药。

（3）脑膜炎：一次 40mg/kg，q8h。

【不良反应】

本品不良反应发生率较低。

1. 过敏反应　主要表现为荨麻疹、发热感、红斑、瘙痒等症状，严重者可致过敏性休克。

2. 消化系统　主要表现为腹泻、腹痛、食欲减退、恶心、呕吐、便秘等，也可出现假膜性结肠炎。

3. 肝脏　AST、ALT 一过性升高，胆汁淤积性黄疸等。

4. 肾脏　可出现排尿困难。尿素氮、肌酐值升高，严重者可出现急性肾衰竭。

5. 精神、神经系统　可出现头痛、倦怠感、失眠、焦虑、意识模糊、眩晕、神经过敏、幻觉、抑郁、痉挛、意识障碍等症状。

6. 血液系统　可出现粒细胞减少，血小板增多或减少，淋巴细胞增多，嗜酸粒细胞增多，红细胞、血红蛋白和血细胞比容降低等。偶见胃肠道出血、鼻出血和腹腔积血等出血症状。

7. 其他　可出现口内炎，念珠菌感染，维生素 K、维生素 B 族缺乏症状，注射部位疼痛、红肿、硬结，严重者可致血栓性静脉炎。另有间质性肺炎、中毒性表皮坏死松解症、Stevens-Johnson 综合征的报道。

【禁忌证】

1. 对本品或其他碳青霉烯类抗生素有过敏者禁用。

2. 使用丙戊酸钠的患者禁用。

【药物相互作用】

1. 与丙磺舒合用可竞争性激活肾小管分泌，抑制肾脏排泄，导致美罗培南消除半衰期延长，血药浓度增加，不推荐联用。

2. 与丙戊酸合用,会使丙戊酸的血药浓度降低而导致癫痫复发。

3. 与氨基糖苷类合用对某些铜绿假单胞菌有协同抗菌作用。

【注意事项】

1. 对过敏体质可致过敏性休克,其他过敏反应者、曾有青霉素或头孢菌素过敏史者应慎用。

2. 严重肝功能障碍的患者,有可能加重肝功能障碍。

3. 进食不良的患者或非经口营养的患者、全身状况不良的患者,有可能引起维生素 K 缺乏症状。

4. 有癫痫史或中枢神经系统功能障碍的患者,发生痉挛、意识障碍等中枢神经系统症状的可能性增加。

5. 给药后第 3~5 日应特别注意观察皮疹等不良反应,出现不良反应时,应采取改用其他药物等适当措施。连续给药时,也应随时观察不良反应。

6. 根据患者情况需连续给药 7 天以上时,应明确长期给药的理由,并密切观察是否有皮疹及肝功能异常等不良反应,使用本品不得随意连续给药。

【FDA 妊娠 / 哺乳分级】

B 级 /L3 级。妊娠期妇女用药应权衡利弊,当判断利大于弊时,才可用于妊娠期或有可能妊娠的妇女。动物实验中,发现本品在母乳中有分布,给药期间应避免哺乳。

【用药实践】

1. 增加剂量对疗效的影响　《中国鲍曼不动杆菌感染诊治与防控专家共识》(2012 年)中指出,与其他药物联合治疗广泛耐药鲍曼不动杆菌(extensively drug-resistant *Acinetobacter baumannii*, XDRAB)或泛耐药鲍曼不动杆菌(pandrug-resistant *Acinetobacter baumannii*, PDRAB)感染时,美罗培南的剂量可用到 1.0g q8h 或 1.0g q6h;对于一些敏感性下降的菌株(MIC 4~16mg/

L），可通过增加给药次数、加大给药剂量，使 $T >$ MIC 延长，如中枢神经系统感染时，美罗培南剂量可增至 2.0g q8h（C 级）。

2. 延长静脉输注时间对疗效的影响

（1）《热病：桑福德抗微生物治疗指南》中推荐，延长或持续输注美罗培南至少与间隔给药等效，推荐每次输注持续 3 小时以上（C 级）。

（2）《中国鲍曼不动杆菌感染诊治与防控专家共识》（2012年）中指出，对于一些敏感性下降的菌株（MIC 4~16mg/L），可通过延长碳青霉烯类抗菌药物的静脉滴注时间（如每次静脉滴注时间延长至 2~3 小时）使 $T >$ MIC 延长（C 级）。

（3）《铜绿假单胞菌下呼吸道感染诊治专家共识》（2014 年）中指出，对铜绿假单胞菌引起的严重感染，美罗培南的常用剂量为 1.0g q6h~q8h，最好能使用静脉泵给药，每次静脉滴注时间持续 3 小时（C 级）。

比阿培南 Biapenem

【其他名称】

天册、安信。

【药物特征】

属于碳青霉烯类抗生素，通过抑制细菌细胞壁的合成而发挥抗菌作用，对 G^+、G^- 的需氧和厌氧菌有广谱抗菌活性。对 G^+ 菌的作用较弱，对 G^- 菌的抗菌活性强于亚胺培南。对不动杆菌和厌氧菌的作用强于头孢他啶。对屎肠球菌、嗜麦芽窄食单胞菌不敏感。比阿培南对人肾脱氢肽酶 - Ⅰ（dehydropeptidase- Ⅰ，DHP- Ⅰ）稳定，可单独给药而不需与 DHP- Ⅰ 抑制剂合用。

比阿培南血药浓度与给药剂量呈线性关系，反复多次进行静脉滴注时，与单次静脉滴注的结果几乎相同，没有观察到蓄积性。$t_{1/2}$ 约为 1.1 小时，分布广泛，少量代谢，代谢物无抗菌活性，主要以原形经肾排泄，肾功能减退时，半衰期延长。

【适应证】

适用于由敏感细菌所引起的败血症、肺炎、肺脓肿、慢性呼吸道疾病引起的继发感染、难治性膀胱炎、肾盂肾炎、腹膜炎、妇科附件炎等。

【剂型与特征】

注射用比阿培南：为白色至微黄色结晶性粉末，无辅料，无臭，用0.9%氯化钠或5%葡萄糖注射液稀释。

【用法用量】

成人每日0.6g，分2次滴注，每次30~60分钟。可根据患者年龄、症状适当增减给药剂量。但1天的最大给药量不能超过1.2g。

【不良反应】

最为常见的不良反应为皮疹、皮肤瘙痒、恶心、呕吐以及腹泻等。严重不良反应包括：休克、过敏、间质性肺炎（0.1%~5%）、嗜酸细胞性肺疾病（PIE综合征）、假膜性结肠炎等严重肠炎、肌痉挛、精神障碍、肝功能损害、黄疸、急性肾功能不全。

【禁忌证】

1. 对本品过敏者禁用。

2. 正在服用丙戊酸钠类药物的患者禁用。

【药物相互作用】

参见美罗培南。本品与丙戊酸合用时，可导致丙戊酸血药浓度降低，有可能使癫痫复发，不宜与丙戊酸类制剂合用。

【注意事项】

参见美罗培南。

【FDA妊娠/哺乳分级】

对孕妇及哺乳期妇女用药的安全性尚不明确。

【用药实践】

1. 治疗粒细胞缺乏伴发热　《抗菌药物超说明书用法专家共识》（2015版）指出，日本的一项比阿培南治疗血液系统疾病患者粒细胞缺乏伴发热的多中心非盲无对照研究结果显示，比阿培南作为初始阶段治疗药物，有效率为 67.9%（110/162），3/4 的病例在用药 5 天后体温下降至正常或有体温下降趋势（C 级）。

我国比阿培南协作组 21 家医院应用比阿培南单药或联合用药治疗中性粒细胞减少或缺乏的血液肿瘤伴感染患者（1077 例）的有效率为 73.4%（791/1077），中度感染组 3 天退热，重度感染组 4 天退热（C 级）。

2. 药物过量的处置　未见有关人体过量使用的报道。如发现患者过量使用本品，可采用常规的监护及对症治疗。

厄他培南 Ertapenem

【其他名称】

怡万之

【药物特征】

一种新型碳青霉烯类抗生素，其作用特点为血浆半衰期较长，抗菌谱广，对 G^+ 菌、G^- 菌和厌氧菌均有抗菌作用。甲氧西林敏感金黄色葡萄球菌、肺炎链球菌、化脓性链球菌、无乳链球菌等 G^+ 菌以及肠杆菌属、嗜血杆菌属、卡他莫拉菌、脑膜炎奈瑟菌等对本品高度敏感，但 MRSA、肠球菌属、铜绿假单胞菌、嗜麦芽窄食单胞菌、不动杆菌属等细菌对本品耐药。本品对各种 β- 内酰胺酶均有较好的稳定性，包括青霉素酶、头孢菌素酶和超广谱 β- 内酰胺酶，但可被金属 β- 内酰胺酶水解。本品对 DHP-Ⅰ稳定，不需与 DHP-Ⅰ抑制剂联合应用。

本品肌内注射生物利用度约为 90%，达峰时间为 2.3 小时。血浆蛋白结合率约为 95%，主要经肾脏排出，其 $t_{1/2}$ 约为 4.5 小时。尿液和胆汁中药物清除率分别为 80% 和 10%，尿液中药物原形和代谢产物各占 40%。本品可经血液透析清除。

【适应证】

适用于敏感菌所致的下列中、重度感染：继发性腹腔感染、复杂性皮肤软组织感染、社区获得性肺炎、复杂性尿路感染、急性盆腔感染、菌血症、严重肠杆菌科细菌感染等。

【剂型与特征】

注射用厄他培南：为白色至类白色的冻干块状物，辅料为碳酸氢钠和氢氧化钠。每1g本品应溶解于不少于10ml的注射用水、生理盐水或注射用抑菌水中，然后用适量生理盐水稀释后静脉滴注，静脉滴注时间应大于30分钟，溶解后的药液应在6小时内使用，也可在冰箱（5℃）中贮存24小时，并在移出冰箱后4小时内使用；每1g本品应溶解于1%利多卡因溶液3.2ml作深部肌内注射，溶解后的药液需在1小时内使用。本品不得使用含葡萄糖的稀释液。

【用法用量】

静脉或肌内注射给药。

1. 成人　一次1g，qd，静脉滴注时间应大于30分钟，最长可使用14天；肌内注射可用于静脉用药的替代治疗，最长可使用7天。

2. 肌酐清除率≤30ml/min者　一次0.5g，qd；如在给药后6小时内血液透析，透析后给予补充剂量0.15g。

3. ≥3个月的儿童　15mg/kg，q12h，日剂量不超过1g。

4. 肾功能不全者的剂量　见表3-2-27。

表3-2-27　肾功能不全患者中厄他培南的用法与用量

肌酐清除率（ml/min）	单次剂量	给药频次
＞30	1g	qd
≤30	0.5g	qd
终末期肾功能不全（＜10）	0.5g	qd

5. 血液透析患者　若患者在血液透析前 6 小时内按推荐剂量 0.5g/d 给予本品,建议血液透析结束后补充输注本品 150mg,如果给予本品至少 6 小时后才开始血液透析,则不需调整剂量。

【不良反应】

常见的不良反应有腹泻、恶心、呕吐等胃肠道反应,还可有静脉炎、头痛和女性阴道炎。癫痫发生率为 0.2%,实验室检查异常包括 ALT、AST、碱性磷酸酶和肌酐升高等。

【禁忌证】

1. 对本品中任何成分或对同类的其他药物过敏者禁用。

2. 由于使用盐酸利多卡因作为稀释剂,所以对酰胺类局麻药过敏的患者、伴有严重休克或心脏传导阻滞的患者禁止肌内注射本品。

【药物相互作用】

参见美罗培南第 1、2 条。

【注意事项】

1. 不能溶解于葡萄糖注射液中,也不宜与其他药物混合或一同输注,溶解后立即使用,输液配制后应 6 小时内使用。

2. 盐酸利多卡因是本品肌内注射的稀释剂,肌内注射本品时应谨慎,以避免误将药物注射到血管中。

3. 余同美罗培南。

【FDA 妊娠 / 哺乳分级】

B 级 /L3 级。尚未在孕妇中进行过充分的有良好对照的研究,只有当潜在的益处超过对母亲和胎儿的潜在危险时,才能在妊娠期使用本品。本品能分泌到人的乳汁中,当给哺乳期妇女使用时应慎重。

【用药实践】

药物过量的处置:当发生药物过量时,应停止使用本品并给予一般的支持性治疗,直至肾脏的清除发挥作用。本品可通过血液透析清除,但尚无使用血液透析治疗药物过量的资料。

四、青霉烯类

(一)药物治疗概论

青霉烯类(penems)系完全人工合成,通过作用于细菌细胞壁使静止期细菌溶解,是与碳青霉烯类结构类似的 β- 内酰胺类抗菌药物,对 G^+ 菌、肠杆菌科细菌及厌氧菌抗菌活性强,但葡萄糖非发酵 G^- 菌、屎肠球菌对其耐药。青霉烯类抗菌药物目前临床应用仅有口服品种法罗培南(faropenem)。

(二)药物使用精解

法罗培南 Faropenem

【其他名称】

君迪、优得克。

【药物特征】

对需氧 G^+ 菌中的甲氧西林敏感葡萄球菌属、链球菌属、肠球菌属,需氧 G^- 菌中的卡他莫拉菌、大肠埃希菌、枸橼酸杆菌、克雷伯菌、肠杆菌属、变形杆菌属、流感嗜血杆菌等多数肠杆菌科细菌及厌氧菌中的消化链球菌、拟杆菌属等显示较强杀菌效力。对各种细菌产生的 β- 内酰胺酶(包括超广谱 β- 内酰胺酶)稳定。对不动杆菌属、铜绿假单胞菌抗菌活性差。

本品目前临床应用仅有口服品种,空腹口服本品后,1~1.5小时后血药浓度达峰, $t_{1/2}$ 约为 1 小时,能进入患者咳痰、拔牙创伤浸出液、皮肤组织、扁桃体组织、上颌窦黏膜组织、女性生殖组织、眼睑皮下组织和前列腺组织等中,亦可轻度分布进入母乳乳汁。本品主要经肾排泄,部分以原形排泄,其余经 DHP- I 代谢后从尿消除。

【适应证】

敏感菌所致的下列感染:

1. 泌尿生殖系统感染 肾盂肾炎、膀胱炎、前列腺炎、睾丸炎。

2. 呼吸系统感染 咽喉炎、扁桃体炎、急慢性支气管炎、肺炎、肺脓肿(肺脓疡病)。

3. 子宫附件炎、子宫内感染、前庭大腺炎。

4. 浅表性皮肤感染症、深层皮肤感染症、痤疮(伴有化脓性炎症)。

5. 淋巴管炎、淋巴结炎、乳腺炎、肛周脓肿、外伤、烫伤和手术创伤等继发性感染。

6. 泪囊炎、睑腺炎、角膜炎(含角膜溃疡)。

7. 外耳炎、中耳炎、鼻窦炎。

8. 牙周组织炎、牙周炎、颚炎。

【剂型与特征】

1. 法罗培南片。

2. 法罗培南颗粒。

餐后服药达最大血药浓度时间较空腹用药延迟约 1 小时,但最大血药浓度、半衰期及药时曲线下面积几乎均未出现差异。

【用法用量】

口服,成人患者通常一次 150~200mg, tid, 根据年龄和症状进行适量增减,重症一次 200~300mg, tid。

【不良反应】

1. 主要不良反应为腹泻、腹痛、稀便、发疹、恶心、ALT 及 AST 一过性升高、嗜酸性粒细胞增多。

2. 可能存在的严重不良反应

(1)休克($< 0.1\%$)、过敏性样症状(发生率不明):故须充分观察,一旦出现不快感、口内异常感觉、喘鸣、呼吸困难、眩晕、便意、耳鸣、发汗、全身潮红、血管水肿、血压低下等症状,即应终止用药并采取适当处置措施。

(2)急性肾功能不全(发生率不明):一旦确认出现这种异

常，即应终止用药并采取适当处置措施。

（3）伴有假膜性肠炎等便血的严重结肠炎（发生率不明）：需充分观察，一旦出现腹痛、频繁腹泻时即应立即终止用药并采取适当处置措施。

（4）皮肤黏膜眼综合征（Stevens-Johnson 综合征）、中毒性表皮坏死松解症（Lyell 综合征）（发生率不明）：需充分观察，一旦出现该类症状即应终止用药，并采取适当处置措施。

（5）间质性肺炎（发生率不明）：可能出现伴有发热、咳嗽、呼吸困难、胸部 X 光透视检查异常等症状的间质性肺炎（发生率不明），一旦出现这些症状即应终止用药并采取给予肾上腺皮质激素类药物治疗等适当处理。

（6）肝功能不全、黄疸（0.1% 不到）：可能发生 AST、ALT、ALP 升高等肝功能不全及黄疸（< 0.1%），故应通过定期检查等予以充分观察。一旦确认发生异常，即应终止用药，并采取适当处置措施。

（7）粒细胞缺乏症（发生率不明）：有可能发生粒细胞缺乏症，故需充分观察，一旦出现这类症状即应终止用药，并采取适当处置措施。

（8）横纹肌溶解症（发生率不明）：有可能发生以肌肉疼痛、肌无力感、CK（CPK）上升、血中和尿中肌红蛋白上升为特征的横纹肌溶解症且还有可能伴之发生急性肾功能不全等严重肾功能损害。一旦出现这类症状即应终止用药，并采取适当处置措施。

【禁忌证】

对本品过敏者禁用。

【药物相互作用】

见表 3-2-28。

表 3-2-28 法罗培南与其他药物的相互作用

并用药物	临床症状、处置方法	机制、风险因子
亚胺培南 - 西司他丁钠	动物实验(大鼠)报道:可导致本品血液浓度提高	西司他丁抑制酶代谢所致
呋塞米	动物实验(狗)报道:本品肾毒性增强	机制不明
丙戊酸钠	有报道称,和碳青霉烯类药物如美罗培南、帕尼培南、亚胺培南等并用可使丙戊酸钠血药浓度降低,由此导致癫痫发作复发	机制不明

【注意事项】

1. 对青霉素、头孢菌素类或碳青霉烯类药物曾有过敏史的患者慎用本品。

2. 本人或亲属为易于发生支气管哮喘、皮疹、荨麻疹等变态反应症状体质患者慎用本品。

3. 经口摄取不良的患者或接受非口服营养疗法患者、全身状态不良患者(有时会出现维生素 K 缺乏症,故需予以充分观察)慎用本品。

4. 服用本品可能发生休克,所以应予以充分观察。

5. 不良反应发生率最高的是腹泻和稀便。出现腹泻和稀便时应立即采取终止用药等适当措施。尤其是对老年患者,因腹泻和稀便可能导致全身状况恶化,故应事先告知患者如一旦出现这种症状须立即就诊,同时终止用药并采取适当处置措施。

【FDA 妊娠 / 哺乳分级】

有关孕妇用药的安全性尚未确立,对孕妇或可疑妊娠妇女,除非能够判断治疗益处超过潜在风险,否则不宜用药。因本品可进入乳汁,使用期间避免哺乳。

【用药实践】

1.肺部分枝杆菌感染并发脓胸的治疗 Tanaka 等报道用法罗培南联合克拉霉素口服成功治愈分枝杆菌性脓胸患者。离体实验中,法罗培南对 56 株分枝杆菌敏感,包括 *M. peregrinum*、*M. chelonae*、*M. fortuitum* 和 *M. abscessus* 菌株,提示法罗培南可作为急进性的分枝杆菌感染的有效治疗用药。

2.克拉霉素耐药难治性幽门螺杆菌感染的治疗 Ogura 等以法罗培南替代克拉霉素治疗耐药幽门螺杆菌感染,结果发现,经兰索拉唑、阿莫西林、法罗培南三联治疗 7 天后 Hp 根除率为 46.5%,治疗 14 天后 Hp 根除率为 62.5%,提示法罗培南可有效用于耐药的难治性幽门螺杆菌感染。

五、头霉素类

(一)药物治疗概述

头霉素类(cephamycins)具有头孢菌素的母核,并在 7 位碳原子上有一个反式的甲氧基,系由链霉菌(*S. lactamdurans*)产生的头霉素 C(cephamycin C)经半合成改造侧链而制得,对大肠埃希菌、流感嗜血杆菌、奇异变形杆菌、沙门菌、志贺菌属、肺炎克雷伯菌、产气肠杆菌等 G$^-$ 杆菌,卡他莫拉菌、淋病奈瑟菌、脑膜炎奈瑟菌等 G$^-$ 球菌和甲氧西林敏感的葡萄球菌、链球菌、白喉棒状杆菌等 G$^+$ 菌均具有良好的抗菌作用。本类药物对包括脆弱拟杆菌在内的各种厌氧菌有较强的作用,并且对 G$^-$ 菌产生的 β- 内酰胺酶及部分 ESBLs 很稳定,可用于产酶菌、耐药菌的感染。主要品种包括头孢西丁、头孢美唑、头孢米诺、头孢替坦等。头霉素类药物对 G$^+$ 菌的作用显著低于第一代头孢菌素,对 G$^-$ 菌作用强,头孢西丁、头孢美唑的抗菌谱类似第二代头孢菌素,其他几种则与第三代头孢菌素相近。

(二)药物使用精解

头孢西丁 Cefoxitin

【其他名称】

海西丁、美福仙、先锋美吩、法克、达力叮、信希汀。

【药物特征】

本品由头霉素 C 经半合成而制得,习惯列入第二代头孢菌素,对 G^+ 菌的抗菌性能弱,对 G^- 菌作用强。对大肠埃希菌、克雷伯菌、流感嗜血杆菌、淋病奈瑟菌、奇异变形杆菌、吲哚阳性变形杆菌等有抗菌作用。本品还对一些厌氧菌有良好的作用,如消化球菌、消化链球菌、厌氧芽孢梭菌、拟杆菌(包括脆弱拟杆菌)对本品敏感。甲氧西林耐药葡萄球菌、铜绿假单胞菌、肠球菌和阴沟肠杆菌的多数菌株对本品不敏感。

本品口服不吸收,静脉或肌内注射后吸收迅速,吸收后在体内分布广泛,迅速进入各种体液,包括胸腔积液、腹水、胆汁,但脑脊液穿透率较低,蛋白结合率约为 80.7%, $t_{1/2}$ 为 1 小时,药物在体内几乎不代谢,主要以原形从肾脏排泄,给药后 6 小时 85% 给药量经肾从尿液中排出。

【适应证】

适用于对本品敏感的细菌引起的下列感染:

1. 上、下呼吸道感染。

2. 泌尿道感染包括无并发症的淋病。

3. 腹膜炎及其他腹腔内、盆腔内感染。

4. 败血症(包括伤寒)。

5. 妇科感染。

6. 骨、关节软组织感染。

7. 心内膜炎。

由于本品对厌氧菌有效及对 β- 内酰胺酶稳定,故特别适用于需氧及厌氧混合感染,以及对于产 β- 内酰胺酶而对本品敏感细菌引起的感染。

【剂型与特征】

注射用头孢西丁钠：为白色结晶性粉末，溶于水，水溶液呈浅琥珀色。

【用法用量】

肌内注射、静脉注射或静脉滴注。

1. 成人 常用量为一次 1~2g，q6~8h。可根据致病菌的敏感程度及病情调整剂量。

2. 3个月以上儿童 一次 13.3~26.7mg/kg，q6h 或一次 20~40mg/kg，q8h。

3. 3个月以内婴儿不宜使用。

4. 肾功能不全者 需按肌酐清除率调整剂量，详见表3-2-29。

表 3-2-29 肾功能不全患者中头孢西丁的用法与用量

肌酐清除率/ml/min	每次剂量	给药频次
50~30	1~2g	q8~12h
29~10	1~2g	q12~24h
9~5	0.5~1g	q12~24h
< 5	0.5~1g	q24~48h

【不良反应】

本品不良反应轻微。

1. 最常见的局部反应 静脉注射后可出现血栓性静脉炎，肌内注射后可有局部硬结压痛。

2. 偶见过敏反应（皮疹、瘙痒、嗜酸性粒细胞增多、药物热、呼吸困难、间质性肾炎、血管神经性水肿等）。

3. 也可有腹泻、肠炎、恶心、呕吐等消化道反应，高血压、重症肌无力患者症状加重等。

4. 实验室异常可有白细胞减少、血小板减少、贫血以及

ALT、AST、ALP、LDH、BUN 或血清肌酐值一过性升高。

【禁忌证】

对本品及头孢菌素类抗生素过敏者禁用。避免用于有青霉素过敏性休克病史者。

【药物相互作用】

本品与氨基糖苷类药物同用可增加肾毒性。

【注意事项】

1. 青霉素过敏者慎用。

2. 肾功能损害者及有胃肠疾病史（特别是结肠炎）者慎用。

3. 高浓度本品可使血及尿肌酐、尿 17- 羟皮质类固醇出现假性升高，铜还原法尿糖检测出现假阳性。

4. 本品与多数头孢菌素均有拮抗作用，配伍应用可致抗菌疗效减弱。

【FDA 妊娠 / 哺乳分级】

B 级 /L1 级。本品并未针对孕妇进行充分的研究，可透过胎盘屏障进入胎儿血液循环，因此孕妇应该仅在必需的情况下使用本品；本品可低浓度分泌进入乳汁，因此当哺乳期妇女使用本品时应该给予警告。

【用药实践】

1. 围手术期预防性应用

（1）美国 FDA 已批准头孢西丁用于胃肠道手术、经阴道子宫切除术、经腹腔子宫切除术或剖宫产术围手术期预防感染，成人术前 30~60 分钟静脉应用 2g，以后 24 小时内每 6 小时静脉滴注 1g。用于剖宫产时，2g 静脉滴注单剂治疗，或先用 2g 静脉滴注，4 小时和 8 小时后各追加 1 次（2g）（A 级）。

（2）ASHP、IDSA、SIS 及 SHEA 共同制定的《外科手术抗菌药物预防使用临床实践指南》中推荐，头孢西丁用于经腹或腹腔镜下胆道手术、非复杂性阑尾炎切除术、结肠直肠手术、经阴道或经腹子宫切除术、泌尿外科清洁 - 污染手术（以上均为 A

级）及梗阻性小肠手术（C级）的预防用药。

2. 非结核分枝杆菌的治疗用药

（1）美国胸科学会（ATS）和IDSA公布的《非结核分枝杆菌病的诊断、治疗和预防指南》中推荐,头孢西丁用于治疗脓肿分枝杆菌病和偶发分枝杆菌病。脓肿分枝杆菌皮肤、软组织和骨病可应用头孢西丁联合克拉霉素或阿奇霉素治疗,也可应用阿米卡星加头孢西丁（12g/d,分4次或6次给药）作为初始治疗。重症病例疗程至少4个月,骨病患者疗程至少6个月。脓肿分枝杆菌肺病可应用头孢西丁加一种大环内酯类药物联合治疗。偶发分枝杆菌肺病和偶发分枝杆菌皮肤、软组织和骨病的治疗方案中提出：根据体外药敏试验结果,至少采用2种敏感药物（包括头孢西丁等）。偶发分枝杆菌肺病疗程持续至痰培养结果转阴后12个月。偶发分枝杆菌的皮肤、软组织感染疗程至少4个月,骨病疗程至少6个月,必要时外科手术治疗（A级）。

（2）英国胸科学会结核病学联合委员会1999年制定的《非结核分枝杆菌病治疗指南》中指出,头孢西丁可用于治疗快速生长的非结核分枝杆菌肺病（A级）。

（3）中华医学会结核病学分会2000年制定的《非结核分支杆菌病诊断与处理指南》和2012年制定的《非结核分枝杆菌病诊断与治疗专家共识》中均推荐,头孢西丁可用于治疗偶发分枝杆菌病和脓肿分枝杆菌病（B级）。

头孢米诺 Cefminox

【其他名称】

奇仆、美士灵、立健诺、迈诺、华克平。

【药物特征】

为半合成的头霉素衍生物,其抗菌活性与第三代头孢菌素相近。作用特点是：对β-内酰胺酶高度稳定,不仅抑制细胞壁合成,并与肽聚糖结合,抑制肽聚糖与脂蛋白结合以促进溶菌,在短时间内显示很强的双重杀菌作用。因此对 G⁻ 菌的抗菌作用较其他同类药物强。本品对大肠埃希菌、克雷伯菌属、流感嗜血杆菌、变形杆菌属、拟杆菌、甲氧西林敏感葡萄球菌及链球菌属具有较强的抗菌活性,特别是对厌氧菌有较强作用,但对甲氧西林耐药金黄色葡萄球菌、肠球菌、铜绿假单胞菌无效。

本品对肾功能正常成人显示剂量依赖性,其平均血浆消除半衰期为 2.5 小时。药物吸收后在体内分布广泛,尤以胆汁、腹水、子宫内膜中浓度较高,但在痰液中浓度较低。给药后体内未见活性代谢产物,药物主要经肾以原型随尿液排泄,在尿中有很高浓度。

【适应证】

适用于对本品敏感细菌所引起的下列感染:

1. 呼吸系统感染　扁桃体炎、扁桃体周围脓肿、支气管炎、细支气管炎、支气管扩张伴感染、慢性呼吸道疾患继发感染、肺炎、肺化脓症等。

2. 泌尿生殖系统感染　肾盂肾炎、膀胱炎等。

3. 腹腔感染　胆囊炎、胆管炎、腹膜炎等。

4. 盆腔感染　盆腔腹膜炎、子宫附件炎、子宫内感染、盆腔死腔炎、子宫旁组织炎等。

5. 其他严重感染　败血症等。

【剂型与特征】

注射用头孢米诺钠:静脉滴注时每 1g 药物溶解于 5%~10% 葡萄糖液或 0.9% 氯化钠液 100~200ml 中(不得用注射用水稀释),滴注 1~2 小时。

【用法用量】

仅用于静脉注射或静脉滴注给药。

1. 成人

(1)一般感染:一次 1g,bid,静脉注射或静脉滴注。

（2）败血症和重症感染：一日 6g，分 3~4 次静脉注射或静脉滴注。

2．小儿 一次 20mg/kg，一日 3~4 次，静脉注射或静脉滴注。

【不良反应】

1．过敏反应 较多见皮疹、发热、瘙痒等症状；偶见过敏性休克。

2．胃肠道反应 较多见食欲减退、恶心、呕吐、腹泻等胃肠道症状，偶见假膜性肠炎。

3．肝脏 少数患者用药后可出现黄疸、一过性肝功能异常（肝酶升高、血胆红素升高等）。

4．肾脏 少数患者用药后可出现少尿、蛋白尿、肾功能异常（血肌酐值上升、尿素氮升高等）。

5．血液 少数患者用药后可出现血小板、红细胞、粒细胞计数减少或嗜酸性粒细胞增多、凝血酶原时间延长等；偶可出现全血细胞减少症。

6．二重感染 长期用药可致菌群失调，发生二重感染，偶见口腔炎、念珠菌病。

7．其他 少数患者长期用药可出现维生素 B 族、维生素 K 缺乏症状；偶出现全身乏力感。

【禁忌证】

对本品或头孢烯类抗生素有过敏反应者禁用。

【药物相互作用】

1．与呋塞米等强利尿剂合用可能增强肾毒性。

2．饮酒前后应用头孢米诺可出现双硫仑样反应。

3．本品与氨茶碱、硫酸吡哆醇配伍会降低效价或着色，故不得配伍。

4．本品与呋喃硫胺、硫辛酸、氢化可的松琥珀酸钠及腺苷钴胺配伍后时间稍长会变色，故配伍后应尽快使用。

【注意事项】

1．本品有可能引起休克，故应仔细问诊，如欲使用，应进行皮试。作好休克急救准备，给药后注意观察。

2．对青霉素类抗生素有过敏反应既往史患者慎用。

3．本人或双亲、弟兄有易引起支气管哮喘、皮疹、荨麻疹等过敏症状体质患者慎用。

4．严重肾功能损害者慎用。肾功能不全者可调整剂量使用。

5．经口摄食不足患者或非经口维持营养患者、全身状态不良患者有可能出现维生素 K 缺乏，需慎用。

6．饮酒可能引起颜面潮红、心悸、眩晕、头痛、恶心等双硫仑样反应，故用药期间及用药后至少 1 周避免饮酒。

【FDA 妊娠 / 哺乳分级】

B 级。尚未确立妊娠期用药的安全性（使用经验少），对于孕妇或可能妊娠的妇女，仅在治疗的有益性超过危险性时方可用药。哺乳期妇女应慎用此药。

【用药实践】

1．使用前须作皮试　本品可能引起休克，使用前应仔细问诊，如欲使用，应进行皮试。做好休克急救准备，给药后注意观察。

2．双硫仑样 / 戒酒硫样反应　动物实验证实，本品影响乙醇代谢，使血中乙醛浓度升高。因此饮酒可能引起颜面潮红、心悸、眩晕、头痛、恶心等双硫仑样 / 戒酒硫样反应，故用药期间及用药后至少 1 周避免饮酒。

头孢美唑 Cefmetazole

【其他名称】

深美、先锋美他醇、捷名、毕立枢、美之全。

【药物特征】

为一种半合成的头霉素衍生物,抗菌活性与第二代头孢菌素相当,抗菌谱包括 G$^+$ 菌、G$^-$ 菌和厌氧菌,对葡萄球菌属、链球菌属、大肠埃希菌、肺炎克雷伯菌、奇异变形杆菌、吲哚阴性和阳性变形杆菌、脆弱拟杆菌、消化球菌(包括消化链球菌)等有良好的抗菌作用。本品耐酶性能强,对一些头孢菌素耐药的菌株也有较好的抗菌活性。MRSA、肠球菌属、假单胞菌属和阴沟肠杆菌的多数菌株对本品耐药。

本品口服不吸收,静脉注射后广泛分布于体内各组织、体液中,其中以肾、肺含量最高,胆汁中也有较高浓度,痰液及腹水中次之。不易透过正常脑膜,但在脑膜炎时,脑膜的透入量增加,并达有效抑菌浓度;可透过胎盘屏障,极少向乳汁移行。与血浆蛋白结合率约为 84%,血浆半衰期为 0.9~1.1 小时。体内几乎不代谢,给药后 6 小时内 85%~90% 以原形药物自尿中排泄,少量从胆汁排泄。

【适应证】

适用于敏感菌所致的呼吸道感染、胆道感染、腹膜炎、泌尿系统感染、子宫及附件感染等。

【剂型与特征】

注射用头孢美唑钠:本品遇光会逐渐着色,故开启后应注意保存,溶解后尽快使用,室温下保存不宜超过 24 小时。静脉内大量给药时,可能会引起血管刺激性痛,故应充分注意注射液的配制、注射部位及注射方法等,并尽量缓慢注入。

【用法用量】

静脉注射或静脉滴注。

1. 成人

(1)轻至中度感染:一日 1~2g,分 2 次给药。

(2)重度感染:剂量可至一日 4g,分 2~4 次给药。

2. 儿童

（1）轻至中度感染：一日 25~100mg/kg，分 2~4 次给药。

（2）重度感染（如细菌性脑膜炎、败血症）：剂量可至一日 150mg/kg，分 2~4 次给药。

【不良反应】

1. 过敏反应　偶见荨麻疹、皮疹、药物热等过敏反应症状，罕见过敏性休克。

2. 胃肠道　可见恶心、呕吐和腹泻等胃肠道症状，罕见假膜性肠炎。

3. 肝脏　少见转氨酶和碱性磷酸酶一过性升高。也有发生肝炎、肝功能障碍、黄疸的报道。

4. 肾脏　偶见尿素氮暂时性升高；有用药过程中发生急性肾衰竭的报道。

5. 血液系统　可引起红细胞及血小板减少、嗜酸性粒细胞增多、粒细胞缺乏、溶血性贫血。

6. 皮肤　可能引起皮肤黏膜眼综合征（Stevens-Johnson 综合征）及中毒性表皮坏死松解症（Lyell 综合征）。

7. 其他　偶可致血栓性静脉炎；长期用药可致菌群失调，发生二重感染及引起维生素 K、维生素 B 族缺乏。

【禁忌证】

对本品成分或头孢类抗生素有过敏史者禁用。

【药物相互作用】

与呋塞米等强利尿剂合用可加重肾损害。

【注意事项】

参见头孢米诺。

【FDA 妊娠 / 哺乳分级】

B 级。孕妇或可能妊娠的妇女，仅在治疗的有益性超过危险性时方可给药。

【用药实践】

1. 围手术期预防用药

（1）ASHP 于 1999 年制定的《外科手术抗菌药物预防使用临床实践指南》中推荐，头孢美唑用于非复杂阑尾切除术、结肠直肠手术的预防用药（A 级）。

（2）我国中华医学会外科学分会制定的《围手术期预防应用抗菌药物指南》中推荐头孢美唑用于胃十二指肠手术的预防用药（B 级）。推荐剂量为：成人术前 30~90 分钟静脉应用 1~2g，或术前 30~90 分钟静脉应用 1~2g 后，术后 8 小时和 16 小时后再各追加 1 次（1~2g）。用于剖宫产术时，2g 静脉滴注，或先用 1g 静脉滴注，8 小时和 16 小时后再各追加 1 次（1g）。

2. 对临床检验结果的影响

（1）除了用检尿糖用试纸反应以外，用本尼迪特试剂、费林试剂及 Clinitest 进行的尿糖检查有时呈假阳性。

（2）用雅费反应进行肌酐检查时，表现肌酐值有可能示高值。

（3）直接抗球蛋白试验有时呈阳性。

3. 双硫仑样 / 戒酒硫样反应　可能引起颜面潮红、心悸、眩晕、头痛、恶心等双硫仑样 / 戒酒硫样反应，故用药期间及用药后至少 1 周避免饮酒。

六、其他非典型 β - 内酰胺

（一）药物治疗概论

氧头孢类的结构与抗菌谱类似于第三代头孢菌素，常被认为第三代头孢菌素类，与头孢菌素存在交叉过敏反应，但氧头孢类对厌氧菌的活性较头孢菌素类强。

单环酰胺类以氨曲南为代表，其抗菌活性不同于其他 β- 内酰胺类抗菌药物，对 G^- 菌包括产 β- 内酰胺酶的菌株均有较好活性，对细菌产生的大多数 β- 内酰胺酶稳定且不诱导酶的产生,与青霉素等其他 β- 内酰胺类抗菌药物无交叉过敏反应,可用于青霉素及头孢菌素类药物过敏患者。但 G⁺ 菌及厌氧菌对其耐药。

(二)药物使用精解

拉氧头孢 Latamoxef

【其他名称】

噻吗灵、羟羧氧酰胺菌素、拉他头孢。

【药物特征】

为半合成的氧头孢烯类广谱抗生素,抗菌性能与第三代头孢菌素相近。对大肠埃希菌、克雷伯菌属、流感嗜血杆菌、变形杆菌属、肠杆菌属、枸橼酸杆菌、沙雷菌属、淋病奈瑟菌、脑膜炎奈瑟菌等 G⁻ 菌具有较强的抗菌活性,对链球菌属、甲氧西林敏感的葡萄球菌属以及脆弱拟杆菌、厌氧芽孢梭菌属等厌氧菌也具有良好的抗菌活性,但其对铜绿假单胞菌活性较弱。此外,本品对 β- 内酰胺酶极为稳定,对耐青霉素的菌株或耐第一、二代头孢菌素的 G⁻ 菌均具有抗菌作用。本品对 G⁺ 菌的作用与头孢他啶相同,对铜绿假单胞菌的抗菌作用不及头孢他啶,对厌氧菌尤其脆弱拟杆菌作用明显强于第一、二、三代头孢菌素。

本品口服不吸收,肌内注射后吸收良好,生物利用度约为 92%。药物吸收后可分布到胆汁、腹水、脑脊液、脐带血、羊水、子宫及附件等各种体液及各脏器组织中,可透过胎盘,乳汁中几乎不出现。本品的血浆蛋白结合率为 52%,$t_{1/2}$ 为 1.5~2 小时,给药途径及给药剂量可影响其半衰期,剂量小时略长,肌内注射及静脉滴注较静脉注射略长。其在体内不被代谢,主要以原型经肾随尿液排泄。

【适应证】

用于敏感菌所致的下列感染:

1. 呼吸系统感染 肺炎、支气管炎、支气管扩张症、肺化脓症、脓胸。

2. 消化系统感染 胆道炎、胆囊炎等。

3. 腹腔内感染 肝脓肿、腹膜炎等。

4. 泌尿生殖系统感染 肾盂肾炎、膀胱炎、尿道炎、淋病、附睾炎、子宫内膜炎等。

5. 骨、关节、皮肤及软组织感染。

6. 其他严重感染 败血症、脑膜炎。

【剂型与特征】

注射用拉氧头孢钠：宜现用现配,静脉滴注时可用 0.9% 氯化钠溶液、5%~10% 葡萄糖注射液作溶剂。配制后不宜久置,需尽快使用。室温保存不宜超过 24 小时,冰箱 4~8℃保存不能超过 72 小时。

【用法用量】

见表 3-2-30。

表 3-2-30 拉氧头孢的用法与用量

给药方式	成人	儿童	备注
肌内注射	一次 0.5~1g, q12h		以 0.5% 利多卡因注射液 2~3ml 溶解,深部肌内注射
静脉给药	轻至中度感染：一次 1g, q12h 重度感染：一日剂量可增至 4g	一日 40~80mg/kg,分 2~4 次 危重病例:可增至 150mg/kg	溶于 10~20ml 液体中,缓慢静脉注射或溶于 100ml 液体中静脉滴注

【不良反应】

不良反应轻微,很少发生过敏性休克,主要有皮疹、荨麻疹、瘙痒、恶心、呕吐、腹泻、腹痛等,偶有 ALT、AST 升高,停药后可自行消失。

【禁忌证】

对本品及头孢菌素类有过敏反应史者禁用。

【药物相互作用】

1. 与抗凝血药肝素等以及影响血小板聚集药物阿司匹林、二氟尼柳等合用可增加出血倾向。

2. 不宜与强利尿剂合用,以免增加肾毒性。

【注意事项】

1. 对青霉素及头孢菌素类药物过敏者、肾功能损害者慎用。

2. 静脉内大量注射,应选择合适部位,缓慢注射,以减轻对血管壁的刺激及减少静脉炎的发生。

【FDA 妊娠 / 哺乳分级】

B 级。本品可透过胎盘屏障,孕妇慎用。本品少量随乳汁排泄,哺乳期妇女慎用。

【用药实践】

1. 拉氧头孢具有 N- 甲基四氮唑侧链,可导致凝血酶原缺乏、血小板减少和血小板功能障碍而引起出血,并可出现双硫仑样反应,故应用本品期间应每日补充维生素 K,以减少凝血功能障碍和出血等不良反应,并应在治疗期间及治疗结束后1 周内禁酒,以免出现双硫仑样反应。

2. 配伍禁忌　本品与甘露醇注射液、脂肪乳、钙剂以及阿米卡星、庆大霉素、奈替米星、红霉素、氢化可的松等药物呈配伍禁忌,不宜同瓶混合输注。

氨曲南 Aztreonam

【其他名称】

广维、慈宁、安乙惜美、定仕宁、他克欣。

【药物特征】

为单环 β- 内酰胺类抗生素,通过与敏感需氧 G⁻ 菌细胞膜

上青霉素结合蛋白 -3（PBP$_3$）高度亲和而抑制细胞壁的合成。本品与大多数 β- 内酰胺类抗生素不同的是其不诱导细菌产生 β- 内酰胺酶，同时对细菌产生的大多数 β- 内酰胺酶高度稳定。本品对大多数需氧 G$^-$ 菌具有高度抗菌活性，包括大肠埃希菌、克雷伯菌属、肠杆菌属、变形杆菌属、流感嗜血杆菌属、淋病奈瑟菌及脑膜炎奈瑟菌等。其对铜绿假单胞菌也具有良好的抗菌作用，但对某些除铜绿假单胞菌以外的假单胞菌属和不动杆菌属的抗菌作用较差，对葡萄球菌属、链球菌属等需氧 G$^+$ 菌以及厌氧菌无抗菌活性。

本品口服几乎不吸收（不足 1%），肌内注射吸收迅速、完全，吸收后体内分布广泛，在肾、肝、肺、心、胆囊、骨、输卵管、卵巢、子宫内膜和前列腺等组织，以及胆汁、胸腹膜液、心包液、支气管液、羊水、唾液和脑脊液等体液中均可达到有效治疗浓度。血浆蛋白结合率为 40%~65%，$t_{1/2}$ 为 1.5~2 小时，肾功能不全者 $t_{1/2}$ 明显延长，肝功能不全者略有延长。给药后大部分以原形经肾随尿液排泄，少量随粪便排出。

【适应证】

适用于治疗敏感需氧 G$^-$ 菌所致的各种感染，如尿路感染、下呼吸道感染、败血症、腹腔内感染、妇科感染、术后伤口及烧伤、溃疡等皮肤软组织感染等。亦可用于治疗医院内感染中的上述类型感染（如免疫缺陷患者的医院内感染）。

【剂型与特征】

注射用氨曲南：本品一旦溶解后，应尽快使用，不宜久置。配制后的药液在室温下保存不宜超过 24 小时，冰箱 4~8℃保存不宜超过 72 小时。

【用法用量】

1. 用法

（1）肌内注射：每 1g 氨曲南至少用注射用水或 0.9% 氯化钠注射液 3ml 溶解，深部肌内注射。

（2）静脉推注：每瓶用注射用水 6~10ml 溶解，于 3~5 分钟内缓慢注入静脉。

（3）静脉滴注：每 1g 氨曲南至少用注射用水 3ml 溶解，再用适当输液（0.9% 氯化钠注射液、5% 或 10% 葡萄糖注射液或林格注射液）稀释，氨曲南浓度不得超过 2%，滴注时间 20~60 分钟。

2. 用量　见表 3-2-31。

表 3-2-31　氨曲南的用法与用量

感染类型	每次剂量	给药频次	备注
尿路感染	0.5g 或 1g	q8h 或 q12h	患者单次剂量大于
中重度感染	1g 或 2g	q8h 或 q12h	1g 或患败血症、其他
危及生命或铜绿假单胞菌严重感染	2g	q6h 或 q8h	全身严重感染或危及生命的感染应静脉给药，最高剂量一日 8g

3. 患者有短暂或持续肾功能减退时　宜根据肾功能情况，酌情减量，见表 3-2-32。

表 3-2-32　肾功能减退患者中氨曲南的用法与用量

肌酐清除率（ml/min）	常用量	维持量/常用量	间隔频次	备注
10~30	1g 或 2g	1/2	每 6、8、12 小时给药一次	严重或危及生命的感染者：每次血液透析后，在原有的维持量上增加首次用量的 1/8
< 10	0.5g、1g 或 2g	1/4	每 6、8、12 小时给药一次	

【不良反应】

1. 皮肤症状　皮疹、紫癜、瘙痒等。

2. 消化道症状　腹泻、恶心、呕吐等，严重者可能导致假膜性肠炎。

3. 局部刺激症状　血栓性静脉炎、肌内注射可产生局部不适或肿块。

4. 其他　白细胞减少、血小板减少、低血压、肌肉疼痛、肝胆系统损害及中枢神经系统反应等。

【禁忌证】

对本品有过敏史者禁用。

【药物相互作用】

1. 与氨基糖苷类联合，对铜绿假单胞菌、不动杆菌、沙雷菌、克雷伯菌、普鲁威登菌、肠杆菌属、大肠埃希菌、摩根菌等有协同抗菌作用，但不可混合静脉滴注。

2. 与头孢西丁在体外与体内均有拮抗作用；与萘夫西林、氯唑西林、红霉素、万古霉素等，在药效方面不起相互干扰的作用。

【注意事项】

1. 与青霉素类及头孢菌素类药物之间无交叉过敏反应，但对青霉素类及头孢菌素类药物过敏者及过敏体质者仍需慎用或在密切观察下使用。

2. 本品肝毒性低，但对肝功能已受损的患者应动态监测肝功能变化。

3. 肾功能不全者应调整用药剂量。

【FDA妊娠/哺乳分级】

B级/L2级。本品能通过胎盘进入胎儿血液循环，虽然动物实验显示其对胎儿无影响、无毒性和致畸作用，但孕妇仍然仅在必要时方可使用。本品可经乳汁分泌，浓度不及母体血药浓度的1%，哺乳期妇女使用应暂停哺乳。

【用药实践】

1. 吸入治疗囊性肺纤维化合并铜绿假单胞菌感染　美国FDA和欧洲推荐吸入氨曲南治疗囊性肺纤维化合并铜绿假单胞菌感染，但不推荐用于其他下呼吸道感染（A级）。

2.围手术期预防用药 《抗菌药物临床应用指导原则》
(2015年版)推荐,对于头孢菌素过敏者,可用氨曲南预防手术
部位 G⁻ 杆菌感染。

3.药物过量的处置 尚未见使用本品过量的报道,血液透
析和腹膜透析将有助于本品从血清中清除。

4.药物对检测值或诊断的影响 用药时直接抗球蛋白试
验(Coombs 试验)可呈阳性反应。

七、β - 内酰胺酶抑制剂的复方制剂

(一)药物治疗概论

β- 内酰胺酶抑制剂通过抑制 β- 内酰胺酶使 β- 内酰胺环
免遭水解,从而使 β- 内酰胺抗菌药物保持抗菌活性。目前
常用的有克拉维酸、舒巴坦和他唑巴坦 3 种,除舒巴坦对不
动杆菌具有一定抗菌活性外,其余 2 种单独使用几乎无抗菌
活性。

β- 内酰胺类 /β- 内酰胺酶抑制剂复方制剂用于产酶耐药菌
感染的治疗,其主要的不同取决于 β- 内酰胺类抗菌药物抗菌
谱、抗菌活性、药代动力学特征等的差别,除此之外,β- 内酰胺
酶抑制剂抑酶谱、抑酶活性、与 β- 内酰胺类抗菌药物间药代动
力学同步性的差别也影响着复方制剂的抗菌效果。β- 内酰胺
酶抑制剂的抑酶特点比较见表 3-2-33。

表 3-2-33 β - 内酰胺酶抑制剂的抑酶特点比较

酶抑制剂	抑酶谱	抑酶强度	稳定性	诱导产酶
克拉维酸	++	+++	++	++++
舒巴坦	+++	++	+++	++
他唑巴坦	+++	++++	++++	+

注:"+"表示最低,"++"表示中等,"+++"表示较高,"++++"表示最高

（二）药物使用精解

阿莫西林 - 克拉维酸钾
Amoxicillin and Clavulanate Potassium

【其他名称】

莱得怡、东元安奇、安奇、安灭菌、艾克儿。

【药物特征】

本品为阿莫西林与克拉维酸钾组成的复方制剂，其中阿莫西林系半合成的氨基青霉素类抗生素，广谱但不耐青霉素酶。克拉维酸系细菌产生的天然的 β- 内酰胺酶抑制剂，具有与青霉素类似的 β- 内酰胺结构，抗菌作用很弱，但有强效广谱抑酶作用，可使阿莫西林免遭 β- 内酰胺酶的破坏，从而提高阿莫西林抗产酶耐药菌的作用，两药联合后可扩大抗菌谱，但抗菌活性与阿莫西林相同。

本品对胃酸稳定，口服吸收良好，阿莫西林和克拉维酸钾的口服生物利用度分别为 72%~94% 和 60%。空腹口服后两者的达峰时间分别为 1.5 小时和 1 小时。阿莫西林易于扩散到体内多数组织和体腔，克拉维酸也同样易于分布到体内各组织器官，两者药代动力学特征非常相似，联合后不影响各自的吸收、分布、代谢和排泄。阿莫西林和克拉维酸钾的血浆蛋白结合率均较低，阿莫西林为 17%~20%，克拉维酸为 22%。阿莫西林 $t_{1/2}$ 约为 1 小时，主要经肾脏随尿液排泄，8 小时尿排出率为 50%~78%。克拉维酸钾 $t_{1/2}$ 为 0.76~1.4 小时，不同于阿莫西林，克拉维酸钾在体内约有半数被代谢，8 小时尿排出率约为 46%。血液透析可消除阿莫西林，腹膜透析则无清除作用。

【适应证】

本品可用于治疗敏感菌引起的各种感染：

1. 由流感嗜血杆菌和卡他莫拉菌所致鼻窦炎、中耳炎和下呼吸道感染。

2. 大肠埃希菌、克雷伯菌属和肠杆菌属所致的尿路、生殖系统感染。

3. 甲氧西林敏感金黄色葡萄球菌、大肠埃希菌和克雷伯菌属所致的皮肤及软组织感染。

4. 还可用于上述细菌所致腹腔感染、血流感染和骨、关节感染。

【剂型与特征】

1. 注射用阿莫西林钠-克拉维酸钾　每次剂量溶于50~100ml生理盐水中,溶解后应立即给药,滴注30分钟,本品不宜肌内注射。

2. 阿莫西林-克拉维酸钾片。

3. 阿莫西林-克拉维酸钾咀嚼片。

4. 阿莫西林-克拉维酸钾颗粒。

本品口服制剂在胃肠道的吸收不受食物影响,宜空腹或餐后服用,并可与牛奶等食物同服,以减少胃肠道反应。

5. 阿莫西林-克拉维酸钾干混悬剂　适用于体重小于40kg的儿童。

【用法用量】

1. 成人及12岁以上儿童

(1)口服给药

1)轻至中度感染:一次375mg(阿莫西林250mg,克拉维酸钾125mg),q8h,疗程7~10天。

2)肺炎及其他中度严重感染:一次625mg(阿莫西林500mg,克拉维酸钾125mg),q8h,疗程7~10天。

(2)静脉滴注:一次1.2g(阿莫西林1g,克拉维酸钾200mg),一日2~3次,疗程7~14天。严重感染者可增至一日4次。

2. 肾功能不全患者　见表3-2-34。

3. 儿童　见表3-2-35。

表 3-2-34　肾功能不全患者中阿莫西林 - 克拉维酸钾的用法与用量

用药对象	每次剂量	给药频次
肌酐清除率＞ 30ml/min	不需调整剂量	
肌酐清除率 10~30ml/min	250~500mg（按阿莫西林计）	q12h
肌酐清除率＜ 10ml/min	250~500mg（按阿莫西林计）	q24h
血液透析者	250~500mg（按阿莫西林计），q24h，在血液透析过程中及结束时各追加 1 次剂量	

表 3-2-35　儿童患者中阿莫西林 - 克拉维酸钾的用法与用量

用药对象	给药方案
＜ 3 个月婴儿	口服：15mg（按阿莫西林计），q12h；静脉滴注：一次 30mg（阿莫西林 25mg，克拉维酸钾 5mg）/kg，一日 2~3 次，疗程 7~14 天。严重感染者可增加至一日 4 次
＜ 40kg 儿童	口服（按阿莫西林计）：一般感染，25mg/kg，q12h，或 20mg/kg，q8h；严重感染，45mg/kg，q12h，或 40mg/kg，q8h，疗程 7~10 天
＞ 40kg 儿童	可按成人剂量给药
3 个月 ~12 岁	静脉滴注：一次 30mg（阿莫西林 25mg，克拉维酸钾 5mg）/kg，一日 2~3 次，疗程 7~14 天。严重感染者可增加至一日 4 次

【不良反应】

1. 常见胃肠道反应，如腹泻、恶心和呕吐等。

2. 皮疹，尤其易发生于传染性单核细胞增多症者。

3. 可见过敏性休克、药物热和哮喘等。

4. 偶见血清转氨酶升高、嗜酸性粒细胞增多、白细胞降低、念珠菌及耐药菌引起的二重感染。

【禁忌证】

青霉素皮试阳性反应者、对本品及其他青霉素类药物过敏者及传染性单核细胞增多症患者禁用。

【药物相互作用】

1. 阿司匹林、吲哚美辛、保泰松、磺胺药、丙磺舒可减少本品在肾小管的排泄,因而使本品的血药浓度升高,血浆清除半衰期延长,毒性也增加。

2. 与别嘌醇合用时,皮疹发生率显著增高,故应避免合用。

3. 本品不宜与双硫仑等乙醛脱氢酶抑制药合用。

4. 本品与氯霉素合用于细菌性脑膜炎时,远期后遗症的发生率较两者单用时高。

5. 本品可刺激雌激素代谢或减少其肠肝循环,因此,可降低口服避孕药的效果。

6. 氯霉素、红霉素、四环素和磺胺类等抑菌剂可干扰本品的杀菌活性,因此不宜与本品合用,尤其在治疗脑膜炎或急需杀菌药的严重感染时。

7. 本品可加强华法林的作用。

8. 氨基糖苷类抗生素在亚抑菌浓度时一般可增强本品对粪肠球菌的体外杀菌作用。

【注意事项】

1. 患者每次开始服用本品前,必须先进行青霉素皮试。

2. 对头孢菌素类药物过敏者及有哮喘、湿疹、花粉症、荨麻疹等过敏性疾病史者和严重肝功能障碍者慎用。

3. 本品与其他青霉素类药物和头孢菌素类药物之间有交叉过敏性。若有过敏反应发生,则应立即停用本品,并采取相应急救措施。

4. 本品与氨苄西林有完全交叉耐药性,与其他青霉素类和头孢菌素类药物有交叉耐药性。

5.肾功能减退者应根据肌酐清除率调整剂量和给药频次。血液透析可影响本品中阿莫西林的血药浓度,因此在血液透析过程中及结束时应加服本品1次。

6.严重肝功能减退者慎用,长期或大剂量服用本品者,应定期检查肝、肾、造血系统功能和监测血清钾或钠。

【FDA妊娠/哺乳分级】

B级/L1级。本品中两种活性成分均可通过胎盘或分泌到乳汁中,可使胎儿致敏并引起皮疹、念珠菌属感染等。孕期服用阿莫西林未见有对胎儿和新生儿的不良影响。然而,为慎重起见,除非经医生确认其潜在受益大于其可能的危险性,孕期不应服用本品,哺乳期妇女慎用或用药期间暂停哺乳。

【用药实践】

1.药物过量的处置　用药过量时主要表现为胃肠道症状和水、电解质紊乱,少数患者出现皮疹或嗜睡等症状。若服用过量应立即停药,并根据症状需要进行支持或对症治疗。如果服用后时间较短,应采取催吐或洗胃的方法。必要时也可采用血液透析清除部分药物。

2.对实验室检查指标的干扰

(1)硫酸铜法尿糖试验可呈假阳性,但葡萄糖酶试验法不受影响。

(2)可使血清ALT或AST测定值升高。

3.用药前后及用药时应当检查或监测

(1)长期或大剂量用药者,应监测血清钾、钠浓度,并定期检查肝、肾功能和造血功能。淋病患者初诊及治疗3个月后应进行梅毒检查。

(2)对怀疑伴有梅毒损害的淋病患者,在使用本品前应进行暗视野检查,并至少在4个月内,每月接受血清试验1次。

阿莫西林 - 舒巴坦
Amoxicillin and Sulbactam

【其他名称】

倍舒林、舒萨林、来切利、西迪林、力坦。

【药物特征】

阿莫西林系半合成的氨基青霉素类抗生素，广谱但不耐青霉素酶。舒巴坦系不可逆的广谱 β- 内酰胺酶抑制剂，可使阿莫西林免遭 β- 内酰胺酶的破坏，从而提高阿莫西林抗产酶耐药菌的作用，两药联合后可扩大抗菌谱，增强抗菌活性。

两者在多数组织和体液中分布良好。可透过血脑屏障及胎盘屏障，在乳汁、汗液和泪液中也含微量。阿莫西林的蛋白结合率为 17%，$t_{1/2}$ 为 1.08 小时，60% 以上以原形药自尿中排出，约 24% 药物在肝内代谢，尚有少量经胆道排泄。舒巴坦 $t_{1/2}$ 为 1 小时，70%~80% 经肾排泄。血液透析可消除阿莫西林，腹膜透析则无清除作用。

【适应证】

适用于产酶耐药菌引起的下列感染：

1. 上呼吸道感染　中耳炎、鼻窦炎、扁桃体炎和咽炎等。

2. 下呼吸道感染　肺炎、急性支气管炎和慢性支气管炎急性发作、支气管扩张、脓胸、肺脓肿。

3. 泌尿生殖系统感染　肾盂肾炎、膀胱炎、尿道炎等。

4. 皮肤及软组织感染　蜂窝织炎、伤口感染、疖病、脓性皮炎和脓疱病、性病、淋病等。

5. 盆腔感染　妇科感染、产后感染等。

6. 口腔脓肿　手术用药等。

7. 严重系统感染　脑膜炎、细菌性心内膜炎、腹膜炎、伤寒和副伤寒。

8. 也可用于预防心内膜炎等。

【剂型与特征】

1. 注射用阿莫西林钠 - 舒巴坦钠 配成溶液后须及时使用,不宜久置。

2. 阿莫西林 - 舒巴坦匹酯片 口服前须作皮肤过敏试验,阳性者不能使用。

【用法用量】

1. 成人

(1)口服给药:一次 0.5~1g, tid。

(2)静脉滴注:一日 4.5~6g,分 2~3 次给药。严重感染时每日用量可增至 9.0g 或 150mg/kg,分 2~3 次静脉滴注。

2. 肾功能不全患者

(1)口服给药,见表3-2-36。

表 3-2-36 肾功能不全患者口服给予
阿莫西林 - 舒巴坦的用法与用量

肌酐清除率/(ml/min)	每次剂量	给药频次
10~30	0.5~1g	q12h
< 10	< 0.5g	q12h

(2)肌内注射或静脉滴注,见表3-2-37。

表 3-2-37 肾功能不全患者肌内注射或静脉滴注给予
阿莫西林 - 舒巴坦的用法与用量

肌酐清除率/(ml/min)	半衰期	每次剂量	给药频次
≥ 30	1h	1.5~3.0g	q6~8h
15~29	5h	1.5~3.0g	q12h
5~14	9h	1.5~3.0g	q24h

3. 儿童 口服给药,见表3-2-38。

表3-2-38 儿童口服给予阿莫西林-舒巴坦的用法与用量

用药对象	每次剂量	给药频次
9个月~2岁	0.125g	q8h
2~6岁	0.25g	q8h
6~12岁	0.5g	q8h
>12岁	0.5~1g	q8h

【不良反应】

本品通常耐受性良好,绝大多数不良反应轻微而短暂。

1. 常见 腹泻、面部潮红。

2. 少见的不良反应 皮疹、瘙痒、恶心、呕吐、腹胀、疲劳、头痛、胸痛、尿潴留、排尿困难、水肿、面部肿胀、红斑、寒战、鼻出血和黏膜出血、舌炎、血清转氨酶升高等。

3. 长期用药时易发生二重感染,如假单胞菌病和念珠菌感染。

4. 肌内注射或静脉给药时,可出现注射部位疼痛、血栓性静脉炎等局部不良反应症状。

【禁忌证】

1. 对青霉素及头孢菌素类或其他β-内酰胺类抗生素过敏者禁用。

2. 对舒巴坦过敏者禁用。

【药物相互作用】

1. 丙磺舒、阿司匹林、吲哚美辛、磺胺药等可减少阿莫西林经肾小管分泌,从而引起阿莫西林血药浓度升高。

2. 与重金属(特别是铜、锌和汞)有配伍禁忌。

【注意事项】

1. 单核细胞增多症患者使用本品时易发生皮肤潮红,需慎用。

2. 严重肾功能障碍者慎用。

3. 有哮喘、湿疹、花粉症、荨麻疹等过敏性疾病史者慎用。

【FDA 妊娠 / 哺乳分级】

B 级。孕妇应用本品的安全性尚未确立，孕妇用药应权衡利弊。少量阿莫西林可分泌入母乳中，可能导致婴儿过敏，故哺乳期妇女应慎用或用药期间暂停哺乳。

【用药实践】

1. 对检验值或诊断的影响

（1）以 Clinitest、Benedict 溶液或 Fehling 溶液进行尿糖测定时可出现假阳性，用葡萄糖酶法测定则不受影响。

（2）孕妇使用本品口服制剂时，血浆中的结合雌三醇、雌三醇 - 葡萄糖苷酸、结合雌酮、雌三醇会出现一过性升高。

2. 用药前后及用药时应当检查或监测　长期或大剂量用药者，应当定期检查肝、肾功能和造血功能。淋病患者初诊及治疗 3 个月后应进行梅毒检查。

3. 药物过量的表现及处理　有阿莫西林过量导致肾功能不全、少尿的报道，肾功能损害停药后可恢复。用药过量时主要采取对症治疗措施，必要时也可采用血液透析清除部分药物。

4. 用药警示　接受别嘌醇或双硫仑治疗的患者，不宜使用本品。

哌拉西林 - 他唑巴坦
Piperacillin and Tazobactam

【其他名称】

安迪泰、特治星、康得力、凯伦、海他欣。

【药物特征】

哌拉西林是一种广谱半合成青霉素，对许多 G^+ 和 G^- 需氧菌及厌氧菌具有抗菌活性，不耐青霉素酶。他唑巴坦是多种 β- 内酰胺酶的强效抑制剂，自身几乎没有抗菌活性。两者联用，他唑巴坦可在不同程度上保护哌拉西林不被 β- 内酰胺酶灭活,扩展了哌拉西林的抗菌谱,又增强了哌拉西林抗产酶耐药菌的作用。

药物吸收后在体内广泛分布于包括痰液、肾、胆汁、胆囊、腹腔液、扁桃体、皮肤、女性性器官在内的组织和体液中,哌拉西林和他唑巴坦约 30% 与血浆蛋白结合。哌拉西林和他唑巴坦的血浆半衰期范围为 0.7~1.2 小时,不受剂量和静脉滴注时间的影响。哌拉西林和他唑巴坦均通过肾小球滤过和肾小管分泌,经肾脏随尿液排泄。哌拉西林大部分以原形药通过尿液排出,他唑巴坦及其代谢产物亦主要经肾脏清除,哌拉西林、他唑巴坦及部分代谢物亦从胆汁排泄。

【适应证】

哌拉西林 - 他唑巴坦适用于治疗下列由已检出或疑为敏感细菌所致的全身和(或)局部细菌感染。

1. 下呼吸道感染。

2. 泌尿道感染(混合感染或单一细菌感染)。

3. 腹腔内感染。

4. 皮肤及软组织感染。

5. 细菌性败血症。

6. 妇科感染。

7. 与氨基糖苷类药物联合用于患中性粒细胞减少症的患者的细菌感染。

8. 骨与关节感染。

9. 多种细菌混合感染　哌拉西林 - 他唑巴坦适用于治疗多种细菌混合感染,包括怀疑感染部位(腹腔内、皮肤和软组织、上下呼吸道、妇科)存在需氧菌和厌氧菌的感染。

【剂型与特征】

注射用哌拉西林钠 - 他唑巴坦钠:静脉滴注时,将本品用 0.9% 氯化钠注射液或灭菌注射用水 20ml 充分溶解后,立即加入 250ml 5% 葡萄糖注射液或 0.9% 氯化钠注射液中, 再进行滴注。本品不能用乳酸林格液作注射溶剂。

【用法用量】

静脉滴注

1. 12 岁以上青少年与成人

（1）一般感染：一次 3.375g（哌拉西林 3.0g, 他唑巴坦 0.375g), q6h, 疗程 7~10 天。

（2）医院获得性肺炎：起始量 3.375g, q4h, 疗程 7~14 天, 也可根据病情及细菌学检查结果进行调整。

2. 肾功能不全患者 根据肌酐清除率调整剂量, 见表 3-2-39。

表 3-2-39 肾功能不全患者中哌拉西林钠 - 他唑巴坦的用法与用量

肌酐清除率/(ml/min)	每次剂量	给药频次
40~90	3.375g	q6h
20~40	2.25g	q6h
< 20	2.25g	q8h

3. 血液透析患者 一次最大剂量 2.25g, q8h, 并在每次血液透析后可追加 0.75g。

4. 儿童

（1）对于 9 月龄以上、体重不超过 40kg、肾功能正常的患阑尾炎和（或）腹膜炎的儿童：推荐剂量为每公斤体重哌拉西林 100mg/ 他唑巴坦 12.5mg, q8h。

（2）2~9 个月的儿童患者：推荐剂量为每千克体重哌拉西林 80mg/ 他唑巴坦 10mg, q8h。

【不良反应】

不良反应与哌拉西林近似, 有皮肤和全身过敏反应、胃肠道反应（较多见）、注射局部疼痛炎症、神经精神系统反应、高血压、水肿及发热等。

【禁忌证】

1. 对本品任一成分过敏者禁用。

2. 对青霉素类、头孢菌素类抗生素或 β- 内酰胺酶抑制剂过敏者禁用。

【药物相互作用】

参见哌拉西林。

【注意事项】

1. 对 β- 内酰胺类有过敏史者应十分谨慎。

2. 长期应用应检查肝、肾功能和造血功能。其他参见青霉素。

【FDA 妊娠 / 哺乳分级】

B 级 /L2 级。孕妇慎用。少量哌拉西林可自母乳中排泄，使婴儿致敏，出现腹泻、念珠菌感染和皮疹，故哺乳期妇女应用本品应暂停哺乳。

【用药实践】

1. 用于某些存在术后需氧与厌氧菌混合感染可能的术前预防用药　美国卫生系统药师学会、感染病学会、外科感染学会及卫生系统流行病学会共同制定的指南推荐，肝移植手术时预防性应用抗生素可首选哌拉西林他唑巴坦，推荐剂量为：术前单次给药 3.375g（A 级）。

2. 延长输注时间对疗效的影响　Lodise 等分析延长哌拉西林 - 他唑巴坦滴注时间对铜绿假单胞菌感染患者临床疗效的影响，102 例患者接受延长哌拉西林 - 他唑巴坦给药时间方案（一次 3.375g，q8h，每次滴注 4 小时），92 例患者接受哌拉西林 - 他唑巴坦常规给药（一次 3.375g，q4h 或 q6h，每次滴注 30 分钟），结果显示延长滴注时间能显著降低患者的病死率，并缩短住院时间（C 级）。

3. 对诊断的干扰　应用本品期间直接抗球蛋白试验（Coombs 试验）可呈阳性，也可出现血尿素氮和血清肌酐升高、高钠血症、低钾血症、血清转氨酶和血清乳酸脱氢酶升高、血清胆红素增多。

4. 药物过量的处置　同使用其他青霉素类药物一样，如果通过静脉途径给药，而用量超过推荐剂量，患者可能会出现神经肌肉兴奋或抽搐的表现。

5. 与万古霉素联用可增加急性肾损伤　Diane M. Gomes等、Lindsey D. Burgess 等及 Calvin J. Meaney 等分别在《药物治疗学》(Pharmacotherapy)发表的三篇研究结果显示，万古霉素和哌拉西林 - 他唑巴坦联用可能增加急性肾损伤的发生率。

哌拉西林 - 舒巴坦 Piperacillin and Sulbactam

【其他名称】

派纾、新克君、新特灭、益宏、益坦。

【药物特征】

本品为哌拉西林和舒巴坦的复方制剂，哌拉西林为半合成青霉素类广谱抗生素，主要用于铜绿假单胞菌及各种敏感 G⁻所致的感染。舒巴坦对奈瑟菌属及各不动杆菌有抗菌活性，且对多种耐药菌产生的 β- 内酰胺酶有不可逆的抑制作用，可保护哌拉西林不被 β- 内酰胺酶水解，从而增强哌拉西林的抗菌活性。

【适应证】

适用于对哌拉西林耐药对本品敏感的产 β- 内酰胺酶致病菌引起的下列感染。在用于治疗对哌拉西林单药敏感菌与对哌拉西林单药耐药而对本品敏感的产 β- 内酰胺酶菌引起的混合感染时，不需加用其他抗菌药物。

1. 呼吸系统感染　包括急性支气管炎、肺炎、慢性支气管炎急性发作、支气管扩张合并感染等。

2. 泌尿系统感染　包括单纯性泌尿系统感染和复杂性泌尿系统感染等。

【剂型与特征】

1. 注射用哌拉西林钠 - 舒巴坦钠（4∶1）。

2. 注射用哌拉西林钠 - 舒巴坦钠（2∶1）。

临用前用 5% 葡萄糖或 0.9% 氯化钠注射液稀释至 50~500ml，静脉滴注 30~90 分钟。

【用法用量】

静脉滴注。具体见表 3-2-40。

表 3-2-40　哌拉西林 - 舒巴坦的用法与用量

药物	常规剂量	严重或难治性感染	肾功能不全者	备注
哌拉西林钠 - 舒巴坦钠（2∶1）	1.5g 或 3.0g，q12h	6.0g，q12h	酌情减量	每日最大剂量 12g，每日舒巴坦最大剂量 4g
哌拉西林钠 - 舒巴坦钠（4∶1）	2.5g 或 5.0g，q12h	2.5g 或 5.0g，q8h	酌情减量	

【不良反应】

一般而言，患者对本品耐受性良好，仅少数患者可能发生：

1. 胃肠道反应　可出现腹泻、稀便。偶见恶心、呕吐、胃肠胀气。罕见假膜性肠炎。

2. 皮肤反应　可引起皮疹、皮肤瘙痒。

3. 过敏反应。

4. 局部反应　可引起注射部位局部刺激反应、疼痛、静脉炎、血栓性静脉炎、水肿等。

5. 肝脏　可出现 ALT、AST、碱性磷酸酶一过性升高。

6. 精神神经系统　可见头痛、头晕、烦躁、焦虑。

【禁忌证】

对青霉素类、头孢菌素类或 β- 内酰胺酶抑制剂过敏或对上述药物有过敏史者禁用。

【药物相互作用】

1. 与丙磺舒联用，可降低本品的肾清除率而导致半衰期延长。

2. 与妥布霉素同时使用，可使妥布霉素的曲线下面积、肾清除率减少。

3. 本品可降低氨基糖苷类抗生素的活性。

4. 本品与非极性肌松药（维库溴铵）同时使用时，可延长后者的神经肌肉阻滞作用。

5. 本品与肝素、口服抗凝剂和可能影响血凝系统、血小板功能的其他药物同时服用时，应定期检查凝血指标。

【注意事项】

1. 使用前需作青霉素皮肤试验。

2. 肾功能不全者慎用，用药期间应监测肾功能，如发现肾功能异常应及时调整治疗方案。

3. 哌拉西林可能引起出血，有出血倾向的患者应监测凝血时间、血小板聚集时间和凝血酶原时间。哌拉西林与肝素、香豆素、茚满二酮等抗凝剂合用时出血危险增加。非甾体抗炎药、血小板聚集抑制剂或磺吡酮与哌拉西林合用也可增加出血的危险性。如果出现出血现象须停药并采取相应的治疗措施。哌拉西林与溶栓剂合用时可发生严重出血，因此不宜同时使用。

4. 本品含钠，需要控制盐摄入量的患者使用本品时，应定期检查血清电解质水平；对于同时接受细胞毒药物或利尿剂治疗的患者，需警惕发生低钾血症的可能。

5. 本品不可加入碳酸氢钠溶液中静脉滴注。

【FDA 妊娠/哺乳分级】

B 级。尚未获得大量的孕妇和哺乳期妇女使用本品的研究资料，孕妇及哺乳期妇女应用本品应权衡利弊。

【用药实践】

1. 药物过量的处置　本品无特效拮抗药，药物过量时主要给予对症治疗和大量饮水及补液等。血液透析可清除哌拉西林。

2. 对诊断的干扰　应用哌拉西林治疗期间，直接抗球蛋白试验（Coombs 试验）可呈阳性，也可出现尿素氮和血清肌酐升高、高钠血症、低钾血症、血清转氨酶和血清乳酸脱氢酶升高、血清胆红素增多。

替卡西林 - 克拉维酸 Ticarcillin and Clavulanic Acid

【其他名称】

特美汀、阿乐欣、联邦阿乐仙、中诺先林、替门汀。

【药物特征】

替卡西林是广谱半合成青霉素类抗生素，不耐青霉素酶。克拉维酸则是一种不可逆性高效广谱 β- 内酰胺酶抑制剂，抗菌作用虽较弱，但可在不同程度上保护替卡西林不被 β- 内酰胺酶灭活，从而提高替卡西林抗产酶耐药菌的作用。两药联合后既扩大了抗菌谱，又增强了抗菌活性。

克拉维酸与替卡西林的药动学密切相关，两者均良好地分布于体液和组织中。克拉维酸及替卡西林与血清蛋白结合程度较低，分别为 20% 和 45%。两者在体内几乎不代谢，60%~70% 的替卡西林和 35%~45% 的克拉维酸以原形经肾随尿液排泄，另有部分药物随胆汁排泄。

【适应证】

敏感细菌引起的败血症、菌血症、腹膜炎、腹内脓毒症、特殊人群（继发于免疫系统抑制或受损）的感染、术后感染、骨及关节感染、皮肤及软组织感染、呼吸道感染、严重或复杂的泌尿道感染（如肾盂肾炎）、耳鼻喉感染。

【剂型与特征】

注射用替卡西林钠 - 克拉维酸钾：为白色或至淡黄色粉末，

极易引湿。注射用溶液应随用随配。本品在碳酸氢钠溶液中欠稳定；不可与血制品或蛋白质水溶液（如水解蛋白或静脉注射脂质乳剂）混合使用；如本品与氨基糖苷类抗生素合用，不可将两者同时混合于注射容器或静脉输液中，以防氨基糖苷类抗生素作用降低。

【用法用量】

静脉滴注。

1. 成人 常用剂量：一次 1.6~3.2g，q6~8h；最大剂量：一次 3.2g，q4h。

2. 儿童 常用剂量：一次 80mg/kg，q6~8h；新生儿期的用量：一次 80mg/kg，q12h，继而可增至 q8h。

3. 肾功能不全患者的推荐剂量 见表 3-2-41。

表 3-2-41 肾功能不全患者中替卡西林钠-克拉维酸的用法与用量

肌酐清除率/（ml/min）	每次剂量	给药频次
＞30	3.2g	q8h
10~30	1.6g	q8h
＜10	1.6g	q12h

【不良反应】

1. 过敏反应 皮疹、大疱疹、荨麻疹和其他过敏反应。

2. 胃肠道反应 恶心、呕吐和腹泻。罕见假膜性结肠炎。

3. 肝脏功能改变 AST 和（或）ALT 中度增高。个别报道可出现肝炎和胆汁淤积性黄疸。

4. 肾脏功能改变 罕见低钾血症。

5. 中枢神经系统反应 罕见惊厥，主要发生在肾功能不全或大剂量应用的患者中。

6. 血液系统改变 血小板减少症、白细胞减少症和出血现象。

7. 局部反应 静脉注射部位的血栓性静脉炎。

【禁忌证】

有 β- 内酰胺类抗生素（如青霉素、头孢菌素）过敏史者禁用。

【药物相互作用】

丙磺舒能减少肾小管对替卡西林的分泌，可延缓替卡西林在肾脏的排泄，但不影响克拉维酸的肾脏排泄。

【注意事项】

1. 在使用前，应仔细询问患者有无 β- 内酰胺类药物过敏史，并需进行 β- 内酰胺类药物敏感试验。

2. 使用大剂量替卡西林后若出现凝血功能异常，发生出血现象，应予及时停药和适当治疗。

【FDA 妊娠 / 哺乳分级】

B 级。本品可透过胎盘，虽动物实验表明本品无致畸作用，但尚无人类研究数据，妊娠期妇女用药仍应权衡利弊。本品可用于哺乳期妇女。

【用药实践】

1. 对检验值或诊断的影响

（1）直接抗球蛋白试验（Coombs 试验）可呈阳性。

（2）尿蛋白试验可呈假阳性。

2. 用药前后及用药时应当检查或监测

（1）肾功能减退者大剂量用药时，应监测出、凝血时间。

（2）长期用药者应监测肝、肾功能和血象。

3. 配伍禁忌 本品与阿米卡星、氟康唑、庆大霉素、奈替米星、妥布霉素等药物及血液、血浆、碳酸钠等溶液呈配伍禁忌。

4. 药物过量的处理 用药过量时可采取对症、支持疗法，必要时可通过血液透析清除血液循环中过量的替卡西林和克拉维酸钾。

头孢哌酮 - 舒巴坦
Cefoperazone and Sulbactam

【其他名称】

舒普深、优普同、立健舒、新瑞普欣、铃兰欣。

【药物特征】

头孢哌酮为第三代头孢菌素，通过抑制敏感细菌细胞壁的生物合成而达到杀菌作用。舒巴坦除对奈瑟菌属和不动杆菌有抗菌活性外，对其他细菌无抗菌活性，但是舒巴坦对多数重要的 β- 内酰胺酶具有不可逆性的抑制作用，可保护头孢哌酮不被 β- 内酰胺酶水解；同时舒巴坦还可与某些青霉素结合蛋白相结合，与青霉素类和头孢菌素类抗生素具有明显的协同作用。因此，头孢哌酮与舒巴坦联合对敏感菌株的敏感性较单用头孢哌酮时更强。头孢哌酮 - 舒巴坦对甲氧西林敏感葡萄球菌、流感嗜血杆菌、大肠埃希菌、克雷伯菌属、肠杆菌属等肠杆菌科细菌，铜绿假单胞菌以及拟杆菌等厌氧菌具有良好的抗菌活性，对不动杆菌属、嗜麦芽窄食单胞菌也具有抗菌活性。

药物吸收后头孢哌酮和舒巴坦均能广泛分布于胆汁、胆囊、皮肤、阑尾、卵巢、子宫和其他组织及体液中，但对血脑屏障渗透性较差。头孢哌酮和舒巴坦的血浆蛋白结合率分别为 70%~90% 和 38%，$t_{1/2}$ 分别为 1.7 小时和 1 小时，约 84% 的舒巴坦和 25% 的头孢哌酮经肾脏排泄，其余的头孢哌酮大部分经胆汁排泄。

【适应证】

适用于治疗由敏感菌所引起的下列感染：

1. 上、下呼吸道感染。
2. 上、下泌尿道感染。
3. 腹膜炎、胆囊炎、胆管炎和其他腹腔内感染。
4. 败血症。

5. 脑膜炎。

6. 皮肤和软组织感染。

7. 骨骼和关节感染。

8. 盆腔炎、子宫内膜炎、淋病和其他生殖道感染。

【剂型与特征】

注射用头孢哌酮钠 - 舒巴坦钠：为白色或类白色粉末。静脉滴注时可用适量的 5% 葡萄糖注射液、0.9% 氯化钠注射液或灭菌注射用水溶解，然后再用同一溶媒稀释至 50~100ml，滴注时间至少为 30~60 分钟；静脉注射时可用适量的 5% 葡萄糖注射液、0.9% 氯化钠注射液或灭菌注射用水溶解，然后再用同一溶媒稀释至 20ml，注射时间应至少超过 3 分钟。

【用法用量】

静脉滴注。

1. 成人

（1）一般感染：①头孢哌酮钠 - 舒巴坦钠（1∶1）一日 2~4g（头孢哌酮 1~2g，舒巴坦 1~2g），分等量每 12 小时给药 1 次；②头孢哌酮钠 - 舒巴坦钠（2∶1）一日 1.5~3g（头孢哌酮 1~2g，舒巴坦 0.5~1g），分等量每 12 小时给药 1 次。

（2）严重或难治性感染：①头孢哌酮钠 - 舒巴坦钠（1∶1）一日剂量可增加到 8g（头孢哌酮 4g，舒巴坦 4g）；②头孢哌酮钠 - 舒巴坦钠（2∶1）一日剂量可增加到 12g（头孢哌酮 8g，舒巴坦 4g）。

（3）舒巴坦的一日最大剂量不得超过 4g，若头孢哌酮的需要量超过一日 4g 时，宜采用头孢哌酮钠 - 舒巴坦钠（2∶1），或另外单独增加头孢哌酮的用量。

2. 儿童

（1）一般感染：①头孢哌酮钠 - 舒巴坦钠（1∶1）一日 40~80mg/kg（头孢哌酮 20~40mg/kg，舒巴坦 20~40mg/kg），分等量每 6~12 小时给药 1 次；②头孢哌酮钠 - 舒巴坦钠（2∶1）一日

30~60mg/kg(头孢哌酮 20~40mg/kg,舒巴坦 10~20mg/kg),分等量每 6~12 小时给药 1 次。

（2）严重或难治性感染：①头孢哌酮钠 - 舒巴坦钠（1∶1）一日剂量可增加到 160mg/kg(头孢哌酮 80mg/kg,舒巴坦 80mg/kg),分 2~4 次等量给药；②头孢哌酮钠 - 舒巴坦钠（2∶1）一日剂量可增加到 240mg/kg(头孢哌酮 160mg/kg,舒巴坦 80mg/kg),分 2~4 次等量给药。

（3）出生头 1 周的新生儿：应每 12 小时给药 1 次。

（4）舒巴坦的一日最高剂量不应超过 80mg/kg,若头孢哌酮的需要量超过一日 80mg/kg 时,宜采用头孢哌酮钠 - 舒巴坦钠（2∶1),或另外单独增加头孢哌酮的用量。

3. 肾功能不全时剂量 见表 3-2-42。

表 3-2-42 肾功能不全患者中头孢哌酮钠 - 舒巴坦的用法与用量

肌酐清除率/(ml/min)	每次最大剂量(以舒巴坦计)	给药频次
15~30	1g	q12h
< 15	0.5g	q12h

4. 血液透析患者 在血液透析患者中,舒巴坦的药物动力学特性有明显改变；头孢哌酮在血液透析患者中的血清半衰期轻微缩短,因此应在血液透析结束后给药。

【不良反应】

1. 胃肠道反应 腹泻、腹痛、恶心、呕吐,偶见假膜性肠炎。

2. 皮肤和皮下组织异常 斑丘疹、瘙痒、荨麻疹、Stevens-Johnson 综合征。

3. 血液系统 中性粒细胞减少、血红蛋白降低、血细胞比容降低、嗜酸性粒细胞增多、血小板减少症、低凝血酶原血症。

4. 其他 头痛、发热、寒战、注射部位静脉炎、注射部位疼痛、低血压等。

【禁忌证】

已知对青霉素类、舒巴坦、头孢哌酮及其他头孢菌素类抗生素过敏者禁用。

【药物相互作用】

参见头孢哌酮。

【注意事项】

1. 一旦发生过敏反应,应立即停药并给予适当的治疗。发生严重过敏反应的患者须立即给予肾上腺素紧急处理,必要时应吸氧、静脉给予激素,采用包括气管内插管在内的畅通气道等治疗措施。

2. 头孢哌酮主要经胆汁排泄,当患者有肝脏疾病和(或)胆道梗阻时,头孢哌酮的血清半衰期通常延长并且由尿中排出的药量会增加。即使患者有严重肝功能障碍时,头孢哌酮在胆汁中仍能达到治疗浓度并且其半衰期仅延长 2~4 倍。严重胆道梗阻、严重肝脏疾病或同时合并肾功能障碍时,可能需要调整用药剂量。同时合并有肝功能障碍和肾功能损害的患者,应监测头孢哌酮的血清浓度,根据需要调整用药剂量。如未密切监测血清浓度,头孢哌酮的每日剂量不应超过 2g。

3. 使用头孢哌酮治疗后可出现维生素 K 缺乏,尤其是针对营养不良、吸收不良和长期静脉输注高营养制剂的患者风险增加,用药期间需注意监测患者的凝血酶原时间,需要时应另外补充维生素 K。

4. 头孢哌酮 - 舒巴坦可能导致艰难梭菌相关性腹泻的发生,对于用药期间出现腹泻的患者,需考虑艰难梭菌相关性腹泻的可能性。

【FDA 妊娠 / 哺乳分级】

B 级。头孢哌酮和舒巴坦均可通过胎盘屏障,动物实验未发现药物有任何致畸作用,但尚未在孕妇中进行足够的和有良好对照的试验,因此,只有在医生认为必要时孕妇才能使用本品。虽然只有少量舒巴坦和头孢哌酮能分泌到人类的乳汁中，但哺乳期妇女仍应小心使用本品。

【用药实践】

1. 用于粒细胞减少伴发热的经验治疗 中华医学会血液学分会、中国医师协会血液科医师分会 2012 年制定的《中国中性粒细胞缺乏伴发热患者抗菌药物临床应用指南》中推荐，头孢哌酮 - 舒巴坦单药用于高危患者的初始经验性抗感染治疗。如果使用碳青霉烯类抗菌药物初始经验性治疗疗效不佳，可以改用对多重耐药非发酵菌具有良好抗菌活性的药物，如头孢哌酮 - 舒巴坦等（C 级）。

2. 药物过量的处置 由于头孢哌酮和舒巴坦均可通过血液透析从血循环中被清除，因此若肾功能损害的患者发生药物过量，血液透析可增加本品从体内排出。

3. 配伍禁忌

（1）氨基糖苷类抗生素：两者存在物理性配伍禁忌，故两种药液不能直接混合。如确需联用时，可采用序贯间歇静脉输注给药，但必须使用不同的静脉输液管，或在输液间歇期用一种适宜的稀释液充分冲洗先前使用过的静脉输液管。另外建议在全天用药过程中两药的给药间隔时间尽可能长一点。

（2）乳酸钠林格注射液：两者混合后有配伍禁忌，因此避免在最初溶解时使用该溶液。在两步稀释法中，先用注射用水进行最初的溶解，再用乳酸钠林格注射液作进一步稀释，从而得到能够相互配伍的混合药液。

（3）利多卡因：两者混合后有配伍禁忌，因此避免在最初溶解时使用此溶液。在两步稀释法中，先用注射用水进行最初的溶解，再用 2% 盐酸利多卡因注射液作进一步稀释，从而得到能够相互配伍的混合药液。

（王维欣）

第三节 氨基糖苷类

一、药物治疗概论

氨基糖苷类药物(aminoglycosides)含有氨基糖分子与氨基环醇结构,它们能抑制细菌蛋白质的合成,对静止期细菌具有抗菌活性的浓度依赖性杀菌剂。氨基糖苷类主要作用于细菌蛋白质的合成过程,使之合成异常的蛋白,阻碍已合成蛋白释放,使细菌细胞膜通透性增加而导致一些重要生理物质的外漏,引起细胞死亡。该类药物水溶性好,性质稳定,对需氧革兰氏阴性杆菌的杀菌作用较强,具有广谱抗菌作用(包括铜绿假单胞菌),且有较长的抗生素后效应(post antibiotic effect, PAE),常与其他药物联合应用治疗敏感革兰氏阴性杆菌感染,但对肺炎链球菌、A群溶血性链球菌的抗菌作用均差。

1. 氨基糖苷类药物的发展历程 人类历史上第一个氨基糖苷类抗生素是从链霉菌分泌物中分离获得的链霉素,主要应用于结核病的治疗。因其严重的耐药问题及耳毒性,目前多联合应用。1949年与1965年分别提取出仅供口服或局部应用的新霉素与巴龙霉素,后者对阿米巴原虫和隐孢子虫有较好作用。1957年提取出卡那霉素,用于治疗革兰氏阴性菌感染,为了解决卡那霉素耐药菌株的问题,在卡那霉素的基础上进行结构改造,开发了阿米卡星、妥布霉素等新药。阿米卡星对许多革兰氏阴性杆菌产生的氨基糖苷类钝化酶稳定,对80%以上的肠杆菌属以及对庆大霉素和妥布霉素耐药的部分铜绿假单胞菌有活性;妥布霉素对铜绿假单胞菌的活性最强,对不动杆菌属也比庆大霉素敏感,但耐药菌株亦不断增长。1971年提取出大观霉素,用于单纯性淋病的治疗。从小单孢菌发酵液中分离的庆大霉素是一种氨基糖苷类物质的混合物,对肠杆菌科(特别是沙雷菌属感染)活性最强,对金黄色葡萄球菌有较强抗菌活性,有较好的抗革兰氏阴性菌和相对低的毒性,应用比较广泛。

2. **氨基糖苷类药物的应用及分布** 氨基糖苷类药物胃肠内基本不吸收,肌内注射后吸收快,用于治疗全身性感染时必须注射给药。在体内可分布于各种组织和体液中,不易透过血脑屏障进入脑组织和脑脊液中,脑脊液中可有少量分布,但是不能达到脑膜炎的治疗浓度,易分布于内耳的外淋巴液。在体内不代谢,原形经肾小球滤过从尿排出,可在某种程度上蓄积体内,尤其是肾脏,蓄积程度因药物不同而异。治疗急性感染通常疗程不宜超过7~14日。本类药物的品种分布见表3-3-1。

表3-3-1 氨基糖苷类的品种分布

分代	药物来源		
	由链霉菌产生	由小单孢菌产生	半合成
一代	链霉素、卡那霉素、新霉素 核糖霉素、巴龙霉素、大观霉素		
二代	妥布霉素	庆大霉素、小诺霉素	
三代		西索米星、阿司米星	阿米卡星、阿贝卡星、奈替米星、依替米星、异帕米星

3. **氨基糖苷类药物重要不良反应** 因该类药物大部分有明显的耳、肾毒性及神经肌肉阻滞作用,导致其在临床应用中受到限制。

(1)耳毒性:按其临床表现分为前庭功能毒性和耳蜗功能

损害,各种氨基糖苷类损害前庭功能的毒性依次为:链霉素＞庆大霉素＞妥布霉素＝卡那霉素＝阿米卡星＝新霉素＞奈替米星。对耳蜗神经毒性的大小依次为新霉素＞阿米卡星＝卡那霉素＞妥布霉素＝庆大霉素＝链霉素＞奈替米星。氨基糖苷类的耳毒性受很多因素影响,如既往用药、合用利尿药以及与其他耳毒性药物合用或先后应用、总疗程、剂量等,有研究表示某些家庭成员对氨基糖苷类特别过敏,这些人在接受正常或低剂量的药物后即可引起永久性耳聋,这种表现具有母系遗传的特点,需要引起注意。

为减少耳毒性的发生,用药过程中需密切观察耳鸣、眩晕、听力减退等早期症状,定期监测血药浓度,以调整用量。并避免与其他耳毒性药物合用,严格把握用药剂量及疗程,定期监测听力。

(2)肾毒性:氨基糖苷类(除大观霉素)主要损害肾近曲小管,对肾小球影响较小,临床常表现为蛋白尿、血尿等症状,大多为可逆症状,在应用该类药物过程中需注意监测,及时停药。

(3)神经肌肉阻滞作用:氨基糖苷类的神经肌肉阻滞作用可引起心肌抑制、周围血管性血压下降和呼吸衰竭等。肾功能减退、血钙过低、合用肌肉松弛剂或同时患有重症肌无力患者易诱发。其机制可能与本类药物可与 Ca^{2+} 络合,使体液内的 Ca^{2+} 含量降低,或与 Ca^{2+} 竞争,抑制神经末梢 ACh 的释放,并降低突触后膜对 ACh 敏感性,造成神经肌肉接头传递阻断有关。氨基糖苷类药物每次静脉滴注 30 分钟以上可能能够避免此类反应发生。一旦发生,可采用新斯的明静脉注射,对于部分患者有效,钙剂在动物实验中效果明显,但临床效果并不满意。氨基糖苷类各品种神经肌肉阻滞作用排序:新霉素＞链霉素＞卡那霉素或阿米卡星＞庆大霉素及妥布霉素等。

二、药物使用精解

链霉素 Streptomycin

【其他名称】

美罗。

【药物特征】

链霉素是最早广泛使用的氨基糖苷类药物,目前应用其硫酸盐,由于该药在使用中很快产生了耐药性,因此该药目前主要与其他抗结核药物联合应用治疗结核病。链霉素对结核分枝杆菌有强大抗菌作用,最低抑菌抑菌浓度一般为0.5mg/L。

链霉素的半衰期约为2.1~2.7小时,循环中链霉素的血浆蛋白结合率为20%~30%。链霉素可很快由肾小球滤过,在尿中的浓度通常非常高,给药后通常80%~90%的药物24小时内排出,链霉素少量从乳汁、唾液和汗液中排出,有相当量可经血液透析清除。

【适应证】

1. 本品主要与其他抗结核药联合用于结核分枝杆菌所致各种结核病的初治病例,或其他敏感分枝杆菌感染。

2. 本品可单用于治疗土拉菌病,或与其他抗菌药物联合用于鼠疫、腹股沟肉芽肿、布鲁菌病、鼠咬热等的治疗。

3. 亦可与青霉素或氨苄西林联合治疗草绿色链球菌或肠球菌所致的心内膜炎。

【剂型与特征】

本品仅有粉针剂,通常采用肌内注射方式给药,肌内注射应经常更换注射部位,药液浓度一般为200~250mg/ml,不宜超过500mg/ml。

【用法用量】

常见人群适应证及用法用量如表3-3-2所示。

表 3-3-2 链霉素在常见人群中的适应证及用法用量

患者年龄	适应证	用法用量
成人常用量	一般感染	肌内注射，一次 0.5g（以链霉素计，下同），q12h，与其他抗菌药物合用
	草绿链球菌性心内膜炎	肌内注射，1g，q12h，与青霉素合用，连续 1 周，继以 0.5g，q12h，连续 1 周；60 岁以上的患者，应减为 0.5g，q12h，连续 2 周
	肠球菌性心内膜炎	肌内注射，与青霉素合用，1g，q12h，连续 2 周，继以 0.5g，q12h，连续 4 周
	鼠疫	肌内注射，一次 0.5~1g，q12h，与四环素合用，疗程 10 日
	土拉菌病	肌内注射，0.5~1g，q12h，连续 7~14 日
	结核病	肌内注射，0.5g，q12h，或一次 0.75g，qd，与其他抗结核药合用；如采用间歇疗法，即每周给药 2~3 次，每次 1g；老年患者肌内注射，一次 0.5~0.75g，qd
	布鲁菌病	一日 1~2g，分 2 次肌内注射，与四环素合用，疗程 3 周或 3 周以上
小儿常用量	一般感染	肌内注射，按体重一日 15~25mg/kg，分 2 次给药
	结核病	按体重 20mg/kg，qd，一日最大剂量不超过 1g，与其他抗结核药合用
肾功能减退患者	肌酐清除率 > 50~90ml/min	按肾功能正常者链霉素的正常剂量为 15mg/kg，qd 肌内注射，每 24 小时给予正常剂量的 50%
	肌酐清除率 10~50ml/min	每 24~72 小时给正常剂量的 50%
	肌酐清除率 < 10ml/min	每 72~96 小时给予正常剂量的 50%

【不良反应】

1. 肾毒性 血尿、排尿次数减少或尿量减少、食欲减退、口渴等肾毒性症状,少数可产生血液中尿素氮及肌酐值增高。

2. 耳毒性 影响前庭功能时可有步履不稳、眩晕等症状;影响听神经出现听力减退、耳鸣、耳部饱满感。少数患者停药后仍可发生听力减退、耳鸣、耳部饱满感等耳毒性症状,应引起注意。

3. 神经毒性 部分患者可出现面部或四肢麻木、针刺感等周围神经炎症状。

4. 神经肌肉阻滞 偶可发生视力减退(视神经炎)、嗜睡、软弱无力、呼吸困难等神经肌肉阻滞症状。

5. 过敏反应 偶可出现皮疹、瘙痒、红肿。

【禁忌证】

对链霉素或其他氨基糖苷类过敏的患者禁用。

【药物相互作用】

1. 本品与其他氨基糖苷类合用或先后连续局部或全身应用,可增加其产生耳毒性、肾毒性以及神经肌肉阻滞作用的可能性。

2. 本品与神经肌肉阻断药合用,可加重神经肌肉阻滞作用。本品与卷曲霉素、顺铂、依他尼酸、呋塞米或万古霉素(或去甲万古霉素)等合用,或先后连续局部或全身应用,可能增加耳毒性与肾毒性。

3. 本品与头孢噻吩或头孢唑林局部或全身合用,可能增加肾毒性。

4. 本品与多黏菌素类注射剂合用,或先后连续局部或全身应用,可增加肾毒性和神经肌肉阻滞作用。

5. 其他肾毒性药物及耳毒性药物均不宜与本品合用或先后应用,以免加重肾毒性或耳毒性。

【注意事项】

1. 交叉过敏　对一种氨基糖苷类过敏的患者可能对其他氨基糖苷类也过敏。

2. 下列情况应慎用链霉素：

（1）失水：可使血药浓度增高，易产生毒性反应。

（2）第八对脑神经损害：因本品可导致前庭神经和听神经损害。

（3）重症肌无力或帕金森病：因本品可引起神经肌肉阻滞作用，导致骨骼肌软弱。

（4）肾功能损害：因本品具有肾毒性。

3. 疗程中应注意定期进行下列检查：

（1）尿常规和肾功能测定：以防止出现严重肾毒性反应。

（2）听力检查或听电图（尤其高频听力）测定：这对老年患者尤为重要。

4. 有条件时应监测血药浓度，并据此调整剂量，尤其对新生儿、年老和肾功能减退患者。每 12 小时给药 7.5mg/kg 者应使血药峰浓度维持在 15~30mg/ml，谷浓度 5~10mg/ml；一日 1 次给药 15mg/kg 者应使血药峰浓度维持在 56~64mg/ml，谷浓度 < 1mg/ml。

5. 对诊断的干扰　本品可使 ALT、AST、血清胆红素浓度及乳酸脱氢酶浓度的测定值增高；血钙、镁、钾、钠浓度的测定值可能降低。

【FDA 妊娠 / 哺乳分级】

D 级 /L3 级。研究显示，该药品有危害人类胎儿的明确证据；但在某些情况（如孕妇存在严重的、危及生命的疾病，没有更安全的药物可供使用，或药物虽安全但使用无效），孕妇用药的获益大于危害。哺乳期妇女用药期间宜暂停哺乳。

【用药实践】

1. 预防人免疫缺陷病毒（HIV）患者的感染　IDSA 指南推

荐可选用链霉素预防 HIV 患者机会性感染,剂量为一次 15mg/kg,qd,肌内注射,或一次 25mg/kg,肌内注射,3 次 / 周(C 级)。

2. 非结核分枝杆菌感染　美国胸科协会(ATS)和美国抗感染学会(IDSA)推荐可选用链霉素一次 25mg/kg,肌内注射,一周 2 次或 3 次,联合其他抗菌药物治疗鸟分枝杆菌及利福平耐药的堪萨斯分枝杆菌感染(A 级)。

3. 惠普尔病(Whipple 病)　《热病:桑福德抗微生物治疗指南》推荐对青霉素或头孢菌素过敏者可选用链霉素(一次 1.0g,qd,肌内注射)联合磺胺甲噁唑 / 甲氧苄啶(SMZ-TMP,一次 1 片,q12h,口服)治疗 10~14 天后,改为 SMZ-TMP,一次 1 片,q12h,口服,治疗 1 年(C 级)。

4. 药物过量的解救　由于缺少特异性对抗药,链霉素过量或引起毒性反应时,主要用对症疗法和支持疗法,腹膜透析或血液透析有助于从血中清除链霉素,新生儿也可考虑换血疗法。

庆大霉素 Gentamycin

【其他名称】
瑞贝克、杰力泰、欣他。

【药物特征】
为第二代氨基糖苷类抗菌药物,对大多数革兰氏阴性菌及革兰氏阳性菌都有活性,尤其对肠杆菌科细菌有良好抗菌作用。奈瑟菌属和流感嗜血杆菌对本品中度敏感。对布鲁菌属、鼠疫耶尔森菌、不动杆菌属、胎儿弯曲菌也有一定作用。对链球菌属和肺炎链球菌的作用较差,耐甲氧西林葡萄球菌耐药,肠球菌属大多耐药。

血药消除半衰期($t_{1/2\beta}$)为 2~3 小时,新生儿和肾功能减退者可显著延长。在胃肠道基本不吸收,与蛋白结合率低。在体内可分布于各种组织和体液中,不易透过血脑屏障进入脑组织和脑脊液中,脑脊液中可有少量分布,但是不能达到脑膜炎的治疗浓度，眼内分布少，易分布于内耳的外淋巴液。可少量通过胎盘，存在于乳汁中。亦少量存在胆汁中，可在肾皮质细胞中蓄积。在体内不代谢，以原形经肾小球滤过随尿排出，24小时内排出给药量的50%～93%，血液透析与腹膜透析可从血液中清除相当药量，使半衰期显著缩短。

【适应证】

1.适用于治疗敏感革兰氏阴性杆菌所致的严重感染，如败血症、下呼吸道感染、肠道感染、盆腔感染、腹腔感染、皮肤软组织感染、复杂性尿路感染等，临床上多采用与其他抗菌药联合应用。治疗腹腔感染及盆腔感染时应与抗厌氧菌药物合用。

2.与青霉素（或氨苄西林）合用可治疗肠球菌属感染。

3.用于敏感细菌所致中枢神经系统感染，如脑膜炎、脑室炎时，可同时鞘内注射作为辅助治疗。

4.膜剂用于治疗复发性口疮、创伤性口腔溃疡。

5.滴眼剂用于结膜炎、睑缘炎、睑腺炎。

【剂型与特征】

1.本品临床应用剂型主要有片剂、肠溶片、缓释片、颗粒剂、泡腾片、膜剂、注射剂以及滴眼液。

2.肠溶片、缓释片　餐后1小时服用。

3.泡腾片　放入适量的温开水中，待片剂溶解完全后口服。

4.膜剂　外用，取略大于溃疡面之药膜贴于溃疡面上（药膜不分正反面）。

5.注射剂　不宜用于皮下注射，因其抑制呼吸作用，不得静脉推注。

（1）静脉滴注：一次剂量加入50～200ml的0.9%氯化钠注射液或5%葡萄糖注射液中，一日1次静脉滴注时加入的液体量应不少于300ml，使药液浓度不超过0.1%。该溶液应在30～60分钟内缓慢滴入，以免发生神经肌肉阻滞作用。

（2）鞘内及脑室内给药：药液需稀释至不超过0.2%的浓

度,抽入 5ml 或 10ml 的无菌针筒内,进行腰椎穿刺后先使相当量的脑脊液流入针筒内,边抽边推,将全部药液于 3~5 分钟内缓缓注入。

(3)注射剂中含有亚硫酸钠,对某些敏感人群可能引起过敏性休克或其他严重过敏反应。

6.滴眼液

(1)庆大霉素滴眼液在应用中不能同时使用其他滴眼剂。庆大霉素复方制剂滴眼液应用时若加用其他眼药,两者滴用时间须间隔 5 分钟以上,以防本品的活性成分被洗掉。

(2)务必在用药前先取下隐形眼镜,用药后 5 分钟再戴上。若发生眼部感染,则应停戴隐形眼镜数天,以防感染蔓延。

(3)庆大霉素氟米龙滴眼液:使用前用力摇匀。

【用法用量】

1.常用剂型及用法用量如表 3-3-3 所示。

表 3-3-3 庆大霉素的常用剂型及用法用量

给药方式	人群	用法用量
肌内注射或稀释后静脉滴注	成人	一次 80mg,q8h;或一次 5mg/kg,q24h
	小儿	一次 2.5mg/kg,q12h;或一次 1.7mg/kg,q8h
鞘内及脑室内给药	成人	一次 4~8mg,每 2~3 日 1 次
	小儿	小儿(3 个月以上)一次 1~2mg
口服制剂	成人	一次 80~160mg,一日 3~4 次,用于肠道感染或术前准备
	小儿	一日 10~15mg/kg,分 3~4 次服,用于肠道感染或术前准备
口服制剂(泡腾片)	成人	一次 60~160mg,qid
	小儿	一日 5~10mg/kg,分 4 次服用
复方庆大霉素膜	/	一次 1 片,一日 3~4 次

2. 肾功能减退及血液透析剂量调整如表 3-3-4 所示。

表 3-3-4　肾功能情况及血液透析中庆大霉素的剂量调整

肾功能情况	用法用量
肌酐清除率为 10~50ml/min	一次为正常剂量的 30%~70%，q12h
肌酐清除率 < 10ml/min	每 24~48 小时给予正常剂量的 20%~30%
血液透析	按感染严重程度，成人按体重一次补给剂量 1~1.7mg/kg，小儿（3 个月以上）一次补给 2~2.5mg/kg

3. 庆大霉素氟米龙滴眼液

（1）细菌性感染（如细菌性结膜炎）：剂量依病情轻重加以调整，建议每天点用 5 次，每次 1 滴滴入结膜囊内。严重者可在 1~2 天内，每小时点用 1 滴。

（2）眼科术后治疗：第 1 周，qid，每次 1 滴滴入结膜囊内，之后酌减使用次数。

4. 庆大霉素滴眼液　滴眼。将本品滴入眼睑内，一次 1~2 滴，一日 3~5 次。

5. 庆大霉素双氯芬酸钠滴眼液

（1）成分：双氯芬酸钠 1mg/ml，庆大霉素 3mg/ml。

（2）眼前段的炎症及预防眼部细菌性感染：成人和老年人，qid，每次 1 滴滴入结膜囊内，疗程一般不超过 2 周。

【不良反应】

1. 可能引起耳毒性反应，影响前庭功能时可发生步履不稳、眩晕。也可能发生血尿、排尿次数显著减少或尿量减少、食欲减退、极度口渴等肾毒性反应。发生率较低者有因神经肌肉阻滞或肾毒性引起的呼吸困难、嗜睡、软弱无力等。偶有皮疹、恶心、呕吐、肝功能减退、白细胞减少、粒细胞减少、贫血、低血压等。

2. 全身给药合并鞘内注射可能引起腿部抽搐、皮疹、发热和全身痉挛等。

3. 滴眼相关制剂　结膜充血,有或无分泌物。表面点状角膜炎。可能有短暂的烧灼感,罕见过敏反应。

4. 复方制剂需注意其制剂中其他药物可能引起的不良反应。

【禁忌证】

1. 对本品或其他氨基糖苷类过敏者禁用。

2. 滴眼相关制剂　对制剂任何成分过敏者,真菌或病毒感染、角膜损伤或溃疡等禁用。

【药物相互作用】

庆大霉素与常见药物的相互作用如表 3-3-5 所示。

表 3-3-5　庆大霉素与常用药物的相互作用

合用药物	对合用药物的影响及相互作用
氨基糖苷类	合用或先后连续局部或全身应用,可能增加其产生耳毒性、肾毒性及神经肌肉阻滞作用的可能性
神经肌肉阻滞剂	合用,可加重神经肌肉阻滞作用,导致肌肉软弱、呼吸抑制等症状
卷曲霉素、顺铂、依他尼酸、呋塞米或万古霉素(或去甲万古霉素)等	合用,或先后连续局部或全身应用,可能增加耳毒性与肾毒性
头孢噻吩、头孢唑林	局部或全身合用可能增加肾毒性
多黏菌素类注射剂	合用或先后连续局部或全身应用,可增加肾毒性和神经肌肉阻滞作用
其他肾毒性及耳毒性药物	不宜与本品合用或先后连续应用,以免加重肾毒性或耳毒性
β-内酰胺类(头孢菌素类与青霉素类)	混合时可导致相互失活。本品与上述抗生素联合应用时必须分瓶滴注。本品不宜与其他药物同瓶滴注

【注意事项】

1. 失水、第八对脑神经损害、重症肌无力或帕金森病及肾功能损害患者慎用。

2. 对一种氨基糖苷类过敏的患者,可能对本品过敏。

3. 在用药前、用药过程中应定期进行尿常规和肾功能测定,必要时作听力检查或听电图,尤其高频听力测定以及温度刺激试验,以检测前庭毒性。

4. 有条件时应监测血药浓度,并据以调整剂量,尤其对新生儿、老年和肾功能减退患者。不能测定血药浓度时,应根据测得的肌酐清除率调整剂量。

5. 给予首次饱和剂量(1~2mg/kg)后,有肾功能不全、前庭功能或听力减退的患者所用维持量应酌减。

6. 应给予患者足够的水分,以减少对肾小管的损害。

7. 长期应用可能导致耐药菌过度生长。

8. 对诊断的干扰　本品可使 ALT、AST、血清胆红素浓度及乳酸脱氢酶浓度的测定值增高;血钙、镁、钾、钠浓度的测定值可能降低。

9. 滴眼制剂应注意

(1)高浓度时,庆大霉素会延缓角膜上皮再生,如需要加用其他眼用制剂,两者之间至少间隔 5 分钟,滴后可能发生视力模糊,因此应谨慎驾驶车辆或操作机器。

(2)如果必须戴隐形眼镜,则使用眼药水时必须取下镜片,至少 5 分钟后才能重新佩戴。

10. 注意复方制剂中其他制剂成分的注意事项。

【FDA 妊娠 / 哺乳分级】

C 级;眼、耳、局部给药为 C 级,肠道外给药为 D 级(依据《国家抗微生物治疗指南》);D 级(依据《热病:桑福德抗微生物治疗指南》)/L2 级。动物繁殖性研究证明本类药物对胎儿有毒副作用(致畸或死胎),尚未进行孕妇对照研究,但孕妇的用药获益可能胜于潜在危害,因此使用本类药物之前必须充分衡量其对胎儿的利弊。乳汁中分泌量很少,易在体内蓄积而产生毒性反应。

【用药实践】

1. 联合其他抗菌药物治疗感染性心内膜炎　IDSA 指南推荐可选用庆大霉素一次 1.0mg/kg,q8h,静脉滴注,加多西环素 100mg,q12h,静脉滴注,治疗艾滋病患者巴尔通体属感染性心内膜炎(B 级)。

美国心脏协会专家共识推荐可应用庆大霉素联合其他抗菌药物治疗巴尔通体属、链球菌及牛链球菌、耐青霉素肠球菌、耐甲氧西林金黄色葡萄球菌等感染引起的细菌性心内膜炎(B 级)。

2. 用于预防操作及术后感染　英国胃肠病学会推荐,在进行内镜下逆行胰胆管造影时可静脉给予单剂量的庆大霉素 1.5mg/kg 预防胆管炎(B 级)。IDSA 指南推荐对 β- 内酰胺类药物过敏且存在高感染风险的外科手术患者,静脉给予单剂量的庆大霉素 5mg/kg 预防感染,对接受胃十二指肠手术的患者,术前可静脉给予庆大霉素联合克林霉素预防感染;结肠手术患者,术前可给予静脉单剂量甲硝唑及庆大霉素预防感染;头颈部手术患者,术前可给予庆大霉素联合克林霉素预防感染;接受前列腺手术的患者,若考虑大肠埃希菌为主要病原菌时,术前可给予庆大霉素预防感染(C 级)。

3. 口服用药用于清除口咽部及消化道细菌　2015 年《抗菌药物超说明书用法专家共识》中提及,一项前瞻性非随机对照试验研究结果表明,使用庆大霉素口服清除胃肠道定植的碳青霉烯耐药肠杆菌科细菌安全有效;另一项随机对照试验研究结果表明,庆大霉素口服可有效去除定植在口咽及胃肠道的耐碳青霉烯的肺炎克雷伯菌(C 级)。

4. 药物过量解救　过量或引起毒性反应时,主要是对症疗法和支持疗法。腹膜透析或血液透析可帮助庆大霉素从血液中清除。可静脉使用钙盐以对抗神经肌肉阻断作用,新斯的明的作用不定。新生儿也可以考虑换血疗法。

阿米卡星 Amikacin

【其他名称】

米英杰、艾清。

【药物特征】

阿米卡星口服很少吸收。肌内注射后迅速被吸收,主要分布于细胞外液,正常婴儿脑脊液中浓度可达同时期血药浓度 10%~20%,当脑膜有炎症时,则可达同期血药浓度的 50%,可透过胎盘进入胎儿组织。蛋白结合率低,成人血消除半衰期($t_{1/2\beta}$)为 2~2.5 小时,无尿患者中半衰期可长达 30 小时,烧伤患者中为 1~1.5 小时,胎儿为 3.7 小时,新生儿为 4~8 小时。在体内不代谢,9 小时内 84%~92% 经肾小球滤过自尿中排出,24 小时内排出 94%~98%,10~20 天内完全排泄。血液透析与腹膜透析可自血液中清除相当量的药物,使半衰期显著缩短。

【适应证】

适用于铜绿假单胞菌及部分其他假单胞菌、大肠埃希菌、变形杆菌属、克雷伯菌属、肠杆菌属、沙雷菌属、不动杆菌属等敏感革兰氏阴性杆菌与葡萄球菌属(甲氧西林敏感株)所致严重感染,如菌血症或败血症、细菌性心内膜炎、下呼吸道感染、骨关节感染、胆道感染、腹腔感染、复杂性尿路感染、皮肤软组织感染等。故尤其适用于治疗革兰氏阴性杆菌中对卡那霉素、庆大霉素或妥布霉素耐药菌株所致的严重感染。

【剂型与特征】

1. 注射剂

(1)肌内注射或静脉滴注,不可静脉推注。配制静脉用药时,每 500mg 加入氯化钠注射液或 5% 葡萄糖注射液或其他灭菌稀释液 100~200ml。成人应在 30~60 分钟内缓慢滴注，婴儿患者稀释的液量相应减少。

（2）注射剂含有亚硫酸钠，在某些人群可能引起过敏性休克或其他严重过敏反应。

2. 洗剂　本品为外用药品，禁止内服，深部感染应注意清除创面脓块后使用，不应往耳内喷涂。

【用法用量】

1. 肌内注射或静脉滴注常见用法用量如表 3-3-6 所示。

表 3-3-6　阿米卡星肌内注射或静脉滴注的常见用法用量

用药对象	用法用量
成人	单纯性尿路感染对常用抗菌药耐药者 0.2g，q12h；其他全身感染 7.5mg/kg，q12h 或 15mg/kg，q24h。一日不超过 1.5g
小儿	首剂按体重 10mg/kg，继以 7.5mg/kg，q12h 或 15mg/kg，q24h
肌酐清除率 50~90ml/min	每 12 小时给予正常剂量（7.5mg/kg）的 60%~90%
肌酐清除率 10~50ml/min	每 24~48 小时用 7.5mg/kg 的 20%~30%

2. 滴眼液　针对敏感菌所致结膜炎、角膜炎等，滴于眼睑内，一次 1~2 滴，一日 3~5 次。

3. 洗液　外用于敏感菌引起严重外伤感染，喷涂于患处，一日 2~3 次或遵医嘱。

【不良反应】

1. 患者可发生听力减退、耳鸣或耳部饱满感；少数患者亦可发生眩晕、步履不稳等症状。听力减退一般于停药后症状不再加重，但个别在停药后可能继续发展至耳聋。

2. 有一定肾毒性，患者可出现血尿，排尿次数减少或尿量减少，血尿素氮、血肌酐值增高等。大多系可逆性，停药后即见减轻，但亦有个别报道出现肾衰竭。

3. 软弱无力、嗜睡、呼吸困难等神经肌肉阻滞作用少见。

4. 其他不良反应有头痛、麻木、针刺感染、震颤、抽搐、关节痛、药物热、嗜酸性粒细胞增多、肝功能异常、视力模糊等。

5. 滴眼液可能出现轻微的刺激性，偶见过敏反应，出现充血、眼痒、水肿等情况。

【禁忌证】

对阿米卡星或其他氨基糖苷类过敏的患者禁用。

【药物相互作用】

同庆大霉素。

【注意事项】

1. 交叉过敏　对一种氨基糖苷类过敏的患者可能对其他氨基糖苷也过敏。

2. 在用药过程中应注意进行下列检查：

（1）尿常规和肾功能测定：以防止出现严重肾毒性反应。

（2）听力检查或听电图检查：尤其注意高频听力损害，这对老年患者尤为重要。

3. 疗程中有条件时应监测血药浓度，尤其新生儿、老年和肾功能减退患者。每 12 小时给药 7.5mg/kg 者血药峰浓度应保持在 15~30μg/ml，谷浓度 5~10μg/ml；一日 1 次给药 15mg/kg 者血药峰浓度应维持在 56~64μg/ml，谷浓度应为 < 1μg/ml。

4. 下列情况应慎用本品：

（1）失水：可使血药浓度增高，易产生毒性反应。

（2）第八对脑神经损害：因本品可导致前庭神经和听神经损害。

（3）重症肌无力或帕金森病：因本病可引起神经肌肉阻滞作用，导致骨骼肌软弱。

（4）肾功能损害者：因本品具有肾毒性。

5. 对诊断的干扰　本品可使 ALT、AST、血清胆红素浓度及乳酸脱氢酶浓度的测定值增高；血钙、镁、钾、钠浓度的测定值可能降低。

6. 与 β 内酰胺类（头孢菌素类与青霉素类）混合时可导致相互失活。本品与上述抗生素联合应用时必须分瓶滴注。阿米卡星亦不宜与其他药物同瓶滴注。

7. 应给予患者足够的水分，以减少肾小管损害。

8. 洗剂在应用时应注意：

（1）本品为无菌产品，启开包装后，应尽快使用。

（2）发现不良反应应停止使用。

（3）药品性状发生改变时禁用。

（4）如正在使用其他药物，使用本品前应向医师或药师咨询。

【FDA 妊娠 / 哺乳分级】

D 级 /L2 级。对人类有一定危害，但用药后可能利大于弊，本品可穿过胎盘到达胎儿组织，可能引起胎儿听力损害。孕妇使用前必须权衡利弊。哺乳期妇女用药时宜暂停哺乳。

【用药实践】

1. 2003 年 CFDA 不良反应信息通报（第 5 期）警示　阿米卡星可引起耳鸣、听力下降、血尿、蛋白尿、晕厥、过敏性休克、呼吸心跳骤停等不良反应，为防止严重不良反应的重复发生，故提醒临床医师严格掌握适应证，避免不合理使用。使用前应注意询问患者的药物过敏史，对阿米卡星或其他氨基糖苷类过敏的患者禁用，儿童及老年人慎用。同时要选择合理的剂量，避免长期、超量或过速静脉滴注。鉴于氨基糖苷类抗生素普遍存在耳毒性和肾毒性的安全隐患，在用药过程中应注意听力和肾功能检查。

2. 用于非结核分枝杆菌感染的治疗　美国疾病预防控制

中心关于 HIV 患者机会性感染预防和治疗指南推荐,阿米卡星(10~15mg/kg,qd,静脉滴注)联合其他抗菌药物,治疗 HIV 患者播散性鸟分枝杆菌复合群感染(C 级)。《热病:桑福德抗微生物治疗指南》推荐对于严重脓肿分枝杆菌播散性感染,在应用克拉霉素 6 个月的基础上,可在初始 2~6 周内加用阿米卡星(7.5~10.0mg/kg,qd,静脉滴注)及亚胺培南或头孢西丁治疗(C 级);偶然分枝杆菌感染可选用阿米卡星(7.5~10.0mg/kg,qd,静脉滴注)联合头孢西丁及丙磺舒治疗 2~6 周,然后口服 SMZ-TMP 或多西环素 2~6 个月(C 级)。

3. 用于细菌性脑膜炎的治疗 IDSA 细菌性脑膜炎管理指南推荐可选用阿米卡星 15mg/kg,q8h,静脉滴注治疗敏感菌引起的细菌性脑膜炎(A 级)。

4. 药物过量的解救 由于缺少特异性对抗药,阿米卡星过量或引起毒性反应时,主要用对症疗法和支持疗法,腹膜透析或血液透析有助于从血中清除本品,新生儿也可以考虑换血疗法。

妥布霉素 Tobramycin

【其他名称】

泰托、典舒、典必殊、艾若、佳名、托百士。

【药物特征】

对铜绿假单胞菌的抗菌作用较庆大霉素强 3~5 倍,但对其他革兰氏阴性杆菌作用低于庆大霉素。对金黄色葡萄球菌有效,对链球菌无效。临床常与 β- 内酰胺类合用以获得协同作用。

妥布霉素肌内注射后吸收迅速而完全,局部冲洗或局部应用后亦可吸收一定量。吸收后主要分布在细胞外液,少部分分布到组织中,在肾皮质细胞中蓄积,可穿过胎盘。血消除衰期($t_{1/2\beta}$)为 1.9~2.2 小时,蛋白结合率很低。在体内不代谢,经肾小球滤过排出,24 小时排出给药量的 85%~93%。

【适应证】

适用于铜绿假单胞菌、变形杆菌属、大肠埃希菌、克雷伯菌属、肠杆菌属、沙雷菌属所致的新生儿脓毒症、败血症、中枢神经系统感染（包括脑膜炎）、泌尿生殖系统感染、肺部感染、胆道感染、腹腔感染及腹膜炎、骨骼感染、烧伤、皮肤软组织感染、急性与慢性中耳炎、鼻窦炎等，可与其他抗菌药物联合用于敏感葡萄球菌感染。眼部制剂用于外眼及附属器敏感菌株感染的局部抗感染治疗。

【剂型与特征】

1. 注射剂

（1）不能静脉注射，以免产生神经肌肉阻滞和呼吸抑制作用；不宜皮下注射，因其可引起疼痛；用于铜绿假单胞菌脑膜炎或脑室炎时可同时鞘内注射给药；用于支气管及肺部感染时可同时气溶吸入本品作为辅助治疗，应注意监测用药后支气管痉挛的发生。

（2）本品临床常与β-内酰胺类联合应用，但需注意两者混合可导致相互失活，需联合应用时必须分瓶滴注。不宜与其他药物同瓶滴注。

（3）本品静脉滴注时必须经充分稀释。可将每次用量加入50~200ml 5%葡萄糖注射液或氯化钠注射液稀释成浓度为1mg/ml（0.1%）的溶液，在30~60分钟内滴完（滴注时间不可少于20分钟），小儿用药时稀释的液量应相应减少。

2. 眼膏 应用时应注意观察细菌感染的控制情况。

3. 妥布霉素地塞米松滴眼液

（1）制剂成分：每5ml含妥布霉素15mg和地塞米松5mg。

（2）用前摇匀。

（3）治疗眼部感染或炎症期间不建议戴隐形眼镜（软性或硬性）。戴隐形眼镜时勿使用本品；使用本品后15分钟内勿佩戴隐形眼镜。此外，其中的防腐剂苯扎氯铵可能会引起眼睛刺激或隐形眼镜脱色。

【用法用量】

1. 肌内注射或静脉滴注常见用法用量如表 3-3-7 所示。

表 3-3-7 妥布霉素肌内注射或静脉滴注常见用法用量

用药对象	用法用量
成人	按体重一次 1~1.7mg/kg, q8h
小儿	按体重, 早产儿或出生 0~7 日小儿: 一次 2mg/kg, q12~24h; 其他小儿: 一次 2mg/kg, q8h

2. 眼膏剂

(1)轻度及中度感染的患者: 一日 2~3 次, 每次取约 1.5cm 长的药膏涂入患眼, 病情缓解后减量。

(2)妥布霉素滴眼液可与眼膏联合使用, 即白天滴用滴眼液, 晚上使用眼膏。

3. 妥布霉素滴眼液 滴入眼睑内。轻、中度感染: 一次 1~2 滴, q4h; 重度感染: 一次 2 滴, q1h。

4. 妥布霉素地塞米松滴眼液

(1)每次 1~2 滴滴入结膜囊内, q4~6h。在最初 1~2 天剂量可增加至每 2 小时 1 次。根据临床征象的改善逐渐减少用药的频度, 注意不要过早停止治疗。

(2)第 1 次开处方不能超过 20ml 滴眼液。

【不良反应】

1. 全身给药合并鞘内注射可能引起腿部抽搐、皮疹、发热和全身痉挛等。

2. 发生率较多者有听力减退、耳鸣或耳部饱满感(耳毒性)、血尿、排尿次数显著减少或尿量减少、食欲减退、极度口渴(肾毒性)、步履不稳、眩晕(耳毒性、影响前庭、肾毒性)。发生率较低者有呼吸困难、嗜睡、极度软弱无力(神经肌肉阻滞或肾毒性）。

3. 眼膏剂应用中需注意眼局部的毒副作用与过敏反应，如眼睑发痒与红肿、结膜红斑等。

4. 妥布霉素地塞米松滴眼液需同时注意妥布霉素与地塞米松各自可能引起的不良反应。

【禁忌证】

1. 对氨基糖苷类过敏者、本人或家族中有人因使用链霉素引起耳聋或其他耳聋者禁用。

2. 肾衰竭者禁用。

3. 妥布霉素地塞米松滴眼液还应禁用于：

（1）单纯疱疹病毒性角膜炎（树枝状角膜炎）、牛痘、水痘及一些因病毒感染引起的角膜和结膜疾患，眼部分枝杆菌感染，眼部真菌感染。

（2）角膜异物未完全去除者。

【药物相互作用】

1. 本品与其他氨基糖苷类合用或先后连续局部或全身应用，可增加耳毒性、肾毒性以及神经肌肉阻滞作用。可能发生听力减退，停药后仍可能进展至耳聋；听力损害可能恢复或呈永久性。神经肌肉阻滞作用可导致骨骼肌软弱无力、呼吸抑制或呼吸麻痹（呼吸暂停），用抗胆碱酯酶药或钙盐有助于阻滞作用恢复。

2. 本品与神经肌肉阻滞药合用，可加重神经肌肉阻滞作用，导致肌肉软弱、呼吸抑制或呼吸麻痹（呼吸暂停）。与代血浆类药如右旋糖酐、海藻酸钠，利尿药如依他尼酸、呋塞米及卷曲霉素、顺铂、万古霉素等合用，或先后连续局部或全身应用，可增加耳毒性与肾毒性，可能发生听力损害，且停药后仍可能发展至耳聋，听力损害可能恢复或呈永久性。

3. 本品与头孢噻吩局部或全身合用可能增加肾毒性。

4. 本品与多黏菌素类合用，或先后连续局部或全身应用，因可增加肾毒性和神经肌肉阻滞作用,后者可导致骨骼肌软弱无力、呼吸抑制或呼吸麻痹(呼吸暂停)。

5. 本品不宜与其他肾毒性或耳毒性合用或先后应用,以免加重肾毒性或耳毒性。

【注意事项】

1. 肾功能不全、肝功能异常、前庭功能或听力减退者、失水、重症肌无力或帕金森病及老年患者慎用。

2. 本品1个疗程不超过7~14日。

3. 交叉过敏 对一种氨基糖苷类抗生素如链霉素、庆大霉素过敏的患者,可能对本品过敏。

4. 对患者(尤其对肾功能减退者、早产儿、新生儿、婴幼儿或老年患者、休克、心力衰竭、腹水或严重失水等患者)应注意的监测项目及要点如表3-3-8所示。

表3-3-8 使用妥布霉素的特殊患者需监测项目及要点

监测项目	监测要点
听力图	对老年患者须在用药前、用药过程中定期及长期用药后用以检测高频听力损害
温度刺激试验	用药前、用药过程中定期及长期用药后用以检测前庭毒性
尿常规检查和肾功能测定	用药前、用药过程上中定期测定肾功能,以防止严重肾毒性反应
血清浓度	用药过程中应注意监测,一般于静脉滴注后30分钟到1小时测血清峰浓度,于下次用药前测血清谷浓度,当峰浓度超过12μg/ml、谷浓度超过2μg/ml时易出现毒性反应

5. 肌酐清除率在70ml/min以下者其维持剂量须根据测得的肌酐清除率进行调整。

6. 长期应用本品可能导致耐药菌过度生长。

7. 应给患者补充足够的水分,以减少肾小管损害。

8. 对实验室检查指标的干扰 本品可使谷丙转氨酶、谷草转氨酶、血清胆红素浓度及血清乳酸脱氢酶浓度的测定值增高;血钙、镁、钾、钠浓度的测定值可能降低。

9. 妥布霉素地塞米松滴眼液在应用时还需注意 同其他的眼科制剂一样,暂时的视力模糊或者其他干扰可能会影响驾驶车辆或操作机器。如果出现视力模糊伴有刺激感,患者需等待至视力清楚才能驾驶车辆或操作机器。另外需注意长期应用地塞米松引起的不良反应。

【FDA 妊娠 / 哺乳分级】

D 级 /L3 级。孕妇禁用。乳汁中少量分泌,哺乳期妇女慎用或用药期间暂停哺乳。

【用药实践】

1. 用于复杂性、复发性尿路感染的治疗 美国说明书中推荐的适应证包括普鲁威登菌属、枸橼酸杆菌属所引起的复杂性、复发性尿路感染(A 级)。

2. 用于预防术后感染 美国术前抗生素用药指南推荐,对存在高感染风险的手术患者选用妥布霉素(1.0~1.7mg/kg, q8h, 静脉滴注)联合其他药物如甲硝唑、喹诺酮类等预防胆道手术、肠道手术、腹腔镜手术、子宫切除术、肝移植、胰脏及胰脏 - 肾脏移植术及整形外科手术的术后感染;妥布霉素联合克林霉素预防剖宫产、经直肠前列腺活检术后感染;妥布霉素联合氟喹诺酮预防泌尿道手术术后感染(A 级)。

3. 用于预防连续静脉血液透析患者感染 美国克利夫兰诊所抗生素应用指南推荐,可选用单次剂量妥布霉素 5~6mg/kg 预防连续静脉血液透析患者感染(C 级)。

4. 药物过量的解救 出现呼吸麻痹者应保持气道通畅,吸氧,进行心肺复苏措施。同时给予充分的水分摄入,注意监测肾功能及血药浓度,使谷浓度低于 2μg/ml。必要时进行血液透析。

奈替米星 Netilmicin

【其他名称】

君欣、奥广素、菲特、洁奈、康力星、尼泰欣、妥星。

【药物特征】

奈替米星抗菌谱与庆大霉素近似,特点是对氨基糖苷乙酰转移酶稳定,对卡那霉素、庆大霉素、妥布霉素、西索米星等耐药的菌株,本品可敏感。

本品肌内注射 30~60 分钟血药浓度达峰,可广泛分布于各主要脏器和各体液中,但在脑脊液和胆汁中浓度低,不易渗入脑脊液,在化脓性支气管炎患者的支气管分泌物中,本品浓度可达血药浓度的 19%。耳毒性较庆大霉素和妥布霉素低,在前庭和耳蜗组织中浓度亦较庆大霉素低,但在外淋巴液中浓度基本相同。可以进入腹水或水肿液中,因此,此类患者血药浓度常低于其他患者。发热者的血药浓度也常低于不发热者,但退热后血药浓度可略升高。半衰期 2~2.5 小时,不随用药途径变化,但剂量加大时则半衰期可延长(按 3mg/kg 给药,半衰期为3 小时)。体内不代谢,原形经肾脏排泄,24 小时内 80% 药物从尿中排泄。

【适应证】

1. 本品适用于治疗敏感革兰氏阴性杆菌所致严重感染。如铜绿假单胞菌、变形杆菌属(吲哚阳性和阴性)、大肠埃希菌、克雷伯菌属、肠杆菌属、沙雷菌属及枸橼酸杆菌属等所致的新生儿脓毒症、败血症、中枢神经系统感染(包括脑膜炎)、泌尿生殖系统感染、呼吸道感染、胃肠道感染、腹膜炎、胆道感染、皮肤或骨骼感染、中耳炎、鼻窦炎、软组织感染、李斯特菌病等。

2. 本品亦可与其他抗菌药物联合用于治疗葡萄球菌感染，但对耐甲氧西林葡萄球菌感染常无效。

【剂型与特征】

本品仅存在注射剂（粉针剂与注射液），注射后吸收迅速。

1. 静脉滴注时，取本品用 50~200ml 氯化钠注射液、5% 葡萄糖注射液或其他灭菌稀释液稀释，于 1.5~2 小时内静脉滴注；小儿的稀释液量应相应减少，于 1.5~2 小时内缓慢输入。

2. 应用本品宜定期监测血药浓度，使血药峰浓度维持在 6~10mg/L，谷浓度为 0.5~2mg/L。

【用法用量】

1. 肾功能正常者

（1）成人：肌内注射或稀释后静脉滴注。按体重 1.3~2.2mg/kg，q8h，或 2~3.25mg/kg，q12h；治疗复杂性尿路感染，按体重 1.5~2mg/kg，q12h。疗程均为 7~14 日。一日最高剂量不超过 7.5mg/kg。血液透析后应补给 1mg/kg。

（2）小儿：肌内注射或稀释后静脉滴注。6 周以内小儿，按体重 2~3mg/kg，q12h；6 周 ~12 岁小儿，按体重 1.7~2.3mg/kg，q8h，或按体重 2.5~3.5mg/kg，q12h。

2. 肾功能减退者　必须根据肾功能减退程度调整剂量，有条件时宜进行血药浓度监测，据其结果拟订个体化给药方案，使血药浓度调整至上述范围，也可根据测得的肌酐清除率或参考肌酐值、血尿素氮值减少本品剂量或延长给药间期。

【不良反应】

常见不良反应及表现如表 3-3-9 所示。

表 3-3-9　奈替米星常见不良反应及表现

不良反应	表现
肾毒性	轻微并较少见。常发生于原有肾功能损害者，或应用剂量超过一般常用剂量的感染患者

不良反应	表现
神经系统毒性	可发生第八对脑神经的毒性反应,但本品的毒性发生率较低,程度亦较轻,易发生在原有肾功能损害者,或治疗剂量过高、疗程过长的感染患者,表现为前庭及听力受损的症状,如出现头晕、眩晕、听觉异常等
其他	偶可出现头痛、全身不适、视觉障碍、心悸、皮疹、发热、呕吐及腹泻等
局部反应	一般少见,偶有注射区疼痛

【禁忌证】

对奈替米星或任何一种氨基糖苷类抗生素过敏或有严重毒性反应者禁用。孕妇和新生儿禁用。

【药物相互作用】

1. 体外试验中,氨基糖苷和 β- 内酰胺类抗生素(青霉素或头孢菌素)混合可能会导致明显的相互灭活作用。

2. 与头孢菌素合用可能会假性提高肌酐测定值。

3. 避免与其他氨基糖苷类抗生素、万古霉素、多黏菌素、强利尿剂、神经肌肉阻滞剂等肾毒性和神经毒性药物同用。

【注意事项】

1. 本品不是单纯性尿路感染、上呼吸道感染及轻度皮肤软组织感染的首选药;败血症治疗中需联合应用具协同作用的药物,腹腔感染治疗,宜加用甲硝唑等抗厌氧菌药物。

2. 下列情况应慎用本品 失水、第八对脑神经损害、重症肌无力或帕金森病及肾功能损害患者。

3. 交叉过敏 对一种氨基糖苷类抗生素如链霉素、庆大霉素过敏的患者,可能对本品过敏。

4. 为避免或减少耳、肾毒性反应的发生,治疗期间应定期监测尿常规、血尿素氮、血肌酐等,并密切观察前庭功能及听力改变。有条件者应进行血药浓度监测,调整剂量使血药峰浓度在 16mg/L 以下,且不宜持续较长时间(如 2~3 小时以上),谷浓度避免超过 4mg/L。

5. 肾功能减退患者应根据肾损害程度减量用药。

6. 严重烧伤患者本品的血药浓度可能较低,应根据血药浓度测定结果调整剂量。

7. 本品剂量相同时,发热患者的血药浓度较无发热者低,血消除半衰期($t_{1/2\beta}$)亦较短,但退热后血药浓度可能增高,通常不须调整剂量。贫血患者本品的 $t_{1/2\beta}$ 也可能较短。

8. 疗程一般不宜超过 14 天,以减少耳、肾毒性的发生。

9. 对实验室检查指标的干扰 本品可使血糖、血碱性磷酸酶、血清转氨酶和嗜酸性粒细胞等的测定值升高,使白细胞、血小板等的测定值降低,多呈一过性。

【FDA 妊娠 / 哺乳分级】

D 级 /L3 级。本品能透过胎盘屏障进入胎儿体内,故孕妇禁用。氨基糖苷类药物能进入乳汁,该药物哺乳期妇女用药尚不明确,若使用本品宜暂停哺乳。

【用药实践】

用于治疗严重感染时给药方案的调整:《抗菌药物超说明书用法专家共识》中提出 Mauracher 等观察了奈替米星日剂量单次给药和 3 次给药方案在严重系统感染中的有效性和安全性,结果表明,日剂量单次用药的临床疗效要优于日剂量 3 次给药。

依替米星 Etimicin

【其他名称】

爱大霉素、创成、爱益、悉能、亦清。

【药物特征】

本品为国内首创的半合成氨基糖苷类药物。抗菌谱广,对多种病原菌有较好抗菌作用,其中对大肠埃希杆菌、肺炎克雷伯菌、肠杆菌属、沙雷菌属、奇异变形杆菌、沙门菌属、流感嗜血杆菌及葡萄球菌属等有较高的抗菌活性,对部分假单胞杆菌、不动杆菌属等具有一定抗菌活性,对部分庆大霉素、小诺霉素和头孢唑林耐药的金黄色葡萄球菌、大肠埃希菌和肺炎克雷伯菌,其体外 MIC 值仍在本品治疗剂量的血药浓度范围内。对产生青霉素酶的部分葡萄球菌和部分低水平耐甲氧西林金黄色葡萄球菌(MRSA)亦有一定抗菌活性。

血消除半衰期($t_{1/2\beta}$)约为 1.5 小时,24 小时内以原形在尿中的排泄量约为 80%,血浆蛋白结合率约为 25%。动物实验表明本品能分布于周围各主要组织中,在肾脏中浓度最高。

【适应证】

适用于对其敏感菌等引起的呼吸道感染、肾脏和泌尿生殖系统感染、皮肤软组织和其他感染等。

【剂型与特征】

仅有注射剂(粉针剂、注射液)供静脉滴注给药,一次给药量需稀释于 0.9% 氯化钠注射液或 5% 葡萄糖注射液 100ml 或 250ml 中静脉滴注,每次滴注 1 小时。

【用法用量】

静脉滴注给药。

1. 成人推荐剂量 对于肾功能正常的泌尿系统感染或全身性感染的患者,一次 0.1~0.15g,q12h,或一次 0.2~0.3g,qd,疗程为 5~10 日。依据患者的感染程度遵医嘱进行剂量的调整。

2.《中国国家处方集》中提及肾功能受损者不宜使用本品,必要时调整剂量,并应监测血清中硫酸依替米星的浓度,并监测血肌酐及肌酐消除率。

(1)改变给药次数:两次给药的间隔时间(小时)大致等于血清肌酐水平(mg/100ml)乘以 8。

（2）改变治疗剂量：把常规推荐剂量除以血清肌酐水平。由于在感染过程中，肾功能随时可发生变化，因此硫酸依替米星的使用剂量也应随时给予调整。

【不良反应】

本品系半合成氨基糖苷类抗生素，其不良反应为耳、肾的不良反应，发生率和严重程度与奈替米星相似。个别病例可见尿素氮（BUN）、肌酐（Scr）或谷丙转氨酶（ALT）、谷草转氨酶（AST）、碱性磷酸酶（alkaline phosphatase，ALP）等肝肾功能指标轻度升高，但停药后即恢复正常。本品的耳毒性和前庭毒性主要发生于肾功能不全的患者、剂量过大或过量的患者，表现为眩晕、耳鸣等，个别患者电测听力下降，程度均较轻。其他罕见的反应有恶心、皮疹、静脉炎、心悸、胸闷及皮肤瘙痒等。

【禁忌证】

对本品及其他氨基糖苷类抗生素过敏者禁用。

【药物相互作用】

避免与其他具有潜在耳、肾毒性药物如多黏菌素、其他氨基糖苷类等抗生素、依他尼酸及呋塞米等联合使用，以免增加肾毒性和耳毒性。

【注意事项】

1. 肾功能受损的患者不宜使用本品。必要时根据血药浓度或血清肌酐水平及肌酐消除率调整剂量。

2. 密切观察肾功能和第八对脑神经功能的变化，并尽可能进行血药浓度检测，尤其是已明确或怀疑有肾功能减退或衰竭患者、大面积烧伤者、新生儿、早产儿、婴幼儿、老年患者、休克患者、心力衰竭患者、有腹水者、严重脱水患者及肾功能在短期内有较大波动者。

3. 可能发生神经肌肉阻滞现象。因此对接受麻醉剂、琥珀胆碱、筒箭毒碱或大量输入枸橼酸抗凝剂的患者应特别注意，一旦出现神经肌肉阻滞现象应停用本品,静脉内给予钙盐进行治疗。

【FDA 妊娠/哺乳分级】

孕妇禁用,哺乳期妇女应停止哺乳。

【用药实践】

药物过量:目前尚无可靠参考文献,若过量需立即停药,并在医师指导下处理。

大观霉素 Spectinomycin

【其他名称】

卓青。

【药物特征】

大观霉素对淋病奈瑟菌有良好的抗菌作用,对许多肠杆菌科细菌具中度抗菌活性,普鲁威登菌和铜绿假单胞菌对本品通常耐药,对沙眼衣原体无活性,对解脲脲原体有良好作用,对梅毒螺旋体无效。对本品耐药的菌株往往对链霉素、庆大霉素、妥布霉素等仍敏感。

口服不吸收,体内药物主要由尿呈原形排泄,半衰期为 1~3 小时,肾功能不全者半衰期可延长至 10~30 小时,一次给药后 48 小时尿中以原形排出将近 100%。血液透析可使本品血药浓度减低近 50%。

【适应证】

本品主要用于淋病奈瑟菌所致的尿道炎、前列腺炎、宫颈炎和直肠感染,以及对青霉素、四环素等耐药菌株引起的感染。由于多数淋病患者同时合并沙眼衣原体感染,因此应用本品治疗后应继以 7 日疗程的四环素或多西环素或红霉素治疗。

【剂型与特征】

1. 本品仅有粉针剂,仅供肌内注射,不得静脉给药;在臀

部肌肉外上方作深部肌内注射,注射部位一次注射量不超过 2g
(5ml)。

2. 临用前,每 2g 本品加入 0.9% 苯甲醇注射液 3.2ml,振
摇,使呈混悬液。

3. 本品的稀释剂中含 0.945% 的苯甲醇,可能引起婴儿产
生致命性喘息综合征,故婴儿不宜使用。

【用法用量】

仅供肌内注射。

1. 成人 用于宫颈、直肠或尿道淋病奈瑟菌感染,单剂一
次肌内注射 2g;用于播散性淋病,一次肌内注射 2g,q12h,共
3 日。一次最大剂量 4g,于左右两侧臀部肌内注射。

2. 小儿 新生儿禁用。小儿体重 45kg 以下者,按体重
单剂一次肌内注射 40mg/kg;45kg 以上者,单剂一次肌内注
射 2g。

【不良反应】

个别患者偶可出现注射部位疼痛、短暂眩晕、恶心、呕吐及
失眠等;偶见发热、皮疹等过敏反应和血红蛋白、血细胞比容减
少、肌酐清除率降低,以及碱性磷酸酶、尿素氮和血清转氨酶等
升高。也有尿量减少的病例发生。

【禁忌证】

对本品及氨基糖苷类抗生素过敏史者及肾病患者禁用。

【药物相互作用】

据文献资料报道,本品与碳酸锂合用,可使碳酸锂在个别
患者身上出现毒性作用。

【注意事项】

1. 本品与青霉素类无交叉过敏性。

2. 发生不良反应时,对严重过敏反应者可给予肾上腺素、
皮质激素及(或)抗组胺药物,保持气道通畅,给氧等。

3. 儿童淋病患者对青霉素或头孢菌素过敏者可以应用

本品。

【FDA 妊娠 / 哺乳分级】

孕妇禁用。哺乳期妇女用药尚不明确。若使用本品,应暂停哺乳。

异帕米星 Isepamicin

【其他名称】

伊美雅、依克沙。

【药物特征】

异帕米星是一种半合成氨基糖苷类。抗菌谱与庆大霉素相似,其异丝氨酰基的存在使其对细菌所产生的多种氨基糖苷类钝化酶稳定,对一些耐庆大霉素的菌株有抗菌作用。对沙雷菌属作用优于阿米卡星,对铜绿假单胞菌的作用与阿米卡星相同或略差。对葡萄球菌属甲氧西林敏感株及体外对某些甲氧西林耐药株均有良好作用,对流感嗜血杆菌仅具有中度活性,对链球菌属及肠球菌属无活性。

主要经肾排出,给药后 24 小时内经肾以原形排出约 85%。多次给药后体内无明显蓄积。肾功能减退者 $t_{1/2}$ 亦相应延长。胆汁排药量少,乳汁中量极少,脐带血、羊水和胎儿血液中药物浓度低。

【适应证】

适用于对庆大霉素和其他氨基糖苷类耐药的革兰氏阴性杆菌,包括大肠埃希菌、枸橼酸杆菌属、克雷伯菌属、肠杆菌属、沙雷菌属、变形杆菌属、铜绿假单胞菌等所致的外伤、烧伤、手术等引起创口感染、肺炎、慢性支气管炎、肾盂肾炎、膀胱炎、腹膜炎及败血症等。

【剂型与特征】

1. 本品仅有注射液,供肌内注射或静脉滴注用,不能静脉注射,以免产生神经肌肉阻滞和呼吸抑制作用。

2．静脉滴注

（1）滴速不能太快。一日 1 次给药时，滴注时间不得少于 1 小时；一日 2 次给药时，滴注时间宜控制为 30~60 分钟。

（2）静脉滴注前须稀释本品，一般用 0.9% 氯化钠注射液、5% 葡萄糖注射液、复方氯化钠注射液、复方氨基酸注射液、木糖醇注射液（5%）、复方乳酸钠注射液。

3．肌内注射　避免在同一部位多次注射，避免神经经过部位。注射部位容易出现硬结，注射后应对注射局部进行充分按摩。

【用法用量】

1．肌内注射或静脉滴注，成人一日 400mg，分 1~2 次给药。

2．可根据患者年龄、体质和症状适当调整。肾功能不全患者应根据肾功能受损程度调整给药剂量和给药间隔。

【不良反应】

（罕见：发生率＜ 0.1%；偶尔：发生率 0.1%~5%；未确定：频度未明）

1．严重不良反应如表3-3-10 所示。

2．其他不良反应如表3-3-11 所示。

表 3-3-10　异帕米星的严重不良反应表现及处理

严重不良反应	表现及处理
休克	频度未明，如出现青紫、呼吸困难、胸闷、血压下降等症状时应停止用药，并进行适当治疗
急性肾功能障碍	罕见（＜ 0.1%），用药期间应定期检查肾功能，如有异常应停止用药并进行适当处理
第八对脑神经（前庭神经）损害	＜ 0.1%，若出现耳鸣、耳聋等第八脑神经功能障碍症状应停止用药，不得不继续用药时应慎重用药

表 3-3-11　异帕米星的其他不良反应表现及处理

其他副作用	表现及处理
过敏反应	偶可出现斑疹、瘙痒、发热等症状。出现此类情况应停止用药
肾功能异常	偶见，若出现血尿素氮、肌酐上升，尿检异常，血电解质紊乱或出现少尿、血尿、蛋白尿、水肿等症状时应停止用药
肝功能障碍	ALT、AST、LDH、血清胆红素上升等情况应停止用药
血液	偶尔可能出现贫血、白细胞减少、血小板减少、嗜酸性粒细胞增加等血液系统症状
注射部位	肌内注射局部偶尔可出现发红、疼痛、硬结
神经	罕见，出现四肢等部位麻木或者无力感，应注意观察，出现此类症状时应停药
消化系统	罕见出现腹泻、恶心、呕吐，有时出现食欲减退症状
维生素缺乏症	罕见会出现维生素 K 缺乏症（低凝血酶原血液病、出血倾向等）、维生素 B 缺乏症（舌炎、口腔炎、食欲减退、神经炎等）
其他	罕见出现倦怠感、发热

【禁忌证】

1. 对本品或其他氨基糖苷类及杆菌肽过敏者、本人或家族中有人因使用其他氨基糖苷类抗生素引起听觉障碍者禁用。

2. 肾衰竭者禁用。

【药物相互作用】

异帕米星与合用药物相互作用及影响如表 3-3-12 所示。

表 3-3-12　异帕米星与合用药物相互作用及影响

合用药物	对合用药物的影响及相互作用
其他氨基糖苷类	合用或先后连续局部或全身应用,可增加耳毒性、肾毒性以及神经肌肉阻滞作用。可能发生听力减退,停药后仍可能进展至耳聋,听力损害可能恢复或呈永久性。神经肌肉阻滞作用可导致骨骼肌软弱无力、呼吸抑制或呼吸麻痹(呼吸暂停),用抗胆碱酯酶药或钙盐有助于阻滞作用恢复
麻醉剂、神经肌肉阻滞药	合用,可加重神经肌肉阻滞作用,导致肌肉软弱、呼吸抑制或呼吸麻痹(呼吸暂停)
代血浆类药如右旋糖酐	可能加重血毒性,因此应避免与此类药物合用
利尿药如依他尼酸、呋塞米及卷曲霉素、万古霉素、顺铂、环孢素、两性霉素 B 等	合用,或先后连续局部或全身应用,可增加耳毒性与肾毒性,可能发生听力损害,且停药后仍可能发展至耳聋,听力损害可能恢复或呈永久性
头孢噻吩	局部或全身合用可能增加肾毒性
多黏菌素类	合用,或先后连续局部或全身应用,因可增加肾毒性和神经肌肉阻滞作用,后者可导致骨骼肌软弱无力、呼吸抑制或呼吸麻痹(呼吸暂停)
β- 内酰胺类(头孢菌素类或青霉素类)	混合可导致相互失活,需联合应用时必须分瓶滴注

【注意事项】

1.一般注意事项　因易出现眩晕、耳鸣、耳聋等第八对脑神经障碍或急性肾功能障碍等严重的不良反应,请慎重使用本品。

2. 以下患者请慎用本品：

（1）肾功能不全患者：因有可能持续高血中浓度，出现第八对脑神经障碍或肾功能障碍，应减少用药剂量或延长给药间隔。

（2）肝功能异常患者：因有可能使肝功能进一步恶化。

（3）重症肌无力患者：因本品有神经肌肉阻断作用。

（4）老年患者。

（5）经口摄取不足者或非经口摄取营养的患者、全身状况不佳的患者。

3. 交叉过敏 对一种氨基糖苷类抗生素如链霉素、庆大霉素过敏的患者，可能对本品过敏。

4. 肾功能障碍患者、老年患者、长期用药及大剂量用药者等血中浓度容易升高，出现听力障碍的危险很大，因此，应注意进行听力检查。

5. 长期应用本品可能导致耐药菌过度生长。

6. 应给患者补充足够的水分，以减少肾小管损害。

7. 对于使用过麻醉剂、肌肉松弛剂的患者，大量输入用枸橼酸进行抗凝处理过的血液的患者使用氨基糖苷类抗生素，尽管给药途径、方式不同，也可能会出现神经肌肉阻断症状、呼吸麻痹等。

【FDA 妊娠/哺乳分级】

D 级。《中国国家处方集》提到妊娠期妇女、早产儿、新生儿和婴幼儿禁用。

【用药实践】

1.《中国国家处方集》提及有条件时疗程中应监测血药浓度 本品血药峰浓度超过 35mg/L、谷浓度超过 10mg/L 时易出现毒性反应，并据此调整剂量，不能测定血药浓度时，应根据测得的肌酐清除率调整剂量，尤其对肾功能减退者、早产儿、新生儿、婴幼儿或老年患者、休克、心力衰竭、腹水或严重失水等患者。

2. 药物过量表现及处理 药物过量有时出现肾损害、听力障碍、前庭障碍、神经肌肉阻滞症状、呼吸麻痹等,可用血液透析等方法除去药物,以及相关对症治疗。

新霉素 Neomycin

【其他名称】

帕利百。

【药物特征】

抗菌谱与氨基糖苷类其他药物相仿,对金黄色葡萄球菌、白喉棒状杆菌、炭疽芽孢杆菌等有良好作用,对大肠埃希菌等肠杆菌科细菌亦有较好作用,对铜绿假单胞菌、厌氧菌、真菌、病毒、立克次体等均无抑制作用。

本品注射给药毒性大,现已弃用。口服吸收少,完整的肠黏膜只能吸收约 3%,但经有溃疡或表皮剥落的或有炎症的黏膜仍可吸收相当量,大部分以原形药随粪便排出。

【适应证】

1. 口服制剂用于敏感菌所致的肠道感染。

2. 口服制剂用于结肠手术前肠道准备或肝性脑病时作为辅助治疗。

3. 外用乳膏、贴膏适用于局限性神经性皮炎、慢性湿疹等。据其复合成分不同而有差异。

4. 滴眼剂用于急慢性结膜炎、角膜炎、虹膜炎、巩膜炎等。

【剂型与特征】

1. 片剂 空腹时或餐后服用。

2. 曲安奈德新霉素贴膏、贴片 每 $1cm^2$ 含醋酸曲安奈德不少于 $16\mu g$,硫酸新霉素不少于 80U,外用,贴于患处。

3. 复方氢化可的松新霉素乳膏 外用。使用前先用热水和肥皂洗净患处,擦干后,取少量乳膏涂于痤疮上,并用手指轻轻按摩,使成均匀的不易看见的薄层。

4. 新霉素氟轻松乳膏 每 1g 含硫酸新霉素 3500U、醋酸氟轻松 0.25mg、冰片 5mg,外用。

5. 复方硫酸新霉素滴眼液:每 1ml 含主要成分硫酸新霉素 3.5mg、地塞米松磷酸钠 1mg,辅料含增稠剂玻璃酸钠。眼用制剂在启用后最多可使用 4 周。

【用法用量】

1. 口服常见用法用量如表 3-3-13 所示。

表 3-3-13 新霉素口服用药适应证及用法用量

用药对象	适应证	用法用量
成人	一般感染	一次 0.25~0.5g, qid
	肝性脑病的辅助治疗	一次 0.5~1g, q6h, 疗程 5~6 天
	结肠手术前准备	每小时 0.5g, 连用 4 次, 继以 0.5g, q4h, 共24h
小儿		按体重一日 25~50mg/kg, 分 4 次服用

2. 滴眼 一次 2~3 滴,一日 4~8 次。或遵医嘱。

3. 新霉素氟轻松乳膏 外用。涂于皮肤患处,一日 2~3 次。

4. 复方氢化可的松新霉素乳膏 一日 2 次,早晚涂用,或遵医嘱用药。

【不良反应】

1. 可引起食欲减退、恶心、腹泻等。

2. 较少发现听力减退、耳鸣或耳部饱满感;头昏或步履不稳;尿量或排尿次数显著减少或极度口渴。

3. 偶可引起肠黏膜萎缩而导致吸收不良综合征及脂肪性腹泻,甚至抗生素相关性肠炎。

4. 外用复合制剂需注意其复合成分不良反应。

【禁忌证】

对新霉素或其他氨基糖苷类抗生素过敏的患者禁用本品。

【药物相互作用】

1. 与口服避孕药(含雌激素)长期合用可能导致避孕失败,并增加出血的发生率。

2. 口服新霉素可影响洋地黄苷类、氟尿嘧啶、甲氨蝶呤、青霉素 V、维生素 A 或维生素 B_{12} 的吸收,使疗效降低;因此应严密观察患者对洋地黄类药物的疗效是否发生改变。口服新霉素的患者合用秋水仙碱及维生素 A 时,其维生素 B_{12} 的需要量可能增加。

3. 本品不宜与其他肾毒性药物及耳毒性药物合用。

4. 与神经肌肉阻滞药合用时,可能增加神经肌肉阻滞作用,导致骨骼肌软弱等。

【注意事项】

1. 交叉过敏　对一种氨基糖苷类抗生素如链霉素、庆大霉素、阿米卡星过敏的患者也可能对本品过敏。

2. 在用药过程中仍宜定期进行尿常规和肾功能测定,以防止出现肾毒性,并进行听力测定。

3. 下列情况应慎用　失水、第八对脑神经损害、重症肌无力、帕金森病、肾功能损害、溃疡性结肠炎及有口腔牙病患者(新霉素可引起口腔刺激或疼痛)。

4. 长期口服本品的慢性肠道感染患者,尤其伴有肾功能减退或同服其他耳毒性或肾毒性药物者仍应注意出现肾毒性或耳毒性症状的可能。

5. 缺乏早产儿及新生儿应用新霉素的安全性资料,不宜应用。

6. 老年患者慎用。

7. 外用制剂需注意　对任何成分过敏者都禁用。

【FDA 妊娠 / 哺乳分级】

C 级(《新编药物学》);D 级(依据《妊娠哺乳期用药指南》)。妊娠期妇女宜慎用本品。用药期间哺乳期妇女应暂停哺乳。

【用药实践】

用于保留灌肠：肝性脑病不能口服新霉素时，可用无菌新霉素粉配制成1%溶液作保留灌肠。

（董艺宁）

第四节　大环内酯类

一、治疗药物概论

大环内酯类抗菌药物是一类由链霉菌产生的具有内酯环的弱碱性亲脂化合物，按其化学结构可分为14元环、15元环、16元环（见表3-4-1）。此类药物通过抑制细菌蛋白质的合成发挥抑菌作用，对大多数革兰氏阳性菌有一定活性，对耐青霉素的金黄色葡萄球菌，部分革兰氏阴性菌，部分厌氧菌以及支原体、衣原体和军团菌等胞内病原体，螺旋体和立克次体等也具活性。

表3-4-1　大环内酯类的结构分类

化学结构	药品品种
14元环	红霉素、克拉霉素、罗红霉素、地红霉素
15元环	阿奇霉素
16元环	麦迪霉素、螺旋霉素、交沙霉素、吉他霉素

本类药物主要在肝脏代谢，与肝脏药物代谢酶结合，抑制肝细胞色素P450（CYP3A4）活性而影响其他药物经肝脏代谢，根据其影响程度将其分为三类（见表3-4-2）。代谢后主要经胆汁排出，胆汁中浓度可为血药浓度的10~40倍，进行肠肝循环，粪中含量较高。极少被血液透析和腹膜透析清除。需要注意的是克拉霉素及其代谢产物经肾脏排泄，红霉素和阿奇霉素则主

要以活性形式在胆汁中聚积和分泌,部分药物经肠肝循环被重吸收。大环内酯类不同的品种间生物利用度及半衰期存在较大的差异,因而给药频次也存在差异(见表3-4-3)。

表3-4-2 大环内酯类药物对细胞色素P450的影响

分类	代表药物
抑制作用明显,可减缓合用药物的体内代谢	红霉素等
抑制作用弱,相互作用小	克拉霉素、罗红霉素、麦迪霉素、醋酸麦迪霉素、交沙霉素等
抑制作用不明显,不易产生相互作用	阿奇霉素、地红霉素、螺旋霉素等

表3-4-3 大环内酯类抗菌药物的半衰期及给药频次

药物名称	半衰期	给药途径	成人给药频次
红霉素	1.6~1.7h	口服	3~4次/天
		静脉滴注	2~3次/天
吉他霉素	2h	口服	3~4次/天
		静脉滴注	2~3次/天
交沙霉素	1.5h	口服	3~4次/天
麦迪霉素	2.5h	口服	3~4次/天
乙酰螺旋霉素	2.8~3.8h	口服	qid
克拉霉素	3.5~4.9h	口服	q12h
罗红霉素	8.4~15.5h	口服	1~2次/天
阿奇霉素	35~48h	口服	qd
		静脉滴注	qd
地红霉素	44h	口服	qd
罗他霉素	2.1h	口服	tid
泰利霉素	7.2~10.6h	口服	qd

红霉素等大环内酯类对大多数革兰氏阳性菌有较强抗菌活性,对一些非典型病原体也具有良好作用。新大环内酯药物(见表3-4-4)扩大了抗菌范围,增加和提高了对革兰氏阴性菌的抗菌活性,口服后生物利用度提高,给药剂量减少,胃肠道及肝脏不良反应也较少,临床适应证有所扩大。红霉素等大环内酯类对社区获得性呼吸道感染的常见病原菌流感嗜血杆菌的抗菌作用差,新大环内酯类对该菌抗菌作用增强,是治疗社区获得性呼吸道感染更为合适的选用药物,其中克拉霉素与阿奇霉素可用于免疫缺陷患者的鸟分枝杆菌等非结核性分枝杆菌属及弓形虫等感染的治疗。

表3-4-4 大环内酯类的分类

代别	品种
20世纪50年代(沿用大环内酯)	红霉素、交沙霉素、螺旋霉素、吉他霉素等
20世纪80年代(新大环内酯)	阿奇霉素、克拉霉素、罗红霉素、醋酸麦迪霉素、地红霉素、泰利霉素等

二、药物使用精解

红霉素 Erythromycin

【其他名称】

利君沙。

【药物特征】

本品对甲氧西林敏感的葡萄球菌属、链球菌、某些革兰氏阳性杆菌、奈瑟菌属、百日咳鲍特菌有效,流感嗜血杆菌呈中度敏感。对除脆弱拟杆菌和丙酸杆菌属以外的各种厌氧菌亦有抗菌作用。对军团菌属、胎儿弯曲菌、某些螺旋体、肺炎支原体、解脲脲原体、立克次体、衣原体也有抑制作用。该药物为抑菌药,高浓度对某些细菌有杀菌作用。

口服吸收良好,口服红霉素不同盐类的生物利用度为30%~65%。吸收后除脑脊液和脑组织外,广泛分布于各组织和体液中,尤以肝、胆汁和脾中的浓度为最高,在肾、肺等组织中的浓度可高出血药浓度数倍,在胆汁中的浓度可达血药浓度的10~40倍或更高。在皮下组织、痰及支气管分泌物中药物浓度也较高,痰中该药物浓度与血药浓度相仿,在胸腔积液、腹水、脓液中的药物浓度可达到有效水平。不易透过血脑屏障,炎性脑脊液中浓度亦较低,可进入胎血和排入母乳中。游离红霉素在肝内代谢,血消除半衰期($t_{1/2\beta}$)为 1.4~2 小时,无尿患者可延长至 4.8~6 小时,主要在肝中浓缩和从胆汁排出,并进行肝肠循环。

【适应证】

1. 军团病、肺炎支原体肺炎、肺炎衣原体肺炎、其他衣原体属与支原体属所致泌尿生殖系感染、沙眼衣原体结膜炎、淋病奈瑟菌感染、厌氧菌所致口腔感染、空肠弯曲菌肠炎、百日咳。上述感染中如军团菌病、支原体肺炎、空肠弯曲菌肠炎等,红霉素为首选用药。

2. 青霉素过敏患者治疗下列感染的替代用药　溶血性链球菌、肺炎链球菌等所致的急性扁桃体炎、急性咽炎、鼻窦炎,溶血性链球菌所致的猩红热、蜂窝织炎,白喉及白喉带菌者,气性坏疽、炭疽、破伤风,放线菌病,梅毒、李斯特菌病等。

3. 外用制剂　软膏剂用于治疗脓疱疮等化脓性皮肤病、小面积烧伤、溃疡面的感染和寻常痤疮;眼膏制剂用于沙眼、结膜炎、睑缘炎及眼外部感染。

【剂型与特征】

1. 注射用乳糖酸红霉素

(1)静脉滴注。

（2）滴注液的配制：先加灭菌注射用水 10ml 至 0.5g 乳糖酸红霉素粉针瓶中或加 20ml 至 1g 乳糖酸红霉素粉针瓶中，用力振摇至溶解。然后加入生理盐水或其他电解质溶液中稀释，缓慢静脉滴注，注意红霉素浓度在 1%~5% 以内。溶解后也可加入含葡萄糖的溶液稀释，但因葡萄糖溶液偏酸性，必须每 100ml 溶液中加入 4% 碳酸氢钠 1ml。

2. 口服制剂

（1）主要品种：硬脂酸红霉素片、硬脂酸红霉素胶囊、依托红霉素片、依托红霉素颗粒、琥乙红霉素片、琥乙红霉素颗粒、红霉素肠溶片。

（2）除酯化物外，其他剂型需空腹（餐前 1 小时或餐后 3~4 小时）服用。

3. 红霉素栓　直肠给药。用送药器将药栓塞入肛门 2cm 深处为宜，也可戴指套用手指送药。

4. 依托红霉素混悬液　橘红色液体。

5. 红霉素软膏　局部外用，适量涂于患处。

6. 红霉素眼膏　涂于眼睑内，最后一次宜在睡前使用。

【用法用量】

1. 注射用乳糖酸红霉素　静脉滴注给药。

成人一次 0.5~1.0g，一日 2~3 次。治疗军团菌病剂量可增加至一日 3~4g，分 4 次。成人一日不超过 4g。小儿每日按体重 20~30mg/kg，分 2~3 次。

2. 硬脂酸红霉素片（胶囊）、依托红霉素片（颗粒）　口服，常见用法用量如表 3-4-5 所示。

3. 琥乙红霉素片（颗粒）　口服，用法用量如表 3-4-6 所示。

4. 红霉素肠溶片　口服，成人一日 1~2g，分 3~4 次服用。军团菌病患者，一日 2~4g，分 4 次服用。小儿按体重一日 30~50mg/kg，分 3~4 次服用。

表3-4-5 硬脂酸红霉素片(胶囊)、依托红霉素片(颗粒)口服常见用法用量

年龄	适应证	用法用量
成人	一般感染	一日 0.75~2g,分 3~4 次
	军团菌病	一次 0.5~1.0g, qid
	风湿热复发的预防用药	一次 0.25g, bid
	感染性心内膜炎预防用药	术前 1 小时口服 1g,术后 6 小时再服用 0.5g
儿童	一般感染	硬脂酸红霉素:每日按体重 20~40mg/kg,分 3~4 次 依托红霉素:每日按体重 20~30mg/kg,分 3~4 次

表3-4-6 琥乙红霉素片(颗粒)口服常见用法用量

年龄	适应证	用法用量
成人	一般感染	一日 1.6g,分 2~4 次服用
	军团菌病	一次 0.4~1.0g, qid,成人每日量一般不宜超过 4g
	预防链球菌感染	一次 400mg, bid
	衣原体或溶脲脲原体	一次 800mg, q8h,共 7 日;或一次 400mg, q6h,共 14 日
儿童	一般感染	按体重一次 7.5~12.5mg/kg, qid;或一次 15~25mg/kg, bid
	严重感染	每日量可加倍,分 4 次服用
	百日咳	按体重一次 10~12.5mg/kg, qid,疗程 14 日

5. 依托红霉素混悬液 口服,小儿每日按体重 30~50mg/kg（相当于 2.4~4ml/kg）,分 3~4 次服用。

6. 红霉素栓剂直肠给药

（1）成人:一次 0.2g, bid。

（2）儿童:小儿遵医嘱。

7. 红霉素软膏 局部外用。取本品适量,涂于患处,一日 2 次。

8. 红霉素眼膏 涂于眼睑内,一日 2~3 次。

【不良反应】

1. 胃肠道反应多见,有腹泻、恶心、呕吐、中上腹痛、口舌疼痛、食欲减退等,其发生率与剂量大小有关。

2. 肝毒性少见,患者可有乏力、恶心、呕吐、腹痛、发热及肝功能异常,偶见黄疸等。

3. 听力损伤 大剂量（≥4g/d）应用时,尤其肝、肾疾病患者或老年患者,可能引起听力减退,主要与血药浓度过高（>12mg/L）有关,停药后大多可恢复。

4. 过敏反应表现为药物热、皮疹、嗜酸性粒细胞增多等,发生率约 0.5%~1%。

5. 其他 偶有心律失常、口腔或阴道念珠菌感染。

【禁忌证】

1. 对红霉素类药物过敏者禁用。

2. 琥乙红霉素 对本品或其他红霉素制剂过敏者、慢性肝病患者、肝功能损害者及孕妇禁用。

3. 红霉素栓剂 对红霉素过敏者、腹泻患者、严重肝功能异常者禁用。

【药物相互作用】

红霉素与其他药物相互作用如表 3-4-7 所示。

表 3-4-7 红霉素与其他药物相互作用

合用药物	对合用药物的影响及相互作用
抗癫痫药(卡马西平和丙戊酸钠等)	抑制代谢,导致其血药浓度增高而发生毒性反应
阿芬太尼	抑制代谢,延长作用时间
抗组胺药(阿司咪唑或特非那定等)	增加心脏毒性
环孢素	血药浓度增加而产生肾毒性
氯霉素、林可酰胺类	拮抗作用
青霉素	干扰其杀菌效能,当需要快速杀菌作用,如治疗脑膜炎时不宜合用
华法林	长期服用华法林的患者可出现凝血酶原时间延长,增加出血的危险性,老年患者尤应注意。两者必须合用时,华法林的剂量宜适当调整,并严密观察凝血酶原时间
洛伐他汀	抑制其代谢而使血药浓度上升,可能引起横纹肌溶解
咪达唑仑或三唑仑	减少清除而增强其作用
茶碱类	肝清除减少,血药浓度升高和(或)毒性反应增加
肝毒性药物	增强肝毒性
耳毒性药物	大剂量本品与其合用,尤其肾功能减退患者可能增加耳毒性

【注意事项】

1. 溶血性链球菌感染用本品治疗时,至少需持续 10 日,以防止急性风湿热的发生。

2. 肾功能减退患者一般不需减少用量。

3. 用药期间定期随访肝功能。肝病患者和严重肾功能损害者红霉素的剂量应适当减少。

4. 患者对一种红霉素制剂与规格过敏或不能耐受时，对其他红霉素制剂与规格也可过敏或不能耐受。

5. 因不同细菌对红霉素的敏感性存在一定差异，故应作药敏测定。

6. 老年人使用本品，发生尖端扭转型室性心动过速的风险增加。

7. 红霉素可干扰 Higerty 法的荧光测定，使尿儿茶酚胺的测定值出现假性增高。血清碱性磷酸酶、胆红素、谷丙转氨酶和谷草转氨酶的测定值均可能增高。

8. 外用制剂避免接触眼睛和其他黏膜（如口、鼻等）。用药部位如有烧灼感、瘙痒、红肿等情况应停药，并将局部药物洗净，必要时向医师咨询。

【FDA 妊娠 / 哺乳分级】

B 级 /L3 级。通过胎盘屏障而进入胎儿循环，浓度一般不高，文献中也无对胎儿影响方面的报道，但孕妇应用时仍宜权衡利弊。相当量进入母乳，哺乳期妇女慎用或暂停哺乳。

【用药实践】

1. 用于弥漫性泛细支气管炎（diffuse panbronchiolitis，DPB）《抗菌药物超说明书用法专家共识》指出日本厚生省确定的 DPB 治疗方案的首选药物为红霉素，一次 400~600mg，口服，qd。处于疾病初期的病例经过 6 个月治疗恢复正常的可以停药；对于疾病进展期的病例经过 2 年治疗病情稳定者可以停药，但对于伴有严重呼吸功能障碍的病例，需要更长时间给药（A 级）。Schultz 对 18 项关于大环内酯类治疗 DPB 研究的分析结果表明，红霉素小剂量长程（＞ 2 个月）治疗可使患者的临床症状和肺功能得到改善。Kudoh 等对 498 例 DPB 患者进行存活率调查,发现长期应用小剂量红霉素治疗的 DPB 患者存活率较给予常规抗生素及抗假单胞菌抗生素者明显提高(B 级)。

2. 用于支气管扩张 《抗菌药物超说明书用法专家共识》指出长期应用红霉素可以减少支气管扩张患者的急性发作次数,改善肺功能。Serisier 等进行的随机双盲对照研究结果显示,与安慰剂相比,琥乙红霉素一次 400mg,q12h,共 12 个月治疗组显著减少每年的急性发作次数且延缓肺功能的恶化(B 级)。

3. 慢性阻塞性肺疾病(慢阻肺) 《抗菌药物超说明书用法专家共识》指出大环内酯类抗生素可降低慢阻肺患者急性加重频率,但文献报道的红霉素日应用剂量不等,使用时间从 6 周到 24 个月不等,故最佳剂量和疗程目前并不确定。Suzuki 等进行了一项前瞻性的随机对照研究,试验组应用红霉素 200~400mg/d,共 12 个月,以维生素 B_2 作为对照组,结果显示,与对照组相比长期应用红霉素可减少慢阻肺急性发作的次数($P < 0.0001$)及因其导致的住院治疗($P=0.0007$)(C 级)。

罗红霉素 Roxithromycin

【其他名称】

芙欣、浦虹、欣美罗、严迪、新卡罗。

【药物特征】

为半合成的 14 元环大环内酯类抗生素。抗菌谱与抗菌作用基本上与红霉素相仿,对革兰氏阳性菌的作用较红霉素略差,对嗜肺军团菌的作用较红霉素强。对肺炎衣原体、肺炎支原体、解脲脲原体的抗微生物作用与红霉素相仿或略强。

口服吸收好,生物利用度为 50%,进食可使生物利用度下降约一半。分布广,扁桃体、鼻窦、中耳、肺、痰、前列腺及其他泌尿生殖道组织中的药物浓度均可达有效治疗水平。其蛋白结合率在血药浓度为 2.5mg/L 时为 96%,以原形及 5 个代谢物的形式从体内排出,主要经胆汁自粪便排出,7.4% 自尿液排出。

【适应证】

适用于化脓性链球菌引起的咽炎及扁桃体炎,敏感菌所致的鼻窦炎、中耳炎、急性支气管炎、慢性支气管炎急性发作,肺炎支原体或肺炎衣原体所致的肺炎,沙眼衣原体引起的尿道炎和宫颈炎,敏感细菌引起的皮肤软组织感染。

【剂型与特征】

1. 罗红霉素片、胶囊 空腹(餐前 1 小时或餐后 3~4 小时)与水同服。

2. 罗红霉素分散片、颗粒 食物对本品的吸收有影响,进食后服药会减少吸收,与牛奶同服可增加吸收。

3. 罗红霉素干混悬剂 药物粉末倒入适量温开水中,摇匀后服用。

【用法用量】

1. 罗红霉素片、分散片、胶囊、颗粒、干混悬剂用法用量如表 3-4-8 所示。

表 3-4-8 罗红霉素片、分散片、胶囊、颗粒、干混悬剂用法用量

年龄	体重	用法用量
罗红霉素片、罗红霉素分散片、罗红霉素胶囊一般疗程 5~12 日		
成人	/	一次 150mg, bid;一次 300mg, qd
儿童	/	一次按体重 2.5~5mg/kg, bid
罗红霉素颗粒、罗红霉素干混悬剂		
成人	/	一次 0.15g, bid
儿童	24~40kg	一次 0.1g, bid。或遵医嘱
	12~23kg	一次 50mg, bid。或遵医嘱
	婴幼儿	2.5~5mg/kg, bid。或遵医嘱

2. 罗红霉素缓释胶囊　成人口服，一次 300mg，qd，疗程 7~10 天。

3. 罗红霉素干混悬剂　6~11kg 的儿童，早、晚各 25mg，或遵医嘱。

4. 老年人及轻度肾功能不全者　不需调整剂量，严重肾功能不全者 150mg，qd。

5. 严重肝硬化者　半衰期可延长至正常 2 倍以上，如确需使用时，150mg，qd。

【不良反应】

主要不良反应为腹痛、腹泻、恶心、呕吐等胃肠道反应，但发生率明显低于红霉素。偶见皮疹、皮肤瘙痒、头昏、头痛、肝功能异常（ALT 及 AST 升高）、外周血细胞下降等。

【禁忌证】

对本品、红霉素或其他大环内酯类药物过敏者禁用。

【药物相互作用】

1. 不可与麦角胺、二氢麦角胺、溴隐亭、特非那定及西沙必利配伍。

2. 对氨茶碱的代谢影响小，对卡马西平、华法林、雷尼替丁及其他制酸药基本无影响。

【注意事项】

1. 与红霉素存在交叉耐药性。

2. 服用本品后可影响驾驶车辆及机械操作能力。

【FDA 妊娠 / 哺乳分级】

仅有少数孕妇和育龄期妇女使用过该药，未观察到致畸率上升或是其他对胎儿直接或间接的危害。对动物的研究也未显示有对胎崽损害增加的证据。孕妇用药应充分权衡利弊后方能使用。本品低于 0.05% 的给药量排入母乳，哺乳期妇女必须应用本品时应停止授乳。

【用药实践】

1. 用于支气管扩张治疗 《抗菌药物超说明书用法专家共识》中指出长期小剂量服用罗红霉素可以改善支气管扩张症稳定期患者的临床症状。刘积锋等将 50 例支气管扩张症患者随机分为对照组和治疗组，对照组仅口服盐酸氨溴索，治疗组加用罗红霉素一次 0.15g，qd，疗程均为 6 个月。治疗组呼吸困难评分（1.3±0.4）比对照组（1.7±0.4）显著改善（$P < 0.01$）（C 级）。

2. 用于慢阻肺的治疗 《抗菌药物超说明书用法专家共识》指出长期应用小剂量罗红霉素可改善稳定期慢阻肺患者的肺功能、临床症状、活动耐力及生命质量。徐锋等进行了一项前瞻性、随机、对照、开放研究，对照组给予基础治疗，治疗组加用罗红霉素一次 150mg，qd，口服，共 6 个月。治疗组 6 分钟步行距离、呼吸困难评分、咳痰情况、生命质量评分较对照组均有明显改善（均 $P < 0.05$）（C 级）。

3. 用于慢性鼻 - 鼻窦炎的治疗 《抗菌药物超说明书用法专家共识》指出临床研究结果表明，长期小剂量使用罗红霉素可有效改善慢性鼻 - 鼻窦炎患者的临床症状。欧洲鼻 - 鼻窦炎鼻息肉诊疗意见书（EPOS 2012）将罗红霉素作为治疗没有鼻息肉的慢性鼻 - 鼻窦炎的 Ib 类证据药物推荐，建议使用时间应超过 12 周（A 级）。Wallwork 等的研究结果显示，罗红霉素 150mg/d 共 12 周，慢性鼻 - 鼻窦炎的治愈好转率为 67%，安慰剂组为 22%；对 IgE 正常患者的治愈好转率更高，可达 93%（B 级）。

4. 用于风湿性关节炎（RA）的治疗 《抗菌药物超说明书用法专家共识》指出罗红霉素可以改善类风湿关节炎（rheumatoid arthritis，RA）患者的症状和体征。Ogrendik 进行了一项随机对照研究，比较罗红霉素（一次 300mg，qd，3 个月）与安慰剂治疗类风湿关节炎的疗效。结果显示，按照美国风湿病学会的评分标准,罗红霉素治疗组的评分改善率好于安慰剂组(分别为75%、20%,P=0.002)(B级)。

5. 用于抗幽门螺杆菌治疗 《抗菌药物超说明书用法专家共识》指出 2015 年有研究表明,罗红霉素具有对胃酸稳定、发挥强大的抗幽门螺杆菌作用,也有罗红霉素 + 质子泵抑制剂(PPI)+ 阿莫西林根治幽门螺杆菌的临床研究,研究结果表明三者联用对幽门螺杆菌有根治作用。

阿奇霉素 Azithromycin

【其他名称】

希舒美、亦欧青、丽珠奇乐、浦乐奇、齐迈星。

【药物特征】

为 15 元环大环内酯类,是氮内酯类的第一个品种,作用机制与红霉素相同。对化脓性链球菌、肺炎链球菌及流感嗜血杆菌具有杀菌作用,对甲氧西林敏感葡萄球菌属具有抑菌作用。阿奇霉素对葡萄球菌属、链球菌属等革兰氏阳性球菌的抗菌作用较红霉素差,其 MIC 值较后者高 2~4 倍,对流感嗜血杆菌及卡他莫拉菌的抗菌作用较红霉素强 4~8 倍及 2~4 倍,对少数大肠埃希菌、沙门菌属、志贺菌属也有抑菌作用。对消化链球菌属等厌氧菌、肺炎支原体及沙眼衣原体等也有良好的抗微生物作用。

口服吸收迅速,生物利用度约 37%。广泛分布于全身,组织浓度远高于血浆浓度,各组织内药物浓度可达同期血药浓度的 10~100 倍,肺、扁桃体及前列腺等靶组织内浓度可达有效治疗浓度。在巨噬细胞及成纤维细胞内浓度高,巨噬细胞能将阿奇霉素转运至炎症部位。单次给药半衰期约为 35~48 小时,给药量的 50% 以上原形经胆道排出。给药后 72 小时内约 4.5% 以原形经尿排出。

【适应证】

1. 化脓性链球菌引起的急性咽炎、急性扁桃体炎。

2. 敏感细菌引起的鼻窦炎、中耳炎、急性支气管炎、慢性支气管炎急性发作。

3. 肺炎链球菌、流感嗜血杆菌以及肺炎支原体所致的肺炎。

4. 沙眼衣原体及非多种耐药淋病奈瑟菌所致的尿道炎和宫颈炎。

【剂型与特征】

阿奇霉素常见剂型及特征如表3-4-9所示。

表3-4-9　阿奇霉素常见剂型及特征

剂型	特征
粉针剂	1. 不能静脉推注或肌内注射 2. 用药前将0.5g用适量注射用水充分溶解,配制成0.1g/ml后,再加入至250ml或500ml的氯化钠注射液或5%葡萄糖注射液中,最终阿奇霉素浓度为1.0~2.0mg/ml,然后静脉滴注 3. 浓度为1.0mg/ml者,滴注时间3小时;浓度为2.0mg/ml者,滴注时间1小时
注射液	1. 将本品加入到250ml或500ml的0.9%氯化钠注射液或5%葡萄糖注射液中,使最终阿奇霉素浓度为1.0~2.0mg/ml静脉滴注 2. 滴注时间不少于60分钟 3. 本品溶媒含有乙醇,乙醇过敏者慎用
阿奇霉素葡萄糖注射液	静脉滴注,每次滴注时间不少于60分钟
口服制剂	1. 餐前1小时或餐后2小时服用 2. 分散片服用前用水分散后口服或直接吞服;颗粒剂服用前将其倒入杯中,加入适量凉开水,溶解摇匀后口服;阿奇霉素肠溶片需要整片吞服

剂型	特征
干混悬剂	1. 用前溶于水中,服用前搅拌均匀
	2. 进餐时或餐后服用(可与食物同时服用)
阿奇霉素片	整片吞服,可与食物同时服用(仅希舒美提及可与食物同服)

【用法用量】

阿奇霉素常见适应证及用法用量如表3-4-10所示。

表3-4-10　阿奇霉素常见适应证及用法用量

用药对象	给药方式	适应证	用法用量
成人	口服	沙眼衣原体、杜克嗜血杆菌或敏感淋病奈瑟菌所致的性传播疾病	单次口服本品1.0g
		其他感染	第1日,0.5g顿服,第2~5日,一日0.25g顿服或一日0.5g顿服,连服3日
	静脉给药	社区获得性肺炎	一次0.5g,一日1次,至少连续用药2日,继之换用口服制剂与规格,一日0.5g,7~10日为一疗程
		盆腔炎	一次0.5g,一日1次,用药1日或2日后,改用口服制剂与规格,一日0.25g,7日为一疗程

续表

用药对象	给药方式	适应证	用法用量
儿童	口服	中耳炎、肺炎	第1日,按体重10mg/kg顿服(一日最大量不超过0.5g),第2~5日,一日按体重5mg/kg顿服(一日最大量不超过0.25g)
		咽炎、扁桃体炎	一日按体重12mg/kg顿服(一日最大量不超过0.5g),连用5日

【不良反应】

阿奇霉素不良反应及其表现如表3-4-11所示。

表3-4-11 阿奇霉素不良反应及其表现

发生频次	不良反应	表现
常见	胃肠道反应	腹泻、腹痛、稀便、恶心、呕吐等
	局部反应	注射部位疼痛、局部炎症等
	皮肤反应	皮疹、瘙痒
	其他反应	厌食、头晕或呼吸困难等
其他不良反应	消化系统	消化不良、胃肠胀气、黏膜炎、口腔念珠菌病、胃炎等
	神经系统	头痛、嗜睡等
	过敏反应	发热、皮疹、关节痛、支气管痉挛、过敏性休克和血管神经性水肿等
	其他反应	味觉异常,实验室检查:AST及ALT、肌酐、乳酸脱氢酶、胆红素及碱性磷酸酶升高,白细胞、中性粒细胞及血小板计数减少

【禁忌证】

对阿奇霉素、红霉素、其他大环内酯类抗生素或任何赋形剂过敏的患者禁用。

【药物相互作用】

1. 含铝和镁的制酸剂会降低阿奇霉素的血清峰浓度（即吸收速率），但不影响口服阿奇霉素后的药时曲线下面积（即吸收程度）。服用西咪替丁（800mg）2 小时后服用阿奇霉素，对于后者的吸收无影响。

2. 口服阿奇霉素不影响单剂茶碱静脉给药后的血药浓度和药代动力学参数。茶碱多剂给药并达到稳态浓度后，阿奇霉素对其血浆浓度和药代动力学参数的影响尚不清楚。然而，已知大环内酯类与茶碱合用可使茶碱的血药浓度升高。所以，为慎重起见，阿奇霉素与茶碱合用时应注意监测茶碱的血浆浓度。

3. 口服阿奇霉素后对华法林单剂给药后所致的凝血酶原时间变化无影响。但为慎重起见，阿奇霉素与华法林合用时，须注意监测凝血酶原时间。临床上阿奇霉素与华法林合用可增强后者的抗凝作用。

4. 临床试验中未发现阿奇霉素有以下药物相互作用，然而迄今未进行专门的研究来评价阿奇霉素与这些药物之间的相互作用，但应用其他大环内酯类药物时曾出现这些情况。因此，在尚无新的研究数据时，阿奇霉素与以下药物合用时宜对患者进行严密观察：

（1）地高辛：地高辛的血浓度升高。

（2）麦角胺或二氢麦角胺：急性麦角中毒，表现为严重外周血管痉挛和感觉迟钝。

（3）三唑仑：通过减少三唑仑的清除而增强药理作用。

（4）由细胞色素 P450 系统代谢的药物：可引起卡马西平、特非那定、环孢素、海索比妥和苯妥英的血清浓度升高。

【注意事项】

1. 肝肾功能异常时阿奇霉素剂量调整如表 3-4-12 所示。

表 3-4-12 肝肾功能异常时阿奇霉素剂量调整

肝肾功能情况	剂量调整
轻度肾功能不全患者 （肌酐清除率＞40ml/min）	不需作剂量调整
较严重肾功能不全患者	尚无资料，给这些患者使用阿奇霉素时应慎重
肝功能不全者	慎用，用药期间定期随访肝功能
严重肝病患者	不应使用

2. 用药期间如果发生过敏反应（如血管神经性水肿、皮肤反应、Stevens-Johnson 综合征及中毒性表皮坏死松解症等），应立即停药，并采取适当措施。

3. 治疗期间，可能出现抗生素相关性肠炎。

4. 治疗盆腔炎时若怀疑合并厌氧菌感染，应合用抗厌氧菌药物。

5. 治疗小于 6 个月小儿中耳炎、社区获得性肺炎及小于 2 岁小儿咽炎或扁桃体炎的疗效与安全性尚未确定。

【FDA 妊娠/哺乳分级】

B 级 /L2 级。在大鼠和小鼠中进行的生育研究中剂量达到母体中等中毒水平，即口服 200mg/（kg·d）。这些剂量是按体表面积 mg/m^2 计算，约分别为人每日口服 500mg 剂量的 2 倍或 4 倍。动物实验中未发现阿奇霉素对胚胎有损害作用。然而目前孕妇中尚无样本数足够的对照性研究，由于动物生育研究并不能完全预测人体的反应，因此妊娠时应用阿奇霉素需有明确的指征。目前尚不知阿奇霉素是否经乳汁分泌，哺乳期妇女应用时应予注意。

【用药实践】

1. 用于斑疹伤寒的治疗 《抗菌药物超说明书用法专家共识》指出近年观察,大环内酯类抗生素对斑疹伤寒有效,疗程 5~7 天。Phimda 等的研究结果显示,阿奇霉素(首剂 1g,之后一次 500mg,qd,共 3 天)与多西环素(首剂 200mg,之后一次 100mg,q12h,共 7 天)治疗斑疹伤寒疗效相当(B 级)。

2. 用于囊性纤维化(cystic fibrosis,CF)的治疗 《抗菌药物超说明书用法专家共识》指出研究结果显示,长期应用阿奇霉素可能改善 CF 患者的肺功能,减少急性发作。欧洲肺囊性纤维化相关指南中将阿奇霉素作为治疗的推荐药物之一(A 级)。Florescu 等对阿奇霉素治疗 CF 的疗效进行了荟萃分析,纳入 4 项随机对照研究,共 368 例患者。与安慰剂相比,阿奇霉素(250~500mg/d,13~52 周)治疗组 FEV_1 增加了 3.53%(P=0.05),FVC 增加了 4.24%(P=0.0002);对有铜绿假单胞菌定植的患者肺功能的改善更显著,阿奇霉素治疗组 FEV_1 增加了 4.66%(P=0.009),FVC 增加了 4.64%(P=0.0003)(B 级)。

3. 用于支气管扩张症的治疗 《抗菌药物超说明书用法专家共识》指出使用小剂量阿奇霉素治疗反复发作的支气管扩张症有一定效果。Zhuo 等对非 CF 所致支气管扩张患者长期应用大环内酯类治疗的荟萃分析结果显示,与安慰剂组相比,阿奇霉素治疗 6~12 个月可显著减少支气管扩张急性发作次数(OR=0.28,95%CI 为 0.15~0.52)(B 级)。

4. 用于慢阻肺的治疗 《抗菌药物超说明书用法专家共识》指出长期应用阿奇霉素可减少慢阻肺急性发作的次数及住院次数。Albert 等进行了多中心、双盲、随机对照研究,入选了 1142 例患者,应用阿奇霉素 250mg,qd,治疗 1 年。与安慰剂相比,阿奇霉素治疗组慢阻肺急性发作次数减少(分别为 1.83 次和 1.48 次,P=0.01);阿奇霉素治疗组圣乔治评分的改善显著高于安慰剂组(B 级)。

5. 用于阻塞性细支气管炎的治疗 《抗菌药物超说明书用法专家共识》指出阿奇霉素可改善阻塞性细支气管炎患者的肺功能。Vos 等回顾性研究了 107 例肺移植术后继发阻塞性细支气管炎的患者,应用阿奇霉素治疗(3.1±1.9)年,结果显示,与未应用阿奇霉素的患者相比,阿奇霉素治疗 3~6 个月后 40% 的患者 FEV_1 增加 > 10%(C 级)。Vos 等进行了双盲随机对照研究,应用阿奇霉素(250mg/d 连续 5 天,之后一次 250mg,一周 3 次,共 2 年)与安慰剂比较预防肺移植术后组塞性细支气管炎的发生率,结果显示,与安慰剂组相比,阿奇霉素组阻塞性细支气管炎的发生率降低(分别为 44.2% 和 12.5%),阿奇霉素组 52.2% 的患者 FEV_1 得到改善(B 级)。

6. 用于弥漫性泛细支气管炎的治疗 《抗菌药物超说明书用法专家共识》指出阿奇霉素可用于弥散性泛细支气管炎的治疗。李惠萍等以阿奇霉素为主的综合措施治疗 51 例临床诊断的弥漫性泛细支气管炎患者,总疗程 6~12 个月,14 例患者完全缓解,34 例好转(C 级)。

7. 警惕阿奇霉素导致心血管疾病的风险 2012 年 5 月 17 日,FDA 就曾经发布过一项研究报告,对使用过阿奇霉素、阿莫西林、环丙沙星、左氧氟沙星的患者和没有使用过抗生素的患者进行研究,比较其患心血管疾病而死亡的概率。研究发现,血钾水平过低以及正在服用异常心律治疗药物的患者使用阿奇霉素出现上述风险的概率尤其高。使用阿奇霉素的患者患病风险较高,使用左氧氟沙星的患者也有相似的情况。FDA 药品安全通报,与发生危及生命心律失常相关的危险因素包括 Q-T 间期延长、心动过缓、低镁血症、低钾血症。

克拉霉素 Clarithromycin

【其他名称】

开迈、克拉仙、诺邦、锋锐、甲力、卡斯迈欣、百红优、卡太卡、长迪。

【药物特征】

本品作用机制与红霉素相同。对甲氧西林敏感的葡萄球菌属和链球菌属的抗菌作用较红霉素略强。体内代谢产物 14-羟克拉霉素与克拉霉素对流感嗜血杆菌有协同抗菌作用，较红霉素强 2~4 倍。对嗜肺军团菌、沙眼衣原体及解脲脲原体的作用较红霉素强。对幽门螺杆菌具有良好的抗菌作用，对鸟分枝杆菌及龟分枝杆菌有抑制作用，对麻风分枝杆菌亦有抗菌作用。

口服生物利用度为 55%。体内分布广泛，鼻黏膜、扁桃体及肺组织中的药物浓度比血药浓度高。在血浆中，蛋白结合率为 65%~75%。主要代谢产物具有大环内酯类活性作用。血消除半衰期（$t_{1/2\beta}$）为 4~7 小时。低剂量给药（250mg，q12h）经粪、尿两途径排出药量相仿，尿排出量约为 32%，但剂量增大时（500mg，q12h）尿中排出量较多。克拉霉素的药动学是非线性动力学，随剂量而改变，口服高剂量后由于代谢饱和，母药的峰浓度超比例增加。

【适应证】

用于敏感菌所引起的感染：

1. 鼻咽感染　扁桃体炎、咽炎、鼻窦炎。

2. 下呼吸道感染　急性支气管炎、慢性支气管炎急性发作和肺炎。

3. 皮肤软组织感染　脓疱病、丹毒、毛囊炎、疖和伤口感染。

4. 急性中耳炎、肺炎支原体肺炎、沙眼衣原体引起的尿道炎及宫颈炎等。

5. 与其他药物联合用于鸟分枝杆菌感染、幽门螺杆菌感染的治疗。

【剂型与特征】

1. 口服制剂　缓释片、分散片、颗粒剂、缓释胶囊、素片、胶囊、干混悬剂等剂型。

2. 可空腹口服，也可与食物或牛奶同服，与食物同服不影响其吸收。

3. 颗粒、干混悬剂服用前将本品放入适量温开水中，搅拌均匀后口服。

4. 缓释片、缓释胶囊　餐中服用，不要压碎或咀嚼。

【用法用量】

克拉霉素常见适应证及用法用量如表 3-4-13 所示。

表 3-4-13　口服克拉霉素常见适应证及用法用量

用药对象	适应证	用法用量
肾功能正常成人	根据感染的严重程度应连续服用 6~14 日	
	一般感染	一次 0.25g，q12h
	重症感染	一次 0.5g，q12h
	与其他抗菌药物联合治疗幽门螺杆菌感染	一次 0.5g，bid，餐后服用，疗程 7 天或 10 天（对于耐药严重的地区，可考虑适当延长至 14 天，但不超过 14 天）
儿童（6 个月以上者）		按体重一次 7.5mg/kg，q12h。根据感染的严重程度应连续服用 5~10 日
肾功能严重损害成人（肌酐清除率＜30ml/min）	一般感染	一次 0.25g，qd
	重症感染	首剂 0.5g，以后一次 0.25g，bid

【不良反应】

1. 主要有口腔异味，腹痛、腹泻、恶心、呕吐等胃肠道反应，头痛，AST 及 ALT 短暂升高。

2. 可能发生过敏反应,轻者为药疹、荨麻疹,重者为过敏及 Stevens-Johnson 综合征。

3. 偶见肝毒性、艰难梭菌引起的抗生素相关性肠炎。

4. 可能发生短暂性中枢神经系统不良反应,包括焦虑、头昏、失眠、幻觉、噩梦或意识模糊。

【禁忌证】

1. 大环内酯类药物过敏者禁用。

2. 孕妇、哺乳期妇女期禁用。

3. 严重肝功能损害者、水电解质紊乱患者、服用特非那定治疗者禁用。

4. 某些心脏病(包括心律失常、心动过缓、Q-T 间期延长、缺血性心脏病、充血性心力衰竭等)患者禁用。

【药物相互作用】

1. 与细胞色素 P450 代谢的药物的相互作用 有数据表明,克拉霉素主要由肝细胞色素 P450 3A(CYP3A)同工酶代谢,这是决定许多药物相互作用的重要机制。该机制下,与克拉霉素同时使用的其他药物的代谢受到抑制,从而其血清中的药物浓度升高。

下列一些或一类药物已知或有可能是通过 CYP3A 同工酶代谢途径:阿普唑仑、阿司咪唑、卡马西平、西洛他唑、西沙必利、环孢素、丙吡胺、麦角生物碱、洛伐他汀、甲泼尼龙、咪达唑仑、奥美拉唑、口服抗凝血药(如华法林)、匹莫齐特、奎尼丁、利福布汀、西地那非、辛伐他汀、他克莫司、特非那定、三唑仑和长春碱。通过细胞色素 P450 系统中其他同工酶代谢的、机制相似的药物还有苯妥因、茶碱及丙戊酸钠类抗癫痫药。

临床研究表明,克拉霉素与常见药物存在相互作用如表 3-4-14 所示。

表 3-4-14 克拉霉素与常见药物相互作用

合用药物	对合用药物影响及相互作用
茶碱或卡马西平	血浆浓度会出现有统计学意义的轻度升高
HMG-CoA 还原酶抑制剂（如洛伐他汀和辛伐他汀）	极少有横纹肌溶解的报道
西沙必利、匹莫齐特	血浆浓度升高，导致 Q-T 间期延长，心律失常如室性心动过速、心室颤动和充血性心力衰竭
特非那定	改变代谢而升高血药浓度，导致心律失常如室性心动过速、心室颤动和充血性心力衰竭。对 14 名健康受试者的研究发现，克拉霉素与特非那定合用会引起特非那定的酸性代谢物血药浓度升高 2~3 倍，导致 Q-T 间期延长，但无任何临床症状。与阿司咪唑合用也会有此作用

2. 与其他药物的相互作用

（1）克拉霉素与地高辛会引起地高辛血浓升高，故应进行血药浓度监测。

（2）与抗反转录病毒药物的相互作用：HIV 感染的成年人同时口服克拉霉素与齐多夫定会引起齐多夫定稳态血浓下降，这主要是由于克拉霉素会干扰齐多夫定的吸收，故错开服用时间可避免这种影响。但 HIV 感染的儿科患者同时服用克拉霉素混悬剂和齐多夫定或去羟肌苷时未出现上述相互影响。

药动学研究表明，利托那韦（200mg，tid）和克拉霉素（500mg，bid）合用克拉霉素代谢会明显被抑制，克拉霉素的 C_{max}、C_{min} 和 AUC 分别增加 31%、182% 和 77%，14-OH 克拉霉素的生成受到明显抑制。由于克拉霉素治疗窗较大，当患者肾功能正常时，不需减少剂量，但对肾功能损害的患者，应按以下方法进行剂量调整：Ccr 为 30~60ml/min 的患者，克拉霉素剂量减少 50%；Ccr 小于 30ml/min 的患者，克拉霉素剂量减少 75%。克拉霉素每天剂量大于 1g 时，不应与利托那韦合用。

【注意事项】

1. 肝功能损害、中度至严重肾功能损害者慎用。

2. 与红霉素及其他大环内酯类药物之间有交叉过敏和交叉耐药性。

3. 可能出现真菌或耐药细菌导致的严重感染。

4. 血液或腹膜透析不能降低克拉霉素的血药浓度。

5. 6 个月以下儿童的疗效和安全性尚未确定。

【FDA 妊娠 / 哺乳分级】

C 级 /L1 级。动物繁殖性研究证明本类药物对胎儿有毒副作用，尚未进行孕妇对照研究，但孕妇用药获益可能胜于潜在危害，因此应用前应权衡对胎儿的利弊。克拉霉素及其代谢产物可进入母乳中，对婴儿的危害不能排除。哺乳期妇女应用本品时宜停止授乳。

【用药实践】

1. 治疗慢性鼻 - 鼻窦炎 《抗菌药物超说明书用法专家共识》指出临床研究结果表明，长期小剂量使用克拉霉素可有效改善慢性鼻 - 鼻窦炎的临床症状。Hashiba 和 Baba 报道，使用克拉霉素治疗慢性鼻窦炎，2 周症状改善率为 5%，4 周累积改善率为 48%，12 周累积改善率为 71.1%（C 级）。

2. 治疗慢阻肺 《抗菌药物超说明书用法专家共识》指出长期小剂量克拉霉素应用可改善稳定期慢阻肺患者的肺功能、临床症状及活动耐力。欧相林等观察了长期小剂量克拉霉素对稳定期慢阻肺的疗效，治疗组在基础治疗的基础上加用克拉霉素 250mg, qd，对照组仅用基础治疗，两组疗程均为 6 个月。结果显示，治疗组 6 分钟步行距离治疗前为 210.5m ± 7.2m，治疗后为 275.6m ± 11.5m；呼吸困难评分治疗前为 3.1 分 ± 0.5

分,治疗后为 1.4 分 ±0.7 分,较对照组均有明显改善($P < 0.05$)
(C 级)。

3. 治疗弥漫性泛细支气管炎(DPB)《抗菌药物超说明书用法专家共识》指出日本厚生省确定的 DPB 治疗方针中提出,作为红霉素的替代药物,可以选用同类 14 元环的克拉霉素 200mg/d 或 400mg/d,口服,疗程与红霉素类似。疾病初期的病例经过 6 个月治疗恢复正常的可以停药;疾病进展期的病例经过 2 年的治疗病情稳定者可以停药,但对于伴有严重呼吸功能障碍的病例,需要长期给药(A 级)。

4. 克拉霉素在治疗幽门螺杆菌方面的应用　目前,Hp 根除方案主要包括标准三联疗法 [质子泵抑制剂(PPI)+ 克拉霉素 + 阿莫西林或 PPI+ 克拉霉素 + 甲硝唑] 和铋剂四联疗法(铋剂 +PPI+2 种抗菌药物),克拉霉素作为主要药物在根治 HP 方面应用广泛。

5. 药物警戒　FDA 发出了关于克拉霉素的警告,指出该药物和参加一个临床试验的心脏病患者死亡率增加有关。尽管提出了警告,但当局并不推荐当前该抗生素使用有任何特别的改变。

螺旋霉素 Spiramycin

【其他名称】

鲁神。

【药物特征】

本品属于 16 元环大环内酯类,临床常见其乙酰化衍生物,乙酰螺旋霉素。对甲氧西林敏感金黄色葡萄球菌及表皮葡萄球菌、链球菌属的抗菌活性与红霉素相仿或略差;对李斯特菌属、卡他莫拉菌、淋病奈瑟菌、胎儿弯曲菌、百日咳鲍特菌、嗜肺军团菌、消化球菌、消化链球菌、痤疮丙酸杆菌、拟杆菌属及支原体属、衣原体属、弓形虫、隐孢子虫等也有较强的抑制作用。对流感嗜血杆菌抗菌活性较低,对部分由诱导所致的红霉素耐药葡萄球菌、链球菌属仍具有抗菌活性,肠道革兰氏阴性杆菌通常对其耐药。

耐酸,口服吸收好,体内分布广,在胆汁、尿液、脓液、支气管分泌物、肺组织及前列腺中的浓度较同期血药浓度高,不能透过血脑屏障。半衰期约 4~6 小时。主要经肝胆系统排出,胆汁中药物浓度可达血药浓度的 15~40 倍,12 小时经尿排出给药量的 5%~15%,其中大部分为代谢产物。

【适应证】

适用于敏感葡萄球菌、链球菌属如肺炎链球菌所致的轻、中度感染,如咽炎、扁桃体炎、鼻窦炎、中耳炎、牙周炎、急性支气管炎、慢性支气管炎急性发作、肺炎、非淋菌性尿道炎、皮肤软组织感染,亦可用于隐孢子虫病,或作为治疗妊娠期妇女弓形虫病的选用药物。

【剂型与特征】

临床主要应用片剂、胶囊剂的剂型,成人剂量首次加倍。

【用法用量】

1. 成人剂量 一次 0.2~0.3g, qid, 首次加倍。

2. 小儿剂量 每日按体重 20~30mg/kg,分 4 次服用。

【不良反应】

患者对本品耐受性良好,不良反应主要为腹痛、恶心、呕吐等胃肠道反应,常发生于大剂量用药时,程度大多轻微,停药后可自行消失。变态反应极少,主要为药疹。未发现肝、肾功能损害及血、尿常规异常。

【禁忌证】

对本品、红霉素及其他大环内酯类过敏的患者禁用。

【药物相互作用】

1. 本品不影响氨茶碱等药物的体内代谢。

2. 在接受麦角衍生物类药物的患者中,同时使用某些大环内酯类曾出现麦角中毒,目前尚无麦角与乙酰螺旋霉素相互作用的报道,但理论上仍存在这一可能性,因此乙酰螺旋霉素与麦角不宜同时服用。

【注意事项】

1. 由于肝胆系统是乙酰螺旋霉素排泄的主要途径,故严重肝功能不全患者慎用本品。

2. 轻度肾功能不全患者不需作剂量调整,但乙酰螺旋霉素在严重肾功能不全患者中的使用尚缺乏资料,故应慎用。

3. 如有过敏反应,立即停药。

【FDA 妊娠/哺乳分级】

本品可透过胎盘,故在孕妇中应用需充分权衡利弊后决定是否应用。尚无资料显示其是否经乳汁排泄,但由于许多大环内酯类药物可经乳汁排泄,故哺乳期妇女慎用,必须应用时应暂停哺乳。

【用药实践】

治疗化脓性链球菌引起的急性咽炎和扁桃体炎:治疗化脓性链球菌引起的急性咽炎和扁桃体炎疗程至少 10 天。

麦迪霉素 Midecamycin

【其他名称】

美欧卡、美力泰。

【药物特征】

本品为 16 元环大环内酯类,对甲氧西林敏感葡萄球菌属、化脓性链球菌、肺炎链球菌的抗菌作用较红霉素略差,但对诱导型耐药菌株仍具有抗菌活性;对肺炎支原体具有良好抗菌活性。口服后约 2.4 小时达到峰浓度,组织内药物浓度较高,特别在肺、脾、肾、肝、胆、皮下组织中浓度明显高于血药浓度,且持续时间也较长。主要以代谢产物从胆汁排出,6 小时自尿中排出给药量的 2%~3%。

【适应证】

主要适用于金黄色葡萄球菌、溶血性链球菌、肺炎链球菌等所致的呼吸道感染及皮肤、软组织感染,也可用于支原体肺炎。

【剂型与特征】

口服吸收较好,临床常用剂型主要有:醋酸麦迪霉素颗粒、麦迪霉素片、麦迪霉素胶囊、乙酰麦迪霉素干混悬剂。

【用法用量】

1. 醋酸麦迪霉素颗粒、麦迪霉素片、麦迪霉素胶囊　口服。成人一日 0.8~1.2g,小儿按体重一日 30~40mg/kg(以醋酸麦迪霉素计),分 3~4 次服用。

2. 乙酰麦迪霉素干混悬剂　成人,0.6~1.2g/d;小儿:30~40mg/(kg·d),分 3-4 次给药。

【不良反应】

1. 肝毒性　在正常剂量下本品的肝毒性较小,主要表现为胆汁淤积和暂时性血清转氨酶升高等,一般停药后可恢复。

2. 过敏反应　主要表现为药物热、药疹和荨麻疹等。

3. 偶见恶心、呕吐、上腹不适、食欲减退等胃肠道反应。

【禁忌证】

对本品及大环内酯类药物过敏者禁用。

【药物相互作用】

1. 肝肾功能不全者慎用。

2. 本品与其他大环内酯类药物之间有较密切的交叉耐药性。

3. 如发生过敏反应,应立即停药,并对症处理。

4. 本品在 pH ≥ 6.5 时吸收差,故胃溶衣片较肠溶衣片有利于吸收。

【注意事项】

本品可抑制茶碱的正常代谢,与茶碱合用时可致茶碱的血药浓度异常升高而致中毒,甚至死亡,故两药合用时应监测茶碱的血药浓度。

【FDA妊娠/哺乳分级】

孕妇中使用安全性尚未确立,孕妇在确有应用指征时方可用药。哺乳期妇女应用时应停止哺乳。

【用药实践】

本品为抑菌剂,给药应按一定时间间隔进行,以保持体内药物浓度,利于作用发挥。

(董艺宁 孙 燕)

第五节 四环素类

一、治疗药物概论

四环素类是由放线菌产生的一类带有共轭双键四元稠合环结构的抗生素,为广谱抑菌剂,高浓度时具杀菌作用。可分为天然产品和半合成品两类,其中四环素、土霉素、金霉素为天然产品,又被称为第一代四环素类;多西环素、美他环素、米诺环素等为人工半合成品,可归为第二代四环素类;替加环素为甘氨酰环类抗生素,但其化学结构和作用机制均与四环素类抗生素相似,是米诺环素的衍生物。四环素类在抗菌谱、临床应用等方面相似,主要抑菌机制为药物特异性地与细菌核糖体30S亚基的A位置结合,阻止氨基酰-tRNA在该位上的联结,从而抑制肽链的增长和影响细菌蛋白质的合成。其抗菌谱除了常见的革兰氏阳性菌、革兰氏阴性菌外,多数立克次体属、支原体属、衣原体属、非典型分枝杆菌属、螺旋体也对该类药物敏感。对淋病奈瑟菌具一定抗菌活性,但耐青霉素的淋病奈瑟菌对四环素也耐药。对革兰氏阳性菌的作用优于对革兰氏阴性菌,但肠球菌属对其耐药。对弧菌、鼠疫耶尔森菌、布鲁菌属、弯曲菌、耶尔森菌等革兰氏阴性菌抗菌作用良好,但对铜绿假单胞菌无抗菌活性,对部分厌氧菌属细菌具一定抗菌作用,但远不及甲硝唑、克林霉素等。

由于四环素类抗菌谱广、口服方便,在 20 世纪六七十年代临床曾应用广泛,但其中属无指征滥用甚多,并且在动物饲养中大量使用,以致细菌对四环素类耐药现象严重。另外,该类药物不良反应较多,如对胎儿、新生儿、婴幼儿牙齿、骨骼发育的影响,对肝脏的损害以及加重氮质血症等,因此肝、肾功能不全者慎用,孕妇、哺乳期妇女及 8 岁以下小儿禁用,极大限制了本类药物的临床应用,使其不再作为常见细菌感染的选用药物。目前其主要适应证为立克次体病,支原体、衣原体感染,回归热螺旋体所致的回归热,布鲁菌病,霍乱,兔热病,鼠疫耶尔森菌所致的鼠疫等。另外也可以用于对青霉素类抗菌药物过敏患者的破伤风、气性坏疽、梅毒、淋病和钩端螺旋体病的治疗及炎症反应显著的痤疮治疗。

近年来发现四环素类在一些耐药菌及部分疾病的治疗中疗效明确。例如米诺环素、多西环素具有广谱、高效、低毒等特点,在皮肤病、性传播感染等疾病的治疗中应用广泛。另外,米诺环素、替加环素在一些多重耐药菌如多重耐药鲍曼不动杆菌感染的治疗中也发挥重要作用。并且新的研究发现四环素类除抗菌作用外,还具有抗炎、抗酶、神经保护等多种生物学作用,在治疗自身免疫性疾病尤其在治疗风湿性关节炎中具有较为明确的作用。随着研究的深入,四环素类药物的抗菌特性以及非抗菌作用将发挥更大作用。

二、药物使用精解

四环素 Tetracycline

【其他名称】

四环素碱。

【药物特征】

具有广谱抗病原微生物作用,为抑菌药,高浓度时具杀菌作用。

口服可吸收但不完全,仅 30%~40% 的给药量可从胃肠道吸收。口服吸收受食物和金属离子的影响,后者与药物形成络合物使吸收减少。药物吸收后可广泛分布于体内组织和体液,易渗入胸腔积液、腹水、胎儿循环,但不易透过血脑屏障,能沉积于骨、骨髓、牙齿及牙釉质中。该品可分泌至乳汁,乳汁中浓度可达母血浓度的 60%~80%。蛋白结合率为 55%~70%,该品主要自肾小球滤过排出体外,肾功能正常者血消除半衰期为 6~11 小时,无尿患者可达 57~108 小时,其未吸收部分自粪便以原形排出,少量药物自胆汁分泌至肠道排出,故肾功能减退时可明显影响药物的清除。该药可自血液透析缓慢清除,约可清除给药量的 10%~15%。

【适应证】

用于下列微生物引起的感染:

1. 立克次体病 包括流行性斑疹伤寒、地方性斑疹伤寒、落矶山热、恙虫病和 Q 热。

2. 支原体属感染。

3. 回归热。

4. 布鲁菌病。

5. 霍乱。

6. 兔热病。

7. 鼠疫。

注意在治疗布鲁菌病和鼠疫时需与氨基糖苷类联合应用。

【剂型与特征】

1. 盐酸四环素片、盐酸四环素胶囊 口服剂型有 60%~70% 的给药量可从胃肠道吸收。因食物对其吸收影响较大,宜空腹口服,即餐前 1 小时或餐后 2 小时服用。服药后 1~3 小时内不应服用制酸药。另外应饮用足量水,避免食管溃疡和减少胃肠道刺激症状。

2. 注射用盐酸四环素 为黄色混有白色的结晶性粉末。注意静脉应用时局部可产生疼痛等刺激症状,严重者发生血栓性静脉炎。

3. 四环素软膏 淡黄色或黄色油膏。用于敏感革兰氏阳性菌、革兰氏阴性菌所致的皮肤表面感染。使用时先将患处用温开水洗净后,再将软膏涂于患处,一日1~3次。

4. 四环素眼膏 淡黄色或黄色软膏。用于敏感病原菌所致结膜炎、眼睑炎、角膜炎、沙眼等。涂于眼睑内,一日1~2次。

【用法用量】

四环素制剂全身用药方法与剂量见表3-5-1。

表3-5-1 四环素制剂全身用药方法与剂量

用药人群	给药途径	给药剂量、给药次数及疗程
成人	静脉滴注	一日1~1.5g,分2~3次给药。滴注药液浓度约为0.1%
	口服	一次0.25~0.5g,q6h
8岁以上儿童	静脉滴注	一日10~20mg/kg,分2次给药,一日剂量不超过1g
	口服	一日25~50mg/kg,分4次服用。疗程7~14日;支原体肺炎、布鲁菌病则需3周

【不良反应】

1. 胃肠道反应 如恶心、呕吐、上腹不适、腹胀、腹泻等,偶可发生胰腺炎等,偶有食管炎和食管溃疡的报道,多发生于服药后立即上床的患者。

2. 肝毒性 通常为脂肪肝变性,妊娠期妇女、原有肾功能损害的患者易发生肝毒性,但肝毒性亦可发生于并无上述情况的患者。本品偶可引起胰腺炎,四环素所致胰腺炎也可与肝毒性同时发生,患者并不伴有原发肝病。

3. 变态反应 多为斑丘疹和红斑,少数患者可出现荨麻疹、血管神经性水肿、过敏性紫癜、心包炎以及系统性红斑狼疮皮疹加重,表皮剥脱性皮炎并不常见。偶有过敏性休克和哮喘发生。某些使用四环素的患者日晒时会有光敏现象。所以,应建议患者不要直接暴露于阳光或紫外线下,一旦皮肤有红斑则立即停药。

4. 血液系统反应 偶可引起溶血性贫血、血小板减少、中性粒细胞减少和嗜酸性粒细胞减少。

5. 中枢神经系统反应 偶可致良性颅内压增高,可表现为头痛、呕吐、视乳头水肿等。

6. 肾毒性 原有显著肾功能损害的患者可能发生氮质血症加重、高磷酸血症和酸中毒。

7. 二重感染 长期应用本品可诱发耐药金黄色葡萄球菌、革兰氏阴性杆菌和真菌等引起的消化道、呼吸道和尿路感染,严重者可致败血症。

【禁忌证】
有四环素类药物过敏史者禁用。

【药物相互作用】

1. 与制酸药如碳酸氢钠同用时,由于胃内 pH 增高,可使本品吸收减少,活性减低,故服用本品后 1~3 小时内不应服用制酸药。

2. 含钙、镁、铁等金属离子的药物,可与螯合四环素类形成不溶性络合物,使其吸收减少,生物利用度下降。

3. 与全身麻醉药甲氧氟烷合用时,可增强其肾毒性。

4. 与强利尿药如呋塞米等药物合用时可加重肾功能损害。

5. 与其他肝毒性药物(如抗肿瘤化疗药物)合用时可加重肝损害。

6. 降血脂药考来烯胺或考来替泊可影响本品的吸收,必须间隔数小时分开服用。

7. 可降低避孕药效果,增加经期外出血的可能。

8. 可抑制血浆凝血酶原的活性,所以接受抗凝治疗的患者需要调整抗凝药的剂量。

【注意事项】

1. 交叉过敏反应 四环素类各品种间存在交叉过敏。

2. 长期用药期间应定期随访检查血常规及肝、肾功能。肝病患者和肾功能损害者不宜应用。如确有指征应用时须慎重考虑,并调整剂量。

3. 治疗性病时,如怀疑同时合并螺旋体感染,用药前须行暗视野显微镜检查及血清学检查。

4. 由于较长时间静脉给药有发生血栓性静脉炎的可能,故应在病情许可时尽早改为口服给药。

5. 四环素可在任何骨组织中形成稳定的钙化合物,导致恒齿黄染、牙釉质发育不良和骨生长抑制,故 8 岁以下小儿不宜使用。

6. 老年患者常伴有肾功能减退,因此需调整剂量。应用本品,易引起肝毒性,故老年患者需慎用。

【FDA 妊娠 / 哺乳分级】

D 级 /L2 级。四环素可透过胎盘屏障进入胎儿体内,沉积在牙齿和骨的钙质区内,引起胎儿牙齿变色,牙釉质再生不良及抑制胎儿骨骼生长,该类药物在动物中有致畸胎作用。妊娠期间患者对四环素的肝毒性反应尤为敏感,因此妊娠期妇女应避免使用此类药物。如确有指征应用本品时一日滴注剂量以 1g 为宜,不应超过 1g,其血药浓度应保持在 15mg/L 以下。四环素可自乳汁分泌,乳汁中浓度较高,对乳儿有潜在的发生严重不良反应的可能,哺乳期妇女应用时应暂停授乳。

【用药实践】

1. 什么是四环素牙　四环素牙是一种在牙齿发育期中对四环素族药物使用不当所致的内源性永久性着色。包括四环素、金霉素、地美环素（去甲金霉素）和土霉素（地霉素），尤以四环素为明显。1950 年，国外报道四环素族药物引起牙着色，其后又报道四环素沉积于牙、骨骼以至指甲等，而且还能引起釉质发育不全。早在 1963 年，美国食品药品管理局已对四环素在 8 岁以前儿童牙形成期中可能产生的影响发出警告，但仍有许多人受累。我国直至 20 世纪 70 年代中期才引起注意。

四环素牙刚萌出时呈黄色，在紫外光下泛荧光，随着牙本质内四环素被氧化而逐渐失去荧光性质，牙齿颜色由黄色变为棕褐色或深灰色。其着色的程度、范围与以下因素有关：①四环素类药物的种类及其本身的颜色，如金霉素呈灰棕色，地美环素呈黄色，土霉素呈淡黄色。②四环素的氧化产物的色泽。③服药时婴幼患者的年龄。在婴幼儿早期形成外层牙本质时用药影响最大，因着色带越靠近釉牙本质界，越易显色。④与釉质本身的结构有关。釉质严重缺损，牙本质暴露，则颜色越深；轻度釉质矿化不良，釉质丧失透明度而呈白垩色时，由于牙釉质折光率的改变而掩饰了着色的牙本质，使牙色看起来接近正常。

2. 药物过量的处理　过量时可能引起致命的肝毒性及其他严重不良反应，该药无特异性拮抗剂，药物过量时主要是对症疗法和补液等支持疗法。

土霉素 Oxytetracycline

【其他名称】

盐酸地霉素、氧四环。

【药物特征】

土霉素作用机制为特异性与细菌核糖体 30S 亚基的 A 位置结合，抑制肽链增长和影响细菌蛋白质的合成，抗菌谱和应用与四环素相同。对肠道感染,包括阿米巴痢疾,疗效略强于四环素,与四环素有密切的交叉耐药。口服吸收约 58%,半衰期为 9 小时,蛋白结合率为 35%,尿中药物回收率为 70%,其他特征与四环素相同。

【适应证】

1. 本品作为选用药物可用于下列疾病:

(1)立克次体病:包括流行性斑疹伤寒、地方性斑疹伤寒、落矶山热、恙虫病和 Q 热。

(2)支原体属感染。

(3)衣原体属感染:包括鹦鹉热、性病、淋巴肉芽肿、非淋菌性尿道炎、输卵管炎、宫颈炎及沙眼。

(4)回归热。

(5)布鲁菌病。

(6)霍乱。

(7)兔热病。

(8)鼠疫。

(9)软下疳。

注意在治疗布鲁菌病和鼠疫时需与氨基糖苷类联合应用。

2. 由于目前常见致病菌对本品耐药现象严重,仅在病原菌对本品敏感时,方可作为选用药物。

【剂型与特征】

目前仅口服制剂,主要有土霉素片及土霉素胶囊,宜空腹口服,即餐前 1 小时或餐后 2 小时服用,避免食物对吸收的影响。

【用法用量】

口服,成儿一日 1.5~2.0g,分 3~4 次;8 岁以上小儿一日 30~40mg,分 3~4 次。8 岁以下小儿禁用本品。

【不良反应】

1. 消化系统 胃肠道症状如恶心、呕吐、上腹不适、腹胀、腹泻,偶有胰腺炎、食管炎和食管溃疡的报道,多发生于服药后立即卧床的患者。

2．肝毒性 通常为脂肪肝变性，孕妇、原有肾功能损害的患者易发生肝毒性，但肝毒性亦可发生于并无上述情况的患者。

3．过敏反应 多为斑丘疹和红斑，此外可见荨麻疹、血管神经性水肿、过敏性紫癜、心包炎以及系统性红斑狼疮加重，表皮剥脱性皮炎并不常见。偶有过敏性休克和哮喘发生。某些用四环素的患者日晒时有光敏现象。所以，应建议患者不要直接暴露于阳光或紫外线下，一旦皮肤有红斑则立即停药。

4．血液系统 偶可引起溶血性贫血、血小板减少、中性粒细胞减少和嗜酸性粒细胞减少。

5．中枢神经系统 偶可致良性颅内压增高，可表现为头痛、呕吐、视乳头水肿等。

6．肾毒性 原有显著肾功能损害的患者可能发生氮质血症加重、高磷酸血症和酸中毒。

7．二重感染 长期应用本品可发生耐药金黄色葡萄球菌、革兰氏阴性杆菌和真菌等的消化道、呼吸道和尿路感染，严重者可致败血症。

8．本品可沉积在牙齿和骨骼中，致牙齿产生不同程度的变色黄染、牙釉质发育不良及龋齿，并可致骨骼发育不良。

9．应用本品可使人体内正常菌群减少，导致维生素 B 缺乏，真菌繁殖，出现口干、咽痛、口角炎和舌炎等。

【禁忌证】

有四环素类药物过敏史者禁用。

【药物相互作用】

1．与制酸药如碳酸氢钠同用时，由于胃内 pH 增高，可使本品吸收减少，活性减低，故服用本品后 1~3 小时内不应服用制酸药。

2．含钙、镁、铁等金属离子的药物，可与本品形成不溶性络合物,使本品吸收减少。

3. 与全身麻醉药甲氧氟烷同用时,可增强其肾毒性。

4. 与强利尿药如呋塞米等药物同用时可加重肾功能损害。

5. 与其他肝毒性药物(如抗肿瘤化疗药物)同用时可加重肝损害。

6. 降血脂药考来烯胺或考来替泊可影响本品的吸收,必须间隔数小时分开服用。

7. 本品可降低避孕药效果,增加经期外出血的可能。

8. 本品可抑制血浆凝血酶原的活性,所以接受抗凝治疗的患者需要调整抗凝血药的剂量。

【注意事项】

1. 交叉过敏反应　对一种四环素类药物呈现过敏者可对该品呈现过敏。

2. 对诊断的干扰

(1)测定尿邻苯二酚胺(Hingerty 法)浓度时,由于该品对荧光的干扰,可使测定结果偏高。

(2)该品可使碱性磷酸酶、血尿素氮、血清淀粉酶、血清胆红素、血清转氨酶(AST、ALT)的测定值升高。

3. 长期用药应定期检查血常规以及肝、肾功能。

4. 口服该品时,应饮用足量(约 240ml)水,避免食管溃疡和减少胃肠道刺激症状。

5. 下列情况存在时须慎用或避免应用:

(1)由于该品可致肝损害,因此原有肝病者不宜用此类药物。

(2)由于该品可加重氮质血症,已有肾功能损害不宜应用此类药物,如确有指征应用时须慎重考虑,并调整剂量。

6. 治疗性病时,如怀疑同时合并梅毒螺旋体感染,用药前须行暗视野显微镜检查及血清学检查,后者每月 1 次,至少4次。

【FDA妊娠/哺乳分级】

D级。本品可透过胎盘屏障进入胎儿体内，沉积在牙齿和骨的钙质区内，引起胎儿牙齿变色、牙釉质再生不良及抑制胎儿骨骼生长，此外该类药物在动物实验中有致畸胎作用，因此妊娠期妇女不宜使用本品。本品可自乳汁分泌，乳汁中浓度较高，对乳儿有潜在的发生严重不良反应的可能，哺乳期妇女应用时应暂停授乳。

【用药实践】

药物过量的处理：本品无特异性拮抗药，药物过量时应给予催吐、洗胃及大量饮水及补液等对症治疗及支持治疗。

多西环素 Doxycycline

【其他名称】

强力霉素、脱氧土霉素、长效土霉素、多迪、艾瑞得安。

【药物特征】

多西环素为土霉素经 6α- 位上脱氧而得到的一种半合成四环素类抗生素，制剂为盐酸盐。为广谱抑菌剂，高浓度时具杀菌作用。其作用机制与四环素相同，可特异性地与细菌核糖体30S 亚基的 A 位置结合，抑制肽链的增长和影响细菌蛋白质的合成。本品对各类常见革兰氏阳性菌、革兰氏阴性菌均有抗菌作用，对阳性菌作用优于阴性菌，但肠球菌属对其耐药。其他如放线菌属、炭疽芽孢杆菌、单核细胞性李斯特菌、厌氧芽孢梭菌、诺卡菌属、弧菌、布鲁菌属、弯曲菌、耶尔森菌对其敏感。对淋病奈瑟菌具一定抗菌活性，但耐青霉素的淋病奈瑟菌对其也耐药。立克次体属、支原体属、衣原体属、非结核性分枝杆菌属、螺旋体对其敏感。

口服易吸收，受进食影响小，主要分布在肝脏的胆汁中，以生物活性形式通过尿液和粪便排泄。在正常人体内 3 天的肾排出量约为 40%。肾功能不全者（肌酐清除率低于 10ml/min ）的排出量只有 1%~5%。血浆半衰期 18~22 小时。

【适应证】

目前用于下列感染性疾病：

1. 用于非典型病原体所致的感染，如立克次体属、肺炎支原体、回归热螺旋体所致的感染及鹦鹉热和鸟疫、性病淋巴肉芽肿和腹股沟肉芽肿。

2. 用于杜克雷嗜血杆菌、鼠疫耶尔森菌和土拉巴斯德菌、杆状巴通体属、拟杆菌属、逗点状弧菌和胚儿弧菌、布鲁菌（与链霉素合用）所致的感染。

3. 若细菌敏感性试验表明对药物足够敏感，则多西环素可用于下列革兰氏阴性菌引起的感染：大肠埃希菌、产气肠杆菌、志贺菌属、Mima 菌属和赫尔菌属、流感嗜血杆菌、克雷伯菌属。

4. 若细菌敏感性试验表明对药物足够敏感，则多西环素可用于下列革兰氏阳性菌引起的感染：链球菌、炭疽芽孢杆菌、肺炎链球菌、金黄色葡萄球菌。

5. 可用于中、重度痤疮患者作为辅助治疗。

6. 可用于治疗成人牙周炎。

【剂型与特征】

1. 盐酸多西环素片、盐酸多西环素胶囊、盐酸多西环素干混悬剂。

2. 盐酸多西环素分散片 可直接口服（吞服），或加入适量水中，振摇分散后服用。

3. 盐酸多西环素肠溶胶囊 对胃刺激较普通胶囊小，不可剥开服用。

口服吸收完全，约可吸收给药量的 90% 以上，进食对其吸收的影响小，可与食物同服。

【用法用量】

见表 3-5-2。

表 3-5-2 多西环素的用法与用量

用药人群、治疗的疾病	给药途径	单次给药剂量、给药次数及疗程
成人		
抗寄生虫感染	口服	首日 100mg, q12h, 第 2 日继以 100~200mg, qd 或 50~100mg, q12h
淋菌性尿道炎和宫颈炎	口服	一次 100mg, q12h, 共 7 日
非淋菌性尿道炎, 由沙眼衣原体或解脲脲原体引起者, 以及沙眼衣原体所致的单纯性尿道炎、宫颈炎或直肠感染	口服	一次 100mg, bid, 疗程至少 7 日
梅毒	口服	一次 150mg, q12h, 疗程至少 10 日
儿童		
8 岁以上者才能服用。体重若超过 45kg 者用量同成人	口服	按体重一日 2.2mg/kg, q12h, 继以 2.2~4.4mg/kg, qd, 或 2.2mg/kg, q12h

注: 8 岁以下儿童禁用

【不良反应】

1. 消化系统 恶心、呕吐、腹泻、舌炎、吞咽困难、小肠结肠炎以及肛门和生殖器的炎性损伤(念珠菌过度生长)。

2. 过敏反应 多为斑丘疹和红斑, 少数患者可有荨麻疹、血管神经性水肿、过敏性紫癜、心包炎以及系统性红斑狼疮皮损加重, 表皮剥脱性皮炎并不常见。偶有过敏性休克和哮喘发生。某些用本品的患者日晒可有光敏现象。所以, 建议患者服用本品期间不要直接暴露于阳光或紫外线下, 一旦皮肤有红斑应立即停药。

3. 肝毒性 脂肪肝变性患者和妊娠期妇女容易发生,亦可发生于并无上述情况的患者。偶可发生胰腺炎,本品所致胰腺炎也可与肝毒性同时发生,患者并不伴有原发肝病。

4. 中枢神经系统 偶可致良性颅内压增高,可表现为头痛、呕吐、视乳头水肿等,停药后可缓解。

5. 血液系统 溶血性贫血、血小板减少症、中性粒细胞减少症和嗜酸性粒细胞增多。

6. 二重感染 长期应用本品可发生耐药金黄色葡萄球菌、革兰氏阴性菌和真菌等引起的消化道、呼吸道和尿路感染,严重者可致败血症。

【禁忌证】

对任何一种四环素类药物有过敏史的患者禁用。

【药物相互作用】

1. 多西环素与肝药酶诱导剂苯巴比妥、苯妥英钠等同时用药,可使其半衰期缩短,并使血药浓度降低而影响疗效,因此应调整多西环素的剂量。

2. 可干扰青霉素的杀菌作用,应避免与青霉素合用。

3. 由于四环素类能降低血浆凝血酶的活性,进行抗凝治疗的患者应降低抗凝剂的用量。

4. 使用时不能联合用铝、钙、镁、铁等金属离子药物。

【注意事项】

1. 8 岁以下儿童禁用。在牙齿生长发育期(怀孕后期、婴儿期以及 8 岁前儿童)使用四环素类药物,会造成永久性牙齿变色。

2. 表现为强度晒斑的光敏性反应,易暴露于太阳光照和紫外线灯照射的患者应注意。

3. 偶有食管炎和食管溃疡的报道,多发生于服药后立即卧床的患者。

4. 应用本品时可能发生耐药菌的过度繁殖。一旦发生二重感染,立即停用本品并予以相应治疗。

【FDA 妊娠/哺乳分级】

D 级/L3 级。多西环素可透过胎盘屏障进入胎儿体内,沉积在牙齿和骨的钙质区内,引起胎儿牙齿变色,牙釉质再生不良及抑制胎儿骨骼生长,该类药物在动物实验中有致畸作用,因此孕妇不宜使用。多西环素可自乳汁分泌,乳汁中浓度较高,哺乳期妇女应用时应暂停哺乳。

【用药实践】

1. 对特殊病原体的作用,可用于预防恶性疟和钩端螺旋体感染。

2. 用于多重耐药菌的治疗 《中国鲍曼不动杆菌感染诊治与防控专家共识》推荐多西环素可与其他抗菌药物联合治疗鲍曼不动杆菌感染。《中国嗜麦芽窄食单胞菌感染诊治与防控专家共识》提出,多西环素体外对嗜麦芽窄食单胞菌具有抗菌活性,但临床经验十分有限。给药方案为多西环素一次 100mg,q12h,静脉滴注或口服。

3. 具有抗菌作用外的其他药理作用 目前研究发现多西环素通过抑制金属蛋白酶而具有多种药理活性,如抗肿瘤、改善心功能、保护神经、平喘等作用,但这些新的药理作用研究都还停留在动物实验阶段,没有得到临床验证。

4. 警惕长期用药风险 长期使用可使人体内正常菌群减少,并致维生素缺乏、真菌繁殖,出现口干、咽炎、口角炎和舌炎等。长期用药时应定期随访检查血常规以及肝功能。

5. 药物过量的处理 无特异拮抗药,药物过量时应给予催吐、洗胃、大量饮水和补液等对症治疗及支持作用。

米诺环素 Minocycline

【其他名称】

美满霉素、二甲胺四环素。

【药物特征】

可抑制细菌蛋白质的合成，为抑菌药，但在高浓度时也具杀菌作用。对革兰氏阳性菌包括耐四环素的金黄色葡萄球菌、链球菌等和革兰氏阴性菌中的淋病奈瑟菌均有很强的作用；对革兰氏阴性杆菌的作用一般较弱；对沙眼衣原体和解脲脲原体有较好的抑制作用。

口服后迅速被吸收，脂溶性较高，易渗透入许多组织和体液中，如甲状腺、肺、脑和前列腺等，且能进入细胞内。该药血清蛋白结合率为 55%~75%。在体内代谢较多，排泄缓慢，仅4%~9% 药物由肾脏排泄，相当部分药物由粪便排出。血消除半衰期为 11.1~22.1 小时。肝功能不全患者用药后的半衰期无显著延长。

【适应证】

适用于因葡萄球菌、链球菌、肺炎链球菌、淋病奈瑟菌、志贺菌、大肠埃希菌、克雷伯菌、变形杆菌、铜绿假单胞菌、梅毒螺旋体及衣原体等对本品敏感的病原体引起的下列感染：

1. 尿道炎、男性非淋菌性尿道炎（nongonococcal urethritis，NGU）、前列腺炎、淋病、膀胱炎、附睾炎、宫内感染、肾盂肾炎、肾盂炎、肾盂膀胱炎等。

2. 浅表性化脓性感染　痤疮、扁桃体炎、肩周炎、毛囊炎、脓皮症、疖、痈、蜂窝织炎、汗腺炎、皮脂腺囊肿、乳头状皮肤炎、甲沟炎、脓肿、鸡眼继发性感染、咽炎、泪囊炎、睑缘炎、睑腺炎、牙龈炎、冠周炎、牙科性上腭窦炎、感染性上腭囊肿、牙周炎、外耳炎、外阴炎、阴道炎、创伤感染、手术后感染。

3. 深部化脓性疾病　乳腺炎、淋巴管（结）炎、颌下腺炎、骨髓炎、骨炎。

4. 急慢性支气管炎、喘息性支气管炎、支气管扩张、支气管肺炎、细菌性肺炎、异型肺炎、肺部化脓症。

5. 梅毒。

6. 中耳炎、鼻窦炎。

7. 痢疾、肠炎、感染性食物中毒、胆管炎、胆囊炎。

8. 腹膜炎。

9. 败血症、菌血症。

【剂型与特征】

1. 盐酸米诺环素片。

2. 盐酸米诺环素胶囊。

口服剂型可与食品、牛奶或含碳酸盐饮料同服,服用时应多饮水。

3. 盐酸米诺环素软膏 用于牙科牙周炎的治疗,可用于洁治或龈下刮治后,将软膏注满患部牙周袋内。

【用法用量】

见表 3-5-3。

表 3-5-3 米诺环素的用法与用量

用药人群、治疗的疾病	给药途径	单次给药剂量、给药次数及疗程
成人:常用剂量	口服	首次 200mg,以后每次 100mg,q12h
沙眼衣原体、解脲脲原体所致单纯性非淋菌性尿道炎	口服	每次 100mg,q12h,至少用药 7 天
8 岁以上儿童常用剂量	口服	首剂 4mg/kg,以后 2mg/kg,q12h

注:8 岁以下儿童禁用

【不良反应】

1. 菌群失调 较多见,轻者引起维生素缺乏,也常可见到由于白念珠菌和其他耐药菌所引起的二重感染,也可发生艰难梭菌性抗生素相关性肠炎。

2. 消化道反应 食欲减退、恶心、呕吐、腹痛、腹泻、口腔炎、舌炎、肛门周围炎等；偶可发生食管溃疡。

3. 肝损害　偶可见恶心、呕吐、黄疸、脂肪肝、ALT 及 AST 升高。

4. 肾损害　可加重肾功能不全者的肾损害，导致血尿素氮和肌酐值升高。

5. 影响牙齿和骨发育，可沉积于牙齿和骨中。

6. 过敏反应　主要表现为皮疹、荨麻疹、药物热、光敏性皮炎和哮喘等。罕见全身性红斑狼疮。

7. 可见眩晕、耳鸣、共济失调伴恶心、呕吐等前庭功能紊乱（呈剂量依赖性，女性比男性多见），常发生于最初几次剂量时，一般停药24~48 小时后可恢复。

8. 血液系统　偶有溶血性贫血、血小板减少、中性粒细胞减少、嗜酸性粒细胞增多等。

9. 维生素缺乏症　偶有维生素 K 缺乏症状，维生素 B 族缺乏症状（如舌炎、口腔炎、食欲减退、神经炎）。

10. 颅内压增高　偶见呕吐、头痛、复视等。

11. 其他　偶有休克现象、倦怠感。长期服用本品，可使甲状腺变为棕黑色。

【禁忌证】

对任何四环素类药物或本品中的任一成分过敏者禁用。

【药物相互作用】

1. 与抗凝血药合用时，应降低抗凝血药的剂量。

2. 制酸药可与米诺环素合用形成不溶性络合物而使米诺环素的吸收减少、活性降低。

3. 巴比妥类、苯妥英或卡马西平可诱导微粒体酶的活性致使米诺环素血药浓度降低。

4. 与全麻药甲氧氟烷合用可导致致命性的肾毒性。与麦角生物碱或其衍生物同时给药时，会增加麦角中毒的风险。

5. 与强利尿药合用可加重肾损害。与其他肝毒性药物合用可加重肝损害。

6. 能降低口服避孕药的效果。

【注意事项】

1. 由于该药具有前庭毒性,不作为脑膜炎奈瑟菌带菌者和脑膜炎奈瑟菌感染的治疗药物。

2. 由于可致头晕、倦怠等,汽车驾驶员、从事危险性较大的机器操作及高空作业者应避免服用。

3. 米诺环素滞留于食管并崩解时,会引起食管溃疡,故应多饮水,尤其临睡前服用时。

4. 对本品过敏者有可能对其他四环素类也过敏。

【FDA 妊娠 / 哺乳分级】

D 级 /L4 级。米诺环素可通过胎盘,孕妇服用后可引致胎儿损害。米诺环素可在人乳中分泌,哺乳期使用应决定是停止哺乳还是停止用药。

【用药实践】

1. 用于多重耐药菌的治疗 近年来,鲍曼不动杆菌对各类抗菌药的耐药性高,治疗困难,米诺环素可作为治疗多重耐药鲍曼不动杆菌感染的联合用药之一。美国 FDA 已批准米诺环素针剂用于敏感不动杆菌属细菌感染的治疗。《中国嗜麦芽窄食单胞菌感染诊治与防控专家共识》提出,米诺环素可用于治疗嗜麦芽窄食单胞菌感染,但临床经验有限。给药方案为米诺环素一次 100mg, q12h, 口服。

2. 用于脑膜炎奈瑟菌感染的预防用药 英国说明书批准米诺环素用于脑膜炎奈瑟菌感染的预防用药,推荐剂量为米诺环素一次 100mg, q12h, 连续口服 5 天。

3. 外用制剂可用于牙周炎的治疗 盐酸米诺环素软膏可用于牙周炎的治疗,临床评价疗效较好。

4. 用药期间应定期检查肝、肾功能。严重肾功能不全患者的剂量应低于常用剂量,如需长期治疗,应监测血药浓度。

替加环素 Tigecycline

【其他名称】

泰阁。

【药物特征】

为甘氨酰环素类抗菌药，与四环素类结构相似，其抑菌机制亦抑制细菌蛋白质合成。独特的取代形式赋予替加环素独特的微生物学特性，不受四环素类两大耐药机制（外排泵和核糖体保护）的影响，不受 β- 内酰胺酶（包括超广谱 β- 内酰胺酶）、靶位修饰、大环内酯类外排泵或酶靶位改变（如螺旋酶/拓扑异构酶）等耐药机制的影响。具有广谱抗菌活性，同时覆盖耐药阴性菌、耐药阳性菌、厌氧菌及非典型病原体。未发现与其他抗菌药物存在交叉耐药，可治疗多种现有抗生素无效的耐药菌感染。其抗菌作用呈时间依赖性且半衰期和 PAE 较长。

替加环素血清蛋白结合率为 71%~89%，组织分布广泛，其分布超过其血清容积。其中胆囊、结肠的药物浓度较高。代谢不广泛，仅产生微量代谢产物。替加环素的主要消除途径为原形及其代谢产物的胆道排泄。给药剂量的大部分通过胆道/粪便排泄消除，另一部分经尿液排泄。中重度肝功能损害患者替加环素的总清除率降低，半衰期延长。肾功能损害患者的药动学特性未见显著改变。

【适应证】

适用于 18 岁以上患者在下列情况下由特定细菌的敏感菌株所致感染的治疗：

1. 复杂性腹腔内感染　包括弗劳地枸橼酸杆菌、阴沟肠杆菌、大肠埃希菌、产酸克雷伯菌、肺炎克雷伯菌、粪肠球菌（仅限于万古霉素敏感菌株）、金黄色葡萄球菌（甲氧西林敏感菌株和甲氧西林耐药菌株）、咽峡炎链球菌族（包括咽峡炎链球菌、中间链球菌和星座链球菌）、脆弱拟杆菌、多形拟杆菌、单形拟杆菌、普通拟杆菌、产气荚膜梭菌和微小消化链球菌等所致者。

2. 复杂性皮肤和皮肤软组织感染　包括大肠埃希菌、粪肠球菌(万古霉素敏感菌株)、金黄色葡萄球菌(甲氧西林敏感菌株及耐药菌株)、无乳链球菌、咽峡炎链球菌族(包括咽峡炎链球菌、中间链球菌和星座链球菌)、化脓性链球菌、阴沟肠杆菌、肺炎克雷伯菌和脆弱拟杆菌等所致者。

3. 社区获得性细菌性肺炎　包括肺炎链球菌(青霉素敏感菌株,包括伴发菌血症者)、流感嗜血杆菌(β-内酰胺酶阴性菌株)和嗜肺军团菌引起的肺炎。

【剂型与特征】

注射用替加环素,为橙色冻干块状物或粉末。应贮藏于20~25℃。本品复溶后可在室温(不超过25℃)下贮藏达24小时(若复溶后在室温下以输液瓶或静脉输液袋贮藏,则可达6小时)。一旦复溶后贮藏温度超过25℃,替加环素应立即被使用。相应地若以0.9%氯化钠注射液或5%葡萄糖注射液复溶后应立即转移至静脉输液袋,在2~8℃冷藏条件下可贮藏48小时。

【用法用量】

1. 静脉滴注　推荐的给药方案为首剂100mg,然后,50mg,q12h。替加环素的静脉滴注时间应该每12小时给药1次,每次约30~60分钟。

2. 替加环素用于治疗复杂性皮肤和皮肤软组织感染或复杂性腹腔内感染的推荐疗程为5~14天,治疗社区获得性细菌性肺炎的推荐疗程为7~14天。治疗疗程应该根据感染的严重程度及部位、患者的临床和细菌学进展情况而定。

3. 轻至中度肝功能损害(Child-Pugh分级A和B级)患者不需调整剂量。根据重度肝功能损害患者(Child-Pugh分级C级)的药代动力学特征,替加环素的剂量应调整为起始剂量100mg,然后维持剂量25mg,q12h。重度肝功能损害患者(Child-Pugh分级C级)应谨慎用药并监测治疗反应。

4. 肾功能损害或接受血液透析患者不需对替加环素进行剂量调整。

【不良反应】

1. 胃肠道反应　为最常见不良反应,主要表现为恶心、呕吐,通常发生于治疗的第1~2天。大多数与替加环素和对照药物相关的恶心及呕吐的严重程度为轻至中度。另外可有厌食、腹痛、消化不良。

2. 过敏反应　皮肤瘙痒及皮疹。

3. 神经系统反应　头晕、头痛,或嗜睡。

4. 假膜性结肠炎　严重程度可以为轻度至威胁生命。非敏感性微生物过度生长,包括真菌。

5. 四环素类不良反应　替加环素在结构上与四环素类抗生素相似。四环素类不良反应可能包括光敏感、假性脑瘤、胰腺炎和抗合成代谢作用,导致 BUN 升高、氮质血症、酸中毒和高磷血症。如果在牙齿发育期间使用替加环素,可能导致永久性牙齿变色。

6. 注射部位炎症、疼痛、水肿、静脉炎。

7. 血液淋巴系统　活化部分凝血活酶时间(APTT)延长、凝血酶原时间(PT)延长、嗜酸性粒细胞增多、国际标准化比率(INR)升高、血小板减少。

8. 泌尿生殖系统　阴道念珠菌病、阴道炎、白带过多。

【禁忌证】

禁用于已知对本品任何成分过敏的患者。对四环素类抗生素过敏的患者可能对替加环素过敏。

【药物相互作用】

1. 替加环素未显著改变华法林对 INR 的影响。另外,华法林未对替加环素的药代动力学特性造成影响。但替加环素与华法林合并用药应该监测凝血酶原时间或其他合适的抗凝试验。

2. 与口服避孕药同时使用可导致口服避孕药作用降低。

3. 替加环素能使地高辛的 C_{max} 轻度降低 13%，但对地高辛的 AUC 或清除率并无影响。以 ECG 间期改变作为衡量标准，C_{max} 的轻度改变并未影响地高辛的稳态药效学效应。另外，地高辛不影响替加环素的药代动力学特性。因此，与地高辛合用时两者均不需调整剂量。

【注意事项】

1. 替加环素在结构上与四环素类抗生素相似，因此，四环素类抗生素过敏的患者应慎用替加环素。应当用于确诊或高度怀疑细菌感染的情况，除外使用不仅不会使患者获益，还会增加出现耐药菌的风险。

2. 在复杂性皮肤和软组织感染、复杂性腹腔内感染、糖尿病足感染、医院获得性肺炎临床研究以及耐药性病原体研究中，观察到接受替加环素治疗的患者的死亡率在数值上高于对照治疗。这些结果的原因仍然未知，但不能排除疗效和安全性比对照药物差。

3. 一项医院获得性肺炎（包括呼吸机相关性肺炎）患者的研究未能证明替加环素的有效性。该研究中，患者被随机分配进入替加环素组（首剂 100mg，然后 50mg，q12h）或对照药组。此外，患者被允许接受特定的辅助疗法。接受替加环素治疗的呼吸机相关性肺炎患者亚组与对照药组相比，治愈率较低（临床可评价人群 47.9% 比 70.1%）。

4. 在接受替加环素治疗的患者中，可观察到总胆红素浓度、凝血酶原时间及转氨酶类升高的情况。有发生严重的肝功能障碍和肝衰竭的个案报道。尽管替加环素治疗患者中发生的肝衰竭可能是由于基础病症或伴随药物，但仍应该考虑替加环素在这些事件中的可能作用。其中的一些患者同时服用了多种药物。应监测接受替加环素治疗的肝功能检查异常的患者，防止肝功能继续恶化并评价替加环素治疗的风险和受益。这些不良事件可能在停药后发生。

【FDA 妊娠 / 哺乳分级】

D 级 /L3 级。妊娠妇女使用本药可导致胎儿受到伤害，只有在对胎儿的潜在益处超过潜在风险时才可考虑在妊娠期间使用。应用于哺乳期妇女时应谨慎。

【用药实践】

1. 用于医院获得性肺炎（HAP）的治疗　替加环素说明书中指出其不适用于治疗医院获得性或呼吸机相关性肺炎。在一项对照临床研究中，替加环素治疗患者死亡率增加和疗效降低。但在《抗菌药物超说明书用法专家共识》中指出，已有多项临床研究将替加环素应用于 HAP（包括 VAP）治疗并获得了较好的临床疗效，尤其大剂量应用时其疗效可以优于亚胺培南或相仿。2008 年《亚太 HAP 专家共识》将其推荐作为 HAP 中 MDR 不动杆菌和产超广谱 β- 内酰胺酶（ESBL）肠杆菌科细菌的一线用药，MRSA 感染的二线用药。

多重耐药不动杆菌已成为我国大型医院 HAP 的首要致病原，且可选择的敏感药物极为有限，因而替加环素超适应证用法在我国比较普遍。为确保疗效及延缓细菌耐药性发展，建议尽量采用联合用药。

2. 用于继发性菌血症　在 8 项多中心 Ⅲ 期临床研究中，共 170 例继发性菌血症患者入选研究，研究结果显示，总体临床治愈率替加环素组为 81.3%，对照组（包括万古霉素 - 氨曲南、亚胺培南 - 西司他丁、左氧氟沙星、万古霉素或利奈唑胺）为 78.5%，安全性参数两组无差异。

3. 用于糖尿病足感染伴骨髓炎　替加环素说明书中指出其不适用于治疗糖尿病足感染。在一项临床研究中未能证实替加环素治疗糖尿病足感染的非劣效性。但在《抗菌药物超说明书用法专家共识》中提到一项 Ⅲ 期随机双盲临床研究，纳入 30 个国家地区 119 个中心 1073 例糖尿病足伴或不伴骨髓炎患者，观察替加环素的疗效和安全性。其中不伴有骨髓炎患者替加环素的治愈率为 77.5%, 对照组 (厄他培南 ± 万古霉素) 为 82.5%; 对糖尿病足伴骨髓炎患者替加环素组治愈率较低, 为 31.6%; 对照组为 54.2%(B 级)。替加环素的疗程在治疗糖尿病足时可延长至 28 天, 伴有骨髓炎时可以延长至 42 天。

4. 剂量对疗效的影响 一项国际多中心、双盲、随机对照Ⅱ期临床试验, 共筛选 75 个研究中心的 114 例 HAP 或 VAP 患者, 随机接受中剂量替加环素一次 75mg, q12h 和高剂量替加环素一次 100mg, q12h, 对照药为亚胺培南 - 西司他丁一次 1g, q8h, 疗程 7~14 天。研究结果显示, 替加环素高剂量组 (100mg) 的有效率为 85.0%(17/20), 中剂量组 (75mg) 的有效率为 69.6% (16/23), 亚胺培南 - 西司他丁组为 75.0%(18/24); 替加环素高剂量的疗效明显高于另外两组, 未观察到不良反应随剂量增加而上升。

5. 警惕替加环素给药相关的急性胰腺炎 已有与替加环素给药相关的急性胰腺炎, 包括致死性病例的报道。对服用替加环素并出现提示急性胰腺炎的临床症状、指征或实验室检测指标异常的患者需考虑诊断为急性胰腺炎。绝大多数报道的病例在至少治疗 1 周后发生。在无已知胰腺炎危险因素的患者中已有相关病例报道。患者通常在停用替加环素后症状改善。对怀疑出现胰腺炎的患者应考虑停止替加环素治疗。

6. 儿童用药 不推荐 18 岁以下患者使用本品。18 岁以下患者的疗效及安全性尚不明确。由于在临床研究中观察到接受替加环素治疗的成年患者的死亡率增加, 因此未在儿科患者中开展评价替加环素安全性和疗效的研究。说明书基于儿科患者药代动力学研究的数据, 推荐了儿科患者的用药剂量, 以在没有其他可用抗菌药物的情况下参考。因为药物对牙齿发育的作用, 不推荐用于 8 岁以下患者。

7. 给药注意事项 该药可通过专用输液管或 Y 型管静脉给药。如果同一输液管连续用于输注多种药物, 应该在输注本品前后应用 0.9% 氯化钠注射液（USP）或 5% 葡萄糖注射液（USP）冲洗管线。两性霉素 B、两性霉素 B 脂质体复合物、地西泮、埃索美拉唑和奥美拉唑不应通过同一 Y 型管与替加环素同时给药。

8. 药物过量的处理　替加环素过量尚无特殊治疗措施。单剂量静脉给予健康志愿者替加环素 300mg（60 分钟以上）可导致恶心和呕吐的发生率增加。在小鼠中进行的单剂量静脉给药毒性研究结果显示，雄性小鼠的估计半数致死量（LD_{50}）为 124mg/kg，雌性小鼠的 LD_{50} 为 98mg/kg。两种性别大鼠的 LD_{50} 均为 106mg/kg。血液透析不能显著清除替加环素。

（杨　静）

第六节　糖　肽　类

一、治疗药物概论

糖肽类抗菌药物在结构上具有高度修饰的七肽骨架，分子中含有糖及肽链结构。其作用靶点为细菌胞壁成分 D- 丙氨酰 -D 丙氨酸。所有的糖肽类抗菌药物对革兰氏阳性菌有活性，包括甲氧西林耐药葡萄球菌属、JK 棒状杆菌、肠球菌属、李斯特菌属、链球菌属、厌氧芽孢梭菌等，糖肽类抗菌药物因其分子结构较大，难以通过革兰氏阴性菌的外膜而不能进入菌体发挥作用，因此糖肽类抗菌药物对革兰氏阴性菌无杀菌作用。因此在临床常用于革兰氏阳性菌尤其是葡萄球菌、肠球菌和肺炎链球菌所致严重感染及其耐药菌感染的治疗，代表着治疗这些严重感染性疾病的最后防线。对 MRSA 和 MRSE 也呈现强大的杀菌活性，成为治疗此类细菌感染的首选药物。目前国内肠球菌属对万古霉素等糖肽类的耐药率＜ 5%，尚无对万古霉素耐药葡萄球菌的报道。

本类药物为时间依赖性杀菌剂,但其 PK/PD 评价参数为 AUC/MIC。糖肽类抗菌药物几乎全部以原形经肾脏排泄,对肾脏具毒性,老年人使用应根据肾功能水平进行调整,儿童因肾脏处在发育期,应谨慎使用。糖肽类抗菌药物最主要的不良反应是其耳、肾毒性,如果大剂量、长时间应用,或者与具耳、肾毒性的药物联用,或者在老年人、肾功能不全患者中应用时发生概率增高。糖肽类抗菌药物主要包括万古霉素、去甲万古霉素和替考拉宁等。相比万古霉素及去甲万古霉素,替考拉宁肾毒性较低且发生率较低,耳毒性少见,一般患者对替考拉宁耐受性较好。

随着万古霉素和替考拉宁的临床应用,对糖肽类耐药的菌株不断出现,如临床上出现耐万古霉素肠球菌(VRE)、对万古霉素中度敏感的金黄色葡萄球菌(VISA),甚至国外报道出现耐万古霉素金黄色葡萄球菌(VRSA)。目前,研究者通过研究糖肽类抗生素的构效关系,对微生物来源的天然产物进行化学修饰,不断寻找、开发一系列新的糖肽类抗生素及其衍生物,第二代糖肽类抗菌药物正在临床研究实验中,与第一代糖肽类抗生素相比,具有显著的药效学、药动学和临床治疗特性,作用机制与第一代糖肽类抗生素也稍有区别,它们对敏感或耐药菌株均有明显的体外杀菌活力,具有较大应用前景。

二、药物使用精解

万古霉素 Vancomycin

【其他名称】

稳可信、来可信、方刻林。

【药物特征】

万古霉素能够抑制细菌细胞壁的合成,具有杀菌作用,其作用部位与青霉素类和头孢菌素类不同,与细胞壁肽聚糖的前体 D- 丙氨酰 -D- 丙氨酸紧密结合,抑制细胞壁肽聚糖的合成;另外还可以改变细菌细胞膜的通透性,阻碍细菌 RNA 的合成。万古霉素对多数革兰氏阳性球菌和杆菌具有杀菌作用,对 MRSA 有效,对肠球菌属具有抑制作用,与其他种类的抗菌药物无交叉耐药。万古霉素对革兰氏阴性菌、分枝杆菌属、拟杆菌属、立克次体属、衣原体属均无效。

静脉给药后,蛋白结合率约 55%,体内分布广泛,在血浆、胸膜、心包、腹膜、腹水和滑膜液中可达较高血药浓度,尿中最高。不易穿过正常血脑屏障,但可进入炎性脑脊液,可透过胎盘屏障。$t_{1/2}$ 成人约为 6 小时,儿童 2~3 小时,体内几乎不代谢,主要以原形经肾脏排泄,少量经胆汁中排泄。肾功能不全者半衰期明显延长,血液透析或腹膜透析不能有效清除该药。

【适应证】

1. 耐甲氧西林金黄色葡萄球菌及其他革兰氏阳性菌所致的感染败血症、感染性心内膜炎、骨髓炎、关节炎、浅表性继发感染(灼伤、手术创伤等)、肺炎、肺脓肿、脓胸、腹膜炎、脑膜炎。

2. 中性粒细胞减少或缺乏症合并革兰氏阳性菌感染患者。

3. 葡萄球菌、肠球菌和棒状杆菌、类白喉棒状杆菌等感染或经青霉素治疗无效或青霉素过敏的患者。

4. 防治血液透析患者发生的葡萄球菌属所致的动、静脉血分流感染。

5. 长期服用广谱抗生素所致艰难梭菌引起的抗生素相关性肠炎或葡萄球菌肠炎。

【剂型与特征】

1. 注射用盐酸万古霉素 为类白色、微粉红色或浅棕色块状物。临用前加注射用水适量使溶解,再进行稀释。配液浓度不得高于 5mg/ml,快速推注或短时内静脉滴注本药可使组胺释放出现“红人综合征”、低血压等不良反应,所以每次滴注应在 60 分钟以上。

2. **盐酸万古霉素胶囊** 口服不吸收, 主要用于治疗艰难梭菌引起的抗生素相关肠炎。

【用法用量】

见表3-6-1。

表3-6-1 万古霉素的用法与用量

用药人群、治疗的疾病	给药途径	单次给药剂量、给药次数及疗程
成人, 治疗艰难梭菌引起的与使用抗生素有关的抗生素相关性肠炎	口服	一日总剂量 0.5~2g, 分 3~4 次服用, 一日总量不超过 4g, 连服 7~10 日
儿童, 治疗艰难梭菌引起的与使用抗生素有关的抗生素相关性肠炎	口服	一日总剂量按体重 40mg/kg, 分 3~4 次服用, 一日量不超过 2g, 连服 7~10 日
成人, 肾功能正常者常用剂量	静脉滴注	0.5g, q6h 或 1g, q12h。老年人 0.5g, q12h 或 1g, q24h。滴注时间在 60 分钟以上
儿童, 常用剂量	静脉滴注	一次 10mg/kg, q6h, 一次给药时间至少为 60 分钟以上; 新生儿及婴儿, 初用剂量按体重 15mg/kg, 以后 10mg/kg; 出生 1 周的初生儿, q12h, 而出生 1 周至 1 个月者, q8h, 一次给药时间至少 60 分钟以上。应密切监测其万古霉素的血清浓度
肾功能轻度至中度不全患者	静脉滴注	初次剂量应不少于 15mg/kg, 以便立即达到治疗血清浓度
功能性无肾者	静脉滴注	初始剂量 15mg/kg, 维持剂量 1.9mg/kg, q24h
严重肾功能不全患者	静脉滴注	给予 0.25g~1g 单一剂量, 数日给药 1 次。无尿患者, 7~10 日给予 1g

【不良反应】

1．一般不良反应 过敏（皮疹、瘙痒、潮红）、肝功能指标异常、肾功能指标异常、血液检验指标异常、消化道反应、发热。

2．严重不良反应 休克、过敏样症状、急性肾功能不全、间质性肾炎、多种血细胞减少（无粒细胞血症、血小板减少）、Stevens-Johnson 综合征、中毒性表皮坏死松解症、脱落性皮炎、第八对脑神经损伤、假膜性大肠炎、肝功能损害、黄疸等。

3．"红人综合征" 发生率低，多见于快速大剂量静脉滴注，引起颈部、躯体潮红。

【禁忌证】

对本品有既往过敏性休克史的患者禁用。严重肝肾功能不全者、孕妇及哺乳期妇女禁用。

【药物相互作用】

1．与全身麻醉药硫喷妥钠等合用可出现过敏反应等。使用麻醉药前60分钟滴注，可以使这些不良反应降到最低。

2．与氨基糖苷类、两性霉素 B 注射剂、阿司匹林、环孢素、顺铂、呋塞米注射液、巴龙霉素、多黏菌素等药物合用或先后应用，有增加耳毒性及（或）肾毒性的潜在可能。与氨基糖苷类联合应用时需进行肾功能测定及血药浓度监测，以调整给药剂量或给药间期。

3．与碱性溶液有配伍禁忌，遇重金属可发生沉淀。

4．与华法林合用，可增加出血的风险。

5．与二甲双胍合用，可减少二甲双胍的清除，提高二甲双胍的血药浓度。

【注意事项】

1．成人用的药物浓度为 5mg/ml，快速推注或短时内静脉滴注本药可使组胺释放出现"红人综合征"、低血压等不良反应，每次静脉滴注应在60分钟以上。

2．静脉给药时可引起血栓性静脉炎，所以应十分注意药液的浓度和滴注的速度,再次滴注时应更换滴注部位。药液渗漏于血管外可引起坏死,所以在给药时应慎重,不要渗漏于血管外。

3. 为防止产生耐药菌,原则上应明确细菌的敏感性,治疗时应在必要的最小期间内用药。

4. 在治疗过程中应监测血药浓度,尤其是需延长疗程者或有肾功能、听力减退者和耳聋病史者。血药浓度峰值不应超过 20~40μg/ml,谷浓度不应超过 10μg/ml,血药浓度高于 60μg/ml 为中毒浓度。

5. 小儿肾脏处于发育阶段,特别是低出生体重儿、新生儿,其血中药物半衰期延长,血药高浓度持续时间长,应监测血药浓度,慎重给药。

6. 老年人由于肾功能减退,给药前和给药中应检查肾功能,根据肾功能减退的程度调节用药量和用药间隔,检测血药浓度,慎重给药。

7. 治疗葡萄球菌性心内膜炎,疗程应不少于 4 周。

8. 个体化给药时应尽量进行药物浓度监测。

【FDA 妊娠 / 哺乳分级】

口服给药 B 级,肠道外给药 C 级 /L1 级。孕妇和怀疑妊娠的妇女,妊娠给药相关的安全性尚未明确。哺乳期妇女应避免给药,若必须给药则应停止哺乳。

【用药实践】

1. 用于预防颅内感染有关研究 有国外临床研究比较了万古霉素和头孢唑林在脑脊液分流手术围手术期预防性使用的疗效及安全性,每组纳入 88 例患者。结果发现,万古霉素组患者术后分流管感染的发生率显著低于对照组(分别为 4% 和 14%,P=0.03),且术后感染病死率也明显降低(P=0.02)。因此,在 MRSA 高流行地区可考虑预防性使用万古霉素降低脑脊液分流术后的感染及病死率。

2. 指南对高剂量应用的推荐　IDSA 关于万古霉素治疗指南中提出,为了提高金黄色葡萄球菌所致菌血症、心内膜炎、骨髓炎、脑膜炎和医院获得性肺炎等复杂性感染的临床治疗有效率,推荐万古霉素的血药谷浓度需达 15~20μg/ml。为了迅速达到以上目标血药浓度,重症患者可考虑应用 25~30mg/kg 的负荷剂量。

3. 脑室内给药　IDSA 细菌性脑膜炎治疗指南中提到,中枢神经系统 MRSA 感染,在全身治疗效果不佳时,可给予 5~20mg 万古霉素,1 次 / 日,脑室给药。

4. 手术切口内局部用药　一项回顾性队列研究共纳入 215 例胸腰椎矫形手术患者,一组患者仅在围手术期预防性全身使用抗菌药物,另一组患者除全身使用抗菌药物外,手术切口内局部加用 2g 万古霉素。结果显示,术后 90 天内,局部加用万古霉素患者手术部位感染的发生率为 2.6%(4/151),显著低于对照组的 10.9%(7/64, P=0.01),且未发生万古霉素相关不良反应。

5. 围手术期预防用药　《抗菌药物临床应用指导原则》中指出围手术期预防用药时若头孢菌素过敏者,针对革兰氏阳性菌可用万古霉素、去甲万古霉素。特别是若术前发现有耐甲氧西林金黄色葡萄球菌(MRSA)定植的可能或者该机构 MRSA 发生率高,可选用万古霉素、去甲万古霉素预防感染,但应严格控制用药持续时间。

6. 如何避免万古霉素所致肾功能损害与耳毒性　万古霉素所致肾功能损害发生率约为 1%~5%,与其他常用抗菌药物没有较大差别,万古霉素上市之初,由于药物纯度低,使用方法不当,发生肾功能损害患者血药谷浓度多超过 30μg/ml,同时,如果合并使用其他具有肾毒性药物,如氨基糖苷类抗菌药物,患者肾毒性会明显增加。近期研究发现,常规用药剂量(15~20μg/ml)导致肾功能损害少见,临床每日用量超过 4g 会导致肾功能损害增加。为避免肾功能损害,一般不推荐使用大剂量万古霉素,也需要避免和其他具有肾毒性药物联合使用。万古霉素所致间质性肾炎少见。近年来,有关万古霉素导致耳毒性的报道愈来愈少,研究表明,万古霉素耳毒性与药物纯度和血药浓度有关,当血药浓度大于 80μg/ml 方会产生耳毒性。随着药物纯度提高及用药的合理化,耳毒性已经非常罕见。

去甲万古霉素 Norvancomycin

【药物特征】

去甲万古霉素与万古霉素的化学结构相近,作用相似。去甲万古霉素的效价高于万古霉素。其药理作用与万古霉素相同。

口服不易吸收。成人静脉滴注 0.4g 后,血药峰浓度约 10mg/L,有效浓度可维持 6 小时。剂量增加其血药浓度及有效浓度持续时间均延长。连续多次给药后,药物在体内有轻度积蓄。$t_{1/2}$ 成人为 6 小时,肾功能不全者半衰期明显延长,易导致严重毒性反应。该品能迅速分布到各种体液、组织和体腔中,可通过胎盘,但不易渗入房水和正常脑膜。脑膜有炎症时,脑脊液中的药物浓度可达有效水平,约 1.2~4.8mg/L。静脉给药后主要以原形自肾排泄,24 小时尿排泄率为 80%~90%。少量药物经胆汁排泄。

【适应证】

1. 耐甲氧西林的金黄色葡萄球菌(MRSA)所致的系统感染和艰难梭菌所致的肠道感染和系统感染。

2. 青霉素过敏者不能应用青霉素类或头孢菌素类,或经上述抗生素治疗无效的严重葡萄球菌感染。

3. 对青霉素过敏患者的肠球菌心内膜炎、棒状杆菌属(类白喉棒状杆菌属)的心内膜炎。

4. 对青霉素过敏与青霉素不过敏的血液透析患者发生葡萄球菌属所致动、静脉分流感染。

【剂型与特征】

注射用盐酸去甲万古霉素：白色至淡棕色粉末或冻干块状物。不可肌内注射，静脉缓慢滴注，临用前加适量注射用水溶解，再用 250ml 以上的氯化钠注射液或 5% 葡萄糖注射液稀释，滴注时间在 60 分钟以上。如采取连续滴注给药，则可将一日量药物加到 24 小时内所用的输液中给予。

【用法用量】

1. 成人　一日 0.8~1.6g（80 万 ~160 万 U），分 2~3 次静脉滴注。

2. 儿童　小儿一日按体重 16~24mg/kg（1.6 万 ~2.4 万 U/kg），分 2 次静脉滴注。

【不良反应】

1. 可出现皮疹、恶心、静脉炎等。

2. 可引致耳鸣、听力减退、肾功能损害。

3. 个别患者尚可发生一过性周围血象白细胞降低、AST 及 ALT 升高等。

4. 快速注射可出现类过敏反应　血压降低，甚至心脏停搏，以及喘鸣、呼吸困难、皮疹、上部躯体发红（红颈综合征）、胸背部肌肉痉挛等。

【禁忌证】

对万古霉素类抗生素过敏者禁用。

【药物相互作用】

1. 与氨基糖苷类合用对肠球菌有协同作用，但肾毒性、耳毒性可能增加。

2. 考来烯胺可使本药失活。

3. 与多种药物可产生沉淀反应，含本品的输液中不得添加其他药物。

【注意事项】

1. 不可肌内注射或静脉推注。

2. 滴注速度不宜过快，一次剂量（0.4~0.8g）应至少用200ml 5%葡萄糖注射液或氯化钠注射液溶解后缓慢滴注，滴注时间宜在1小时以上。

3. 肾功能不全患者慎用，如有应用指征时需在治疗药物浓度监测下，根据肾功能减退程度减量应用。

4. 对诊断的干扰 血尿素氮可能增高。

5. 治疗期间应定期检查听力，尿液中蛋白、管型、细胞数及测定尿相对密度等。

6. 新生儿和婴幼儿中尚缺乏应用的资料。

7. 用于老年患者有引起耳毒性与肾毒性的危险（听力减退或丧失）。老年患者即使肾功能测定在正常范围内，使用时应采用较小治疗剂量。

【FDA妊娠/哺乳分级】

C级/L1级。本品可透过胎盘，导致对胎儿第8对脑神经损害。因此，孕妇在危及生命的情况下或在严重疾患且其他药物无效或不能应用时，应充分权衡利弊后用药。本品可分泌入乳汁中，哺乳期妇女用药应充分权衡利弊。

【用药实践】

1. 万古霉素与去甲万古霉素比较 去甲万古霉素为国内产品，为去甲基的万古霉素，与万古霉素的抗菌谱、药理、药代动力学及不良反应都比较相似。有研究认为其不良反应如耳毒性、肾毒性要较万古霉素轻，发生"红人综合征"的概率也较万古霉素低。

2. 围手术期预防用药 《抗菌药物临床应用指导原则》中指出围手术期预防用药时若头孢菌素过敏者，针对革兰氏阳性菌可用万古霉素、去甲万古霉素。特别是若术前发现有耐甲氧西林金黄色葡萄球菌（MRSA）定植的可能或者该机构MRSA发生率高，可选用万古霉素、去甲万古霉素预防感染，但应严格控制用药持续时间。

替考拉宁 Teicoplanin

【其他名称】

他格适、加立信、大贝辛。

【药物特征】

通过抑制细胞壁合成起到杀菌作用。对厌氧及需氧革兰氏阳性菌均有抗菌活性。其分子结构、抗菌谱及抗菌活性与万古霉素相似，对葡萄球菌属包括甲氧西林敏感和甲氧西林耐药的金黄色葡萄球菌抗菌作用强，与万古霉素相比，对大多数金黄色葡萄球菌和表皮葡萄球菌的体外抗菌作用相仿，而对其他凝固酶阴性葡萄球菌尤其是溶血性葡萄球菌的抗菌作用较万古霉素差，约 1/3 菌株对该药耐药。对链球菌属、肠球菌属均具有良好抗菌活性。VanB 型万古霉素耐药肠球菌常对替考拉宁敏感，VanC 型万古霉素耐药肠球菌对万古霉素低度耐药，但仍可对替考拉宁敏感。

口服吸收差，静脉给药后与白蛋白的结合率为 90%~95%。在组织（尤其是皮肤和骨）分布很迅速，随后在肾、支气管、肺和肾上腺达到很高的浓度，不进入红细胞、脑脊液和脂肪，对炎性脑膜渗透性也差。体内很少代谢，$t_{1/2}$ 长达 47~100 小时，肾功能不全者其半衰期显著延长，血液透析和腹膜透析不能清除本品，主要以原形从尿液中排出。

【适应证】

可用于治疗各种严重的革兰氏阳性菌感染，包括不能用青霉素类和头孢菌素类抗生素者，或用上述抗生素治疗失败的严重葡萄球菌感染，或对其他抗生素耐药的葡萄球菌感染。

已证明替考拉宁对下列感染有效：皮肤和软组织感染、泌尿道感染、呼吸道感染、骨和关节感染、败血症、心内膜炎及持续不卧床腹膜透析相关性腹膜炎。在骨科手术具有革兰氏阳性菌感染的高危因素时，本品也可作预防用。

可作为万古霉素和甲硝唑的替代药。

【剂型与特征】

注射用替考拉宁：为类白色冻干块状物和粉末。可静脉注射也可肌内注射。溶解后的溶液可在 4℃下保存，但不可超过24 小时。

【用法用量】

静脉注射或肌内注射。

1. 成人　一般感染负荷量一剂 400mg，qd，维持量 200mg，qd；严重感染前 3 剂负荷量 400mg，q12h，维持量 400mg，qd。严重烧伤感染或金黄色葡萄球菌心内膜炎患者，维持量可能需达 12mg/kg。

2. 儿童　2 个月以上严重感染和中性粒细胞减少的患儿，前 3 剂负荷剂量 10mg/kg，q12h，静脉注射，随后剂量 10mg/kg，qd，静脉或肌内注射；中度感染，前 3 剂负荷剂量 10mg/kg，q12h，静脉注射，随后维持剂量为 6mg/kg，qd，静脉或肌内注射。小于 2 个月的婴儿，第 1 天的推荐负荷剂量为 16mg/kg，只用 1 剂，随后 8mg/kg，qd。

【不良反应】

1. 局部反应　红斑、局部疼痛、血栓性静脉炎，可能会引起肌内注射部位脓肿。

2. 变态反应　皮疹、瘙痒、发热、僵直、支气管痉挛、过敏反应、过敏性休克、荨麻疹、血管神经性水肿，极少报道发生剥脱性皮炎、中毒性表皮坏死松解症、多形红斑，包括 Stevents-Johnson 综合征。

3. 另外，罕有报道在先前无替考拉宁暴露史者输注时可发生输液相关事件，如红斑或上身潮红。这类事件在降低输液速率和（或）降低药物浓度后，重新与药物接触时没有再出现。

4. 胃肠道症状　恶心、呕吐、腹泻。

5. 血液学　罕见可逆的粒细胞缺乏、白细胞减少、中性粒细胞减少、血小板减少、嗜酸性粒细胞增多。

6. 肝功能　血清转氨酶和(或)血清碱性磷酸酶增高。

7. 肾功能　血清肌酐升高、肾衰竭。

8. 中枢神经系统　头晕、头痛、心室内注射时癫痫发作。

9. 听觉及前庭功能　听力丧失、耳鸣和前庭功能紊乱。

10. 其他　二重感染(不敏感菌生长过度)。

【禁忌证】

对替考拉宁有过敏史者不可使用。

【药物相互作用】

1. 由于存在加重不良反应的潜在可能,对正在接受肾毒性或耳毒性药物治疗的患者,应小心使用替考拉宁。

2. 与环丙沙星合用,增加癫痫发作的风险。

【注意事项】

1. 与万古霉素可能有交叉过敏反应。

2. 治疗期间应当对听力、血液学、肝和肾功能进行检测。

3. 肾功能受损患者,前3天仍然按常规剂量,第4天开始根据血药浓度的测定结果调节治疗用量:轻度肾功能不全者,肌酐清除率在40~60ml/min之间,按常规剂量,每隔1天1次,或剂量减半,每天1次;严重肾功能不全,肌酐清除率少于40ml/min,或血液透析者,按常规剂量给药,每3天1次,或按常规剂量三分之一给药,每天1次。

4. 据研究使用起始负荷剂量的患者替考拉宁最小浓度明显高于不采用起始负荷量的患者,且治疗效果亦明显好于不采用起始负荷量的患者。

【FDA 妊娠 / 哺乳分级】

不应用于已确证妊娠或可能妊娠的妇女。目前尚无资料证实本品由乳汁排出,但仍建议哺乳期妇女用药时暂停哺乳。

【用药实践】

1. 用于艰难梭菌感染所致假膜性结肠炎　中国台湾和欧

洲说明书均推荐替考拉宁用于治疗艰难梭菌感染所致假膜性结肠炎。

2. 给药剂量问题　替考拉宁的国内说明书推荐剂量偏低，复杂感染可适当增加剂量，且起始负荷剂量应足够。国外说明书推荐的替考拉宁给药方案为治疗首日给药 2 次，次日起每日给药 1 次，根据感染类型，1 次剂量可为 400~800mg 或 6~12mg/kg。

一项共纳入 154 例 MRSA 感染患者的临床研究，其中 A 组第 1 天给予负荷剂量 400mg，q12h，第 2 天起维持量 400mg，q24h 的标准方案，B 组前 48 小时给予 400mg，q12h，维持量 400mg，q24h；C 组前 48 小时给予 600mg，q12h，维持量 400mg，q24h。结果显示：给药第 4 天 B、C 两组血药浓度显著高于 A 组，治疗终点临床有效率分别为 68.8%、66.7% 和 85.0%，高剂量治疗组中，C 组与 B 组相比差异有统计学意义，而各组不良反应发生率和病死率无显著差异。

一项对中性粒细胞减少性发热患者使用不同剂量替考拉宁的 PK/PD 研究中，对照组替考拉宁给药方案为 400mg，q12h，连续 3 次后以 400mg/d 维持，该组患者的药物平均谷浓度远低于有效浓度，而前 3 次给药剂量为 800mg 的患者，药物谷浓度能够达标，提示中性粒细胞减少性发热患者若应用替考拉宁治疗需选择较高的起始给药剂量。

3. 不良反应较万古霉素少，但要警惕血小板减少、头痛头晕、听力丧失、前庭功能紊乱。

（杨　静）

第七节　林可酰胺类

一、治疗药物概论

林可酰胺类主要作用于细菌核糖体的 50S 亚基，抑制肽链延长,影响细菌合成蛋白质。与红霉素、氯霉素作用部位相同,相互间竞争核糖体的结合靶位,合用时可出现拮抗现象。本类药物广泛分布于体液及组织中,尤其在骨组织、胆汁及尿液中可达高浓度,在肝脏代谢,部分代谢物具抗菌活性,肾功能不全及严重肝脏损害者半衰期延长。临床主要用于厌氧菌和革兰氏阳性球菌所致的各种感染,主要不良反应为胃肠道反应。

林可酰胺类有林可霉素及其半合成衍生物克林霉素,克林霉素的体外抗菌活性优于林可霉素,临床使用克林霉素明显多于林可霉素。两者的抗菌谱与红霉素相似而较窄,甲氧西林敏感葡萄球菌属、链球菌属、炭疽芽孢杆菌等革兰氏阳性菌对本类药物敏感,流感嗜血杆菌、奈瑟菌属等革兰氏阴性需氧菌以及支原体属均对本类药物耐药。克林霉素对厌氧菌有良好抗菌活性。在围手术期预防用药中,可作为头孢菌素过敏患者的替代用药。

二、药物使用精解

林可霉素 Lincomycin

【其他名称】

洁霉素。

【药物特征】

林可霉素为抑菌药,作用于敏感菌核糖体的 50S 亚基,阻止肽链的延长,从而抑制细菌细胞的蛋白质合成。在高浓度下,对高度敏感细菌也具有杀菌作用。

空腹口服本品,仅 20%~30% 被吸收,进食后服用则吸收更少。吸收后除脑脊液外,广泛及迅速分布于各体液和组织中,可迅速经胎盘进入胎儿循环,在胎儿血中的浓度可达母体血药浓度的约 25%。蛋白结合率为 77%~82%。主要在肝中代谢,部分代谢物具抗菌活性。儿童中的代谢率较成人为高。$t_{1/2}$ 为 4~6 小时,肾功能减退时,$t_{1/2}$ 可延长至 10~20 小时;肝功能减退时,$t_{1/2}$ 延长至 9 小时。经胆道、肾和肠道排泄,口服后约 40% 以原形随粪便排出,9%~30% 以原形自尿中排出。本品可分泌入乳汁中。血液透析及腹膜透析不能清除本品。

【适应证】

1. 敏感葡萄球菌属、链球菌属如肺炎链球菌及厌氧菌所致的呼吸道感染、皮肤软组织感染、女性生殖道感染和盆腔感染及腹腔感染等。

2. 对青霉素过敏或不宜用青霉素的患者用作替代药物。

【剂型与特征】

1. 盐酸林可霉素片、盐酸林可霉素胶囊 空腹口服仅 20%~30% 被吸收,进食后服用则吸收更少,因此口服剂型宜空腹服用。

2. 盐酸林可霉素注射液 无色澄明液体,注意辅料是否含有苯甲醇,若有则禁止用于儿童肌内注射。

3. 林可霉素维 B_6 乳膏 外用,用于痤疮(粉刺)、脂溢性皮炎。

【用法用量】

见表 3-7-1。

表 3-7-1　林可霉素的用法与用量

用药对象	给药途径	单次给药剂量、给药次数及疗程
成人	口服	一日 1.5~2g,分 3~4 次
	肌内注射	一日 0.6~1.2g
	静脉滴注	一次 0.6g,q8h 或 q12h,每 0.6g 溶于 100~200ml 输液中,滴注 1~2 小时
儿童	口服	一日按体重 30~60mg/kg,分 3~4 次口服,小于 4 周者不用

用药对象	给药途径	单次给药剂量、给药次数及疗程
	肌内注射	一日按体重 10~20mg/kg，分次注射。小于4周者不用
	静脉滴注	一日按体重 10~20mg/kg。需注意静脉滴注时每 0.6g 溶于不少于 100ml 的溶液中，滴注时间不少于 1 小时。小于 4 周者不用

【不良反应】

1. 消化系统反应　恶心、呕吐、腹痛、腹泻等症状；严重者有腹绞痛、腹部压痛、严重腹泻（水样或脓血样），伴发热、异常口渴和疲乏（抗生素相关性肠炎）；偶可引起黄疸的报道。

2. 血液系统　偶可发生白细胞减少、中性粒细胞减低、中性粒细胞缺乏和血小板减少，再生障碍性贫血罕见。

3. 过敏反应　可见皮疹、瘙痒等，偶见荨麻疹、血管神经性水肿和血清病反应等，罕有表皮脱落、大疱性皮炎、多形红斑和 Stevens-Johnson 综合征的报道。

4. 静脉给药可引起血栓性静脉炎。快速滴注本品时可能发生低血压、心电图变化甚至心跳、呼吸停止。

5. 神经肌肉组织作用　与抗肌无力药合用时将导致后者对骨骼肌的效果减弱。

【禁忌证】

对林可霉素和克林霉素有过敏史的患者禁用。

【药物相互作用】

1. 与吸入性麻醉药同用，神经肌肉阻断现象可有加强，导致骨骼肌软弱和呼吸抑制或麻痹（呼吸暂停），在手术中或术后同用也应注意。

2. 与抗蠕动止泻药、含白陶土止泻药同用，林可霉素类在疗程中，甚至在疗程后数周有引起伴严重水样腹泻的假膜性肠炎可能。因可使结肠内毒素延迟排出，从而导致腹泻延长和加剧，故抗蠕动止泻药不宜同用。含白陶土止泻药和林可霉素类同时口服，后者的吸收将显著减少，故两者不宜同时服用，须间隔一定时间（至少2小时）。

3. 林可霉素类具神经肌肉阻断作用，与抗肌无力药合用时将导致后者对骨骼肌的效果减弱。为控制重症肌无力的症状，在合用的疗程中抗肌无力药的剂量应予调整。

4. 氯霉素或红霉素在靶位上均可置换林可霉素类，或阻抑后者与细菌核糖体50S亚基的结合，故林可霉素类不宜与氯霉素或红霉素合用。

5. 阿片类镇痛药 林可霉素类的呼吸抑制作用与阿片类的中枢呼吸抑制作用可因累加现象而有导致呼吸抑制延长或引起呼吸麻痹（呼吸暂停）的可能，故必须对病员进行密切观察或监护。

6. 林可霉素与新生霉素、卡那霉素在同瓶静脉滴注时有配伍禁忌。在试管内见到本品与大环内酯类抗生素拮抗。本品也可能影响青霉素及头孢菌素的杀菌作用。

【注意事项】

1. 对林可霉素过敏时有可能对克林霉素类也过敏。

2. 对诊断的干扰 服药后AST及ALT可增高。

3. 肠道疾病或有既往史者（特别如溃疡性结肠炎、克罗恩病或抗生素相关肠炎）、肝功能减退和肾功能严重减退者慎用，既往有哮喘或其他过敏史者慎用。

4. 用药期间需密切注意抗生素相关性肠炎的可能。

5. 为防止急性风湿热的发生，用本类药物治疗溶血性链球菌感染时的疗程至少为10日。

6. 偶可导致二重感染。

7. 疗程长者，需定期检测肝、肾功能和血常规。

8. 患有严重基础疾病的老年人易发生腹泻或抗生素相关

性肠炎等不良反应,用药时需密切观察。

【FDA妊娠/哺乳分级】

口服给药B级,肠道外给药B级(新编药物学)、C级(国家抗微生物治疗指南)/L2级。孕妇应用时需充分权衡利弊。哺乳期妇女应慎用,如必须采用时应暂停哺乳。

【用药实践】

1. 给药方案对不良反应的影响 在使用林可霉素药物的过程中,切不可剂量过大、浓度过高,并注意滴注速度的控制。由于林可霉素在使用的过程中会让神经发生阻断,那么同时予以大剂量,保持较快速度静脉滴注时,极易造成患者的血压出现降低,呼吸及心跳发生骤停的情况。

2. 过量或不良反应处置 药物过量时主要是对症疗法和支持疗法,如洗胃、用催吐药及补液等。

假膜性肠炎的处置:如临床高度怀疑或已确诊假膜性肠炎的患者,应及早停用林可霉素类,加强支持疗法,纠正水、电解质紊乱,避免使用止泻药或抗胃肠蠕动药物。轻症者可自行缓解。因绝大部分由艰难梭菌所致,应针对细菌采取治疗措施,服用万古霉素或甲硝唑。

神经肌肉阻滞作用:一旦需紧急处理,可使用急救药物:葡萄糖酸钙或氯化钙、新斯的明。

3. 出生4周以内的婴儿禁用该品。其他小儿服用该品时应注意观察重要器官的功能。

克林霉素 Clindamycin

【其他名称】

克林美、卓力。

【药物特征】

作用机制、抗菌谱与林可霉素相同,但抗菌活性较强(体外抗菌活性较林可霉素强4~8倍),对肺炎链球菌、其他链球菌属、葡萄球菌属等需氧菌和脆弱拟杆菌等多数厌氧菌具有良好抗菌作用。

克林霉素口服吸收快而完全(约 90%),空腹时生物利用度为 90%,进食对吸收的影响不大。血浆蛋白结合率为 85%~94%。除脑脊液外,本品广泛分布于体液及组织中,在骨组织、胆汁及尿液中可达高浓度,口服的达峰时间为 0.75~1 小时,$t_{1/2}$ 为 2.4~3 小时,小儿为 2~2.5 小时,肾功能减退时稍延长,为 3~5 小时;24 小时内 10% 由尿排出,3.6% 随粪便排出。本品可经胎盘进入胎儿循环,在胎血中的浓度比林可霉素大,在乳汁中的浓度可达 3.8μg/ml,孕妇及乳母使用本品应注意其利弊。

【适应证】

1. 用于革兰氏阳性菌引起的感染。

(1)扁桃体炎、化脓性中耳炎、鼻窦炎等。

(2)急性支气管炎、慢性支气管炎急性发作、肺炎、肺脓肿和支气管扩张合并感染等。

(3)皮肤和软组织感染:疖、痈、脓肿、蜂窝织炎、创伤、烧伤和手术后感染等。

(4)泌尿系统感染:急性尿道炎、急性肾盂肾炎、前列腺炎等。

(5)其他:骨髓炎、败血症、腹膜炎和口腔感染等。

2. 用于厌氧菌引起的感染。

(1)脓胸、肺脓肿、厌氧菌性肺炎。

(2)皮肤和软组织感染、败血症。

(3)腹内感染:腹膜炎、腹腔内脓肿。

(4)女性盆腔及生殖器感染:子宫内膜炎、非淋菌性输卵管及卵巢脓肿、盆腔蜂窝织炎及妇科手术后感染等。

【剂型与特征】

1. 盐酸克林霉素胶囊、盐酸克林霉素棕榈酸酯颗粒剂、盐酸克林霉素棕榈酸酯分散片 口服后不被胃酸破坏,在胃肠道内迅速吸收,空腹口服的生物利用度为 90%,进食不影响其吸收。

2. 盐酸克林霉素注射液、注射用盐酸克林霉素。

3. 克林霉素磷酸酯注射液、注射用克林霉素磷酸酯。

静脉滴注时,每 0.3g 需用 50~100ml 氯化钠注射液或 5% 葡萄糖溶液稀释成小于 6mg/ml 浓度的药液。

【用法用量】

见表 3-7-2。

表 3-7-2　克林霉素的用法与用量

用药对象群	给药途径	单次给药剂量、给药次数及疗程
成人	口服	一次 0.15~0.3g,qid,重症感染可增至一次 0.45g,qid
儿童	口服	4 周或 4 周以上小儿,一日按体重 8~16mg/kg,分 3~4 次;4 周以下者不用
成人	肌内注射或静脉滴注	一日 0.6~1.2g,分 2~4 次;严重感染:一日 1.2~2.4g,分 2~4 次静脉滴注
儿童	肌内注射或静脉滴注	4 周及 4 周以上小儿,一日 15~25mg/kg,分 3~4 次应用;严重感染:一日 25~40mg/kg,分 3~4 次应用 小于 4 周者不用
成人	静脉滴注	一次 0.6g,q8h 或 q12h,每 0.6g 溶于 100~200ml 输液中,滴注 1~2 小时
儿童	静脉滴注	一日按体重 10~20mg/kg。需注意静脉滴注时每 0.6g 溶于不少于 100ml 的溶液中,滴注时间不少于 1 小时;小于 4 周者不用

注:深部肌内注射。肌内注射的容量一次不能超过 600mg(8ml:600mg),超过此容量应改为静脉给药。

【不良反应】

1. 胃肠道反应 常见恶心、呕吐、腹痛、腹泻等；严重者有腹绞痛、腹部压痛、严重腹泻(水样或脓血样)，伴发热、异常口渴和疲乏(抗生素相关性肠炎)。腹泻、肠炎和抗生素相关性肠炎可发生在用药初期，也可发生在停药后数周。

2. 血液系统 偶可发生白细胞减少、中性粒细胞减少、嗜酸性粒细胞增多和血小板减少等；罕见再生障碍性贫血。

3. 过敏反应 可见皮疹、瘙痒等，偶见荨麻疹、血管性水肿和血清病反应等，罕见剥脱性皮炎、大疱性皮炎、多形红斑和Steven-Johnson综合征。

4. 肝、肾功能异常，如一过性碱性磷酸酶、AST 及 ALT 升高，黄疸等。

5. 静脉滴注可能引起静脉炎；肌内注射局部可能出现疼痛、硬结和无菌性脓肿。

6. 其他 耳鸣、眩晕、念珠菌感染等。

【禁忌证】

本品与林可霉素有交叉耐药性，对本品或林可霉素有过敏史者禁用。

【药物相互作用】

1. 克林霉素具有神经肌肉阻滞作用，可能会提高其他神经肌肉阻滞剂的作用。所以，凡使用这些药物的患者应慎用克林霉素。

2. 已证实克林霉素与红霉素、氯霉素之间的拮抗作用具有临床意义，两种药物不应同时使用。

3. 本品与新生霉素、卡那霉素、氨苄西林、苯妥英钠、巴比妥盐酸盐、氨茶碱、葡萄糖酸钙及硫酸镁可产生配伍禁忌。

4. 本品与阿片类镇痛药合用，可能使呼吸中枢抑制现象加重。

【注意事项】

1. 严重肾功能减退和（或）严重肝功能减退，伴严重代谢异常者，采用高剂量时需进行血药浓度监测。

2. 本品不能透过血脑屏障，故不能用于脑膜炎。

3. 静脉滴注时，每 0.3g 需用 50~100ml 氯化钠注射液或 5% 葡萄糖溶液稀释成小于 6mg/ml 浓度的药液，滴注速度不宜过快，通常每分钟不超过 20mg。1 小时内输入的药量不能超过 1200mg。

【FDA 妊娠 / 哺乳分级】

B 级 /L2 级。动物实验显示本品对胎仔无影响，但孕妇应用尚缺乏研究，且本品可通过胎盘，故孕妇应用须充分权衡利弊。本品可分泌至乳汁中，可能使新生儿发生不良反应，哺乳期妇女慎用，必须用药时宜暂停哺乳。

【用药实践】

1. 用于疟疾的治疗　1975 年克林霉素首次被报道成功治疗疟疾，之后有多篇相关报道。印度尼西亚制定的 2009 年治疗疟疾的指南中推荐奎宁联合克林霉素治疗重度疟疾。Lell 和 KremsnerHo 研究了克林霉素治疗疟疾的文献，显示克林霉素单药给药 5 天治疗疟疾的平均有效率为 98%。与奎宁联合治疗的荟萃分析结果显示，与单用奎宁相比，克林霉素联合奎宁可显著降低治疗失败的风险。

2. 用于肺孢子菌肺炎（PCP）治疗　磺胺甲噁唑 / 甲氧苄啶是治疗 PCP 的首选药物，但部分患者因 SMZ-TMP 的不良反应出现不耐受或过敏时，可以选择克林霉素联合伯氨喹治疗。在中国《肺真菌病诊断和治疗专家共识》中指出，克林霉素联合伯氨喹可作为治疗 PCP 的备选方案，推荐剂量为一次 300~450mg，q6h。

3. 儿童用药　1 个月内婴儿不宜使用。4 岁以内儿童慎用。儿童（新生儿到 16 岁）使用本品时应注意肝肾功能监测。

4. 药物过量及不良反应的处理 该品无特异性拮抗药,血液透析和腹膜透析都未能有效清除血清中的克林霉素。药物过量时主要是对症疗法和支持疗法。

克林霉素穿透正常血脑屏障的能力较差,在脑组织中不易达到有效浓度,但用药剂量过大亦会引起中枢神经系统损害。克林霉素对突触前、受体及神经肌肉均有阻断作用,可增强神经肌肉阻滞的作用,导致骨骼肌软弱和呼吸肌抑制或麻痹。克林霉素的神经肌肉阻滞作用还表现有一过性耳聋、味觉异常(口苦者常见),因此临床在发现患者使用克林霉素而引起上述问题时应及时调整用药剂量或停药。一旦出现神经肌肉阻滞作用可用新斯的明、钙剂急救处理。

(杨 静)

第八节 喹诺酮类

一、药物治疗概述

喹诺酮类抗菌药是指具有 4-喹诺酮母核结构的一类化学合成抗菌药物。自 1962 年萘啶酸问世以来,人们合成了大量类似物。由于该类药物抗菌谱广、抗菌作用强,喹诺酮类药物已经成为临床最为常用的抗感染药物之一。

1. 喹诺酮类抗菌药物发展历程及品种分布

第一代:以早期合成的萘啶酸、奥索利酸、吡咯酸为代表,抗菌谱仅限于 G^- 肠道杆菌,口服后少量吸收,尿中浓度高,但血药浓度低,组织穿透力差,不良反应多,已经淘汰。

第二代:代表药物为西诺沙星、吡哌酸、米诺沙星等,且对 G^- 杆菌活性增强。体内代谢也有较大的改善,适用于尿路、肠道感染。

第三代：20 世纪 70 年代后期到 90 年代初，人们开发出了氟喹诺酮类药物，代表药物为依诺沙星、培氟沙星、氧氟沙星、氟罗沙星、环丙沙星、洛美沙星等。其特点是在喹诺酮母核的 6 位碳上引入氟原子，并在侧链上引入哌嗪环或甲基噁唑环，使其抗菌谱进一步扩大，不仅对 G^- 杆菌抗菌活性进一步增强，而且对 G^+ 球菌、衣原体、支原体、军团菌及分枝杆菌均有抗菌活性，部分品种对铜绿假单胞菌也有较好的抗菌活性（如环丙沙星、氧氟沙星）。同时，由于血药浓度的提高和组织穿透力的明显改善，这些品种的临床适用范围也不再局限于尿路感染和肠道感染，开始广泛应用于包括呼吸系统在内的全身各系统感染的治疗。

第四代：主要代表为加替沙星、莫西沙星、吉米沙星等。这些品种对 G^- 杆菌的抗菌活性并不优于环丙沙星，但对肺炎链球菌等呼吸道感染常见病原菌的抗菌活性明显增强，同时对肺炎支原体、肺炎衣原体、军团菌等非典型病原体以及厌氧菌也具有更好抗菌活性，在肺组织和呼吸道分泌物中浓度较高，而且半衰期更长，口服剂型的生物利用度更高，不良反应减少。由于这些药物在抗菌活性和药代动力学方面能够较好满足社区获得性下呼吸道感染的治疗，也常被称为"呼吸喹诺酮类药物"。

近年来，通过对喹诺酮母核的改变，发现了一些有临床应用价值的品种，包括 6 位去氟喹诺酮类药物加诺沙星以及母核中含顺式氟环丙胺基团的西他沙星，它们对 G^+ 球菌的活性优于既往已经上市的药物，对某些氟喹诺酮类耐药的菌株也有良好的杀菌作用。

2. **喹诺酮类抗菌药物的作用机制**　氟喹诺酮类的作用机制主要是作用于细菌 DNA 旋转酶和（或）拓扑异构酶Ⅳ，造成酶-DNA 复合物的断裂，从而抑制细菌 DNA 合成，起快速杀菌作用。DNA 旋转酶又称拓扑异构酶Ⅱ，由 gyrA、gyrB 亚基组成，DNA 旋转酶和拓扑异构酶Ⅰ共同调控 DNA 的复制过程。DNA 旋转酶在整个复制过程中主要起维持 DNA 适度盘绕的作用。拓扑异构酶Ⅳ由 parC 和 parE 亚基构成，它的结构与 DNA 旋转酶有类似之处，其中 parC 与 gyrA，parE 和 gyrB 具有一定的同源性。拓扑异构酶Ⅳ可将复制完成的子代 DNA 分配至子代细胞中，与 DNA 旋转酶共同完成细菌 DNA 的复制。喹诺酮类药物可将酶 -DNA 复合物稳定在 DNA 链切断后的状态，终止 DNA 的复制，从而产生细胞毒作用。喹诺酮类对多数 G⁻ 菌的主要作用位点是 DNA 旋转酶，而对 G⁺ 菌的作用位点以拓扑异构酶Ⅳ为主。一些氟喹诺酮类药物新品种同时作用于 DNA 旋转酶和拓扑异构酶Ⅳ。

3. 喹诺酮类抗菌药物药效、药代特征 氟喹诺酮类抗菌药物为杀菌剂，药物的作用具有浓度依赖性，一天 1 次给药有利于获得最佳的疗效。上类药物具有下列共同特点：①抗菌谱广：对需氧 G⁺ 菌和 G⁻ 菌均具良好抗菌作用，尤其对 G⁻ 杆菌具有强大抗菌活性，并能到达细胞内，对非典型病原体（支原体、衣原体、军团菌）也有作用；②体内分布广：在多数组织、体液中药物浓度高于血药浓度，在一般抗菌药不易达到的肺上皮细胞衬液、前列腺组织、骨组织中浓度也可达到同期血药浓度的 1~2 倍，可达有效抑菌或杀菌水平；③半衰期较长：可以减少服药次数，使用方便；④多数品种有口服及注射剂，对于重症或不能口服用药患者可先静脉给药，病情好转后改为口服进行序贯治疗。

喹诺酮类抗菌药物的药动学比较见表 3-8-1。

表 3-8-1 喹诺酮类抗菌药物的药动学比较

药物名称	口服吸收	生物利用度（％）	蛋白结合率（％）	主要代谢部位
依诺沙星	完全	—	18~57	肾

续表

药物名称	口服吸收	生物利用度（%）	蛋白结合率（%）	主要代谢部位
诺氟沙星	部分	30~40	10~15	肝、肾
环丙沙星	完全	70	20~40	肝、肾
氟罗沙星	迅速而完全	—	23	肾
洛美沙星	完全	90~98	14~25	肝、肾
司帕沙星	主要在小肠	92	42~44	肝、肾
氧氟沙星	完全	98	20~25	肾
左氧氟沙星	完全	99	30~40	肾
莫西沙星	迅速而完全	90	45	肝、肾
加替沙星	良好	96	20	肾

4. 喹诺酮类抗菌药物的耐药性 近年来,国内随着氟喹诺酮类临床的广泛应用,细菌对该类药物的耐药性也逐渐增长,且呈交叉耐药。耐药性上升最明显的是大肠埃希菌。葡萄球菌属、假单胞菌属的耐药率也在逐年上升,肠杆菌科细菌中除大肠埃希菌外,其他菌种的耐药率上升较为缓慢,沙门菌属、志贺菌属等细菌仍多数敏感。

细菌对喹诺酮类的耐药机制主要为:喹诺酮类药物作用靶位的改变,外膜孔蛋白缺失造成外膜通透性降低,以及细胞膜的主动泵出。但近年发现在少数肺炎克雷伯菌中存在对喹诺酮类的耐药质粒,具体作用机制尚待进一步研究。

氟喹诺酮类耐药性不断增强的原因包括多种因素,与临床上及农、牧、渔业等领域广泛大量使用该类药物有关,尤其与无指征的滥用有关。因此合理使用喹诺酮类药物是防止耐药性快速上升、延长该类药物使用寿命的关键。

5. 氟喹诺酮类的不良反应 氟喹诺酮类为化学合成抗菌

药物,不良反应广泛,涉及多个系统,常见的有胃肠道反应、神经系统症状、过敏反应及光敏反应,亦可出现一过性肝功能异常,少见关节痛、肾功能损害、发热、心悸、味觉异常、视觉异常、听觉异常等。罕见跟腱炎或跟腱断裂。

　　随着本类药品的广泛应用,随之又有新的严重不良反应发现(见表3-8-2),国内外对其应用的安全性都进行了警示,FDA近来对其不良反应情况进行了分析,并加以警示,内容如下。

表 3-8-2　氟喹诺酮类药物全身使用的严重不良反应

肌肉、骨骼及外周神经系统	中枢神经系统	其他器官及系统
肌腱炎	焦虑	重症肌无力病情恶化
肌腱断裂	抑郁	皮疹
麻木、刺痛、手臂及腿部刺痛感"针样刺痛"	幻觉	晒伤(光毒性)
肌无力	自杀倾向	心脏搏动异常、快速强烈
肌痛	困惑	严重腹泻
关节痛		

　　美国限制氟喹诺酮适应证并警告致残风险:2016 年 5 月 12 日美国 FDA 提示急性鼻窦炎、急性支气管炎和单纯性尿路感染的患者在有其他治疗选择的情况下,使用氟喹诺酮类抗菌药品治疗引发相关严重不良反应的风险通常大于获益。针对上述疾病,氟喹诺酮类药品应该仅用于那些没有其他方案可供选择的患者。

　　FDA 安全性审查发现,氟喹诺酮类药品(包括片剂、胶囊和注射液)全身用药时,致残性和潜在的永久性严重不良反应可同时发生,这些不良反应累及肌腱、肌肉、关节、神经和中枢神经系统。

2016 年 7 月 26 日 FDA 批准更新所有氟喹诺酮类药品(包括口服制剂和注射液)的药品标签。目前 FDA 批准的全身性使用的的氟喹诺酮类药物有:莫西沙星、环丙沙星、环丙沙星缓释剂、吉米沙星、左氧氟沙星、氧氟沙星。

此次 FDA 更新了氟喹诺酮类药品标签中的黑框警告,并增加了新的警告,具体内容如下:

原有的黑框警告:氟喹诺酮类药物可能引起肌腱炎、肌腱断裂和重症肌无力病情恶化的警告。

新增黑框警告:氟喹诺酮类药物可能致残及并发多种永久性严重不良反应。并进一步加强警告,这些严重不良反应包括肌腱炎、肌腱断裂和重症肌无力病情恶化、外周神经系统病变、Q-T 间期延长、尖端扭转型室性心动过速及光毒性。这些不良反应可发生在用药后几小时内至几周内,且几种不良反应可能会同时发生。

增加了新的限制使用说明:急性细菌性鼻窦炎(ABS)、慢性支气管炎的急性细菌感染性恶化(ABECB)、单纯性尿路感染患者使用氟喹诺酮类抗菌药品治疗引发相关严重不良反应的风险通常大于获益,因此针对上述疾病,氟喹诺酮类药品应该仅用于那些没有其他方案可供选择的患者。此外,氟喹诺酮类药物可用于治疗炭疽病、瘟疫、细菌性肺炎等严重细菌感染患者,获益大于风险。

如果患者在使用氟喹诺酮类药品期间有任何问题或发生任何严重不良反应,应立即与医务人员沟通,部分严重不良反应的体征和症状包括肌腱、关节和肌肉疼痛、针刺感或刺痛感,意识模糊和幻觉。医务人员在患者发生严重不良反应时,应立即停止全身性氟喹诺酮类药品治疗,并改用其他非氟喹诺酮类抗菌药品以完成患者的疗程。

二、治疗药物精解

吡哌酸 Pipemidic acid

【其他名称】

吡卜酸、沃泰欣、PPA。

【药物特征】

第二代喹诺酮类抗菌药物,通过作用于细菌 DNA 旋转酶,干扰细菌 DNA 的合成,从而导致细菌死亡。对 G^- 杆菌,如大肠埃希菌、肺炎克雷伯菌、产气肠杆菌、奇异变形杆菌、沙雷菌属、伤寒沙门菌、志贺菌属、铜绿假单胞菌等具抗菌作用。

口服后可部分吸收,单次口服 0.5g 和 1g,服药后 1~2 小时血药浓度达峰值,分别为 3.8mg/L 和 5.4mg/L。血浆蛋白结合率为 30%,血消除半衰期为 3~5 小时。吸收后在除脑脊液以外的组织、体液中分布广泛。主要以原形经肾脏排泄,给药后 24 小时自尿液排出给药量的 58%~68%,约 20% 自粪便排泄,少量药物在体内代谢,可经血液透析清除。

【适应证】

用于敏感菌 G^- 杆菌所致的尿路感染、细菌性肠道感染。

【剂型与特征】

1. 吡哌酸片　可与饮食同服,以减少胃肠道反应。

2. 吡哌酸胶囊　不可剥开服用。

3. 吡哌酸滴丸　仅用于炎症局限在中耳黏膜部位的中耳炎患者。若炎症已漫及鼓室周围时,除局部治疗外,应同时采用全身抗菌治疗。

4. 吡哌酸锌软膏　用于小面积新鲜浅Ⅱ度及深Ⅱ度烧伤创面及供皮区创面,促进创面愈合,防止创面感染。

【用法用量】

1. 口服给药　一次 0.5g,一日总量 1~2g,疗程不宜超过

10日。治疗急性单纯性下尿路感染及肠道感染,疗程为5~7日。

2. 经耳给药 一次4~8mg,一日1次。使用前先清除脓性分泌物,放入滴丸后,用棉球堵塞外耳道10分钟左右。

3. 外用 常规清创后,将软膏适量均匀涂于无菌纱布上,再将此纱布敷于创面,用无菌纱布包扎,一日1次,一次用药量为每1%体表面积不超过10g,一次用药总量不超过60g。用药后,依据创面有无感染、分泌物多少及上皮生长情况等,间隔2日左右换药1次,直至创面愈合。

4. 肾功能不全时剂量 肌酐清除率大于30ml/min的肾功能不全者不需减量,尚缺乏重度肾功能不全者剂量调整的详细资料,但因本药大部分由肾排泄,应考虑减量。

【不良反应】

本药毒性较低,不良反应较少,其发生率与剂量呈正相关。

1. 消化系统 常见恶心、嗳气、上腹不适、食欲减退、稀便、便秘等,偶有胃痛、呕吐、口渴、口炎、血清转氨酶一过性增高等。

2. 皮肤 少见皮疹或皮肤瘙痒。个别患者使用软膏时可有轻微疼痛。

3. 中枢神经系统 可有头痛、眩晕等,也可引起头晕、倦怠等。

4. 其他 可引起血肌酐、尿素氮升高等,也可引起发热、颜面水肿、白细胞减少等,偶可发生休克。曾有中毒性表皮坏死松解症(Lyell综合征)的个案报道。

【禁忌证】

禁用于对本品和萘啶酸过敏的患者。

【相互作用】

1. 与庆大霉素、羧苄西林、青霉素等合用,有协同抗菌作用。

2. 丙磺舒可抑制本药的肾小管分泌,使其血药浓度升高,半衰期延长。

3. 本药可显著降低茶碱的清除，导致其毒性反应发生，两药不宜合用。如须合用，应监测茶碱血药浓度及调整剂量。

4. 碱性药物、抗胆碱药、H_2受体拮抗药可降低胃液酸度，使本药吸收减少。

5. 利福平、氯霉素等可使本品药效降低，应避免同时使用。

6. 本药可减少咖啡因自肝脏清除，使其半衰期延长，应避免合用。如必须合用，应监测咖啡因血药浓度及调整剂量。

【注意事项】

1. 长期应用，宜定期监测血常规和肝、肾功能。

2. 患中枢神经系统疾病者，如癫痫或癫痫病史者避免应用，确有指征应用时，宜在严密观察下慎用。

3. 严重肝、肾功能减退者慎用。

4. 本药可引起幼龄动物关节病变，抑制幼龄动物软骨发育，婴幼儿及18岁以下青少年用药的安全性尚未确立，不宜使用。

【FDA 妊娠/哺乳分级】

C 级/L4 级。本药可通过胎盘，孕妇不宜使用。本药可分泌入乳汁，对婴儿可能产生不良反应，哺乳妇女不宜应用。

【用药实践】

1. 当心过量吡哌酸致锥体外系反应 吡哌酸可致锥体外系反应发生，所用剂量大多超过每日 1.5g，最高者可达 3.0g。其多见于用药1周内，出现急性肌张力障碍，主要症状特点为颈项强直、两眼上翻凝视、牙关紧闭、张口不能等。有关学者认为，吡哌酸能够阻断锥体外系的多巴胺受体，多巴胺能神经具有调节肌张力、肌肉协调运动与平衡作用，一旦受阻便会引起肌张力调节障碍症状。因此，应用吡哌酸控制感染时，应注意将剂量控制在每日 0.75~1.5g 以内，并且应用时间宜短，3~5 天即可。

2. 锥体外系反应处理 若出现锥体外系反应时应立即停

药,较重者给予东莨菪碱、苯海索等中枢抗胆碱药治疗,烦躁不安或恐惧者加地西泮口服。经过及时处理,其锥体外系反应大多于1~2天内缓解或恢复。

诺氟沙星 Norfloxacin

【其他名称】

艾立克、氟哌酸、福沙、谷氨酸诺氟沙星、金娅捷。

【药物特征】

第三代喹诺酮类抗菌药物,具广谱抗菌作用,尤其对需氧G^-杆菌抗菌活性高,对下列细菌在体外具良好抗菌作用:肠杆菌科细菌中的大部分菌属,如枸橼酸杆菌属、肠杆菌属(阴沟肠杆菌、产气肠杆菌等)、埃希菌属、克雷伯菌属、变形杆菌属、沙门菌属、志贺菌属、耶尔森菌属等,弧菌科的弧菌属。诺氟沙星在体外对多重耐药菌亦具抗菌活性。对青霉素耐药的淋病奈瑟菌、流感嗜血杆菌和卡他莫拉菌亦有良好抗菌作用。本品对甲氧西林敏感葡萄球菌属、肺炎链球菌、溶血链球菌等G^+球菌作用差。对厌氧菌的抗菌作用差。

本品空腹时口服吸收迅速但不完全,可吸收给药量的30%~40%;单次口服400mg和800mg,1~2小时血药浓度达峰值,血药峰浓度分别为1.4~1.6mg/L和2.5mg/L。药物吸收后广泛分布于各种组织、体液中,如肝、肾、肺、前列腺、睾丸、子宫及胆汁、痰液、水疱液、血、尿液等中,但很少分布于中枢神经系统。肾脏(肾小球滤过和肾小管分泌)和肝胆系统为主要排泄途径,26%~32%以原形和少于5%~8%以代谢物形式自尿中排出,自胆汁和(或)粪便排出占28%~30%。血清蛋白结合率为10%~15%,$t_{1/2}$为3~4小时,肾功能减退时可延长至6~9小时。诺氟沙星局部应用的药代动力学尚不明确。尿液pH影响本品的溶解度。尿液pH 7.5时溶解最少。

【适应证】

由于本品口服仅部分吸收,血药浓度较低,但尿、粪中药物浓度仍较高,因此本品口服适用于敏感菌所致的下尿路感染、淋病、前列腺炎、肠道感染和伤寒及其他沙门菌感染。滴眼液适用于敏感菌所致的外眼感染,如结膜炎、角膜炎、角膜溃疡等。

【剂型与特征】

1. 诺氟沙星片 空腹口服,并饮水 250ml。

2. 诺氟沙星胶囊 不可剥开服用。

3. 诺氟沙星注射液 不宜静脉推注,滴注速度不宜过快,成人用 0.2g 稀释于 5% 葡萄糖注射液 250ml 中,1.5~2 小时滴完。

4. 诺氟沙星滴眼液 滴入眼睑内,用于敏感菌所致的外眼感染,如结膜炎、角膜炎、角膜溃疡等。

5. 诺氟沙星乳膏 用于敏感菌所致的皮肤软组织感染,如脓疱疮、湿疹感染、足癣感染、毛囊炎、疖肿等。可控制烧伤肉芽创面感染,为植皮创造条件。清创后,小面积烧伤可将该药直接涂在创面上,或将诺氟沙星乳膏均匀地搓在无菌纱布上,将带药的纱布贴敷在创面上,创面可半暴露或包扎。

6. 诺氟沙星栓 阴道给药。每晚临用前清洗外阴部,取栓剂 1 粒,置入阴道深部,一日 1 次,连用 7 天。

7. 诺氟沙星药膜 使用前先洗净外阴,将手洗净擦干,从药膜本的两层纸中间取出药膜 1 片(或 2 片)经折叠成松软小团后,以示指和中指夹持(或中指)推入阴道深处。

【用法用量】

1. 成人 见表 3-8-3。

2. 老年人剂量 老年患者常有肾功能减退,因本药部分经肾排出,需减量应用。

3. 肾功能不全时剂量 肌酐清除率低于 30ml/min 者,建议减少 50% 的剂量,或用药间隔时间加倍,疗程可同肾功能正常者。

表 3-8-3　成人患者中诺氟沙星的用法与用量

给药方式	感染类型	一次剂量	给药频次	备注
口服	一般感染	200mg	bid	
	重症感染	400mg	bid	
	大肠埃希菌、肺炎克雷伯菌及奇异变形菌所致急性单纯性下尿路感染			疗程3日
	其他病原菌所致的单纯性尿路感染	400mg	bid	疗程7~10日
	复杂性尿路感染	400mg	bid	疗程10~21日
	单纯性淋菌性尿道炎	单剂口服 800~1200mg		
	急、慢性前列腺炎	400mg	bid	疗程28日
	一般肠道感染	300~400mg	bid	疗程5~7日
	伤寒沙门菌感染	一日 800~1200mg, 分 2~3 次, 疗程 14~21 日		
静脉滴注	一般感染	200mg	bid	1.5~2h 滴完
	严重感染	400mg	bid	3~4h 滴完
经眼给药	滴眼液	1~2滴	3~6次/天	
	眼膏		2~3次/天	
	注射液	结膜下注射 1~2mg/0.5ml	1~2日1次	

给药方式	感染类型	一次剂量	给药频次	备注
外用	细菌感染性皮肤病		直接涂于患处，bid	
	小面积烧伤		均匀涂于无菌纱布上，敷于创面	
阴道给药	栓剂	200mg	qn	连用7日
	药膜	20~40mg	早、晚各1次	

【不良反应】

1. 消化系统　可有口干、食欲减退、恶心、呕吐、腹痛、腹泻或便秘等。少数患者可出现血清转氨酶升高，停药后可恢复。

2. 精神神经系统　可有头昏、头痛、抽搐、嗜睡或失眠等；偶有癫痫发作、精神异常、烦躁不安、意识模糊、幻觉、震颤；少数患者可出现周围神经刺激症状；有个案报道急性胃肠炎患者静脉滴注本药后出现面部麻木感、发作性触电样剧痛，似三叉神经痛。

3. 泌尿生殖系统　可引起血肌酐、血尿素氮升高；大剂量可致结晶尿；偶可发生血尿；个别患者使用本药栓剂偶有瘙痒感或烧灼感。

4. 肌肉骨骼系统　可有肌肉震颤、关节肿胀、关节疼痛等。

5. 皮肤　可有皮疹、瘙痒、面部潮红、胸闷等；偶可发生渗出性多形红斑及血管神经性水肿；少数患者有光敏反应。

6. 血液　少数患者可发生周围血象白细胞一过性降低，多属轻度。极个别缺乏葡萄糖-6-磷酸脱氢酶的患者服用本药，可能发生溶血反应。

7. 眼　可有视力障碍等，本药滴眼液可导致轻微一过性局部刺激，如刺痛、痒、异物感等。

8. 其他　静脉滴注可引起局部刺激、静脉炎等。

【禁忌证】

对本品或其他喹诺酮类药物过敏者、18 岁以下青少年、孕妇、哺乳期妇女禁用。

【药物相互作用】

1. 与青霉素合用对金黄色葡萄球菌有协同抗菌作用。

2. 与氨基糖苷类药及地贝卡星联用对大肠埃希菌、金黄色葡萄球菌有协同抗菌作用。

3. 本药与麦迪霉素合用有协同作用。

4. 丙磺舒可减少本药自肾小管分泌约 50%，合用时可因本药血药浓度增高而产生毒性。

5. 与茶碱类合用时可能由于与细胞色素 P450 结合部位的竞争性抑制，导致茶碱类的肝清除明显减少，血液清除半衰期延长，血药浓度升高，出现茶碱中毒症状。

6. 与抗凝血药（如华法林）合用，可使后者的半衰期延长，血药浓度升高，应避免合用。

7. 本药干扰咖啡因的代谢，使其血液清除半衰期延长，导致咖啡因清除减少，并可能产生中枢神经系统毒性。

8. 与环孢素合用，可使其血药浓度升高。

9. 含铁、锌离子的制剂，多种维生素以及含铝、镁等离子的抗酸药可影响本药的吸收，应避免合用。如必须使用，应在服用本药前 2 小时或服药后 6 小时服用。

10. 尿碱化剂可减低本药在尿中的溶解度，导致结晶尿和肾毒性。

11. 氯霉素和利福平可拮抗本药的药理作用。

12. 本药与呋喃妥因作用相互拮抗。

【注意事项】

1. 本药与其他喹诺酮类药物之间存在交叉过敏。

2. 患中枢神经系统疾病者，如癫痫或癫痫病史者避免应用,确有指征应用时,宜在严密观察下慎用。

3.严重肝、肾功能减退者慎用。

4.本药可引起幼龄动物关节病变,抑制幼龄动物软骨发育,婴幼儿及 18 岁以下青少年用药的安全性尚未确立,不宜使用。

5.本品大剂量使用或尿 pH 在 7 以上时,可发生结晶尿。为避免结晶尿发生,宜多饮水以保持 24 小时排尿量在 1200ml 以上。

6.服用本药 2 小时内不应服用含铁或锌的制剂及去羟肌苷。

7.氟喹诺酮类药物可引起中、重度光敏反应,应用本品时应避免过度暴露于阳光或紫外光下,如发生光敏反应需立即停药。

【FDA 妊娠 / 哺乳分级】

C 级 /L3 级。本药可透过胎盘屏障,孕妇应禁用。本药可分泌入乳汁,其浓度可接近血药浓度,哺乳期妇女应用本药时应停止哺乳。

【用药实践】

1.药物过量的处理　急性药物过量时,予以对症处理及支持疗法,并须维持适当的补液量。

2.具有增加肌腱炎和肌腱断裂的风险　FDA 对已有的文献和上市后的报告进行了一项分析,证实使用氟喹诺酮类药品可以增加肌腱断裂的风险,同时发现,尽管目前说明书警告中包括了肌腱断裂风险信息,但 FDA 仍收到大量有关肌腱断裂的报告。FDA 还向医务人员发布信息,强调对大于 60 岁的患者、合并使用类固醇的患者以及肾、心脏和肺移植患者,氟喹诺酮相关肌腱炎和肌腱断裂的风险将进一步增加。

3.加拿大卫生部发布信息,氟喹诺酮类药物具神经阻滞活性,可使重症肌无力患者的症状加重,已知有重症肌无力病史的患者应避免使用氟喹诺酮类抗菌药。

氧氟沙星 Ofloxacin

【其他名称】

安福乐、安利、昂迪尔、奥迪扶康、奥复欣。

【药物特征】

第三代喹诺酮类抗菌药物，具广谱抗菌作用。体外和体内显示对下列细菌或病原微生物具抗菌或抗微生物活性。需氧 G^- 菌：肠杆菌科的大多数细菌，包括肺炎克雷伯菌等克雷伯菌属、肠杆菌属（产气肠杆菌、阴沟肠杆菌等）、大肠埃希菌、沙门菌属（伤寒、副伤寒等）、志贺菌属、变形杆菌属、沙雷菌属、枸橼酸杆菌属等；淋病奈瑟菌、流感嗜血杆菌、不动杆菌属、铜绿假单胞菌等假单胞菌属。需氧 G^+ 菌：如金黄色葡萄球菌（甲氧西林或苯唑西林耐药者除外）、化脓链球菌、肺炎链球菌，但其作用较对肠杆菌科细菌低。此外对沙眼衣原体、军团菌和结核分枝杆菌亦有作用，对厌氧菌活性差。其抗菌活性除较环丙沙星略低外，高于诺氟沙星、培氟沙星和依诺沙星。

口服后吸收迅速而完全，相对生物利用度达 95%~100%。400mg 多剂给药后第 3 天达稳态浓度时，血药峰浓度为 4.6mg/L。本品血浆蛋白结合率为 20%~32%。广泛分布于全身各组织体液中，表观分布容积为 120L。在大部分组织和体液中药物浓度可达同期血药浓度的 0.8~1.5 倍或更高。在脑脊液中浓度高，脑膜无炎症时可达血药浓度的 30%~50%，有炎症时可增至 50%~75%。在肺、肾组织中的药物浓度可达同时期血浓度的 3 倍以上，在骨、前列腺组织和前列腺液、水疱液中可超过血药浓度，胆汁中浓度约为血药浓度的 4~8 倍。本品尚可穿过胎盘进入胎儿体内，也可通过乳汁分泌。氧氟沙星主要以原形自肾排泄，约 65%~90% 的给药量自尿中排出，其中低于 5% 以代谢物形式排出，尿中药物浓度居喹诺酮类药物之首。消除半衰期为5~7小时,肾功能减退患者,本品自体内清除减缓,消除半衰期延长。

【适应证】

口服和静脉给药适用于敏感菌所致的下列感染:

1. 泌尿生殖道感染 包括单纯性、复杂性尿路感染;急、慢性细菌性前列腺炎。

2. 呼吸道感染 包括敏感G^-杆菌所致慢性支气管炎急性细菌感染及肺炎。

3. 消化道感染 由志贺菌属、沙门菌属、产肠毒素大肠埃希菌等所致胃肠道感染。

4. 其他感染 伤寒,骨、关节感染,皮肤软组织感染,腹腔、胆道感染,急性盆腔感染。

【剂型与特征】

1. 氧氟沙星片 餐后服用可减少胃肠道反应。

2. 氧氟沙星胶囊 不可掰开服用。

3. 氧氟沙星颗粒 用水冲服。

4. 氧氟沙星注射液 本品静脉制剂仅用于静脉滴注给药,不可作静脉注射、肌内注射、鞘内注射、腹腔注射和皮下注射,亦不可快速静脉滴注,200mg的本品静脉滴注时间不得少于30分钟。

5. 氧氟沙星滴耳液 如药温过低,可致眩晕,故应使其温度接近体温。且本药滴耳液适用于外耳道炎、中耳炎、鼓膜炎,若炎症已漫及鼓室周围时,除局部治疗外,应同时全身用药。

6. 氧氟沙星滴眼液 适用于治疗细菌性结膜炎、角膜炎、角膜溃疡、泪囊炎、术后感染等外眼感染,只限于滴眼用,不能用于结膜下注射,也不可直接滴入前房内。

7. 氧氟沙星眼膏 涂于眼睑内。

8. 氧氟沙星栓 阴道给药,患者清洁外阴部后,取仰卧位,垫高臀部,将栓剂送入阴道深部,保留5~10分钟。每日早、晚各 1 次,每次 1 枚。

9. 氧氟沙星软膏 外用,涂于患处。

【用法用量】

1. 成人 见表 3-8-4。

表 3-8-4 成人患者中氧氟沙星的用法与用量

感染类型	每次剂量	给药频次	备注
一般感染	200~300mg	q12h	
重症感染或铜绿假单胞菌等感染	400mg	q12h	
下呼吸道感染	300~400mg	q12h	疗程 7~14 天
急性单纯性下尿路感染	200mg	q12h	疗程 3~7 天
急性肾盂肾炎及复杂性尿路感染	200~300mg	q12h	疗程 10~14 天
伤寒	300mg	q12h	疗程 10~14 天
志贺菌感染(细菌性痢疾)	200~300mg	q12h	疗程 5~7 天
皮肤软组织感染	400mg	q12h	疗程 7~14 天
急性盆腔感染	400mg	q12h	疗程 10~14 天
由淋病奈瑟菌所致单纯性淋菌性尿道炎和宫颈炎	400mg	单剂顿服	
腹腔、胆道感染	400mg	q12h	疗程 10~14 天

在治疗过程中,如患者病情改善,且可口服时可改为氧氟沙星口服应用。

2. 肾功能减退者 首剂按正常量给予,维持量根据血肌酐值调整,见表 3-8-5。

表 3-8-5　肾功能减退患者中氧氟沙星的用法与用量

肌酐清除率（ml/min）	剂量（mg）	服用间隔
20~50	原治疗量	q24h
< 20	50% 原治疗量	q24h

3．血液、腹膜透析剂量调整，见表 3-8-6。

表 3-8-6　透析患者中氧氟沙星的用法与用量

血液透析	腹膜透析	CRRT
200mg, qd	300mg, qd	200~400mg, q24h

【不良反应】

氧氟沙星的不良反应轻微而少见，为 2.5%~8.5%。

1．胃肠道反应（3.5%）　多表现为恶心，也可有呕吐、中上腹不适、腹泻等。

2．中枢神经系统反应　头晕（1.2%）、头痛（1.4%）、失眠（1.8%）。

3．过敏反应　皮肤瘙痒或皮疹，发生率 1% 左右。本品很少引起光毒性反应。

4．局部刺激反应　注射部位可出现静脉炎；使用滴眼液可有眼部刺激感。以上不良反应多属轻至中度，常为一过性，迅即消失，仅 0.5%~1.7% 的患者因不良反应需终止治疗。

5．氧氟沙星口服及静脉给药偶可引起以下严重不良反应：幻觉、精神异常；肌腱炎，亦有报道跟腱断裂者；结晶尿，多见于高剂量应用时。

6．应用本品后少数患者可出现下列实验室异常：血清转氨酶升高、血尿素氮升高、血糖降低、周围血象白细胞或中性粒细胞减少、嗜酸性粒细胞增高等。上述异常多属轻度，并呈一过性。

【禁忌证】

对本品或其他喹诺酮类药物过敏者、孕妇、哺乳期妇女禁用。

【药物相互作用】

1. 丙磺舒可减少本药自肾小管分泌约 50%，合用时可因本药血药浓度增高而产生毒性。

2. 尿碱化剂可减低本药在尿中的溶解度，导致结晶尿和肾毒性。

3. 与茶碱类合用时可能由于与细胞色素 P450 结合部位的竞争性抑制，导致茶碱类的肝清除明显减少，血液清除半衰期延长，血药浓度升高，出现茶碱中毒症状，如恶心、呕吐、震颤、不安、激动、抽搐、心悸等。本药与诺氟沙星、依诺沙星、环丙沙星等比较，对茶碱的代谢影响虽较小，但合用时仍应监测茶碱类药物血药浓度并调整剂量。

4. 与环孢素合用，可使其血药浓度升高。

5. 本药干扰咖啡因的代谢，使其血液清除半衰期延长，导致咖啡因清除减少，并可能产生中枢神经系统毒性。

6. 与抗血凝药（如华法林）合用，可使后者的半衰期延长，血药浓度升高，应避免合用。

7. 含铝、镁等离子的抗酸药可影响本药的吸收，应避免合用。

【注意事项】

1. 本药与其他喹诺酮类药物之间存在交叉过敏。

2. 患中枢神经系统疾病者，如癫痫或癫痫病史者避免应用，确有指征应用时，宜在严密观察下慎用。

3. 严重肝、肾功能减退者慎用。

4. 本药可引起幼龄动物关节病变，抑制幼龄动物软骨发育，婴幼儿及 18 岁以下青少年用药的安全性尚未确立，不宜使用。

5. 接受本药治疗期间，应避免过度阳光暴晒或接触人工紫外线,如发生光敏反应需立即停药。

6. 使用氧氟沙星治疗的患者可能发生肌腱炎和肌腱断裂,如有发生须立即停药并休息,严禁运动。60 岁以上者,或同时使用糖皮质激素,或接受肾脏、心脏和肺移植患者发生该症状的危险性进一步增加。

7. 本品大剂量使用或尿 pH 在 7 以上时,可发生结晶尿。为避免结晶尿发生,宜多饮水以保持 24 小时排尿量在 1200ml 以上。

【FDA 妊娠 / 哺乳分级】

C 级 /L2 级。本药可通过胎盘屏障,鉴于本药可引起幼龄动物关节病变,孕妇禁用。本品可分泌入乳汁,哺乳期妇女全身用药时,应暂停哺乳。

【用药实践】

1. 引起血糖异常 原国家食品药品监督管理总局药品不良反应信息通报,警惕氧氟沙星有引起血糖异常的报告,包括低血糖反应和高血糖反应。若患者出现恶心、呕吐、心悸、出汗、面色苍白、饥饿感、肢体震颤、一过性晕厥等现象,应考虑患者出现血糖紊乱的可能性。

2. 治疗多重耐药性结核病 《抗菌药物超说明书用药专家共识》(2015)推荐本品可用于治疗多重耐药性结核病(MDR-TB)。WHO 公布的耐药结核病规划管理指南(2011 年)指出,对于 MDR-TB 患者,推荐联用氟喹诺酮类药物,如左氧氟沙星、莫西沙星和氧氟沙星(A 级)。

左氧氟沙星 Levofloxacin

【其他名称】

可乐必妥、爱兴、安泛正、安理莱、来立信。

【药物特征】

左氧氟沙星是氧氟沙星(消旋体)的左旋异构体,抗菌活性为氧氟沙星的 2 倍。左氧氟沙星具广谱抗菌作用。在体外和体内显示对下列细菌或病原微生物具活性。需氧 G⁻ 菌：肠杆菌科的大多数细菌，包括肺炎克雷伯菌等克雷伯菌属，产气肠杆菌、阴沟肠杆菌等肠杆菌属，大肠埃希菌，伤寒、副伤寒沙门菌属，志贺菌属，变形杆菌属，沙雷菌属，枸橼酸杆菌属等；淋病奈瑟菌、流感嗜血杆菌、不动杆菌属、铜绿假单胞菌等假单胞菌属。需氧 G⁺ 菌：金黄色葡萄球菌（甲氧西林或苯唑西林耐药者除外）、化脓链球菌、肺炎链球菌，但其作用较对肠杆菌科细菌为低。此外对支原体属、衣原体属、军团军属亦有良好的抗菌作用，但对厌氧菌、肠球菌的作用较差。本品对肺炎链球菌等呼吸道感染各类病原已具有一定抗菌作用，但与近年来新氟喹诺酮类的抗菌活性相比仍略差。

本品口服后吸收迅速而完全，生物利用度约为 99%，进食可使血药峰浓度降低 14%，达峰时间推迟 1 小时。本品 500mg 口服或静脉滴注后的血药浓度相近。该药血浆蛋白结合率为 24%~38%。给药后广泛分布于全身各组织、体液中。在大部分组织和体液中药物浓度可达到或超过同期血药浓度。在肺、肾组织中的药物浓度可达血药浓度的 2~5 倍以上。本品尚可穿过胎盘进入胎儿体内，也可通过乳汁分泌。左氧氟沙星主要自肾排泄，约 87% 的给药量自尿中以原形排出，其中 < 5% 以代谢物形式排出，消除半衰期为 6~8 小时。

【适应证】

左氧氟沙星适用于敏感菌所致下列感染：

1. 由肺炎链球菌、流感嗜血杆菌或卡他莫拉菌所致急性细菌性鼻窦炎。

2. 由肺炎链球菌、流感嗜血杆菌、副流感嗜血杆菌、卡他莫拉菌或金黄色葡萄球菌所致慢性支气管炎急性加重。

3. 由肺炎链球菌、流感嗜血杆菌、副流感嗜血杆菌、卡他莫拉菌、金黄色葡萄球菌、肺炎支原体、肺炎衣原体和嗜肺军团菌所致肺炎。

4. 由甲氧西林敏感金黄色葡萄球菌或化脓链球菌所致单纯性皮肤软组织感染。

5. 由大肠埃希菌、肺炎克雷伯菌、奇异变形杆菌、铜绿假单胞菌、粪肠球菌、腐生葡萄球菌所致急性肾盂肾炎、单纯性和复杂性尿路感染。

6. 其他感染 生殖系统感染、肠道感染、腹腔感染（必要时合用甲硝唑）、胆囊炎、胆管炎、骨与关节感染以及五官科感染等。

7. 近年来本品已用于多重耐药性结核病作为联合用药之一。

【剂型与特征】

1. 左氧氟沙星片 吸收与进食与否无关，可餐后服用。

2. 左氧氟沙星分散片 可直接口服／吞服，或将本品适量投入约 100ml 水中，振摇分散后口服。

3. 左氧氟沙星胶囊 不可掰开服用。

4. 左氧氟沙星注射液 滴注时间为每 250ml 不得少于 2 小时；500ml 不得少于 3 小时。滴速过快易引起静脉刺激症状或中枢神经系统反应。

5. 左氧氟沙星滴眼液 一般一次 1 滴、一日 3 次滴眼，根据症状可适当增减。对角膜炎的治疗在急性期每 15~30 分钟滴眼 1 次，对严重的病例在开始 30 分钟内每 5 分钟滴眼 1 次，病情控制后逐渐减少滴眼次数。

6. 左氧氟沙星软膏 外用，涂擦于患处。脓疱疮：每天涂药 3 次，疗程 5 天；疖疮、毛囊炎和其他化脓性皮肤病，每天涂药 1 次，疗程 7 天。

7. 左氧氟沙星眼用凝胶 涂于眼下睑穹窿部。

【用法用量】

1. 本品可口服或静脉滴注，轻、中度感染患者可口服给药，严重患者可静脉给药,见表3-8-7。

表3-8-7 左氧氟沙星的用法与用量

感染类型	日剂量	给药频次	备注
一般感染	0.2~0.4g	1~2次	慢性支气管炎急性加重疗程7天;社区获得性肺炎疗程7~14天;急性窦炎疗程10~14天;单纯性皮肤软组织感染疗程7~10天
复杂性尿路感染和急性肾盂肾炎	0.4g	1~2次	疗程10天
单纯性尿路感染	0.2g	1次	疗程3天

由于左氧氟沙星良好的生物利用度,静脉用左氧氟沙星的剂量、疗程与口服相等。

2.肾功能减退者 内生肌酐清除率50~80ml/min的患者,剂量不需调整;治疗慢性支气管炎急性加重、社区获得性肺炎、急性窦炎、单纯性皮肤软组织感染,内生肌酐清除率为20~49ml/min者,剂量200mg,每日1次;10~19ml/min者,剂量200mg,每2日给药1次。

3.血液、腹膜透析患者的用药方法见表3-8-8。

表3-8-8 透析患者中左氧氟沙星的用法与用量

血液透析	腹膜透析	CRRT
首剂500mg,以后250mg,q48h	首剂500mg,以后250mg,q48h	首剂500mg,然后250mg,q24~48h

【不良反应】

左氧氟沙星较常见的不良反应有：恶心、腹泻、头痛、失眠等。较少见的不良反应有：皮疹、味觉异常、腹痛、消化不良、胃肠胀气、呕吐、便秘、晕眩、焦虑、睡眠异常、多汗、全身不适等。常见实验室检查异常有：肝功能异常、白细胞减少等。

【禁忌证】

1. 对本品或其他喹诺酮类药物过敏者禁用。

2. 有癫痫史者、孕妇、哺乳期妇女、18 岁以下患者禁用。

【药物相互作用】

1. 与抗凝血药（如华法林）合用，可使后者的半衰期延长，血药浓度升高，应避免合用。

2. 与环孢素合用，可使其血药浓度升高。

3. 本药干扰咖啡因的代谢，使其血液清除半衰期延长，导致咖啡因清除减少，并可能产生中枢神经系统毒性。

4. 与苯丙酸、联苯丁酮酸类、非甾体抗炎药（如芬布芬）合用，偶有抽搐发生，动物实验显示与芬布芬合用发生率较依诺沙星、环丙沙星、诺氟沙星及氧氟沙星低。

5. 与延长 Q-T 间期药物（Ⅰa 类、Ⅲ类抗心律失常药）合用，可能发生心律失常，应避免联用。

6. 本药可与多价金属离子螯合而减少本药吸收，故不宜与含铝、镁药物及钙、铁、锌剂合用。

7. 对茶碱类药物体内代谢的影响远较依诺沙星、环丙沙星小，但合用时仍需监测茶碱血药浓度。

8. 与抗糖尿病药合用，可能引起高血糖或低血糖，合用时需严密监测血糖变化，及时予以相应处理。

【注意事项】

1. 本药与其他喹诺酮类药物之间存在交叉过敏。

2. 患中枢神经系统疾病者，如癫痫或癫痫病史者避免应用，确有指征应用时，宜在严密观察下慎用。

3. 严重肝、肾功能减退者慎用。

4. 左氧氟沙星可引起神经肌肉阻断,因此重症肌无力患者避免使用。

5. 接受本药治疗期间,应避免过度阳光暴晒或接触人工紫外线。如出现光敏反应或皮肤损伤时应停用本品。

6. 使用左氧氟沙星治疗的患者可能发生肌腱炎和肌腱断裂,如有发生须立即停药并休息,严禁运动。60 岁以上者,或同时使用类固醇药物,或接受肾脏、心脏和肺移植患者发生该症状的危险性进一步增加。

7. 本品大剂量使用或尿 pH 在 7 以上时,可发生结晶尿。为避免结晶尿发生,宜多饮水以保持 24 小时排尿量在 1200ml以上。

【FDA 妊娠 / 哺乳分级】

C 级 /L3 级。本药可致关节软骨病变,故孕妇禁用。因药物经乳汁排泄,所以哺乳期妇女禁用。如必须使用,应暂停哺乳。

【用药实践】

1. CFDA 通报警惕左氧氟沙星注射剂的严重不良反应 鉴于与左氧氟沙星注射剂相关的严重不良反应较多,除与药品本身特性有关外,还与多种因素如患者个体差异、超剂量使用、不合理给药途径、不当配伍用药、输液速度过快等有关,建议临床医生在使用本品时,需注意剂量、特殊人群,避免超适应证用药,严禁禁忌证用药;注意左氧氟沙星注射剂的过敏反应,对喹诺酮类药物过敏的患者禁用,过敏体质患者、高敏状态患者慎用;有癫痫或其他中枢神经系统基础疾病的患者慎用;严禁本品与其他药品混合同瓶滴注,注意配伍用药,防止发生药物相互作用,避免与偏碱性液体、头孢类抗生素、中药注射剂等配伍使用。

2. 治疗耐多药结核(MDR-TB) WHO 公布的《耐药结核病

规划管理指南（2011 年）》指出，对于 MDR-TB 患者，推荐联用氟喹诺酮类药物，如左氧氟沙星（750mg/ 天）、莫西沙星和氧氟沙星。

3. 幽门螺杆菌（*Helicobacter pylori*, Hp）感染的治疗

（1）欧洲 Maastricht-Ⅲ共识推荐补救治疗方案为含铋剂的四联疗法［质子泵抑制剂、铋剂加 2 种抗生素（阿莫西林、克拉霉素和甲硝唑中任选 2 种）］, Maastricht-Ⅳ推荐含左氧氟沙星的三联疗法。

（2）意大利 Nista 等的平行对照试验（300 例）结果显示，含左氧氟沙星的三联疗法的 Hp 根除率显著高于质子泵抑制剂标准三联疗法，如作为一线方案较标准疗法更加有效。

4. 药物过量的处理

（1）洗胃。

（2）吸附药：药用炭（40~60g 加水 200ml 口服）。

（3）泻药：硫酸镁（30g 加水 200ml），或其他缓泻药。

（4）输液（加保肝药物）：代谢性酸中毒给予碳酸氢钠注射液，尿碱化给予碳酸氢钠注射液，以增加本药由肾脏的排泄。

（5）强制利尿：给予呋塞米注射液。

（6）对症疗法：抽搐时应反复给予地西泮静脉注射液。

（7）重症患者可考虑给予血液透析。

环丙沙星 Ciprofloxacin

【其他名称】

巴美洛、贝斯特、奔克、达维邦、环福星。

【药物特征】

第三代喹诺酮类抗菌药物，具广谱抗菌作用，尤其对 G⁻ 杆菌活性高，是目前上市的氟喹诺酮类药物中最强者，对下列细菌具良好作用：肠杆菌科的大部分细菌，包括枸橼酸杆菌属、肠杆菌属（阴沟肠杆菌、产气肠杆菌等）、大肠埃希菌、克雷伯菌

属、变形杆菌属、沙门菌属、志贺菌属、不动杆菌属、弧菌属、耶尔森菌属等,对铜绿假单胞菌等假单胞菌属的大多数菌株具有作用,至今仍是喹诺酮类药物中对铜绿假单胞菌活性最强的品种。对流感嗜血杆菌、卡他莫拉菌、淋病奈瑟菌均具有活性。对甲氧西林敏感葡萄球菌、肺炎链球菌、溶血链球菌、粪肠球菌和炭疽芽孢杆菌亦具活性,但对 G^+ 球菌的作用较对肠杆菌科细菌低。此外,对沙眼衣原体、支原体属、军团菌具有抗微生物作用,对结核分枝杆菌和非典型分枝杆菌亦有一定活性。本品对厌氧菌的作用差。

空腹口服后吸收迅速,生物利用度约为49%~70%,进食可使吸收延迟;本品广泛分布到各组织、体液(包括脑脊液),在组织中的药物浓度常超过血药浓度,在脑脊液中的浓度为血药浓度的 30% 以上;分布容积为 2~3L/kg,蛋白结合率为 20%~40%,血消除半衰期 5~6 小时,肾功能减退时稍有延长。给药后 24 小时内以原形经肾排出给药量的 40%~50%(主要经肾小管分泌),以代谢物形式(仍具活性,但较弱)排出约 15%;经胆汁与粪便于 5 日内排出 20%~35%,虽经胆汁仅排出少量,但胆汁内的药物浓度仍可达到血药浓度的 10 倍以上。眼局部应用吸收甚少。

【适应证】

本品可用于敏感菌所致的下列感染:

1. 泌尿生殖道感染 包括单纯性、复杂性尿路感染;细菌性前列腺炎;淋菌性尿道炎或宫颈炎(包括产酶株所致者)。

2. 呼吸道感染 包括急性窦炎、慢性支气管炎急性加重及肺部感染。

3. 胃肠道、胆道感染 由志贺菌属、沙门菌属、产肠毒素大肠埃希菌、亲水气单胞菌、副溶血弧菌等所致者。

4. 眼、耳、鼻、咽喉的感染。

5. 其他感染 伤寒,骨、关节感染,皮肤软组织感染,腹腔感染(常与甲硝唑同用)以及败血症等全身感染。

6. 局部可用于敏感菌所致结膜炎、角膜溃疡,以及敏感菌所致外耳道炎。

【剂型与特征】

1. 盐酸环丙沙星片　本品宜空腹服用,食物虽可延迟其吸收,但其总吸收量(生物利用度)未见减少,故也可于餐后服用,以减少胃肠道反应;服用时宜同时饮水 250ml。

2. 乳酸环丙沙星胶囊　不可掰开服用。

3. 盐酸环丙沙星颗粒　水冲服。

4. 乳酸环丙沙星注射液　用生理盐水或 5% 葡萄糖注射液稀释,滴注时间不少于 30 分钟。

5. 乳酸环丙沙星滴眼液　滴于眼睑内,只用于滴眼。

6. 盐酸环丙沙星滴耳液　适用于中耳炎局限在中耳黏膜部位的局部治疗。若炎症已漫及鼓室周围时,除局部治疗外,应同时给予口服制剂等全身治疗。使用本品时若药温过低,可能会引起眩晕。因此,使用温度应接近体温。

7. 盐酸环丙沙星软膏　外用,涂患处。

8. 盐酸环丙沙星眼膏　经眼给药。

9. 盐酸环丙沙星栓　阴道给药,患者清洁外阴部后,取仰卧位,垫高臀部,将栓剂塞入阴道深部,保留 5~10 分钟。每晚 1 次,一次 1 枚,7 天为一疗程。

10. 乳酸环丙沙星阴道泡腾片　阴道给药,一日 1 次,于每晚临睡前清洁外阴后,将本品放入阴道后穹隆处,连用 7 日。

【用法用量】

1. 成人的用法与用量见表 3-8-9。

表 3-8-9　成人患者中环丙沙星的用法与用量

给药方式	感染类型	每日剂量	给药频次	疗程
口服	一般感染	0.5~1.5g	2~3 次	
	骨和关节感染	1~1.5g	2~3 次	4~6 周或更长
	肺炎和皮肤软组织感染	1~1.5g	2~3 次	7~14 天
	肠道感染	1g	2 次	5~7 天
	伤寒	1.5g	2~3 次	10~14 天
	急性单纯性下尿路感染	0.5g	2 次	5~7 天
	复杂性尿路感染	1g	2 次	7~14 天
	单纯性淋病	单次口服0.5g		
静脉滴注	轻、中度尿路感染	0.4g	2 次	
	重度或复杂性尿路感染、下呼吸道感染、肺炎、皮肤软组织感染、骨关节感染、腹腔内感染	0.8g	2 次	

2. 肾功能减退者的用法与用量见表 3-8-10。

表 3-8-10　肾功能减退患者中环丙沙星的用法与用量

肌酐清除率(ml/min)	剂量(mg)	服用间隔
> 50	不需调整 0.5g	qd
20~50	首剂 0.5g, 以后 0.25g	qd
< 20	首剂 0.5g, 以后 0.125g	qd

3. 血液、腹膜透析中环丙沙星的剂量调整, 见表 3-8-11。

表3-8-11 血液、腹膜透析患者中环丙沙星的剂量调整

血液透析	腹膜透析	CRRT
首剂500mg,以后250mg,q48h	首剂500mg,以后250mg,q48h	首剂500mg,然后250mg,q24~48h

【不良反应】

本品临床应用的不良反应发生率约为5.4%~10.2%,应用口服制剂剂量较高时发生率有所上升,主要为胃肠道反应。

1. 胃肠道反应 较为常见,可表现为腹部不适或疼痛、腹泻、恶心或呕吐、消化不良、厌食。也可发生假膜性肠炎,引起长期腹泻。偶有味觉受损,部分患者可有血清转氨酶、碱性磷酸酶、胆红素升高,也有引起胆汁淤积性黄疸的报道。偶有肝炎、肝衰竭的报道。

2. 中枢神经系统反应 可有头昏、头痛、嗜睡或失眠。部分患者可出现痛觉异常、颅内压增高、共济失调、震颤、癫痫发作、惊厥、焦虑、意识模糊、烦躁不安、抑郁、幻觉等,也有出现精神反应自危行为的个案报道。

3. 过敏反应 皮疹、皮肤瘙痒、荨麻疹、药物热等,偶可发生渗出性多形红斑及血管神经性水肿。少数患者有光毒性反应。还有初次用药即出现喉头水肿、呼吸困难、过敏性休克,表现为心动过速、潮红、偏头痛、晕厥等的报道。

4. 泌尿生殖系统 少数患者可有血尿素氮、肌酸酐增高。偶可出现血尿、发热、皮疹等间质性肾炎表现。大剂量用药可致结晶尿。

5. 血液 偶有贫血,包括溶血性贫血、血小板减少、白细胞减少、嗜酸性粒细胞增多、凝血时间改变。

6. 皮肤 偶有瘀点、水疱、血疱、丘疹,严重时可发生中毒性表皮性坏死松解症及重症多形红斑。

7．肌肉骨骼系统　偶可发生关节疼痛、肌肉痛、腱鞘炎、跟腱炎。有导致重症肌无力加重的个案报道。

8．其他　偶有静脉炎、视觉异常、耳鸣、听力减退、高血糖。长期或重复使用本药可引起耐药菌或真菌感染。

【禁忌证】

1．对本品或其他喹诺酮类药物过敏者禁用。

2．孕妇、18岁以下患者禁用。

【药物相互作用】

1．丙磺舒可减少本品自肾小管分泌约50%，使环丙沙星血药浓度增高而产生毒性。

2．环孢素与环丙沙星同用可使环孢素血药浓度升高，必须监测环孢素血药浓度，并调整剂量。

3．甲氧氯普胺可加速本药的吸收，但不影响生物利用度。

4．可增强华法林的抗凝作用，同用时应严密监测患者的凝血酶原时间。

5．可使茶碱类药的肝脏清除明显减少，消除半衰期延长，血药浓度升高，出现茶碱中毒的有关症状，如恶心、呕吐、震颤、不安、激动、抽搐、心悸等，故同用时应监测茶碱类药的血药浓度并调整剂量。

6．可减少咖啡因的清除，使半衰期延长，并可能产生中枢神经系统毒性。

7．尿碱化剂可降低本药在尿中的溶解度，导致结晶尿及肾毒性。

8．含铝、镁的药物可减少本药的口服吸收，应避免同用，不能避免时应在服本药前2小时或服本药后6小时服用。

【注意事项】

1．本药与其他喹诺酮类药物之间存在交叉过敏。

2．患中枢神经系统疾病者（如癫痫或癫痫病史者、脑动脉硬化者）避免应用，确有指征应用时，宜在严密观察下慎用。

3. 严重肝、肾功能减退者慎用。

4. 葡萄糖 -6- 磷酸脱氢酶缺乏患者慎用。

5. 本品大剂量使用或尿 pH 在 7 以上时，可发生结晶尿。为避免结晶尿发生，宜多饮水以保持 24 小时排尿量在 1200ml 以上。

【FDA 妊娠 / 哺乳分级】

C 级 /L3 级。本药可通过胎盘屏障，动物实验未证实喹诺酮类药物有致畸作用，鉴于本药可引起幼龄动物关节病变，孕妇禁用。本药可分泌入乳汁，哺乳期妇女全身用药时应暂停哺乳。

【用药实践】

1. 慢性化脓性中耳炎的治疗 欧洲已经批准该适应证，成人用药剂量为一次 400mg，q8h 或 q12h，推荐疗程为 7~14 天。

2. 外耳道炎的治疗 国外一项环丙沙星联合听觉病灶局部切除术治疗 23 例坏死性外耳道炎患者的研究结果表明，环丙沙星对坏死性外耳道炎有一定疗效。

3. 细菌性脑膜炎的治疗 美国感染病协会（IDSA）《细菌性脑膜炎治疗指南》推荐超剂量环丙沙星用于铜绿假单胞菌所致细菌性脑膜炎的成人患者，800~1200mg/d，q8h 或 q12h，同时应考虑联合氨基糖苷类药物。

4. 药物过量的处理 无特异拮抗药，药物过量时应给予催吐、洗胃、大量饮水和补液等对症治疗及支持作用。

洛美沙星 Lomefloxacin

【其他名称】

爱邦、奥每欣、巴龙、百德、多龙。

【药物特征】

洛美沙星为二氟喹诺酮类抗菌药物，具广谱抗菌作用，与氧氟沙星相仿或略差，对下列细菌或病原微生物具抗菌或抗微生物活性。需氧 G⁻ 菌：肠杆菌科的大多数细菌，包括肺炎克雷伯菌等克雷伯菌属、肠杆菌属（产气肠杆菌、阴沟肠杆菌等）、大肠埃希菌、沙门菌属（伤寒、副伤寒）、志贺菌属、变形杆菌属、沙雷菌属、枸橼酸杆菌属等；淋病奈瑟菌、流感嗜血杆菌、不动杆菌属、铜绿假单胞菌等假单胞菌属。需氧 G⁺ 菌：金黄色葡萄球菌（甲氧西林或苯唑西林耐药者除外）、化脓链球菌、肺炎链球菌，但其作用较对肠杆菌科细菌低。此外对沙眼衣原体亦有一定作用。

本品口服吸收迅速，生物利用度 95%~98%，进食可减少药物吸收。400mg 多剂给药，2 天后达稳态，达峰时间 1.5 小时，峰浓度为 2.8mg/L。洛美沙星吸收后广泛分布于体内各组织，在皮肤、扁桃体、齿龈、胆囊、肺组织、前列腺、痰液、泪液、尿液中药物浓度均达到或超过血浓度。洛美沙星消除半衰期 7~8 小时，主要自肾脏排泄，给药后 48 小时内在尿中以原形排出给药量的 60%~80%，仅有给药量的 5% 在体内代谢，在胆汁中排泄药量约 10%。肾功能不全患者中本品的消除半衰期延长。

【适应证】

适用于敏感菌所致下列感染：

1. 流感嗜血杆菌、卡他莫拉菌所致慢性支气管炎急性加重、支气管扩张伴感染、肺炎、急性支气管炎等。

2. 大肠埃希菌、肺炎克雷伯菌、奇异变形杆菌、腐生葡萄球菌所致单纯性下尿路感染（膀胱炎）。

3. 大肠埃希菌、肺炎克雷伯菌、奇异变形杆菌、铜绿假单胞菌、枸橼酸杆菌、阴沟肠杆菌所致复杂性尿路感染。

4. 经尿道操作及经直肠前列腺活检时的预防用药。

5. 其他感染 如鼻窦炎、中耳炎、眼睑炎、腹腔、胆道、肠道、伤寒等感染。

【剂型与特征】

1. 盐酸洛美沙星片 可空腹，亦可与食物同服。

2. 盐酸洛美沙星胶囊 不可掰开服用。

3. 盐酸洛美沙星颗粒 用水冲服。

4. 盐酸洛美沙星注射液 加入 5% 葡萄糖注射液或 0.9% 氯化钠注射液 250ml 中静脉滴注,每瓶滴注时间 60 分钟左右。

5. 盐酸洛美沙星眼用凝胶 滴于眼结膜囊内,每次 1 滴,每天 4 次。

6. 盐酸洛美沙星滴耳液 适用于中耳炎局限在中耳黏膜部位的局部治疗。若炎症已漫及鼓室周围时,除局部治疗外,应同时给予口服制剂等全身治疗。使用本品时若药温过低,可能会引起眩晕。因此,使用温度应接近体温。点耳后进行约 10 分钟耳浴。

7. 盐酸洛美沙星软膏 外用,适量涂患处。

【用法用量】

1. 细菌性支气管感染 口服,一次 0.4g, qd, 或一次 0.3g, bid, 疗程 7~14 日。

2. 急性单纯性尿路感染 口服,一次 0.4g, qd, 疗程 7~10 日;复杂性尿路感染:一次 0.4g, qd, 疗程 14 日。

3. 单纯性淋病 口服,一次 0.3g, bid。

4. 手术感染的预防 口服,一次 0.4g, 手术前 2~6 小时服用。

【不良反应】

1. 胃肠道反应 较为常见,可表现为腹部不适或疼痛、腹泻、恶心或呕吐。

2. 中枢神经系统反应 可有头昏、头痛、眩晕、嗜睡或失眠。

3. 过敏反应 皮疹、皮肤瘙痒,偶可发生渗出性多形红斑及血管神经性水肿。其中光敏反应较其他常用喹诺酮类多见。

4. 少数患者可发生血清转氨酶、血尿素氮(BUN)值升高及周围血象白细胞降低,多属轻度,并呈一过性。

5.偶可发生：

（1）癫痫发作、精神异常、烦躁不安、意识混乱、幻觉、震颤。

（2）血尿、发热、皮疹等间质性肾炎表现。

（3）结晶尿，多见于高剂量应用时。

（4）关节疼痛。

（5）其他：如口渴、多汗、咽炎、疲劳、心悸、紫癜、静脉炎等。

【禁忌证】

1.对本品或其他喹诺酮类药物过敏者禁用。

2.孕妇、哺乳期妇女、18岁以下患者禁用。

【药物相互作用】

1.丙磺舒可延迟本药的排泄，使平均 AUC 升至63%，平均达峰时间延长50%，平均血药浓度峰值增高4%。

2.环孢素与洛美沙星同用可使环孢素血药浓度升高，必须监测环孢素血药浓度，并调整剂量。

3.与芬布芬合用，可致中枢兴奋、癫痫发作。

4.可增强华法林的抗凝作用，同用时应严密监测患者的凝血酶原时间。

5.本药对茶碱类药物和咖啡因的肝内代谢、体内清除过程影响小。

6.尿碱化剂可降低本药在尿中的溶解度，导致结晶尿及肾毒性。

7.含铝、镁的药物可减少本药的口服吸收，应避免同用，不能避免时应在服本药前2小时或服本药后6小时服用。

【注意事项】

1.本药与其他喹诺酮类药物之间存在交叉过敏。

2.患中枢神经系统疾病者，如癫痫或癫痫病史者避免应用，确有指征应用时，宜在严密观察下慎用。

3. 严重肝、肾功能减退者慎用。

4. 脑动脉硬化者慎用。

5. 用药期间应大量饮水，避免发生结晶尿。

6. 用药后如出现疼痛、炎症、肌腱断裂，应停用本药，并嘱患者保持休息、控制运动，直至肌腱炎和跟腱断裂痊愈。

7. 在用药前后 2 小时不要服用含有金属或矿物质的矿物质补充剂或维生素。

【FDA 妊娠 / 哺乳分级】

C 级 /L3 级。本药可通过胎盘屏障，动物实验未证实喹诺酮类药物有致畸作用，鉴于本药可引起幼龄动物关节病变，孕妇禁用。本药可分泌入乳汁，哺乳期妇女全身用药时应暂停哺乳。

【用药实践】

1. 药物过量的处理 发生药物过量时，采取催吐、洗胃，支持疗法和对症处理。

2. 警惕光敏反应 本品可发生中、重度光过敏反应，用药后 12 小时避免接触阳光可减少洛美沙星带来的光毒性。用药期间和停药后数日，应尽量避免过多暴露于阳光、紫外光及明亮光照下。一旦发生光敏反应（如皮肤灼热、发红、肿胀、水疱、皮疹、瘙痒及皮炎），应立即中断治疗并进行相应处理，注意避免接触阳光和紫外光，直至完全恢复。

培氟沙星 Pefloxacin

【其他名称】

倍福、倍泰、达福明、典沙、哌氟沙星。

【药物特征】

第三代氟喹诺酮类广谱抗菌药物，对下列细菌具良好抗菌作用：肠杆菌科的大部分细菌，包括大肠埃希菌、克雷伯菌属、变形杆菌属、志贺菌属、伤寒及沙门菌属等；流感嗜血杆菌、奈瑟菌属等。对铜绿假单胞菌和甲氧西林敏感金黄色葡萄球菌也有一定的抗菌作用。对肺炎链球菌、各群链球菌和肠球菌仅具轻度作用。对麻风分枝杆菌亦有抗菌活性。

口服吸收迅速而完全,单剂量口服 0.4g 后,血药峰浓度(C_{max})约为 5~6mg/L。消除半衰期约为 10~13 小时。有效血药浓度可维持 8 小时。本品吸收后广泛分布至各种组织、体液,组织中的药物浓度都能达到有效浓度,对血脑屏障穿透性较高。本品主要在肝内代谢,约 20%~40% 自肾排泄,尿液中有效药物浓度可维持 24 小时以上。

【适应证】

由敏感菌所致的各种感染:

1. 泌尿生殖道感染 包括单纯性、复杂性尿路感染;细菌性前列腺炎;淋菌性尿道炎或宫颈炎。

2. 呼吸道感染 包括急性窦炎、敏感菌所致下呼吸道感染。

3. 胃肠道细菌感染 由志贺菌属、沙门菌属、产肠毒素大肠埃希菌等所致者。

4. 耳、鼻、喉感染。

5. 脑膜炎、败血症和心内膜炎。

6. 其他感染 伤寒、骨、关节感染、皮肤软组织感染、腹部和肝胆系统感染。

【剂型与特征】

1. 甲磺酸培氟沙星片 胃肠道反应较大,应与食物同服。

2. 甲磺酸培氟沙星胶囊 不可掰开服用。

3. 甲磺酸培氟沙星注射液 应用 5% 的葡萄糖注射液 250ml 稀释后缓慢(静脉滴注时间在 1 小时以上)静脉(避光)滴注。

4. 甲磺酸培氟沙星软膏 外用,涂患处。

【用法用量】

口服,成人常用剂量一次 200~400mg,一日 2 次。静脉给药，一次 400mg，一日 2 次。适用于中、重度感染患者。患有黄疸的患者，每天用药 1 次；患有腹水的患者每 36 小时用药 1 次；患有黄疸和腹水的患者，每 48 小时用药 1 次。轻至中度肝功能损害患者应减半量使用。肾功能不全患者不需减量。

【不良反应】

不良反应发生率约 10%，多为胃肠道反应，其次为皮疹等变态反应（包括近半数光敏反应）、中枢神经系统反应。

1. 胃肠道反应　较为常见，可表现为腹部不适或疼痛、腹泻、恶心或呕吐。

2. 中枢神经系统反应　可有头昏、头痛、嗜睡或失眠。

3. 过敏反应　皮疹、皮肤瘙痒，偶可发生渗出性多形红斑及血管神经性水肿。部分患者有光敏反应。

4. 偶可有癫痫发作、精神异常、烦躁不安、意识混乱、幻觉、震颤；血尿等间质性肾炎表现；结晶尿，多见于高剂量应用时；关节疼痛；跟腱炎症。

5. 少数患者可发生血清转氨酶升高、血尿素氮增高及周围血象白细胞减少，多属轻度，并呈一过性。

【禁忌证】

1. 对本品及其他喹诺酮类药物有过敏史者禁用。

2. 葡萄糖 -6- 磷酸脱氢酶缺乏者禁用。

3. 孕妇、哺乳期妇女、18 岁以下儿童禁用。

【药物相互作用】

1. 本药与妥布霉素、甲氧西林合用时，对铜绿假单胞菌、李斯特菌所致脑膜炎有良好疗效。

2. 与 H_2 受体拮抗剂，如西咪替丁、雷尼替丁、法莫替丁等合用，可减缓本药的排泄，清除率显著降低，易形成药物蓄积。

3. 丙磺舒可减少本品自肾小管分泌约 50%，合用时可因本品血药浓度增高而产生毒性。

4. 本品与茶碱类合用时可能由于与细胞色素 P450 结合部

位的竞争性抑制,导致茶碱类的肝消除明显减少,血浆消除半衰期($t_{1/2\beta}$)延长,血药浓度升高,出现茶碱中毒症状,如恶心、呕吐、震颤、不安、激动、抽搐、心悸等,应避免合用,不能避免时应测定茶碱类血药浓度并调整剂量。

5.环孢素与本品合用时,其血药浓度升高,必须监测环孢素血浓度,并调整剂量。

6.本品与抗凝血药华法林同用时可增强后者的抗凝作用,合用时应严密监测患者的凝血酶原时间,并调整剂量。

7.本品干扰咖啡因的代谢,从而导致咖啡因消除减少,血消除半衰期($t_{1/2\beta}$)延长,并可能产生中枢神经系统毒性,合用时应严密监测患者咖啡因的血药浓度并调整剂量。

8.尿碱化剂可减低本品在尿中的溶解度,导致结晶尿和肾毒性。

9.含铝、镁的制酸药可减少本品的口服吸收,不宜合用。

10.与利福平、氯霉素作用相互拮抗。

11.与非甾体抗炎药合用会产生拮抗作用,应避免同时应用。

12.与钙通道阻滞药合用时,会影响本药的血药浓度。

13.本药与氯化钠或其他含氯离子的溶液属配伍禁忌。

【注意事项】

1.本药与其他喹诺酮类药物之间存在交叉过敏。

2.患中枢神经系统疾病者,如癫痫或癫痫病史者避免应用,确有指征应用时,宜在严密观察下慎用。

3.严重肝、肾功能减退者慎用。

4.稀释液不能用生理盐水或其他含氯离子的溶液。

5.为防止光敏反应,用药期间应避免日光或紫外线照射,如发生光敏反应应停药。

【FDA妊娠/哺乳分级】

C级/L4级。本药可通过胎盘屏障,动物实验未证实喹诺酮类药物有致畸作用,鉴于本药可引起幼龄动物关节病变,孕妇禁用。本药可分泌入乳汁,哺乳期妇女全身用药时应暂停哺乳。

【用药实践】

1. 可导致急性肾衰竭　服用本品期间可引起结晶尿、血尿,严重可导致急性肾衰竭,故在使用本品期间应多饮水,稀释尿液,每日进水量应在 1200ml 以上,避免与有尿碱化作用的药物(如碳酸氢钠、碳酸钙、制酸剂、枸橼酸盐)同时使用。长期用药时应定期随访检查血常规以及肝功能。

2. 药物过量的处理　无特异拮抗药,药物过量时应给予催吐、洗胃、大量饮水和补液等对症治疗及支持作用。

莫西沙星 Moxifloxacin

【其他名称】

拜复乐、天欣、威莫星。

【药物特征】

莫西沙星为 8- 甲氧基氟喹诺酮类抗菌药物,具广谱抗微生物作用,抗菌活性与加替沙星相仿。对下列 G^+ 菌和 G^- 菌均有较高活性:肠杆菌科的大部分细菌,包括枸橼酸杆菌属,阴沟肠杆菌、产气肠杆菌等肠杆菌属,大肠埃希菌,克雷伯菌属,变形杆菌属,沙门菌属,志贺菌属,不动杆菌属等,对铜绿假单胞菌等假单胞菌属的大多数菌株、洋葱伯克霍尔德菌、嗜麦芽窄食单胞菌亦具有抗菌作用。对流感嗜血杆菌、卡他莫拉菌、淋病奈瑟菌均有活性。莫西沙星对甲氧西林敏感葡萄球菌、肺炎链球菌、溶血链球菌亦具较高活性。此外,对肺炎衣原体、支原体、军团菌具有抗微生物作用。对脆弱拟杆菌等厌氧菌和抗酸菌具较高抗菌作用。

本品口服吸收迅速、完全,绝对生物利用度 91%,口服 0.4g后 0.5~4 小时达到峰值 3.1mg/L,进食可使达峰时间推迟约 2 小时，峰浓度下降 16%，但不影响生物利用度。莫西沙星的血清蛋白结合率为 45%，表观分布容积 1.7~2.7L/kg。本品广泛分布于组织和体液中，在支气管、肺组织、鼻窦组织、肌肉、皮肤水泡液、唾液及其组织间液中的药物浓度可高于或等于血药浓度。莫西沙星可在体内代谢为硫化物和葡萄糖醛酸盐，前者占给药量的 38%，主要经粪便排泄，后者占给药量的 14%，主要经肾脏排泄，莫西沙星不经细胞色素酶 P450 代谢，不影响其他药物代谢。莫西沙星给药量的 45% 以原形排泄，经肾脏排出20%，粪便排出 25%。消除半衰期约 12 小时，轻度肝、肾功能损害不影响其代谢。

【适应证】

莫西沙星适用于敏感菌所致下列感染：

1. 肺炎链球菌、流感嗜血杆菌、卡他莫拉菌所致急性细菌性窦炎。

2. 肺炎链球菌、流感嗜血杆菌、副流感嗜血杆菌、肺炎克雷伯菌、金黄色葡萄球菌、卡他莫拉菌所致慢性支气管炎急性加重。

3. 肺炎链球菌、流感嗜血杆菌、肺炎支原体、肺炎衣原体、卡他莫拉菌所致社区获得性肺炎。

4. 金黄色葡萄球菌所致皮肤软组织感染。

5. 复杂腹腔感染包括混合细菌感染，如脓肿。

【剂型与特征】

1. 盐酸莫西沙星片 以水送服，服用时间不受饮食影响。

2. 盐酸莫西沙星氯化钠注射液 避免输液过快或弹丸注射，增加药物浓度或加快给药速度可能增加 Q-T 间期延长的幅度。

【用法用量】

1. 口服 成人 400mg，qd。

2. 静脉滴注 一次 0.4g，qd。输液时间应为 90 分钟。

其中治疗急性细菌性窦炎的疗程为 7 天, 治疗慢性支气管炎急性加重的疗程为 5 天, 治疗社区获得性肺炎序贯给药(静脉给药后继续口服)的总疗程为 7~14 天。轻、中度肝功能异常患者不需调整治疗剂量。严重肝功能不全者缺乏临床资料。包括尿毒症患者在内的肾功能不全患者应用本品不需调整剂量, 但在透析患者中缺乏临床资料。

【不良反应】

1. 莫西沙星较常见的不良事件有: 恶心、腹泻、头痛和眩晕、Q-T 间期延长、霉菌性二重感染。

2. 较少见或罕见的不良事件有: ①全身反应: 过敏反应、背痛、胸痛; ②心血管系统: 高血压、心悸; ③消化系统: 腹痛、厌食、便秘、消化不良、胃肠胀气、胃炎、舌炎、口腔溃疡、口腔念珠菌病、呕吐; ④骨骼肌肉系统: 关节痛、肌肉痛、腿抽筋; ⑤神经系统: 激动、忧虑、失眠、紧张、感觉异常、嗜睡; ⑥呼吸系统: 呼吸困难; ⑦皮肤及其附件: 瘙痒、皮疹、多汗。

3. 实验室检查异常 莫西沙星用药后实验室检查异常发生率较低, 可有: 中性粒细胞减少、ALT、AST、碱性磷酸酶、胆红素、血淀粉酶增高, 尿素氮、肌酐升高。

【禁忌证】

1. 对本品及其他喹诺酮类药物有过敏史者禁用。

2. 避免用于 QT 间期延长的患者、患有低钾血症患者及接受 I a 类或 III 类抗心律失常药物治疗的患者。

3. 严重肝功能损害者禁用。

4. 转氨酶高于正常值上限 5 倍以上者禁用。

5. 孕妇、哺乳期妇女、儿童禁用。

【药物相互作用】

1. 与能延长 Q-T 间期的药物, 如西沙比利、红霉素、奋乃静、I a 或 III 类抗心律失常药、吩噻嗪类药及三环类抗抑郁药等合用时, 导致 Q-T 间期延长的不良反应可相加, 从而增加发生心血管系统不良反应的危险。

2. 与华法林同用时，应监测患者的 INR，如有必要相应调整口服抗凝剂的剂量。

3. 与抗酸药、矿物质和多种维生素合用会形成多价螯合物而减少本药的吸收，导致药物浓度降低，因此，抗酸药，抗反转录病毒药（如去羟肌苷），含有镁、铝、铁或锌的矿物质等制剂需要在口服本药 4 小时前或 2 小时后服用。

4. 同时口服炭及 0.4g 本药能减少药物的全身利用，在体内能阻止 80% 药物吸收。

5. 本药上市后的监测报告提示，同时使用皮质激素与氟喹诺酮类药物可能增加肌腱断裂的风险，尤其是老年患者。

【注意事项】

1. 本药与其他喹诺酮类药物之间存在交叉过敏。

2. 患中枢神经系统疾病者，如癫痫或癫痫病史者避免应用，确有指征应用时，宜在严密观察下慎用。

3. 严重心动过缓、急性心肌缺血患者慎用。

4. 精神病患者或具有精神性疾病病史的患者、重症肌无力患者慎用。

5. 在使用喹诺酮类药物治疗中有可能出现肌腱炎和肌腱断裂，特别是在 60 岁以上的老年患者和使用类固醇药物治疗及心脏、肾脏移植的患者中。一旦出现疼痛或炎症，患者需要停止服药并休息患肢。

6. 光敏感性 其他喹诺酮类有导致光过敏的报道。建议患者避免在紫外线及日光下过度暴露。

【FDA 妊娠 / 哺乳分级】

C 级 /L2（滴眼）、L3（口服、注射）级。动物研究显示，本药有生殖毒性，但对人的潜在危险性尚不明确。孕妇用药的安全性尚未被证实，故不宜使用本药。可分泌入乳汁，哺乳期妇女全身用药时应暂停哺乳。

【用药实践】

1. 警惕莫西沙星的肝损害 在国外的药品上市后不良反应监测中,莫西沙星有暴发性肝炎并引起肝衰竭的报道。在我国,莫西沙星片剂和注射剂的说明书已经更新,禁用于有严重肝损害的患者。因此,医生在处方开具莫西沙星时要详细询问患者的肝脏疾患史(如肝癌、肝炎、肝功能不全等),评估患者的肝功能状况,权衡用药利弊。

2. 盆腔炎的治疗 欧洲、美国说明书均批准莫西沙星联合其他敏感抗菌药治疗轻度至中度盆腔炎(包括输卵管炎和子宫内膜炎),输卵管、卵巢或盆腔脓肿时,需考虑静脉给药治疗,而不推荐口服。推荐剂量为成人 400mg, qd,推荐疗程为 14 天(A 级)。

3. 前列腺炎的治疗 我国 2014 年泌尿外科疾病诊断治疗指南推荐可用喹诺酮类(如莫西沙星)治疗前列腺炎(B 级)。

4. Hp 感染的治疗 对以莫西沙星为基础的三联疗法与标准三四联疗法治疗 Hp 感染的数据(1263 例)进行荟萃分析,表明前者更有效,具有更好的耐受性(B 级)。

5. MDR-TB 的治疗 WHO 公布的《耐药结核病规划管理指南(2011 年)》指出,对于 MDR-TB 患者,推荐使用氟喹诺酮类药物,如左氧氟沙星、莫西沙星及氧氟沙星(A 级)。

6. 药物过量的处理 过量口服本品可立即服用药用炭,能在药物吸收早期防止药物被进一步吸收,但对静脉给药过量清除作用(约 20%)有限;静脉药物过量时应给予补液等对症治疗。

依诺沙星 Enoxacin

【其他名称】

博仕多邦、的星力、氟哌酸、复克、卡西诺。

【药物特征】

依诺沙星为第三代喹诺酮类抗菌药物,具广谱抗菌作用。

体外试验显示该药对需氧 G⁻ 菌,如肺炎克雷伯菌等克雷伯菌属、肠杆菌属、变形杆菌属、伤寒沙门菌属、志贺菌属、沙雷菌属、枸橼酸杆菌属、大肠埃希菌、淋病奈瑟菌、流感嗜血杆菌、不动杆菌属、铜绿假单胞菌等假单胞菌属均具抗菌活性;对需氧 G⁺ 菌,如金黄色葡萄球菌(甲氧西林耐药者除外)、化脓链球菌、肺炎链球菌亦具抗菌作用。依诺沙星对需氧 G⁻ 菌的作用较环丙沙星为差,对需氧 G⁺ 菌的作用较环丙沙星和氧氟沙星为差。依诺沙星对沙眼衣原体等有一定作用,亦较环丙沙星和氧氟沙星为差。

本品口服后吸收迅速,相对生物利用度约为 90%,口服 200mg、400mg 后平均血药峰浓度于 1~3 小时内到达。本品血浆蛋白结合率为 18%~57%。口服吸收后广泛分布于全身各组织、体液中。在肾脏、前列腺、子宫、输卵管等组织中药物浓度可超过同期血药浓度。本品尚可穿过胎盘进入胎儿体内,也可通过乳汁分泌。给药量 15%~20% 的依诺沙星在体内代谢,并可影响肝脏细胞色素酶 P450。本品主要通过肾脏排泄。消除半衰期为 3~6 小时。48 小时内给药量的 52%~60% 以原形自尿中排出,20% 在体内代谢,胆汁排泄约 18%。

【适应证】

该药体外抗菌活性与诺氟沙星相似,但由于本品口服吸收较完全、血药浓度较高,体内抗菌活性较诺氟沙星强。依诺沙星口服可用于治疗敏感菌所致下列感染:

1. 由淋病奈瑟菌所致单纯性淋菌性尿道炎和宫颈炎。

2. 由大肠埃希菌、腐生葡萄球菌所致单纯性下尿路感染(膀胱炎)。

3. 由大肠埃希菌、肺炎克雷伯菌、奇异变形杆菌、铜绿假单胞菌、葡萄球菌属或阴沟肠杆菌所致复杂性尿路感染。

4. 由敏感革兰氏阴性杆菌所致支气管感染急性发作及肺部感染。

5. 由志贺菌属、沙门菌属、产肠毒素大肠埃希菌、亲水气单胞菌、副溶血弧菌等所致胃肠道感染。

6. 其他 如伤寒、骨和关节感染、皮肤软组织感染、败血症等全身感染。

依诺沙星软膏可用于敏感菌所致脓疱疮、疖肿、毛囊炎继发感染等单纯皮肤软组织感染。

【剂型与特征】

1. 依诺沙星片 宜空腹服用或进餐前至少 1 小时,餐后至少 2 小时服用。

2. 依诺沙星胶囊 不可掰开服用。

3. 依诺沙星软膏 外用,直接涂于洗净的患处。

4. 依诺沙星注射液 将 200mg 药物加入到 5% 葡萄糖注射液 100ml 中溶解。避光静脉滴注。

5. 依诺沙星滴眼液 只用于滴眼。

【用法用量】

1. 单纯性淋菌性尿道炎和宫颈炎 依诺沙星 400mg 顿服。

2. 单纯性下尿路感染 一次 200mg,bid,疗程 7 日。

3. 复杂性尿路感染 一次 400mg,bid,疗程 14 日。

4. 支气管感染 一次 0.3~0.4g,bid,疗程 7~14 日。

5. 肠道感染 一次 0.2g,bid,疗程 5~7 日。

6. 伤寒 一次 0.4g,bid,疗程 10~14 日。

静脉滴注时,重症患者最大剂量一日不超过 0.6g,疗程 7~10 日,治疗病情好转后即可改用口服制剂。

肾功能不全患者按内生肌酐清除率调整用药剂量:肌酐清除率 ≥ 30ml/min 者,不需调整剂量;清除率 < 30ml/min 者,减半量使用。

【不良反应】

1. 常见 恶心、呕吐、头晕、头痛、失眠、腹痛、腹泻、消化不良、味觉异常、皮疹、光敏反应等。

2. 少见　全身不适、背痛、胸痛、便秘、肌痛、关节痛、气促、水肿、紫癜等。

3. 结晶尿　多见于高剂量应用时。

4. 常见的实验室检查异常有肝功能异常。

【禁忌证】

1. 对本品及其他喹诺酮类药物有过敏史者禁用。

2. 肌腱炎及跟腱断裂者禁用。

3. 葡萄糖 -6- 磷酸脱氢酶缺乏症患者禁用。

4. 孕妇禁用。

【药物相互作用】

1. 本品与茶碱类合用时可能由于与细胞色素 P450 结合部位的竞争性抑制，导致茶碱类的肝消除明显减少，血浆消除半衰期延长，血药浓度升高，出现茶碱中毒症状，如恶心、呕吐、震颤、不安、激动、抽搐、心悸等，应避免合用，不能避免时应测定茶碱类血药浓度并调整剂量。

2. 环孢素与本品合用时，其血药浓度升高，必须监测环孢素血药浓度，并调整剂量。

3. 丙磺舒可减少本品自肾小管分泌约 50%，合用时可因本品血用浓度增高而产生毒性。

4. 本品与抗凝血药华法林同用时可增强后者的抗凝作用，应避免两者合用。不能避免时，应严密监测患者的凝血酶原时间，并调整剂量。

5. 本品干扰咖啡因的代谢，从而导致咖啡因消除减少，血消除半衰期延长，并可能产生中枢神经系统毒性，合用时应严密监测患者咖啡因的血药浓度并调整剂量。

6. 尿碱化剂可减低本品在尿中的溶解度，导致结晶尿和肾毒性。

7. 含铝、镁的制酸药可减少本品的口服吸收，不宜合用。

8. 与芬布芬合用时，偶有抽搐发生，两药不宜合用。

【注意事项】

1. 本药与其他喹诺酮类药物之间存在交叉过敏。

2. 患中枢神经系统疾病者,如癫痫或癫痫病史者避免应用,确有指征应用时,宜在严密观察下慎用。

3. 在未成年动物中应用本药可致关节软骨病变,故 18 岁以下患者禁用。

4. 注意光敏反应,应用本品时避免过度暴露于阳光下,如发生光敏反应应停药。

5. 肝、肾功能减退时需慎用。

【FDA 妊娠 / 哺乳分级】

C 级 /L3 级。动物研究显示,本药有生殖毒性,但对人的潜在危险性尚不明确。孕妇用药的安全性尚未被证实,故不宜使用本药。可分泌入乳汁,哺乳期妇女全身用药时应暂停哺乳。

【用药实践】

1. 警惕结晶尿的发生 大剂量应用或尿 pH 在 7 以上时可发生结晶尿,为避免结晶尿发生,宜多饮水以保持 24 小时排尿量在 1200ml 以上。

2. 与食物同服可影响本品的吸收,宜空腹服用。

(孙丽翠 刘 平)

第九节 噁唑烷酮类

一、药物治疗概述

噁唑烷酮类是 20 世纪人工合成的一类全新类别的抗菌药物,其化学结构、作用机制等与其他抗菌药物均有较大差异,通过选择性结合到 50S 亚单位的 23S 核糖体核糖核酸上的位点，抑制细菌核糖核酸的翻译过程，从而抑制细菌蛋白质合成，对革兰氏阳性菌包括耐甲氧西林金黄色葡萄球菌（MRSA）、耐甲氧西林凝固酶阴性葡萄球菌（MRCNS）、耐万古霉素肠球菌（VRE）、青霉素耐药肺炎链球菌（PRSP）、A群溶血性链球菌、B群链球菌、草绿色链球菌等具有强大的抗菌作用。此外，对卡他莫拉菌、流感嗜血杆菌、淋病奈瑟菌、艰难梭菌、支原体属、衣原体属、结核分枝杆菌、鸟分枝杆菌、巴斯德菌属和脑膜炎黄杆菌亦有一定抑制作用。利奈唑胺是此类药物中第一个用于临床的品种。

经过对第一代噁唑烷酮类药物进行修饰和改造，成功研制出第二代具有更高抗菌活性的泰地唑胺。主要用于治疗成人急性细菌性皮肤和皮肤软组织感染（ABSSSIs）。和利奈唑胺相比，在减少耐药菌的出现的基础上，具有增加药效和缩短治疗持续时间的双重优势。在抗菌活性、安全及耐受性等方面也得到了明显改善。

二、药物使用精解

利奈唑胺 Linezolid

【其他名称】

斯沃、利奈唑德、莱勒唑利、恒捷。

【药物特征】

口服给药吸收快速而完全，食物对药物吸收影响较小，无须考虑进食时间，绝对生物利用度约为100%，服药（600mg）后约1~2小时达血浆峰值12.7μg/ml。吸收后能快速地分布于灌注良好的组织，血浆蛋白结合率约为31%，且呈非浓度依赖性。50%~70%的药物在肝脏代谢，代谢产物无抗菌活性，约30%利奈唑胺以原形随尿排泄。成人和儿童的消除半衰期分别约为5小时和2.7小时，透析可加快药物清除。

【适应证】

1. 医院获得性肺炎 由金黄色葡萄球菌(甲氧西林敏感株和耐药株)或肺炎链球菌(包括对多药耐药的菌株 MDRSP)引起的医院获得性肺炎。

2. 社区获得性肺炎 由肺炎链球菌(包括对多药耐药的菌株 MDRSP)引起的社区获得性肺炎,包括伴发的菌血症,或由金黄色葡萄球菌所引起。

3. 复杂性皮肤和皮肤软组织感染 包括未伴发骨髓炎的糖尿病性足部感染,由金黄色葡萄球菌(甲氧西林敏感和耐药的菌株)、化脓性链球菌或无乳链球菌引起的复杂性皮肤或皮肤软组织感染。尚无利奈唑胺用于治疗褥疮的研究。

4. 非复杂性皮肤和皮肤软组织感染 由金黄色葡萄球菌(仅为甲氧西林敏感的菌株)或化脓链球菌引起的非复杂性皮肤和皮肤软组织感染。

5. 万古霉素耐药的屎肠球菌引起的感染,包括伴发的菌血症。

【剂型与特征】

1. 利奈唑胺片 餐后或餐前服用均可,可在静脉滴注给药后序贯口服给药,无须调整剂量。

2. 利奈唑胺混悬剂 口服吸收快速,餐后或餐前服用均可。每 5ml 规格为 100mg/5ml 的利奈唑胺混悬液中含 20mg 苯丙氨酸,因此不适用于苯酮尿患者,其他利奈唑胺制剂不含苯丙氨酸。

3. 利奈唑胺注射液 共用静脉给药通路时,在使用利奈唑胺前后,应使用与本品和其他药物可配伍的溶液进行冲洗,并在 30~120 分钟内静脉输注完毕。

【用法用量】

1. 成人及儿童 见表 3-9-1。

表 3-9-1 成人及儿童中利奈唑胺的用法与用量

感染	儿童患者 （出生至11岁）	成人和青少年 （12岁及以上）	疗程 （天）
医院获得性肺炎；社区获得性肺炎，包括伴发的菌血症；复杂性皮肤和皮肤软组织感染	10mg/kg，q8h，静脉注射或口服	600mg，q12h，静脉注射或口服	10~14
万古霉素耐药的屎肠球菌感染，包括伴发的菌血症	10mg/kg，q8h，静脉注射或口服	600mg，q12h，静脉注射或口服	14~28
非复杂性皮肤和皮肤软组织感染	＜5岁：10mg/kg，q8h，口服； 5~11岁：10mg/kg，q12h，口服	成人：400mg，q12h，口服 青少年：600mg，q12h，口服	10~14

2. 肝、肾功能不全患者　在肾功能不全患者，本药的两个主要代谢物可能产生蓄积。肌酐清除率大于 10ml/min 的成年患者，肾损害时不需调整剂量。对轻至中度肝功能不全的患者，不推荐调整剂量。

3. 老年人　利奈唑胺的药物代谢动力学性质在老年患者（≥65 岁）中无显著改变。所以，在老年患者中不需剂量调整。

4. 透析患者　利奈唑胺给药后 3 小时开始血液透析，在大约 3 小时的透析期内约 30% 的药物剂量可清除。因此，利奈唑胺应在血液透析结束后给药。

【不良反应】

利奈唑胺常见的不良事件为腹泻、恶心等胃肠道反应，此外尚有头痛、失眠、便秘、皮疹、头晕、发热、高血压。部分患者还可出现骨髓抑制(如贫血、各类血细胞和血小板减少)、神经病变、乳酸中毒等严重反应。

【禁忌证】

禁用于对利奈唑胺过敏的患者、正在使用或 2 周内使用过单胺氧化酶抑制剂的患者。

【药物相互作用】

1. 与直接或间接拟交感神经药物(如伪麻黄碱)、升压药物(如肾上腺素、去甲肾上腺素)、多巴胺类药物(如多巴胺、多巴酚丁胺)以及苯丙醇胺、右美沙芬、抗抑郁药等合用时,利奈唑胺有引起血压升高的作用,初始剂量应降低。

2. 与 5- 羟色胺再摄取抑制剂、三环类抗抑郁药、5- 羟色胺受体拮抗剂、哌替啶、丁螺环酮合用,可引起 5- 羟色胺综合征的体征和(或)症状(如烦乱不安、肌痉挛、精神状态改变、反射亢进、出汗、战栗和震颤等),应密切观察。其机制为:本药为可逆的、非选择性的单胺氧化酶抑制剂,可抑制 5- 羟色胺的代谢。

3. 不能与抑制单胺氧化酶的药物(如苯乙肼、异卡波肼)合用。

4. 利福平和利奈唑胺合用,导致利奈唑胺的 C_{max} 降低 21%,AUC_{0-12h} 降低 32%。

【注意事项】

1. 骨髓抑制病史者、苯丙酮尿症患者、类癌综合征患者、高血压未控制的患者、嗜铬细胞瘤患者、甲状腺功能亢进患者及早产新生儿慎用。

2. 由于利奈唑胺可抑制人体线粒体蛋白质的合成,而导致骨髓抑制,因此用药期间应每周进行血小板和全血细胞计数检查,尤其用药超过 2 周,或用药前已有骨髓抑制,或合并应用其他能导致骨髓抑制的药物者。

3. 在治疗期间应警惕视觉症状的出现,必要时监测视觉功能。

4. 有癫痫发作病史或有癫痫发作危险因素的患者, 有可能引发惊厥。

5. 治疗时间不宜过长, 说明书提示不超过 28 天, 但对于病情危重、复杂、并发症多的长期住院高龄感染患者的 ADR 发生时间可能提前, 应适当缩短疗程。

【FDA 妊娠 / 哺乳分级】

C 级 /L3 级。孕妇仅在用药益处大于对胎儿的潜在风险时, 才建议使用。利奈唑胺应慎用于哺乳期妇女, 确需使用宜暂停授乳。

【用药实践】

1. 过量处理　用药过量时, 应用支持疗法, 维持肾小球的滤过。血液透析可加速本药的清除。动物实验显示过量中毒时可表现为活动力下降、呕吐、颤抖及运动失调。

2. 严重不良反应及处理

(1) 血常规异常: 治疗期间血常规异常但无出血倾向者或血小板减少至 $50 \times 10^9/L$ 者, 应及时停药, 大多数患者可在 1~2 周后自行恢复; 对于血小板 $< 30 \times 10^9/L$ 或出现严重出血倾向时, 在停药的同时应考虑静脉输注血小板, 可加用糖皮质激素抑制单核 - 巨噬细胞的吞噬作用及抗体的产生, 减轻血小板的破坏; 并发红细胞减少者给予重组人促红素治疗, 白细胞减少时给予重组人粒细胞集落刺激因子。

(2) 乳酸酸中毒: 如患者发生反复恶心或呕吐、原因不明的酸中毒或低碳酸血症, 需要立即进行乳酸水平检查, 一旦超过正常值时应立即停药, 对严重乳酸酸中毒患者应予对症治疗并补充维生素 B_1 以减轻对线粒体损伤, 避免患者休克甚至死亡。

(3) 周围神经和视神经病变: 应用本品的疗程过长者 (超过 28 天) 可能出现视力损害症状, 如: 视敏度改变、色觉改变、视力模糊或视野缺损, 应考虑停药。

3. 与食物的相互作用　由于利奈唑胺能抑制酪胺代谢,

使用血压明显增高,用药期间应避免食用含有酪氨酸较高的腌渍、泡制、烟熏、发酵等食品及生啤、红酒等饮料。

4. 美国食品药品管理局(FDA)警示 2007年3月16日,FDA发布关于利奈唑胺的安全性警告,在以导管相关性血流感染的患者为研究对象的临床研究中,利奈唑胺分别与万古霉素、苯唑西林、双氯西林进行了对比研究,结果显示使用利奈唑胺有更高的死亡率,并且死亡率与患者感染的菌型有关。单独感染革兰氏阳性菌的患者在对比试验中死亡率没有明显差异,而对于感染革兰氏阴性菌、同时感染革兰氏阳性菌的患者和未检出感染病菌的研究对象而言,使用利奈唑胺有更高的死亡率。因此FDA建议,医生和其他医护人员在打算使用利奈唑胺的时候应该考虑上述试验研究发现的安全性信息,并提醒医生和其他医护人员注意:利奈唑胺没有被批准用于导管相关性血流感染、导管接触部位感染。

2011年7月26日FDA公告:利奈唑胺与5-羟色胺能药物合用,可引发意识错乱、活动过度、肌肉颤搐、多汗、寒战、腹泻、共济失调和发热等5-羟色胺综合征,甚至可引发死亡。FDA建议,在非紧急情况下,在启动利奈唑胺治疗前,大部分5-羟色胺能药物必须至少停用2周;由于半衰期较长,氟西汀则需要停用5周。

5. 用于MRSA骨髓炎的治疗 2011年IDSA发布的MRSA感染治疗指南推荐利奈唑胺可治疗MRSA感染所致骨髓炎(B级)。

6. 用于MRSA所致中枢神经系统感染的治疗 2011年IDSA发布的MRSA感染治疗指南推荐利奈唑胺可治疗中枢神经系统MRSA感染,包括脑膜炎、脑脓肿、硬膜下积脓、硬脊膜外脓肿和脓毒血栓栓塞性静脉窦炎(B级),但不推荐利奈唑胺经验性用于儿童患者的中枢神经系统感染。

（杨春艳 刘 平）

第十节　磺　胺　类

一、药物治疗概述

磺胺类药物是化学合成最早的一类抗菌药物，属抑菌剂，磺胺类药物的化学结构与对氨基苯甲酸（PABA）类似，能与PABA竞争二氢叶酸合成酶，从而干扰细菌叶酸代谢而抑制其生长繁殖，对革兰氏阳性菌和革兰氏阴性菌均具抗菌作用，此外对肺孢子菌、疟原虫、星形诺卡菌和弓形虫等微生物也有一定作用。

根据药代动力学特点和临床用途，本类药物可分为：①口服易吸收可全身应用者，如磺胺甲噁唑、磺胺嘧啶、磺胺多辛、复方磺胺甲噁唑（磺胺甲噁唑与甲氧苄啶，SMZ-TMP）、复方磺胺嘧啶（磺胺嘧啶与甲氧苄啶，SD-TMP）等；②口服不易吸收者，如柳氮磺吡啶；③局部应用者，如磺胺嘧啶银、醋酸磺胺米隆、磺胺醋酰钠等。

全身应用的磺胺类药物适用于：大肠埃希菌等敏感肠杆菌科细菌引起的急性单纯性尿路感染；敏感大肠埃希菌、克雷伯菌属等肠杆菌科细菌引起的反复发作、复杂尿路感染；敏感伤寒和其他沙门菌属感染；肺孢子菌肺炎的治疗与预防；耶尔森菌结肠炎、嗜麦芽窄食单胞菌、部分MRSA感染以及星形诺卡菌病等。磺胺多辛与乙胺嘧啶等抗疟药联合可用于氯喹耐药株所致疟疾的治疗和预防。但磺胺类药物不宜用于A群溶血性链球菌所致扁桃体炎或咽炎以及立克次体病、支原体感染的治疗。

局部应用磺胺类药物适应证：磺胺嘧啶银主要用于预防或治疗Ⅱ、Ⅲ度烧伤继发创面细菌感染，如肠杆菌科细菌、铜绿假单胞菌、金黄色葡萄球菌、肠球菌属等引起的创面感染。醋酸磺胺米隆适用于烧伤或大面积创伤后的铜绿假单胞菌感染。磺胺醋酰钠则用于治疗结膜炎、沙眼等。

二、药物使用精解

复方磺胺甲𫛭唑 Sulfamethoxazole

【其他名称】

百炎净、联克、抗菌优、诺达明。

【药物特征】

本品为磺胺甲𫛭唑（SMZ）与甲氧苄啶（TMP）的复方制剂，具有广谱抗菌作用，对非产酶金黄色葡萄球菌、化脓性链球菌、肺炎链球菌等革兰氏阳性球菌具抗菌作用，PRSP 对本品耐药。对大肠埃希菌、克雷伯菌属、奇异变形菌、普通变形菌、摩根菌属、志贺菌属、沙雷菌属、伤寒沙门菌等肠杆菌科细菌，脑膜炎奈瑟菌，淋病奈瑟菌，流感嗜血杆菌均具有良好抗菌作用。此外本品在体外对霍乱弧菌、鼠疫耶尔森菌、卡氏肺孢子菌、嗜麦芽窄食单胞菌、类鼻疽假单胞菌、洋葱伯克霍尔德菌、脑膜败血黄杆菌、沙眼衣原体、李斯特菌、弓形虫等亦具有良好抗微生物活性。

本品中的 SMZ 和 TMP 口服后自胃肠道吸收完全，均可吸收给药量的 90% 以上，1~4 小时血药浓度达峰值。吸收后两者均可广泛分布至痰液、中耳液、阴道分泌物等全身组织和体液中，并可穿透血脑屏障，达治疗浓度，也可穿过胎盘屏障，进入胎儿血液循环，并可分泌至乳汁中。SMZ 及 TMP 均主要经肾小球滤过和肾小管分泌，尿药浓度明显高于血药浓度。SMZ 和 TMP 的血消除半衰期分别为 10 小时和 8~10 小时，肾功能减退者，半衰期延长，需调整剂量。

【适应证】

1. 用于治疗敏感的流感嗜血杆菌、肺炎链球菌所致的成人慢性支气管炎急性发作。

2. 用于治疗大肠埃希菌、克雷伯菌属、肠杆菌属、奇异变形杆菌、普通变形杆菌和摩根菌敏感菌株所致的细菌性尿路感染。

3. 用于治疗产肠毒素大肠埃希菌和志贺菌属所致的旅游者腹泻，以及敏感志贺菌所致感染。

4. 可作为卡氏肺孢子菌肺炎的治疗首选药以及预防用药。

5. 可用于预防脑膜炎奈瑟菌所致的脑膜炎。

【剂型与特征】

1. 复方磺胺甲噁唑片剂　应饮用足量水（240ml 以上），长疗程、大剂量使用，宜同服碳酸氢钠。

2. 复方磺胺甲噁唑分散片　分散片的溶出度较普通片快，起效快，服用时应饮用足量水（240ml 以上）。

3. 复方磺胺甲噁唑注射液　每 5ml 溶于 5% 葡萄糖注射液 75~125ml 中，滴注时间在 60~90 分钟以上，可与碳酸氢钠合用，碱化尿液以防结晶尿的发生。

【用法用量】

1. 成人和儿童使用剂量　见表 3-10-1。

表3-10-1　成人与儿童中复方磺胺甲噁唑的用法与用量

疾病	成人	儿童
细菌性感染	一次 2 片，bid，口服 一次 SMZ 10~12.5mg/kg、TMP 2~2.5mg/kg，q6h，静脉滴注 或一次 SMZ 20~25mg/kg、TMP 4~5mg/kg，q12h，静脉滴注	2 个月以上体重 40kg 以下的婴幼儿：一次 SMZ 20mg/kg、TMP 4mg/kg，q12h 体重大于 40kg 的小儿剂量参照成人常用量
卡氏肺孢子菌肺炎	一次 SMZ 18.75~25mg/kg、TMP 3.75~5mg/kg，q6h，或一次 SMZ 25~33.3mg/kg、TMP 5~6.7mg/kg，q8h，口服或静脉滴注	2 个月以上体重 32kg 以下的婴幼儿：一次 SMZ 18.75~25mg/kg、TMP 3.75~5mg/kg，q6h 体重大于 32kg 剂量同成人常用量

2. 肾功能不全者

（1）肌酐清除率＞30ml/min：正常剂量。

（2）肌酐清除率15~30ml/min：1/2 正常剂量。

（3）肌酐清除率＜15ml/min：禁用。

【不良反应】

1. 过敏反应　可发生药疹，严重者可发生渗出性多形红斑、剥脱性皮炎、大疱性表皮松解、萎缩性皮炎、光敏反应、药物热、关节及肌肉疼痛、发热等血清病样反应。

2. 血液系统损害　葡萄糖 -6- 磷酸脱氢酶缺乏者用药后易发生溶血性贫血及血红蛋白尿，在新生儿和小儿中尤为多见。此外，也可见中性粒细胞减少或缺乏症、血小板减少症及再生障碍性贫血。

3. 中枢神经系统毒性　可发生精神错乱、幻觉、定向力障碍。

4. 高胆红素血症和新生儿黄疸　本药与胆红素竞争蛋白结合部位，可致游离胆红素增高，游离胆红素进入中枢神经系统后可导致胆红素脑病。早产儿、新生儿较易发生。

5. 肝脏损害　可发生黄疸、肝功能减退，严重者可发生急性重型肝炎。

6. 肾脏损害　可发生结晶尿、血尿和管型尿，偶见发生间质性肾炎或肾小管坏死的报道。

7. 胃肠道反应　可出现恶心、呕吐、食欲减退、腹泻、头痛、乏力等。

8. 甲状腺肿大及甲状腺功能减退偶有发生。

【禁忌证】

禁用于对 SMZ、TMP 或其他对磺胺药过敏者，巨幼细胞贫血患者，重度肝肾功能损害者，2 个月以下婴儿。

【药物相互作用】

1. 合用尿碱化药可增加本品在碱性尿中的溶解度，使排泄增多。

2. 口服抗凝血药、降血糖药、甲氨蝶呤、苯妥英钠和硫喷妥钠与本品同用时，可取代这些药物的蛋白结合部位，或抑制其代谢，使药物作用时间延长或发生毒性反应，因此当这些药物与本品同时应用，或在应用本品之后使用时需调整剂量。

3. 与肝毒性药物合用时，可能引起肝毒性发生率的增高。对此类患者尤其是用药时间较长及以往有肝病史者应监测肝功能。

4. 本品中的 TMP 可抑制华法林的代谢而增强其抗凝作用。

5. 与骨髓抑制药、溶栓药、环孢素、氨苯砜合用时可能增强这些药物的不良反应及毒副作用。

6. 避免与青霉素类药物合用，因为本品有可能干扰青霉素类药物的杀菌作用。

【注意事项】

1. 缺乏葡萄糖 -6- 磷酸脱氢酶、卟啉病、叶酸缺乏性血液系统疾病、艾滋病、失水、休克和老年患者慎用。

2. 中耳炎的预防或长程治疗、化脓性链球菌扁桃体炎和咽炎不宜选用本品。

3. 因可发生结晶尿、血尿和管型尿，故服用本品期间应多饮水，保持高尿流量，宜同服碳酸氢钠。

4. 老年人、腹膜透析或血液透析患者应避免使用。

【FDA 妊娠 / 哺乳分级】

C 级 /L3 级。孕妇、哺乳期妇女禁用。

【用药实践】

1. 药物过量及处理　本品的血药浓度不应超过 $200\mu g/ml$，超过此浓度，不良反应发生率明显增高。服用过量会出现：食欲减退、腹痛、恶心、呕吐、头晕、头痛、嗜睡、神志不清、精神低沉、发热、血尿、结晶尿、血液疾病、黄疸、骨髓抑制等。一般先停药进行洗胃、催吐或大量饮水，尿量减少时可给予输液治疗。

如果有骨髓抑制可给予叶酸 3~6mg, qd, 肌内注射, 连用 3 日或至造血功能恢复正常为止, 出现严重的骨髓抑制症状, 造成血小板、白细胞的减少和巨幼细胞贫血时, 应给予高剂量叶酸 (每日肌内注射甲酰四氢叶酸 5~15mg), 直到造血功能恢复正常。如果出现明显不良反应或黄疸, 应予以血液透析治疗。

2. 由于本药能抑制大肠埃希菌的生长, 妨碍维生素 B 族在肠内合成, 故用药 1 周以上者, 应同时给予维生素 B 族以预防其缺乏。

3. MRSA 感染的治疗　《抗菌药物超说明书用法专家共识》推荐 SMZ-TMP 用于治疗 MRSA 单纯尿路和皮肤软组织感染, 通常与其他药物联合应用, 不建议在感染性心内膜炎 / 菌血症时使用 (B 级)。

4. 百日咳的治疗　Ahunaiji 等综合了 1966 年以来的研究文献, 表明 SMZ-TMP 的 7 天治疗方案与大环内酯类药物同样有效 (B 级)。

5. 嗜麦芽窄食单胞菌感染的治疗　《中国嗜麦芽窄食单胞菌感染诊治和防控专家共识》将 SMZ-TMP 作为嗜麦芽窄食单胞菌感染的推荐治疗药物, 临床上应用时应结合药敏试验结果 (C 级)。

6. 用药期间需监测的项目　用药前后及用药时应作血常规、电解质、尿常规 (每 2~3 日查 1 次)、肝肾功能检查。

7. 用于治疗卡氏肺孢子菌病的治疗　SMZ-TMP 是目前治疗肺孢子菌病的主要药物, 有效率达 70%~80%, 可口服或静脉滴注, 疗程 14 天。一般用药 1~4 天可退热, 4~10 天肺部阴影消失, 用药后 5~6 天未奏效者可改用其他药物。

8. 交叉过敏反应　对下列药物呈现过敏的患者对磺胺药亦可过敏, 如磺酰脲类降血糖药: 格列本脲、格列吡嗪、格列喹酮、格列齐特、格列美脲; 利尿剂: 噻嗪类氢氯噻嗪、吲达帕胺、袢利尿剂呋塞米; 解热镇痛抗炎药: 高选择性环氧合酶 -2 抑制剂塞来昔布、尼美舒利；抗痛风药：丙磺舒；青光眼治疗药：乙酰唑胺、布林佐胺；砜类药物：氨苯砜、苯丙砜、醋氨苯砜等；含上述药物的复方制剂，如降压药氯沙坦钾 - 氢氯噻嗪、厄贝沙坦 - 氢氯噻嗪、缬沙坦 - 氢氯噻嗪、降血糖药消渴丸（含格列本脲）。

磺胺嘧啶 Sulfadiazine

【其他名称】

大力克、地亚净、磺胺哒嗪。

【药物特征】

本品的抗菌谱及作用机制同磺胺甲噁唑。

口服后易吸收（可吸收给药量的 70% 以上），但吸收较缓慢。药物吸收后广泛分布于全身组织和体液，后者包括胸膜液、腹膜液、滑膜液、胆汁和房水等，易透过血脑屏障，脑膜无炎症时，脑脊液中药物浓度约为血药浓度的 50%；脑膜有炎症时，脑脊液中药物浓度约可达血药浓度的 50%~80%，也易进胎儿血液循环。蛋白结合率低，为 38%~48%，给药后 48~72 小时内以原形药物自尿中排出给药量的 60%~85%。肾功能正常者消除半衰期约为 10 小时，肾衰竭者可达 34 小时。血液透析可部分清除药物，但腹膜透析不能有效清除药物。

【适应证】

1. 敏感脑膜炎奈瑟菌所致的流行性脑脊髓膜炎的治疗和预防。

2. 与甲氧苄啶合用治疗对其敏感的流感嗜血杆菌、肺炎链球菌和其他链球菌所致的中耳炎、皮肤软组织感染、急性支气管炎和肺部感染。

3. 星形诺卡菌病。

4. 对氯喹耐药的恶性疟治疗的辅助用药。

5. 与乙胺嘧啶联合用药治疗鼠弓形虫引起的弓形虫病。

【剂型与特征】

1. 磺胺嘧啶片 服用时应多饮水（240ml以上）。

2. 磺胺嘧啶钠注射剂 需用灭菌注射用水或0.9%氯化钠注射液稀释，静脉注射时浓度低于5%，静脉滴注时浓度约为1%，不宜皮下、鞘内或肌内注射（肌内注射时疼痛感明显，且可引起组织坏死）。

3. 磺胺嘧啶混悬液 起效快，服用时应多饮水。

【用法用量】

成人和儿童 见表3-10-2。

表3-10-2 成人和儿童中磺胺嘧啶的用法与用量

疾病	成人	儿童
一般感染	首剂为2g，以后一次1g，bid，口服；一次1~1.5g，tid，滴注	首剂为50~60mg/kg，以后一次25~30mg/kg，bid，口服（总量不超过2g）一日50~75mg/kg，分2次滴注
预防流行性脑脊髓膜炎	一次1g，bid，口服，疗程2日	一日0.5g，bid，口服，疗程2~3日
治疗流行性脑脊髓膜炎	首剂为2g，以后一次1g，qid，口服；首剂50mg/kg，继以一日100mg/kg，分3~4次静脉滴注或缓慢静脉注射	一日100~150mg/kg，分3~4次静脉滴注或缓慢静脉注射

【不良反应】

同磺胺甲噁唑。

【禁忌证】

禁用于对磺胺类药物过敏者、2个月以下婴儿、老年患者、肝肾功能不良者、孕妇、哺乳期妇女。

【药物相互作用】

1. 合用尿碱化药可增加本品在碱性尿中的溶解度,使排泄增多。

2. 不能与对氨基苯甲酸同用,因对氨基苯甲酸可代替本品被细菌摄取,两者相互拮抗。也不宜与含对氨苯甲酰基的局麻药如普鲁卡因、苯佐卡因、丁卡因等合用。

3. 与口服抗凝血药、口服降血糖药、甲氨蝶呤、苯妥英钠和硫喷妥钠同用时,上述药物需调整剂量,因本品可取代这些药物的蛋白结合部位,或抑制其代谢,以致药物作用时间延长或毒性发生。

4. 与骨髓抑制药同用时可能增强此类药物潜在的毒副作用。如有指征需两类药物同用时,应严密观察可能发生的毒性反应。

5. 与避孕药(雌激素类)长时间合用可导致避孕的可靠性减小,并增加经期外出血的机会。

6. 与溶栓药合用时可能增大其潜在的毒性作用。

7. 与卟吩姆等光敏感药物合用可加重光敏反应。

8. 不宜与乌洛托品合用,因乌洛托品在酸性尿中可分解产生甲醛,后者可与本品形成不溶性沉淀物,使发生结晶尿的危险性增加。

9. 本品可取代保泰松的血浆蛋白结合部位,两者合用时可增加保泰松的作用。

10. 因本品有可能干扰青霉素类药物的杀菌作用,最好避免同时应用。

11. 与磺吡酮合用时可减少本品自肾小管的分泌,导致血药浓度升高而持久或产生毒性。

【注意事项】

1. 慎用 缺乏葡萄糖-6-磷酸脱氢酶、卟啉病、失水、肝功能损害、肾功能损害、血小板减少、粒细胞减少、肠道或尿路阻塞患者。

2. 交叉过敏反应 对一种磺胺药呈现过敏的患者对其他磺胺药可能过敏。对呋塞米、砜类、噻嗪类、利尿药、磺脲类、碳酸酐酶抑制药呈现过敏的患者，对本品亦可过敏。

3. 因可发生结晶尿、血尿和管型尿，故服用本品期间应多饮水，保持高尿流量（尿量至少在 1200ml 以上），宜同服碳酸氢钠。

4. 注射液仅供重病患者应用，病情改善后应尽早改为口服给药。

5. 用药前后及用药时应检查血常规、电解质、尿常规（每2~3 日查 1 次）、肝肾功能。

6. 与肝毒性药物合用时可能引起肝毒性发生率的增高。对此类患者尤其是用药时间较长及以往有肝病史者应进行严密的监测。

7. 由于本品能抑制大肠埃希菌的生长，妨碍维生素 B 族在肠内的合成，故使用本品超过 1 周以上者，应同时给予维生素 B 以预防其缺乏。接受本品治疗者对维生素 K 的需要量也增加。

8. 不可任意加大剂量，增加用药次数或延长疗程，以防蓄积中毒。

【FDA 妊娠 / 哺乳分级】

C、D（在临近分娩时）级 /L3 级。孕妇、哺乳期妇女禁用。

【用药实践】

流行性脑脊髓膜炎的治疗或预防用药：由于国内流行性脑脊髓膜炎的病原菌多为 A 群，大多数对本品敏感，并且药物脑脊液内浓度高，故本品可作为治疗流行性脑脊髓膜炎的选用药物，也可作为易感者的预防用药。

柳氮磺吡啶 Sulfasalazine

【其他名称】

水杨酰偶氮磺胺吡啶、SASP。

【药物特征】

本品口服不易吸收,吸收部分在肠微生物作用下分解成5-氨基水杨酸和磺胺吡啶。5-氨基水杨酸与肠壁结缔组织络合后较长时间停留在肠壁组织中起到抗菌消炎和免疫抑制作用,如减少大肠埃希菌和厌氧芽孢梭菌,同时抑制前列腺素的合成以及其他炎症介质白三烯的合成。因此,本品对炎症性肠病产生疗效的主要成分是5-氨基水杨酸。由本品分解产生的磺胺吡啶对肠道菌群显示微弱的抗菌作用。

口服后少部分在胃肠道吸收,通过胆汁可重新进入肠道(肠肝循环)。未被吸收的部分被回肠末段和结肠的细菌分解为5-氨基水杨酸与磺胺吡啶,残留部分自粪便排出。5-氨基水杨酸几乎不被吸收,大部分以原形自粪便排出,但5-氨基水杨酸的N-乙酰衍生物可见于尿内。磺胺吡啶可被吸收并排泄,尿中可测知其乙酰化代谢产物。磺胺吡啶及其代谢产物也可出现于母乳中。

【适应证】

主要用于炎症性肠病,即克罗恩病和溃疡性结肠炎。

【剂型与特征】

柳氮磺胺吡啶片:每日固定服药时间,进餐时服用较好。

【用法用量】

1. 成人　初剂量为一日2~3g,分3~4次口服。无明显不适量,可渐增至一日4~6g,待肠病症状缓解后逐渐减量至维持量,一日1.5~2g。

2. 小儿初剂量　一日40~60mg/kg,分3~6次口服,病情缓解后改为维持量一日30mg/kg,分3~4次口服。

3. 肾功能损害者　应减少剂量。

【不良反应】

长期服药可发生恶心、呕吐、药疹、药物热、红斑及瘙痒、头痛、心悸等不良反应。少见头晕、耳鸣、蛋白尿、血尿、发绀及皮肤黄染等。

【禁忌证】

对磺胺类药物过敏者、孕妇、哺乳期妇女、2 岁以下小儿禁用。

【药物相互作用】

同磺胺嘧啶。

【注意事项】

1. 缺乏葡萄糖 -6- 磷酸脱氢酶、肝功能损害、肾功能损害、卟啉病、血小板减少、粒细胞减少、肠道或尿路阻塞患者应慎用。

2. 应用磺胺药期间多饮水，保持高尿流量，以防结晶尿的发生，必要时亦可服碱化尿液的药物。治疗中至少每周检查尿常规 2~3 次，如发现结晶尿或血尿时给予碳酸氢钠及饮用大量水，直至结晶尿和血尿消失。失水、休克和老年患者应用本品易致肾损害，应慎用或避免应用本品。

3. 治疗中的注意事项

（1）全血象检查，对接受较长疗程的患者尤为重要。

（2）直肠镜与乙状结肠镜检查，观察用药效果及调整剂量。

（3）治疗中定期尿液检查（每 2~3 日查尿常规 1 次）以发现长疗程或高剂量治疗时可能发生的结晶尿。

（4）肝、肾功能检查。

（5）遇有胃肠道刺激症状，除强调餐后服药外，也可分成小量多次服用，甚至每小时 1 次，使症状减轻。

（6）根据患者的反应与耐药性，随时调整剂量，部分患者可采用间歇治疗（用药 2 周，停药 1 周）。

（7）腹泻症状无改善时，可加大剂量。

（8）夜间停药间隔不得超过 8 小时。

（9）肾功能损害者应减小剂量。

【FDA 分级与孕妇用药】

B、D（在临近分娩时）级 /L3 级。孕妇、哺乳期妇女禁用。

【用药实践】

1. 药物过量及处理　当服用本品过量时会出现尿痛或排尿困难、血尿、下背部疼痛、嗜睡、腹泻、呕吐等症状。首先应停药、洗胃,继而静脉补液,静脉给予碳酸氢钠碱化处理,警惕出现少尿或无尿症状,若发生无尿,应及时进行透析治疗,若出现高铁血红蛋白症(出现发绀)时,应静脉缓慢给予亚甲蓝1~2mg/kg 或其他合适治疗。若有严重硫血红蛋白血症时,则可进行输血替换治疗。

2. 交叉过敏反应　本品同复方磺胺甲噁唑有交叉过敏反应。

磺胺嘧啶银 Sulfadiazine

【其他名称】

烧伤宁、烧烫宁、SD-Ag。

【药物特征】

本品属局部用药,具有磺胺嘧啶和银盐两者的作用,有广谱的抗微生物活性,银盐具收敛作用,能使创面干燥、结痂和早期愈合。

本品与创面渗出液接触时,部分药物可自局部吸收入血,一般吸收药量低于给药量的 1/10,磺胺嘧啶血药浓度约可达10~20mg/L;当创面广泛、用药量大时,吸收增加,血药浓度可更高。一般情况下本品中银的吸收量不超过其含量的 1%。本品对坏死组织的穿透性较差。

【适应证】

用于预防和治疗小面积、轻度烧烫伤继发创面感染。

【剂型与特征】

1. 磺胺嘧啶银软膏　涂布于创面,厚度约为 1.5mm。

2. 磺胺嘧啶银乳膏　涂布于创面,厚度约为 1.5mm。

3. 磺胺嘧啶银混悬液　用混悬剂制成油纱布敷用,1~2 日换药 1 次。

4. 磺胺嘧啶银散剂 粉末散布于创面,1~2 日换药 1 次。

【用法用量】

本品可直接用粉末散布于创面,或制成霜剂、混悬剂、乳膏剂涂敷创面,也可制成油纱布敷用,一日 1 次。每日用量不超过 30g。大于 2 个月的儿童用法用量参见成人,早产儿和小于 2 个月的患儿不能使用本药。

【不良反应】

1. 可见局部刺激性、皮疹、皮炎、药物热、肌肉疼痛、血清病样反应等过敏反应。

2. 局部外用时可能有部分磺胺嘧啶吸收入血,引发全身用药所致不良反应,出现粒细胞和血小板减少、再生障碍性贫血、炎症、肝功能减退、恶心、呕吐和腹泻等。

【禁忌证】

禁用于对磺胺类药物及银盐过敏者、肝肾功能不良者、小于 2 个月的婴儿。孕妇、哺乳妇女禁用。

【药物相互作用】

本药可从局部部分吸收,其药物相互作用同磺胺嘧啶全身应用。具体参见"磺胺嘧啶"的"药物相互作用"。

【注意事项】

1. 缺乏葡萄糖 -6- 磷酸脱氢酶、卟啉病、失水、休克、艾滋病、老年患者和肝肾功能减退者慎用。

2. 避免接触眼睛和其他黏膜(如口、鼻等)。

3. 用药部位如有烧灼感、瘙痒、红肿等情况应停药,并将局部药物洗净。

4. 本品性状发生改变时禁止使用。

5. 不宜大面积使用,以免增加吸收中毒。

6. 在大面积烧伤的长期治疗时应检查血常规、电解质、尿常规(每 2~3 日查 1 次)、肝肾功能。

【FDA妊娠/哺乳分级】

X级/L3级。孕妇、哺乳妇女禁用。

【用药实践】

1.应用本药期间多饮水，保持高尿流量，防止结晶尿发生，必要时亦可服碳酸氢钠碱化尿液。

2.涂药后，药物遇光可变成深棕色，此为正常现象。

（杨春艳）

第十一节 硝基咪唑类

一、药物治疗概述

硝基咪唑类药物对毛滴虫、阿米巴和蓝氏贾第鞭毛虫等原虫，及脆弱拟杆菌等厌氧菌具强大抗菌活性，是临床治疗肠道和肠外阿米巴病、滴虫性阴道炎的首选药物，亦广泛用于各种厌氧菌感染，口服也可用于艰难梭菌所致的假膜性肠炎，与其他药物联合可用于幽门螺杆菌所致的胃窦炎及消化性溃疡，也可作为盆腔、肠道、腹腔手术的预防用药。硝基咪唑类药物主要通过其分子中的硝基，在无氧环境中被厌氧菌还原成亚硝基团或咪唑基团，氧化DNA，使DNA的断裂，从而导致细菌死亡。甲硝唑、替硝唑为临床应用较早的硝基咪唑类抗菌药，奥硝唑、塞克硝唑为新研制开发药物。奥硝唑是第三代新型硝基咪唑类衍生物，与甲硝唑、替硝唑相比，其抗菌活性强，半衰期长，不良反应少，临床疗效确切。塞克硝唑与甲硝唑、替硝唑和奥硝唑的临床结果相似，但半衰期较长，可以单剂量给药，提高患者的依从性。四种药物抗菌谱比较见表3-11-1。

表 3-11-1 硝基咪唑类抗菌药物的抗菌谱

药品名称	分代	抗菌谱
甲硝唑	一代	脆弱拟杆菌及其他拟杆菌属、梭杆菌、产气荚膜梭菌、真杆菌、韦荣菌、消化球菌和消化链球菌等厌氧菌；幽门螺杆菌；及阿米巴虫、贾第鞭毛虫、毛滴虫和结肠小袋纤毛虫等原虫
替硝唑	二代	脆弱拟杆菌及其他拟杆菌属、梭杆菌、韦荣菌、消化球菌和消化链球菌及加德纳菌等厌氧菌；微需氧菌、幽门螺杆菌；毛滴虫、阿米巴虫、蓝氏贾第鞭毛虫等原虫
奥硝唑	三代	脆弱拟杆菌及其他拟杆菌属、梭杆菌、产气荚膜梭菌、真杆菌、CO_2 噬织维菌、牙龈拟杆菌、消化球菌和消化链球菌等厌氧菌；幽门螺杆菌；毛滴虫、贾第鞭毛虫、阿米巴虫、变形虫等原虫
塞克硝唑	四代	对脆弱拟杆菌属等厌氧菌；毛滴虫、阿米巴虫、蓝氏贾第鞭毛虫等原虫

二、药物使用精解

甲硝唑 Metronidazole

【其他名称】

夫纳捷、弗来格、威迪乐、舒瑞特、灭滴灵。

【药物特征】

本品对脆弱拟杆菌及其他拟杆菌属、梭杆菌、产气荚膜梭菌、真杆菌、韦荣菌、消化球菌和消化链球菌等厌氧菌以及阿米巴虫、贾第鞭毛虫、毛滴虫和结肠小袋纤毛虫等原虫有良好作用。

口服或直肠给药后能迅速而完全吸收，蛋白结合率＜5%，吸收后广泛分布于各组织和体液中,药物有效浓度能够出现在唾液、胎盘、胆汁、乳汁、羊水、精液、尿液、脓液和脑脊液中。口服后 1~2 小时血药浓度达峰值,有效浓度能维持 12 小时。本品部分在肝脏代谢,代谢产物也有抗菌作用,经肾排出 60%~80%(20% 原形药物,25% 为葡萄糖醛酸结合物,14% 为其他代谢物)。成人半衰期为 7~8 小时。血液透析可有效清除药物及其代谢产物,但腹膜透析不能清除本品。

【适应证】

1. 治疗滴虫性阴道炎的首选药物。

2. 治疗阿米巴痢疾和阿米巴肝脓肿。

3. 治疗厌氧杆菌引起的腹腔感染、皮肤组织感染、中枢神经系统感染、下呼吸道感染、心内膜炎、产后盆腔炎、败血症、牙周炎等。

4. 本品与青霉素类、头孢菌素类或氨基糖苷类联合使用,用于预防经阴道子宫切除,阑尾穿孔切除,小肠远端及结肠、直肠手术及腹腔手术后厌氧菌感染。

5. 口颊片、含片、粘贴片等制剂可用于治疗厌氧菌所致的牙周感染(如牙龈炎、牙周炎、冠周炎、口腔溃疡等)。

6. 凝胶、乳膏等外用制剂,可用于炎症性丘疹、脓疱、酒渣鼻红斑、毛囊炎、痤疮等的局部治疗及细菌性阴道病。

【剂型与特征】

1. 甲硝唑片 餐后服用,以减少对胃肠道的刺激。

2. 甲硝唑缓释片 空腹服用时缓释特性保持较佳,宜在餐前 1 小时或餐后 2 小时整药吞服。

3. 甲硝唑注射液 不宜与含铝的针头和套管接触,静脉滴注速度宜慢,一次滴注时间超过 1 小时,并避免与其他药物一起滴注。

4. 甲硝唑胶浆含漱液 不宜口服,含漱液 10 滴,滴于 50ml 温开水中,摇匀后含漱 3~5 分钟吐出。

5. 甲硝唑口含片 口腔内可含化 1.5 小时以上,在含化时勿搅动,含化后半小时内勿漱口。

6. 甲硝唑口腔贴片 餐后使用,粘贴于口腔患处。

7. 甲硝唑阴道泡腾片、甲硝唑栓 用于滴虫病,每晚 1 粒置于阴道内。

8. 甲硝唑乳膏 清洁患处,适量涂搽本药治疗疖疮、痤疮。

9. 甲硝唑凝胶 适量涂搽本药凝胶治疗炎症性丘疹、脓疱。

【用法用量】

1. 成人和儿童 见表 3-11-2。

表 3-11-2 成人和儿童中甲硝唑的用法与用量

疾病	成人	儿童
滴虫病	一次 200mg,tid,另每晚以 200mg 栓剂放入阴道内,连用 7~10 日(为保证疗效,需男女同治);一次 1~1.5g,tid,滴注	一日 15~25mg/kg,分 3 次给药,服用 7~10 日
阿米巴病	一次 400~800mg(大剂量宜慎用),tid,口服,5 日为一疗程	一日 15~25mg/kg,分 3 次口服,疗程 7~10 日
贾第鞭毛虫病	一次 400~800mg,tid,口服,疗程 5 日	一日 15~25mg/kg,分 3 次给药,连服 10 日
厌氧菌感染	一次 200~750mg,q8h,口服,疗程不低于 7 日。一日最大剂量不超过 4g。首次 15mg/kg(70kg 成人为 1g),维持量 7.5mg/kg,q6~8h,静脉滴注,疗程不低于 7 日	一日 20~50mg/kg 口服。厌氧菌感染的注射剂量同成人

疾病	成人	儿童
酒渣鼻	口服 200mg，一日 2~3 次口服。配合 20% 甲硝唑霜外搽，tid。一疗程 3 周	
幽门螺杆菌相关性胃炎及消化性溃疡	一次 0.5g，tid，并与其他抗生素联用，疗程 7~14 日	
假膜性肠炎	一次 0.5g，一日 3~4 次	

2. 肾功能不全　厌氧菌感染合并肾衰竭，全身给药时间间隔应延长至 12 小时。

【不良反应】

1. 消化道症状　最常见不良反应，包括恶心、呕吐、食欲减退、腹部绞痛、味觉改变，一般不影响治疗。

2. 神经系统症状　头痛、眩晕、精神错乱、肢体麻木、共济失调，大剂量可引起癫痫发作及周围神经病变，后者主要表现为肢体麻木和感觉异常。

3. 少数病例发生荨麻疹、潮红、瘙痒、膀胱炎、排尿困难、口中金属味及白细胞减少等，均属可逆性，停药后自行恢复。

4. 口腔局部用药时，可能引起口干、口涩、上唇麻木、口唇发痒、味觉改变、口腔黏膜轻微刺痛、恶心、呕吐及胃部不适，停药后多可消失。

5. 凝胶、乳膏等偶有短暂红斑、皮肤干燥、烧灼感及皮肤刺激性反应。

【禁忌证】

对本品过敏者、活动性中枢神经系统疾患者和血液病者禁用。

【药物相互作用】

1. 本品能抑制华法林和其他口服抗凝血药的代谢，加强它们的作用,引起凝血酶原时间延长。

2. 与苯妥英钠、苯巴比妥等诱导肝微粒体酶的药物同用,加强本品代谢,使血药浓度下降,而苯妥英钠排泄减慢。

3. 与西咪替丁等抑制肝微粒体酶活性的药物合用,可减慢本品在肝内的代谢及其排泄,延长本品的血清半衰期,应根据血药浓度测定的结果调整剂量。

4. 本品可干扰双硫仑代谢,两者合用时可出现精神症状,故2周内应用双硫仑者不宜再用本品。

【注意事项】

1. 慢性胃炎、消化性溃疡等疾病的患者应慎用;甲硝唑对心肌细胞具有一定毒性,心脏瓣膜缺损或曾行心脏瓣膜修补术的患者应慎用;肝功能减退可使本类药物在肝脏代谢减慢而导致药物在体内蓄积,因此肝病患者应减量应用。

2. 出现运动失调或其他中枢神经系统症状时应停药。重复一个疗程之前,应作白细胞计数。

3. 用药前后应当监测的项目 肝功能减退者本品代谢减慢,长期用药应监测血药浓度;用药期间应检查白细胞计数及分类。

【FDA妊娠/哺乳分级】

B级/L2级。妊娠3个月以内孕妇、哺乳期妇女禁用。

【用药实践】

1. 严重不良反应及处理 服用甲硝唑期间可出现肾功能损害,包括肾区疼痛与出血性膀胱炎等,一旦发生上述症状立即停用甲硝唑,并给予积极对症支持治疗。出现呼吸困难、皮疹等过敏症状,应停药并及时进行抗过敏治疗。出现胸闷、心悸、心律失常等心血管系统反应,应立即检查心电图,如提示心律失常、期前收缩、频发房性期前收缩立即停用甲硝唑,并给予对症处理。

2. 服药期间应禁酒 由于甲硝唑能抑制乙醛脱氢酶,服用甲硝唑期间饮酒可出现面部潮红、头痛、眩晕、腹部疼痛、恶心、呕吐、气促、心率加快、血压降低、嗜睡、幻觉等"双硫仑反应"症状。因此在使用甲硝唑期间不可饮酒,甚至在停药1周之内,患者都不应饮酒,同时避免服用含有乙醇的药物如糖浆类(棕色合剂、藿香正气水等)或酊剂,避免食用某些食物如酒心巧克力、啤酒鸭、药酒制剂和含乙醇的调味剂等。此外,也不可静脉应用含乙醇的药品(氢化可的松、氯霉素注射液等)及外用乙醇擦浴降温等。

3. 艰难梭菌相关性腹泻的治疗　口服甲硝唑可用于治疗艰难梭菌相关性腹泻,对于轻症感染者的治疗效果较好。

4. 幽门螺杆菌感染的治疗　《抗菌药物超说明书用药专家共识》推荐本品可用于治疗幽门螺杆菌感染,通常与质子泵抑制剂、克拉霉素联合组成三联疗法,甲硝唑的剂量为一次500mg,q12h,疗程7~14天(A级)。

5. 滴虫性阴道炎患者的无症状男性性伴侣的治疗　美国FDA批准常规剂量的甲硝唑片剂可用于女性滴虫性阴道炎患者的无症状男性性伴侣的治疗,可采用单日疗法(2g顿服或1天内分2次口服)或7天疗法(250mg,tid,连续口服7天)(A级)。

6. 预防克罗恩病手术切除后复发　欧洲克罗恩病诊断管理循证医学共识推荐服用甲硝唑或奥硝唑为克罗恩病回结肠切除术后预防复发的措施之一,甲硝唑的使用剂量为20mg/(kg·d)(B级)。

7. 对检验值或诊断的影响　本药可干扰 ALT、AST、乳酸脱氢酶、甘油三酯、己糖激酶的检验结果,代谢产物可使尿液呈深红色。

替硝唑 Tinidazole

【其他名称】

凯服新、捷力、裕宁、第孚、可立泰、普洛施。

【药物特征】

本品对脆弱拟杆菌及其他拟杆菌属、梭杆菌、韦荣菌、消化球菌和消化链球菌及加德纳菌等厌氧菌及毛滴虫、阿米巴虫、蓝氏贾第鞭毛虫等原虫有杀灭作用。对微需氧菌、幽门螺杆菌也有一定的抗菌作用。

口服后吸收完全，2小时血药浓度达峰值。本品在体内蛋白结合率为12%，能进入各种体液，生殖器官、肠道、腹部肌肉、乳汁均中可达较高浓度，在肝脏、脂肪中的浓度低，在胆汁、唾液中的浓度与同期血药浓度相仿，对血脑屏障的穿透性较甲硝唑高，脑膜无炎症时脑脊液中的浓度为同期血药浓度的80%，也可通过胎盘屏障，在胎儿及胎盘中可达高浓度。本品主要由尿排泄（约25%原形药，代谢物12%，口服后约16%原形药），少量随粪便排出。半衰期为12~14小时。血液透析可快速清除药物。

【适应证】

1. 用于各种厌氧菌引起的皮肤蜂窝织炎、肺炎、肺脓肿、鼻窦炎、骨髓炎、败血症、腹膜炎、子宫内膜炎、输卵管炎等；牙周炎、冠周炎等口腔感染。

2. 防治手术后切口感染。

3. 泌尿生殖系统滴虫病、阿米巴病。

4. 用于肝阿米巴病的治疗。

5. 也可用于幽门螺杆菌所致的胃窦炎及消化性溃疡的治疗。

【剂型与特征】

1. 替硝唑片　宜于餐间或餐后服用。

2. 替硝唑胶囊　宜于餐间或餐后服用。

3. 替硝唑注射液　本药不宜与含铝的针头及套管接触，应缓慢滴注，滴注时间不宜低于2小时。

4. 复方替硝唑栓（每粒含替硝唑2g、克霉唑1.5g）　局部作用,不良反应少。

5. 替硝唑阴道泡腾片　发泡迅速,药物释放快,不良反应少。

【用法用量】

1. 成人和儿童　见表3-11-3。

表3-11-3　成人和儿童中替硝唑的用法与用量

疾病	成人	儿童
滴虫病、贾第鞭毛虫病	单次治疗,顿服2g,必要时3~5日可重复1次。毛滴虫感染时也可一次1g,qd,首剂加倍,连服3日。其配偶应同服	一次顿服50mg/kg
阿米巴病	口服一次0.5g,bid,疗程5~10日;或一次2g,qd,疗程2~3日	按体重一日50mg/kg,顿服,疗程3日
厌氧菌感染	口服一次1g,qd,首剂加倍,疗程5~6日。口腔感染疗程3日。用于急性牙龈炎时,可单次口服2g。静脉滴注一次0.8g,qd,疗程5~6日或按病情而定	剂量同成人
预防手术后厌氧菌感染	口服手术前12小时顿服2g;静脉滴注总量1.6g,分1~2次,第1次于术前,第2次于术中或术后给药	

2. 肝功能不全者　应予减量。

3. 肾功能不全者　肾功能不全患者的药动学未见明显变化,不需调整剂量。

4. 透析时剂量　透析后另需补充1/2~1剂的维持剂量。

【不良反应】

不良反应少见而轻微,主要为恶心、呕吐、口内有金属味、消化道不适。可出现疲倦、头晕、白细胞减少、血栓性静脉炎，偶见过敏反应，如过敏性休克、皮疹等。

【禁忌证】

禁用于对本品或其他吡咯类药物过敏患者、有活动性中枢神经疾病患者、血液病患者、器质性神经病患者、妊娠早期、哺乳期妇女及12岁以下儿童。

【药物相互作用】

1. 本品能抑制华法林和其他口服抗凝血药的代谢，加强它们的抗凝作用，引起凝血酶原时间延长。

2. 与苯妥英钠、苯巴比妥等诱导肝微粒体酶的药物合用时，可加快本品代谢，使血药浓度下降，并使苯妥英钠排泄减慢。

3. 与西咪替丁等抑制肝微粒体酶活性的药物合用时，可减慢本品在肝内的代谢及其排泄，延长其消除半衰期，应根据血药浓度测定的结果调整剂量。

4. 本品干扰双硫仑代谢，故2周内应用双硫仑者不宜再用本品。

5. 与土霉素合用时，土霉素可干扰本品清除阴道毛滴虫的作用。

【注意事项】

1. 肝功能不全者慎用。

2. 用药期间发生中枢神经系统不良反应时，应及时停药。

3. 长期用药应监测血常规、凝血功能、肝肾功能和血压。

【FDA妊娠/哺乳分级】

C级/L3级。妊娠3个月内应禁用，3个月以上的孕妇只有具明确指征时才选用本品。本品在乳汁中浓度与血液相似，故哺乳妇女应避免使用，若必须用药，应暂停哺乳，并在停药3日后方可授乳。

【用药实践】

1. 严重不良反应及处理　有报道称静脉滴注替硝唑期间，

出现过敏性休克类严重不良反应,在临床应用过程中应严密观察,一旦发生过敏反应,应立即给予地塞米松、苯海拉明等治疗。出现乱语、精神异常、少见癫痫样发作等严重神经反应,应立即停药并给予吸氧、镇静治疗。出现上消化道出血、凝血功能异常的反应,应立即停药并给予止血治疗。出现严重药物性肝损害和肾衰竭,应给与保肝和血液透析治疗。

2. 服药期间应禁酒　服用替硝唑期间饮酒可出现双硫仑反应,因此在口服替硝唑至少前2天及停药后1周内不可饮酒(包括白酒、啤酒、红酒、黄酒、香槟酒、米酒等),也不可使用含乙醇的药品(如碘酒、藿香正气水、氯霉素注射液、氢化可的松注射液等),不可食用含乙醇的食物(如酒心巧克力、啤酒鸭等),甚至不可使用乙醇擦浴降温。

3. 对检验值或诊断的影响　本药可干扰 ALT、AST、乳酸脱氢酶、甘油三酯、己糖激酶的检验结果。本药代谢产物可使尿液呈深红色,需与血尿相鉴别。

奥硝唑 Ornidazole

【其他名称】

奥博林、齐客、圣诺安、优伦、妥苏、亚洁、优伦。

【药物特征】

奥硝唑为第三代硝基咪唑类药物,抗菌谱包括脆弱拟杆菌及其他拟杆菌属、梭杆菌、产气荚膜梭菌、真杆菌、CO_2噬织维菌、牙龈拟杆菌、消化球菌和消化链球菌等厌氧菌及毛滴虫、贾第鞭毛虫、阿米巴虫、变形虫等原虫。

口服生物利用度大于90%,单次口服1.5g后2小时内血药浓度达峰值,吸收后广泛分布于人体组织、体液内(包括脑脊液),血浆蛋白结合率15%,血浆消除半衰期16小时。主要在肝脏代谢,代谢产物从尿中排泄,少量从粪便中排泄,不足4%的药物以原形排泄。本药可通过透析清除。

【适应证】

1. 用于治疗由厌氧菌感染引起的多种疾病。

2. 男女泌尿生殖道毛滴虫、贾第鞭毛虫感染引起的疾病（如滴虫性阴道炎等）。

3. 肠、肝阿米巴虫病（包括阿米巴痢疾、阿米巴肝脓肿）；肠、肝变形虫感染引起的疾病。

4. 用于预防手术前、手术后厌氧菌感染。

5. 阴道栓用于细菌性阴道病、滴虫性阴道炎。

【剂型与特征】

1. 奥硝唑片剂　应在餐后服用或与食物同服。

2. 奥硝唑胶囊　应在餐后服用或与食物同服。直接吞服，不能将胶囊拆开。

3. 奥硝唑注射液　应溶解于 50~100ml 的生理盐水或 5% 的葡萄糖注射液中，使浓度为 2.5~5mg/ml 之间，滴注时间不少于 30 分钟。

4. 奥硝唑栓　放入冰箱储存。每晚睡前阴道给药。外阴洗净，将栓剂置入阴道深处。一次 0.5g，每晚 1 次，连用 5~7 日。

【用法用量】

1. 成人和儿童　见表 3-11-4。

表 3-11-4　成人和儿童中奥硝唑的用法与用量

疾病	成人	儿童
滴虫病	单次治疗，夜间顿服 1.5g。慢性滴虫病：一次 0.5g，bid，疗程 5 日。患者伴侣应接受同样治疗	一日顿服 25mg/kg
贾第鞭毛虫病	夜间顿服 1.5g，用药 1~2 天	顿服 40mg/kg，共服 1~2 天

疾病	成人	儿童
阿米巴病	阿米巴痢疾于夜间 1.5g，连用 3 日；其他阿米巴病：一次服 0.5g，bid	阿米巴痢疾，顿服 40mg/kg，连服 3 日；其他阿米巴病，一日顿服 25mg/kg，连服 5~10 日
厌氧菌感染	每次服 500mg，bid（早、晚各服 1 次，以下同）；静脉滴注时，初始剂量 500~1000mg，以后每 12 小时 500mg，疗程 3~6 天	10mg/kg，q12h
预防手术后厌氧菌感染	口服手术前 12 小时 1500mg，以后一次 500mg，bid；静脉滴注：术前 1~2 小时给药 1000mg，术后 12 小时给药 500mg，24 小时再给药 500mg	

2. 肝功能不全者　用药每次剂量与正常用量相同，但用药间隔时间要加倍，以免药物蓄积。

3. 肾功能不全者　肾功能不全患者的药动学未见明显变化，不需调整剂量。

4. 血液透析者　由于血液透析可清除部分奥硝唑，故建议血液透析患者宜在透析后使用。亦有人推荐在透析前给一附加剂量（所增剂量相当于透析前常用量的 1/2），以补偿透析过程中损失的奥哨唑。

【不良反应】

1. 消化系统　轻度胃部不适、胃痛、口腔异味等。

2. 神经系统　头痛及困倦、眩晕、颤抖、四肢麻木、痉挛和精神错乱等。

3. 过敏反应 如皮疹、瘙痒等。

4. 局部反应 包括刺感、疼痛等。

5. 其他 白细胞减少等。

【禁忌证】

禁用于对本药或硝基咪唑类药物过敏者、脑和脊髓发生病变者、各种器官硬化症、造血功能低下、慢性乙醇中毒患者、孕妇前3个月、3岁以下儿童。

【药物相互作用】

1. 本药能抑制抗凝血药华法林的代谢,增强抗凝血药的药效,当与华法林同用时,应注意观察凝血酶原时间并调整给药剂量。

2. 巴比妥类药等药物可使奥硝唑加速消除而降效,因此应避免合用。

3. 本药可延缓肌肉松弛药维库溴铵的作用,降低其疗效并可影响凝血。

4. 本药可加重头孢哌酮、头孢孟多、哌拉西林、呋喃唑酮、拉氧头孢、氟氧头孢等所致的双硫仑样反应,故在制订联合抗感染方案时应予以注意。

【注意事项】

1. 中枢神经系统疾病(尤其癫痫)患者、多毛性硬化症患者、周围神经病患者、酗酒者、肝脏疾病患者慎用。

2. 用药过程中,如有异常神经症状反应即停药,并进一步观察治疗。

3. 用药前后及用药时应当检查全血细胞计数。

【FDA妊娠/哺乳分级】

C级/L3级。妊娠3个月内应禁用,3个月以上的孕妇只有具明确指征时才选用本品。哺乳妇女应避免使用,若必须用药,应暂停哺乳,并在停药3日后方可授乳。

【用药实践】

1. 用药期间应注意禁酒 由于奥硝唑可引起双硫仑样反

应, 因此至少在口服奥硝唑前 2 天及停药后 1 周内不可饮酒(包括白酒、啤酒、红酒、黄酒、香槟酒、米酒等), 不可使用含乙醇的药品(如碘酒、藿香正气水、氯霉素注射液、氢化可的松注射液等), 不可食用含乙醇的食物(如酒心巧克力、啤酒鸭等), 甚至不可使用乙醇擦浴降温。

2. 警惕奥硝唑引起的中枢神经系统毒性 奥硝唑的安全性是硝基咪唑药物中最好的, 但仍存在些严重的不良反应, 尤其是神经系统不良反应, 其中右奥硝唑是引起奥硝唑中枢神经毒性的主要原因, 左奥硝唑的中枢神经毒性明显低于奥硝唑, 可考虑使用。

3. 治疗幽门螺杆菌引起的消化性溃疡、慢性胃炎 《抗菌药物超说明书用药专家共识》推荐奥硝唑可与质子泵抑制剂、克拉霉素联合组成三联疗法, 奥硝唑的剂量为一次 0.5g, q12h(C 级)。

4. 预防克罗恩病手术切除后复发 欧洲克罗恩病诊断管理循证医学共识推荐服用硝基咪唑类药物(甲硝唑或奥硝唑)为克罗恩病回结肠切除术后预防复发的措施之一, 奥硝唑的使用剂量为一次 0.5g, q12h(B 级)。

塞克硝唑 Secnidazole

【其他名称】

沙巴克、信爽、西尼迪、塞他乐、明捷。

【药物特征】

塞克硝唑是一种新型的抗厌氧菌药物, 与甲硝唑、替硝唑等为同系物, 用于治疗毛滴虫、阿米巴虫、贾第鞭毛虫等原虫引起的感染。对脆弱拟杆菌的作用同甲硝唑, 对蓝氏贾第鞭毛虫滋养体抑制作用较甲硝唑强。

本品口服后吸收迅速, 生物利用度接近 100%, 1.5~3 小时血药浓度达峰值。在应用剂量范围内, 给药剂量与最大血浆药物浓度(C_{max})及血药浓度 - 时间曲线下面积(AUC)成正比。在体内分布范围不广泛,稳态分布体积很小(49.2L),仅约血浆药物总量的 15% 与血浆蛋白或球蛋白结合。本品极易透过牙龈组织。口服吸收后能透过胎盘屏障,亦可经乳汁分泌。本品主要在肝内经氧化代谢,10%~50% 的药物以原形和代谢产物经肾清除,消除半衰期为 17~29 小时。

【适应证】

1. 阴道毛滴虫引起的尿道炎和阴道炎。

2. 肠、肝脏阿米巴病。

3. 贾第鞭毛虫病。

【剂型与特征】

1. 塞克硝唑片 餐前服用。

2. 塞克硝唑分散片 直接口服或将本品适量投入约 100ml 水中,振摇分散后口服。

3. 塞克硝唑胶囊 餐前直接吞服,不能将胶囊拆开。

【用法用量】

成人和儿童的用法用量见表 3-11-5。

表 3-11-5 成人和儿童中塞克硝唑的用法与用量

疾病	成人	儿童
滴虫病	单次服用 2g,配偶应同时服用	—
肠阿米巴病	有症状的急性阿米巴病:单次服用 2g;无症状的急性阿米巴病:一次 2g,qd,连服 3 日	有症状的急性阿米巴病:一次 30mg/kg,单次服用;无症状的急性阿米巴病:一次 30mg/kg,qd,连服 3 日
肝脏阿米巴病	一日 1.5g,一次或分次口服,连服 5 日	一次 30mg/kg,一次或分次口服,连服 5 日
甲第鞭毛虫病	—	30mg/kg,单次服用

【不良反应】

1. 常见 口腔金属异味。

2. 偶见 消化道紊乱(如恶心、呕吐、腹泻、腹痛)、皮肤过敏反应(如皮疹、荨麻疹、瘙痒)、深色尿、白细胞减少(停药后恢复正常)。

3. 罕见 眩晕、头痛、中度的神经功能紊乱。

【禁忌证】

禁用于对塞克硝唑或一般硝基咪唑类药物过敏者、有血液病史患者、孕妇及哺乳期妇女。

【药物相互作用】

1. 本品与双硫仑(又名戒酒硫)同服可引起谵妄或精神错乱,服用本品治疗期间或至少服药后1天不可饮酒,以免发生双硫仑样反应。

2. 对华法林的抗凝作用有很强的抑制作用。

【注意事项】

1. 原有中枢神经系统异常者、血液系统疾病患者慎用。

2. 服药期间禁饮乙醇类饮料或饮酒。

【FDA妊娠/哺乳分级】

C级/L3级。孕妇及哺乳期妇女禁用。

【用药实践】

1. 用药期间应禁酒 由于塞克硝唑可引起双硫仑样反应,因此在口服塞克硝唑至少前2天及停药后7日以内不可饮酒,不可使用含乙醇的药品(如藿香正气水、氯霉素注射液、氢化可的松注射液等)。

2. 药物过量处理 本药无特异拮抗药,过量时应及时给予对症处理及支持治疗,包括催吐、洗胃、大量饮水及补液。

(杨春艳)

第十二节 呋 喃 类

一、药物治疗概述

呋喃类抗菌药物是硝基呋喃类药物,作用于微生物酶系统,通过抑制乙酰辅酶 A,干扰微生物糖类代谢而发挥作用。其抗菌谱广,对葡萄球菌属肠球菌、大肠埃希菌、肠杆菌属、克雷伯菌属等作用效果较好,对某些寄生虫也有作用,对铜绿假单胞菌以及厌氧菌无效。细菌不易产生耐药,但口服吸收差,组织渗透性差,不宜用于较重感染,仅适用于肠道与尿路感染,局部用药时药物接触脓液后仍可保持抗菌效能。目前,临床应用的呋喃类药物包括:呋喃妥因、呋喃唑酮、呋喃西林和硝呋太尔 4 个品种。

二、药物使用精解

呋喃妥因 Nitrofurantoin

【其他名称】

呋喃坦啶。

【药物特征】

本品对金黄色葡萄球菌、腐生葡萄球菌、表皮葡萄球菌和其他凝固酶阴性葡萄球菌、肠球菌、化脓性链球菌、草绿色链球菌等革兰氏阳性球菌具有一定抗菌作用,大肠埃希菌对其敏感,其余肠杆菌科细菌对本品敏感性差异较大,大多数呈中度耐药。对变形菌属和沙雷菌属无抗菌作用,铜绿假单胞菌对本品耐药。

口服吸收差,常规剂量下血药浓度低于有效水平。与食物同服可增加生物利用度。血清中药物浓度甚低,尿中的浓度较高。本品可透过胎盘和血脑屏障,血清蛋白结合率为60%,血消除半衰期为0.3~1小时,肾小球滤过为主要排泄途径,少量自肾小管分泌和重吸收。30%~40%迅速以原形经尿排出,酸性尿时抗菌活性增强。本品亦可经胆汁排泄。透析可有效清除药物。

【适应证】

用于敏感的大肠埃希菌、肠球菌属、葡萄球菌属以及克雷伯菌属、肠杆菌属等细菌所致的急性单纯性下尿路感染,也可用于反复发作性尿路感染的预防。

【剂型与特征】

1. 呋喃妥因片 宜与食物同服,以减少肠道刺激。

2. 呋喃妥因肠溶胶囊 整粒吞服,不可掰开。

3. 呋喃妥因栓 经肛门给药,直肠吸收,可避免对胃部的刺激。

【用法用量】

1. 成人

(1)治疗尿路感染:一次50~100mg(1~2片),一日3~4次,单纯性下尿路感染用低剂量。疗程至少1周,或用至尿培养转阴后至少3日;不宜超过14日。

(2)预防尿路感染:一日50~100mg(1~2片),睡前服。

2. 儿童

(1)治疗尿路感染:1个月以上小儿每日按体重5~7mg/kg,分4次服。疗程至少1周,或用至尿培养转阴后至少3日。

(2)预防尿路感染:睡前服,一日1mg/kg。

3. 肾功能不全者 轻度肾功能不全者(肌酐清除率大于50ml/min):可用常规剂量;中度和重度肾功能不全者(肌酐清除率小于50ml/min):不宜使用本药。

4. 透析患者 透析后应加服1次。

【不良反应】

1. 胃肠道反应　较常见恶心、呕吐、食欲减退和腹泻等胃肠道反应。

2. 变态反应　皮疹、药物热、粒细胞减少、肝炎等亦可发生。

3. 神经系统反应　偶可发生头痛、头昏、嗜睡、肌痛、眼球震颤等神经系统不良反应，多属可逆。严重者可发生周围神经炎，原有肾功能减退或长期服用本品的患者易于发生。

4. 急性肺炎表现　偶可引其发热、咳嗽、胸痛、肺部浸润和嗜酸性粒细胞增多等急性肺炎表现，停药后可消失，症状严重患者可采用皮质激素。

【禁忌证】

禁用于对呋喃类过敏者，无尿、少尿或肾功能明显受损者（内生肌酐清除率＜60ml/min 或有临床显著的血肌酐值升高），新生儿。

【药物相互作用】

1. 可导致溶血的药物与呋喃妥因合用时，有增加溶血反应的可能。

2. 与肝毒性药物合用有增加肝毒性反应的可能；与神经毒性药物合用，有增加神经毒性的可能。

3. 丙磺舒和磺吡酮均可抑制呋喃妥因的肾小管分泌，导致后者的血药浓度增高和（或）血清半衰期延长，而尿浓度则见降低，疗效亦减弱，丙磺舒等的剂量应予调整。

4. 与喹诺酮类不宜合用，因两者有拮抗作用。

【注意事项】

1. 葡萄糖 -6- 磷酸脱氢酶缺乏者、周围神经病变、肺部疾病患者慎用。

2. 疗程应至少7日，或继续用药至尿中细菌清除3日以上。

3. 长期应用本品 6 个月以上者，有发生弥漫性间质性肺炎或肺纤维化的可能。因此将本品作长期预测应用者需权衡利弊。

【FDA 妊娠 / 哺乳分级】

B 级 /L2 级。因呋喃妥因可透过胎盘屏障，故妊娠期不宜使用，以免胎儿发生溶血性贫血的可能。呋喃妥因也可进入乳汁，诱发乳儿溶血性贫血，故哺乳期也不宜使用。

【用药实践】

1. 严重不良反应及处理　大剂量、长疗程应用及肾功能损害患者可能发生头痛、肌痛、眼球震颤、周围神经炎等不良反应，严重者可发生周围神经炎，应注意观察并及时停药。服用6 个月以上者，极少数患者可发生间质性肺炎或肺纤维化，应及早停药并采取相应治疗措施。

2. 用药期间应禁酒　服用呋喃妥因期间饮酒可致双硫仑样反应，原因可能是呋喃妥因可抑制乙醛脱氢酶，升高血液中乙醛浓度，还可能抑制单胺氧化酶而使体内单胺类浓度升高，从而出现恶心、呕吐、腹痛、腹泻、头晕、呼吸困难等严重不良反应。因此在口服呋喃妥因前 2 天及停药后 1 周内不可饮酒，也不可使用含乙醇的药品。

3. 对检验值的干扰　本品可干扰尿糖测定，因其尿中代谢产物可使硫酸铜试剂发生假阳性反应。

呋喃唑酮 Furazolidone

【其他名称】

痢特灵。

【药物特征】

本品对沙门菌属、志贺菌属、大肠埃希菌、肺炎克雷伯菌、肠杆菌属、金黄色葡萄球菌、粪肠球菌、化脓性链球菌、霍乱弧菌、弯曲菌属等有良好的抗菌活性。在一定浓度下对毛滴虫、贾第鞭毛虫也有活性。

口服仅吸收 5%，在大多数组织、体液中分布少，达不到有效水平，但在肠道内保持较高的药物浓度。部分吸收药物经尿排出。

【适应证】

1. 主要用于敏感菌所致的细菌性痢疾、肠炎、霍乱、伤寒、副伤寒等，也可以用于贾第鞭毛虫病、滴虫病等。

2. 与制酸剂等药物合可用于治疗幽门螺杆菌所致的胃窦炎。

【剂型与特征】

呋喃唑酮片：空腹服用。

【用法用量】

1. 成人　口服，一次 0.1g，一日 3~4 次。肠道感染疗程为 5~7 日，贾第鞭毛虫病疗程为 7~10 日。

2. 儿童　一日 5~10mg/kg，分 4 次服用。

【不良反应】

主要有恶心、呕吐、腹泻、头痛、头晕、药物热、皮疹、肛门瘙痒、哮喘、直立性低血压、低血糖等，偶可出现溶血性贫血、黄疸及多发性神经炎。

【禁忌证】

禁用于呋喃类药物过敏者、肾功能减退者（内生肌酐清除率 < 50ml/min）及新生儿、孕妇、哺乳期妇女。

【药物相互作用】

1. 与三环类抗抑郁药合用可引起急性中毒性精神病，应予避免。

2. 可增强地西泮、左旋多巴的作用，增强和延长胰岛素的作用。

3. 本药有单胺氧化酶抑制作用，可抑制苯丙胺、苯乙肼等药物的代谢而导致血压升高、癫痫发作、兴奋、谵语、震颤等症状。

4. 与拟交感神经胺类药物同用可使血压升高，出现高血压危象。

5. 可减缓吗啡、巴比妥类分解代谢，联用时麻醉药应减量。

【注意事项】

1. 葡萄糖 -6- 磷酸脱氢酶缺乏者、溃疡病患者、支气管哮喘患者及肾功能不全者慎用。

2. 口服本品期间饮酒，则可引起双硫仑样反应，表现为皮肤潮红、瘙痒、发热、头痛、恶心、腹痛、心动过速、血压升高、胸闷、烦躁等，故服药期间和停药后 5 天内禁饮酒。

3. 大剂量、长疗程应用及肾功能损害患者可能发生头痛、肌痛、眼球震颤等不良反应。

【FDA 妊娠 / 哺乳分级】

C 级 /L4 级。孕妇、哺乳期妇女禁用。

【用药实践】

1. 严重不良反应及处理

（1）溶血性贫血：与患者本身存在葡萄糖 -6- 磷酸脱氢酶缺陷有关，呋喃唑酮对该酶具有抑制作用，可进一步引起谷胱甘肽生成减少，红细胞脆性增大，易遭破坏而发生溶血。呋喃唑酮引发溶血性贫血的患者，年龄多在 4 岁以下，因此，应注意用药后的追踪观察，特别是对儿童及婴儿。

（2）药疹：如同其他药物引起的药疹那样，呋喃唑酮药疹表现为多形性，如荨麻疹、麻疹样红斑、固定性红斑、皮肌样药疹等。大多发生于用药 1 周内。一旦出现药疹时应立即停药，并注意今后不再服用呋喃唑酮，以防严重过敏反应发生。

（3）多发性神经炎：此类不良反应主要发生在大剂量使用呋喃唑酮时，偶见于常规剂量下，一旦出现典型的多发性神经炎症状，特别是四肢末梢呈现麻木、感觉迟钝及手套样、袜套样改变时，要立即停药，给予维生素 B_1、维生素 B_{12} 等神经营养剂治疗。

（4）眼部损害：极少数患者可因服用呋喃唑酮而出现眼部损害表现，以球结膜及睑结膜充血、糜烂为主要表现，严重者可导致睑球粘连、角膜混浊致视力下降。因此，用药要注意眼部状况。

（5）其他严重不良反应：如血小板减少性紫癜、严重精神障碍、急性肝损害、肢体疼痛、多系统损害等，均发生于个别患者身上，极为少见，常与大剂量使用有关。

2. 药物过量处理　本药无特异拮抗药，过量时应及时给予对症处理及支持治疗，包括催吐、洗胃、大量饮水及补液。

3. 与食物的相互作用　与富含酪胺食物（如奶酪、扁豆、腌鱼）同用可导致血压升高，服药期间不宜食用含较多酪胺的食物。

硝呋太尔 Nifuratel

【其他名称】

郎依、麦咪诺、麦咪康帕。

【药物特征】

硝呋太尔是硝基呋喃衍生物，是一个广谱抗菌药物，尤其对妇科感染的常见病原体如革兰氏阳性和阴性细菌、毛滴虫、真菌、衣原体和支原体都有强的杀灭作用，而对有益菌乳杆菌无抑制作用。其药理作用主要通过干扰细菌酶系统抑制其生长。

口服后经胃肠道吸收迅速，大部分通过肾脏排泄，在血、尿、生殖器组织浓度较高，故在泌尿系统中可产生强烈的抗菌作用，其代谢产物仍有抗菌活性且自尿中排出。半衰期为2.7小时，不能透过乳汁分泌。硝呋太尔制成阴道使用的栓剂，使用后只有微量的硝呋太尔被人体吸收，血浆中的浓度基本为零，其外用制剂在治疗妇女阴道感染方面具有抗菌谱广、疗程短、保护乳杆菌、改善阴道生态环境等优点。

【适应证】

1. 细菌性阴道病、滴虫性阴道炎、念珠菌性阴道炎以及外阴炎。

2. 泌尿系统感染。

3. 消化道阿米巴病及贾第虫病。

【剂型与特征】

1. 硝呋太尔片 餐后服用,用200ml白开水冲服。

2. 硝呋太尔制霉菌素阴道软胶囊 尽量将阴道片置入阴道深部,第2日清晨应进行阴道清洗。

3. 硝呋太尔阴道片 防止阴道片折碎,应小心拿放,并用剪刀沿线剪开包装材料。

【用法用量】

1. 成人

(1)阴道感染:一次200mg,tid;连续口服7天。餐后服用。建议夫妻同时服用。

(2)泌尿系统感染:每日3~6片,平均连续服用1~2周(根据感染的程度和性质而定)。

(3)消化道阿米巴病:一次2片,tid;连续口服10天。

(4)消化道贾第虫病:一次2片,一日2~3次;连续口服7天。

(5)阴道感染:一日1次,于晚上临睡前清洗外阴后,将本品1粒放入阴道后穹窿处,连用6天。

2. 儿童

(1)泌尿系统感染:一日10~20mg/kg;分2次口服,平均连续使用1~2周。

(2)消化道阿米巴病:一次10mg/kg,bid,连续服用10天。

(3)消化道贾第虫病:一次15mg/kg,bid,连续服用10天。

【不良反应】

主要有恶心、呕吐、过敏反应等,偶可出现溶血性贫血、黄疸。

【禁忌证】

对硝呋太尔过敏者禁用。

【药物相互作用】

与复方甘草合剂合用，可产生恶心等不适。

【注意事项】

1. 使用本品治疗期间请勿饮用酒及乙醇饮料，会引起不适或恶心。

2. 获得良好疗效，尽量将本品置入阴道深处，第2天应进行阴道冲洗。

3. 治疗期间应避免性生活。

4. 为防止复发，男方应同时接受治疗，可用硝呋太尔口服片或油膏。

5. 长期使用导致过敏发生时，应暂停用药或调整剂量。

【FDA妊娠/哺乳分级】

孕妇可以局部外用。不能透过乳汁分泌。

【用药实践】

1. 使用硝呋太尔严防过敏　硝呋太尔属于硝基呋喃类药的衍生物，对毛滴虫、细菌、白念珠菌等均有杀灭作用，在临床上应用广泛。目前，我国市面上销售的硝呋太尔主要有口服和阴道用两种剂型。硝呋太尔药品说明书仅写了"本品所致的不良反应较少，使用此药可能会导致轻度的外阴灼热、阴道干涩和恶心"。但在临床使用过程中，出现过严重过敏性反应，特别是对于过敏体质患者。女性在使用硝呋太尔制剂时一定要谨防过敏。为了避免发生药物过敏，在药物治疗前务必向医生详细说明自己的用药过敏史，在用药期间一旦出现不适症状应立即停药并及时到医院就诊。

2. 用于治疗妊娠期阴道炎　硝呋太尔制成的阴道栓，使用后只有微量的硝呋太尔被人体吸收，血浆中的浓度基本为零，可在不被吸收的情况下局部发挥抗真菌、抗滴虫和抗细菌的广谱治疗作用,对混合性阴道感染、无法或不能及时明确诊断病原体的阴道感染患者均可使用,适合妊娠期妇女阴道感染的治疗。

(杨春艳 李莎莎)

第十三节 多黏菌素类

一、药物治疗概述

多黏菌素类属于多肽类抗菌药物,是一组从多黏杆菌(Bacillus polymyxa)代谢产生的碱性多肽类抗生素,有 A、B、C、D、E 五种,多黏菌素 A、C 和 D 毒性较大,已淘汰,临床常用者为多黏菌素 B 和多黏菌素 E(即黏菌素)。其作用机制是直接破坏细菌细胞膜,使细胞膜通透性改变,细菌内磷酸盐、核苷酸等成分外漏,导致细菌死亡。该类药物曾经在临床上广泛使用,但因其明显的肾脏副作用,现已不作为一线用药。但近年来随着多重耐药革兰氏阴性菌(包括碳青霉烯类耐药肠杆菌科和肺炎克雷伯菌、多重耐药铜绿假单胞菌、多重耐药鲍曼不动杆菌)的出现,本类药物又重新得到重视。因上述细菌对多黏菌素类药物耐药率低,使其又成为多重耐药革兰氏阴性菌感染治疗的选用药物之一。

二、药物使用精解

多黏菌素 E Polymyxini E

【其他名称】
黏菌素、多黏菌素 M、可利迈仙、可利斯丁、抗敌素。
【药物特征】
多黏菌素 E 对大肠埃希菌、肠杆菌属、克雷伯菌属、铜绿假单胞菌、嗜血杆菌、沙门菌属、志贺菌属及百日咳鲍特菌等革兰氏阴性菌有良好的抗菌作用,但对沙雷菌属、伯克霍尔德菌属、奈瑟菌属、变形杆菌、革兰氏阳性菌及厌氧菌活性差。本品属慢效杀菌剂,对生长繁殖期和静止期细菌均有杀菌作用。本品与SMZ-TMP、利福平联合,对革兰氏阴性菌具协同作用。

多黏菌素 E 口服不吸收,皮肤创面也不易吸收,肌内注射后血药浓度较低,静脉注射给药后在肝、脑、心、肌肉和肺组织中有一定的分布(在肺、肾、肝及脑组织中的浓度比多黏菌素 B 高)。本药分子量相对较大,不易进入胸腔、关节腔和感染灶内,也难以透入脑脊液中。药物血浆蛋白结合率低,成人消除半衰期为 6 小时,儿童消除半衰期为 1.6~2.7 小时,肾功能不全时,半衰期可延长到 2~3 天,肾脏排泄占 60%,未排泄药物在体内缓慢灭活。因多黏菌素 E 分子量较大,血液透析、腹膜透析难以清除。

【适应证】

1. 适用于治疗对其他抗生素耐药的铜绿假单胞菌和其他革兰氏阴性杆菌(变形杆菌除外)引起的严重感染。

2. 口服可用于小儿大肠埃希菌的肠炎及其他敏感菌所致肠道感染。

3. 肠道清洁 口服用作结肠手术前准备,或中性粒细胞缺乏患者清除肠道细菌,降低细菌感染发生率。

【剂型与特征】

1. 硫酸多黏菌素片 宜空腹给药。

2. 多黏菌素 E 甲磺酸盐 静脉滴注时,每次 1.2~2.5mg/kg,以注射用水 2ml 溶解后加入 500ml 葡萄糖输液中缓慢滴注,不可静脉推注。

3. 多黏菌素 E 硫酸盐 静脉滴注时,每次 1 万 ~1.5 万 U/kg,以注射用水 2ml 溶解后加入 500ml 葡萄糖输液中缓慢滴注,不可静脉推注。

【用法用量】

1. 成人

（1）口服：一日100万~150万U，分2~3次服用；重症时剂量可加倍。

（2）静脉滴注或肌内注射：多黏菌素E甲磺酸盐一日2.5~5mg/kg，分2次静脉滴注或2~4次肌内注射。多黏菌素E硫酸盐，一日100万~150万U，分2~4次静脉滴注。

2. 儿童

（1）口服：一日2万~3万U/kg，分2~3次服用。

（2）静脉滴注：多黏菌素E硫酸盐，一日2万~3万U/kg，分2~4次静脉滴注。

【不良反应】

1. 肾毒性　为本品最突出和最常见的不良反应，发生率约为22.2%，肾小管上皮细胞损伤最明显，主要表现为蛋白尿、血尿和管型尿，还可出现血清肌酐及尿素氮升高。一般发生在用药后4日内，停药后肾损害可能继续加重。

2. 神经毒性　轻者表现为头晕、面部麻木和周围神经炎，严重时出现意识混乱、昏迷、共济失调等。也可出现可逆性神经肌肉阻滞，症状发生迅速且无先兆。

3. 过敏反应　少数患者用药后可出现瘙痒、皮疹和药物热等过敏症状，气溶吸入可引起支气管痉挛。

4. 局部反应　肌内或静脉给药可致注射部位疼痛、硬结，严重者可致血栓性静脉炎。

【禁忌证】

禁用于对多黏菌素类过敏者。

【药物相互作用】

1. 本药与利福平合用呈协同抗菌作用。

2. 与能酸化尿液的药物合用可增强多黏菌素E的抗菌活性。

3. 与磺胺类和TMP联合应用，可增强多黏菌素E对肠杆菌属、肺炎克雷伯菌和铜绿假单胞菌的作用,且联用时对耐多黏菌素 E 的沙雷菌属、变形杆菌也呈协同抗菌作用。

4. 与氨基糖苷类、万古霉素等其他肾毒性药物合用,可加重本品的肾毒性。

5. 与头孢噻吩同用易发生肾毒性。

6. 不宜与肌肉松弛药、麻醉剂等合用,以防发生神经肌肉接头阻滞。

【注意事项】

1. 严格掌握使用指征,一般不作为首选用药。

2. 剂量不宜过大,疗程不宜超过 10~14 天。

3. 本品肾毒性发生率高,因此肾功能不全者不宜选用。

4. 本品静脉注射可能招致呼吸抑制,不宜静脉注射,也不宜快速静脉滴注。

5. 肌内注射时,为减轻疼痛,可用 1% 盐酸普鲁卡因氯化钠注射液为溶剂,现已少用。

6. 用药时应定期监测尿常规及肾功能。

【FDA 妊娠 / 哺乳分级】

C 级。可透过胎盘,对胎儿有毒性,故孕妇慎用。尚未明确是否可以透过乳汁分泌,哺乳期妇女应慎用或停止哺乳。

【用药实践】

1. 多黏菌素 E 对深部组织感染及粒细胞缺乏患者的感染无效,临床上一般不选用。

2. FDA 警示慎用多黏菌素 E 喷雾剂 2007 年 6 月 28 日,美国食品和药品监督管理局(FDA)接到报告,一名囊性纤维化(CF)患者因使用喷雾器服用药房配制的多黏菌素 E 而致死。多黏菌素 E 是经 FDA 批准的仅用于静脉或肌内注射的药品,但 FDA 并未批准其作为液体喷雾剂使用。当多黏菌素 E 混合配制成液体时,会分解成其他的化学物质,造成对肺部组织的损害。鉴于该死亡报告,FDA 提出以下建议:如需使用液体喷雾剂,请配制好后立刻使用;医护人员应慎用多黏菌素 E 喷雾液体制剂,其对肺部和呼吸道的局部毒性会带来潜在严重甚至致命的不良反应。

3. 严重不良反应及处理 本品可引起不同程度的精神、神经毒性反应,也可引起可逆性神经肌肉阻滞,如发生神经肌肉阻滞,新斯的明治疗无效,只能采用呼吸机辅助呼吸,钙剂可能有效。

4. 药物过量处理 用药过量时,应催吐并给予对症治疗,大量饮水和补液。腹膜透析、血液透析不能有效清除药物。

5. 多黏菌素异质性耐药问题及解决方法 多黏菌素存在异质性耐药问题,异质性耐药是指在同一样本中同时存在耐药菌和敏感菌的现象,耐药亚群可以导致临床应用抗生素的失败,细菌的异质性耐药大多数出现于长期应用某一种药物的患者体内,因此,需联合其他抗菌药物。2014 年泛耐药革兰氏阴性杆菌(简称:XDR-GNB)诊治专家共识推荐对常见泛耐药肠杆菌科细菌、鲍曼不动杆菌、铜绿假单胞菌及嗜麦芽窄食单胞菌的治疗方案包括:多黏菌素联合碳青霉烯类、多黏菌素联合替加环素、多黏菌素联合磷霉素。

多黏菌素 B Polymyxin B

【其他名称】

阿罗多黏、硫酸多黏菌素 B。

【药物特征】

多黏菌素 B 对铜绿假单胞菌、大肠埃希菌、肺炎克雷伯菌、嗜血杆菌、肠杆菌属、沙门菌、志贺菌、百日咳鲍特菌等革兰氏阴性菌有良好的抗菌作用。对变形杆菌、奈瑟菌、沙雷菌、普鲁威登菌、革兰氏阳性菌及专性厌氧菌抗菌活性差。

口服不易吸收,肌内注射 50mg 后 2 小时血药浓度达峰,有效血药浓度可维持 8~12 小时。药物在体内可分布于肝、肾等部位,可通过胎盘,但不易进入胸腔、关节腔、脑脊液、腹腔中,血浆蛋白结合率低。消除半衰期为 6 小时左右,肾功能不全者半衰期可延长到 2~3 天。儿童约 1.6~2.7 小时。经肾脏排泄,停药 1~3 天仍有药物排泄。血液透析、腹膜透析难以清除。

【适应证】

目前多黏菌素 B 已很少全身用药,主要供局部应用。仅在治疗多重耐药及泛耐药革兰氏阴性菌感染时使用注射剂。

1. 适用于碳青霉烯类耐药铜绿假单胞菌所致的严重感染,必要时可与其他抗菌药物联合使用。

2. 其他革兰氏阴性菌感染 多重耐药的大肠埃希菌、肺炎克雷伯菌等革兰氏阴性菌所致严重感染。

3. 局部应用 外用于烧伤和外伤引起的铜绿假单胞菌局部感染和耳、眼等部位敏感菌所致感染。

【剂型与特征】

1. 注射用硫酸多黏菌素 B 静脉滴注时,每 50mg 药物溶于 5% 葡萄糖注射液 300~500ml 中。

2. 复方多黏菌素 B 软膏 局部涂于患处,一日 2~4 次。

3. 0.1%~0.25% 多黏菌素 B 滴眼液 最初 5~10 分钟滴眼 1 次,以后逐渐减少。

【用法用量】

成人和儿童的用法用量见表 3-13-1。

表 3-13-1 成人和儿童中多黏菌素 B 的用法与用量

给药途径	成人	儿童
静脉滴注	一日 1.5~2.5mg/kg(1mg 相当于 1 万 U),分 2~4 次静脉滴注	同成人用法用量。肾功能正常婴儿一日总量可达 4mg/kg
肌内注射	一日 2.5~3mg/kg,分 4 次肌内注射	同成人用法用量。婴儿一日总量可达 4mg/kg

给药途径	成人	儿童
鞘内注射	一次 5mg（最大量），qd，使用 3~4 日后改为隔日 1 次，在脑脊液培养阴性，糖含量恢复正常 2 周后才可停药	2 岁以上儿童用量同成人；2 岁以下儿童，一次 2mg，qd，使用 3~4 日后改为一次 2.5mg，隔日 1 次。直至脑脊液检查正常 2 周后才可停药

【不良反应】

1. 肾毒性　本药肾脏毒性常见且明显，可出现血尿、蛋白尿、管型尿，继续发展可出现少尿、血尿素氮及肌酐升高等，严重者可发生肾小管坏死及肾衰竭。

2. 神经毒性　可表现为易激惹、衰弱、嗜睡、共济失调、口周感觉异常、四肢麻木等。

3. 呼吸系统　可见神经肌肉阻滞引起的呼吸麻痹，也有加重哮喘发作，导致呼吸衰竭的报道。

4. 血液系统　偶见暂时性白细胞计数降低。

5. 眼　可见视物模糊、复视。

6. 过敏反应　可出现瘙痒、皮疹和药物热等过敏症状。

7. 局部反应　肌内或静脉给药可致注射部位疼痛、硬结，严重者可致血栓性静脉炎。

【禁忌证】

禁用于对多黏菌素类过敏者。

【药物相互作用】

1. 与肌松药、吩噻嗪类药物（异丙嗪、丙氯拉嗪等）、氨基糖苷类抗生素、肌肉松弛作用明显的麻醉药（恩氟烷）等合用，可增强神经肌肉阻滞作用。

2. 与氨基糖苷类、万古霉素等其他肾毒性药物合用，可加重本品的肾毒性。

3. 与地高辛合用,可增强地高辛作用。

4. 配伍禁忌 本品与酸性液体、碱性液体、两性霉素 B、氨苄西林、头孢唑林、头孢噻吩、头孢匹林、氯霉素、肝素、呋喃妥因、泼尼松、含微量元素的溶液有配伍禁忌。

【注意事项】

1. 慎用于肾功能不全者。

2. 严格掌握使用指征,一般不作为首选用药。

3. 剂量不宜过大,疗程不宜超过 10~14 天。

4. 本药肌内注射时疼痛明显,加入局部麻醉药(如 1% 盐酸普鲁卡因溶液)可减轻疼痛,通常不推荐肌内注射。

5. 鞘内注射一次超过 10mg,可引起明显的脑膜的刺激征,严重者发生下肢瘫痪、大小便失禁、抽搐等。

6. 使用复方多黏菌素 B 软膏时,应注意避免在大面积烧伤面、肉芽组织或表皮脱落的巨大创面使用本品,防止药物引起肾毒性和耳毒性。患者如有血尿、排尿次数减少、尿量减少或增多等肾毒性症状时应慎用本品。

7. 用药前后及用药时应当检查白细胞计数、尿常规、肾功能及血清电解质浓度。

【FDA 妊娠 / 哺乳分级】

C 级 /L3 级。可透过胎盘,孕妇慎用。尚未明确是否可以透过乳汁分泌,哺乳期妇女应慎用或停止哺乳。

【用药实践】

1. 严重不良反应及处理 发生神经肌肉阻滞及呼吸抑制时,应立即停用本药,可使用钙剂(氯化钙或葡萄糖酸钙)、新斯的明及依酚氯铵等药物改善呼吸功能,必要时机械辅助通气。

2. 药物过量处理 用药过量时,应催吐及给予对症治疗,并大量饮水和补液。腹膜透析、血液透析可少量清除药物。

3. 治疗严重感染需联合用药 对常见泛耐药肠杆菌科细菌、鲍曼不动杆菌、铜绿假单胞菌及嗜麦芽窄食单胞菌的治疗需联合用药：多黏菌素联合碳青霉烯类、多黏菌素联合替加环素、多黏菌素联合磷霉素。

（杨春艳）

第十四节 环脂肽类

一、药物治疗概述

环脂肽类抗菌药物发现于 20 世纪 80 年代，2003 年代表药物达托霉素上市。该抗菌药物分子结构中含有亲水性氨基酸以及疏水性脂链，具有两亲性的生物学特性，脂链和疏水性基团通过与细菌细胞膜结合，引起细胞膜电位的快速去极化，最终导致细菌细胞死亡。环脂肽药物具有广谱的抗革兰氏阳性菌活性，其化学结构特别，抗菌机制与现有抗生素不同，对高致病性耐药阳性菌（包括 MRSA、VRE、PRSP 等）具有较强的抗菌的作用，但对革兰氏阴性菌无效。

二、药物使用精解

达托霉素 Daptomycin

【其他名称】

克必信。

【药物特征】

达托霉素对葡萄球菌属（包括 MRSA）、肠球菌属（包括 VRE）、链球菌属（包括 PRSP、A 群溶血性链球菌、B 群链球菌和草绿色链球菌）、JK 棒状杆菌、艰难梭菌和痤疮丙酸杆菌等革兰氏阳性菌具有良好抗菌活性。对革兰氏阴性菌无抗菌活性。

口服生物利用度低，只能通过静脉滴注给药，蛋白结合率高,在90%以上,组织穿透力弱,分布容积小。经过肾脏代谢,给药量80%由肾脏排泄,约5%从粪便排泄,消除半衰期为7~11小时。肾功能受损时,半衰期延长。可通过血液透析和腹膜透析清除。

【适应证】

1. 复杂性皮肤及软组织感染。

2. 金黄色葡萄球菌(包括甲氧西林敏感和甲氧西林耐药)导致血流感染,包括伴发右侧感染性心内膜炎患者。

【剂型与特征】

注射用达托霉素:溶解在0.9%氯化钠注射液中,静脉滴注。

【用法用量】

1. 18岁以上成人

(1)用于治疗复杂性皮肤及软组织感染的推荐剂量为4mg/kg,静脉滴注,q24h,疗程7~14天。

(2)治疗金黄色葡萄球菌(包括甲氧西林敏感和甲氧西林耐药)血流感染(菌血症)以及伴发右侧感染性心内膜炎的推荐剂量6mg/kg,静脉滴注,q24h,疗程2~6周。

2. 肾功能不全者 肌酐清除率低于30ml/min者,一次4mg/kg,每2日1次。

3. 透析患者

(1)复杂性皮肤及皮肤软组织感染:血液透析或持续非卧床腹膜透析者的推荐剂量为一次4mg/kg,q48h。血液透析者应于透析当日透析后给药。

(2)金黄色葡萄球菌菌血症:血液透析或持续非卧床腹膜透析者的推荐剂量为一次6mg/kg,q48h。血液透析者应于透析当日透析后给药。

4. 配制方法 为了避免产生泡沫,在溶解时、溶解后避免剧烈搅动或晃动瓶子。去掉瓶上的聚丙烯瓶盖,暴露胶塞的中间部分。通过胶塞中部缓缓将10ml 0.9%氯化钠注射液注入达托霉素瓶中，请注意将注射器针头靠在瓶壁上。轻轻转动瓶子，确保药品全部浸入。将本品静置 10 分钟。轻轻转动或晃动瓶子数分钟，直到溶液完全溶解，然后再用 0.9% 氯化钠注射液进一步稀释。

【不良反应】

常见胃肠道不良反应有恶心、呕吐、腹泻和便秘；中枢神经系统可见头昏、头痛、失眠、焦虑等；心血管系统可影响血压及引起心律失常；影响代谢和内分泌，可发生低钾血症、高血糖、低镁血症和电解质紊乱；还可发生呼吸困难、肌肉骨骼疼痛、皮疹、瘙痒、贫血、肾衰竭及肝功能异常等。

【禁忌证】

对本品过敏者禁用。

【药物相互作用】

1. 与庆大霉素合用对葡萄球菌、肠球菌有协同抗菌作用。

2. 与 HMG-CoA 还原酶抑制剂合用，增强肌病发生的风险。

3. 与聚乙二醇干扰素合用，可引起肌酸激酶（CK）水平升高、横纹肌溶解，因此在使用达托霉素期间需停止干扰素的治疗。

【注意事项】

1. 18 岁以下儿童应用本品的安全性尚未建立。

2. 有肌肉疾病史者、肾脏损害者及老年人慎用。

3. 对于接受达托霉素治疗的患者，应对其肌肉痛或肌无力等进行监测，并在疗程中监测肌酸激酶（creatine kinase，CK）水平。

4. 用药前后及用药时应定期检查血常规、肾功能、血生化等。

【FDA 妊娠 / 哺乳分级】

B 级 /L1 级。孕妇慎用，哺乳期妇女应慎用或停止哺乳。

【用药实践】

1. FDA 警示警惕达托霉素治疗期间可能发生嗜酸细胞性

肺疾病 嗜酸细胞性肺疾病是一种肺部嗜酸性粒细胞浸润性疾病，该病罕见并且病情严重。症状包括发热、咳嗽、气短、呼吸困难、进行性呼吸衰竭，如未能及时诊断和加以控制可导致患者死亡。FDA 提醒患者在应用达托霉素后，如出现发热、咳嗽、气短、呼吸困难等症状时，应立即停药并及时就医。

2. 严重不良反应及处理 有临床研究表明，一日 2 次 3mg/kg 剂量可导致可逆性 CK 升高，因此，在使用本品治疗的患者中，应对其肌肉痛或肌无力等进行监测，并在疗程中监测肌酸激酶（CK）水平。如果有无法用其他原因解释的肌病表现，且 CK 大于 1000IU/L 或大于正常值上限的 5 倍时，建议停用本品。

3. 不适用于治疗肺部感染 针对社区获得性肺炎住院患者的Ⅲ期临床试验中，达托霉素的疗效并不理想。由于肺部气道含有复杂的蛋白和脂类混合物构成的表面活性剂，可以灭活达托霉素，大大降低其疗效，因此，达托霉素不用于肺炎患者的治疗。

（杨春艳）

第十五节 其他抗菌药物

一、药物治疗概述

磷霉素是 1969 年由美国 MERCK 公司和西班牙 CEP 公司从土壤里的链丝菌的发酵液中得到的，2006 年后由合成法开始生产。其抗菌谱广，对葡萄球菌属、链球菌属、肠球菌属、肠杆菌科细菌、铜绿假单胞菌等具有抗菌活性。磷霉素分子结构与磷酸烯醇丙酮酸相似，可与细菌竞争同一转移酶，使细菌细胞壁的合成受阻而导致细菌死亡，还具有穿透细菌生物膜、抑制炎症反应等非杀菌作用。磷霉素制剂包括磷霉素氨丁三醇口服散剂、磷霉素钙胶囊、磷霉素钠注射液。口服给药可治疗肠道感染、尿路感染、沙雷菌感染以及睑腺炎、中耳炎、鼻窦炎、泪囊炎等;静脉注射可治疗呼吸道感染、泌尿道感染、败血症以及盆腔炎、附件炎、子宫内感染等。

夫西地酸于 1962 年由丹麦 Leo 公司从梭链孢酸脂球真菌的发酵液中提取出来,为一种具有甾体骨架的抗生素,其化学结构与头孢菌素 P 相似,通过抑制延长因子 G 的翻译而阻止核糖体易位,从而抑制细菌蛋白质的合成。夫西地酸抗菌谱较窄,主要对革兰氏阳性菌、奈瑟菌属和结核分枝杆菌有较强抗菌活性,对链球菌属和棒状杆菌有一定抗菌活性,对革兰氏阴性菌无效。夫西地酸制剂包括口服混悬剂、注射剂以及局部外用膏剂。

二、药物使用精解

磷霉素 Fosfomycin

【其他名称】

复美欣、维尼康、美乐力、福赐美仙。

【药物特征】

磷霉素对革兰氏阳性和革兰氏阴性需氧杆菌具广谱抗菌作用,对金黄色葡萄球菌和凝固酶阴性葡萄球菌、大肠埃希菌、志贺菌属及沙雷菌属等有较高抗菌活性,对流感嗜血杆菌、沙门菌属、链球菌属、克雷伯菌属、变形杆菌属、铜绿假单胞菌等也具有一定活性,但作用弱于青霉素类和头孢菌素类。

口服后吸收率为 30%~40%,与血浆蛋白结合率低于 5%,可广泛分布于各种组织和体液中,表观分布容积 136.1L。组织浓度以肾为最高,其次为心、肺、肝等。脑膜炎时,本品在脑脊液中可达同时期血药浓度的 50% 以上。可进入胸、腹腔、支气管分泌物、眼房水、膀胱壁、前列腺和精囊中,也可透过胎盘屏障进入胎儿血液循环。磷霉素在体内不被代谢,口服后主要以原形药自尿和粪中排泄,半衰期 5.4 小时。静脉滴注后大部分以原形经尿排出,消除半衰期为 1.5~2 小时,24 小时内尿药排出量占给药量的 95%~99%。血液透析可清除 70%~80% 的药物。

【适应证】

1. 磷霉素氨丁三醇口服散可用于治疗大肠埃希菌等肠杆菌科细菌和肠球菌所致急性单纯性膀胱炎,亦可用于预防尿路感染,后者磷霉素钙主要用于肠道感染。

2. 磷霉素钠注射剂可用于治疗金黄色葡萄球菌、凝固酶阴性葡萄球菌(包括 MRCNS 株)和链球菌属、流感嗜血杆菌、肠杆菌科细菌和铜绿假单胞菌所致的呼吸道感染、尿路感染、皮肤软组织感染等。治疗严重感染时需加大治疗剂量并常需与其他抗菌药物联合应用,如治疗 MRSA 重症感染时与糖肽类抗菌药物联合。也可与其他抗生素联合应用治疗由敏感菌所致重症感染如败血症、腹膜炎、骨髓炎等。

【剂型与特征】

1. 磷霉素氨丁三醇颗粒　空腹服用,不可吞服干粉,需要用温开水 100~200ml 溶解后饮用。

2. 磷霉素钙胶囊　吸收不受饮食影响。

3. 注射用磷霉素钠　静脉滴注时,先用灭菌注射用水适量溶解,再加至 250~500ml 的 5% 葡萄糖注射液或氯化钠注射液中。可用乳酸林格液作注射溶剂。

【用法用量】

1. 成人和儿童　见表 3-15-1。

2. 肾功能不全者　消除半衰期延长,应减少给药剂量。

3. 肝功能不全者　因不经肝脏代谢,肝功能不全者不需调整剂量。

表 3-15-1 成人和儿童中磷霉素的用法与用量

用药对象	口服	静脉
成人	磷霉素钙片：一日 2~4g, 分 3~4 次服用； 磷霉素钙颗粒：一次 1g, 3~4 次／日； 磷霉素氨丁三醇颗粒：一次 6g, qd	一日 4~12g, 严重感染可增至 16g。分 2~3 次滴注或缓慢静脉推注
儿童	一日 50~100mg/kg, 分 3~4 次服用	一日 0.1~0.3g/kg, 分 2~3 次滴注

4. 老年患者 肌酐清除率高于 50ml/min 的老年患者不需要调整剂量。

5. 透析患者 接受持续非卧床腹膜透析患者的腹膜炎，腹腔内给予本药，有效剂量在无尿患者为 1g, q48h, 在肌酐清除率高于 5ml/min 的患者为 1g, q36h。血液透析患者，推荐每次透析后重新给药 1 次。

【不良反应】

1. 轻度胃肠道反应 如恶心、食欲减退、中上腹不适、稀便或轻度腹泻。

2. 偶可发生皮疹，嗜酸性粒细胞增多，周围血象红细胞、血小板一过性降低，白细胞降低，血清转氨酶升高，头晕，头痛等反应。

3. 肌内注射时局部疼痛显著；静脉滴注过快可致血栓性静脉炎。

4. 少数患者用药后可出现 ALT、AST 升高。

【禁忌证】

对磷霉素过敏者禁用。5 岁以下儿童禁用注射剂。

【药物相互作用】

1. 本品与甲氧氯普胺片同用时，后者可使磷霉素的血药浓度降低，尿排泄量减少，其他胃肠动力药亦有可能发生类似作用,因此本品不宜与上述药物同用。

2.磷霉素与β-内酰胺类、氨基糖苷类联合时多呈协同抗菌作用。

3.钙盐或抑酸药可抑制本品吸收。

【注意事项】

1.儿童应用本药的安全性尚不明确,5岁以下儿童不宜使用,5岁以上儿童慎用并减量使用。

2.磷霉素钠主要经肾排出,肾功能减退患者应根据肾功能减退程度减量应用。

3.磷霉素钠盐每1g含0.32g钠,心功能不全、高血压及需要控制钠盐摄入量的患者应用本药时需加以注意。

4.静脉用药时,应将每4g磷霉素钠溶于至少250ml液体中,滴注速度不宜过快,静脉滴注时间应在1~2小时以上,以减少静脉炎的发生。

5.肌内注射磷霉素钠由于疼痛较剧,需加用局麻药,临床已较少采用肌内注射。

6.用药前后及用药时应当检查肝、肾功能。

【FDA妊娠/哺乳分级】

B级/L2级。对于妊娠或有可能妊娠的妇女应慎用,本品可在乳汁中分泌,故哺乳期妇女用药时需注意。

【用药实践】

1.与其他抗菌药物联合治疗严重感染 与β-内酰胺类、氨基糖苷类、喹诺酮类等联合使用,对铜绿假单胞菌有协同作用。与利福平、利奈唑胺、莫西沙星、甲氧苄啶、半合成青霉素类、头孢菌素类联合使用,可对MRSA产生协同作用。

2.本品在体外对腺苷二磷酸(ADP)介导的血小板凝集有抑制作用,剂量加大时更为明显,但注意监测凝血指标。

3.泛耐药革兰氏阴性杆菌感染的治疗 2014年XDR-GNB感染诊治专家推荐:治疗XDR肠杆菌科细菌感染可选择替加

环素联合磷霉素、多黏菌素联合磷霉素、磷霉素联合氨基糖苷类、碳青霉烯类联合磷霉素；治疗 XDR 铜绿假单胞菌感染可选择 β- 内酰胺类联合磷霉素、多黏菌素联合 β- 内酰胺类 + 磷霉素。

4. 严重不良反应及处理　磷霉素使用过程中可出现过敏性休克、剥脱性皮炎、肝损害、小儿血尿、肢体麻木等严重不良反应，应注意监测及时停药。

夫西地酸 Fusidate

【其他名称】

奥络、夫司名、富希酸、巴仁、立思丁、褐霉素钠、梭链孢酸。

【药物特征】

夫西地酸对革兰氏阳性菌及奈瑟菌、结核分枝杆菌有较强活性，对链球菌属和棒状杆菌也有一定抗菌活性。对多数革兰氏阴性菌无效。

夫西地酸胃肠道吸收良好，与食物同服达峰时间明显延迟，血药峰浓度明显下降，但生物利用度不受影响。夫西地酸有极好的组织渗透能力，在体内分布广泛，不但在血液供应丰富的组织中有较高浓度，在脓液、痰液、软组织、心脏、骨组织、滑液、死骨片、烧伤痂、脑脓肿和眼内也具有较高药物浓度，均超过其对葡萄球菌的最小抑菌浓度（ $0.03\sim0.16\mu g/ml$ ）。主要在肝脏代谢，由胆汁排出，几乎不经肾脏排泄，消除半衰期为 $5\sim6$ 小时。血液透析不能清除本药。

【适应证】

用于各种敏感细菌，主要是革兰氏阳性菌引起的各种感染，如骨髓炎、败血症、心内膜炎、反复感染的囊性纤维化肺炎、皮肤及软组织感染、外科及创伤性感染等。

【剂型与特征】

1. 夫西地酸片　可餐前、餐后服用，餐后服用能减轻胃肠道症状。

2. 夫西地酸混悬液 吸收迅速，起效快。

3. 注射用夫西地酸 取本品 500mg 溶于 10ml 所附的专用缓冲溶液中，然后用氯化钠注射液或 5% 葡萄糖注射液稀释至 250~500ml 静脉滴注。

4. 夫西地酸软膏剂 涂于患处，一日 2~3 次，疗程 7 日。

【用法用量】

1. 成人和儿童 见表 3-15-2。

表 3-15-2 成人和儿童中夫西地酸的用法与用量

用药对象	口服	静脉
成人	一次 500mg, tid。重症感染加倍	一次 500mg, tid
儿童	<1 岁：一日 50mg/kg，分 3 次； 1~5 岁：一次 250mg/kg, tid； 6~12 岁：一次 500mg/kg, tid。 重症可加倍	新生儿：1.7mg/kg，q8h，一次给药时间应在 2 小时以上

2. 肾功能损害者 给药剂量不需调整。

3. 肝功能损害者 应尽量避免使用。

4. 血液透析者 给药剂量不需调整。

【不良反应】

1. 用药后可出现皮疹、黄疸、肝功能异常，停药后肝功能可恢复正常。

2. 静脉注射给药可出现静脉炎和静脉痉挛。

3. 长期使用夫西地酸将诱导白细胞减少和血小板减少。

4. 局部外用可出现皮肤过敏症状，包括接触性皮炎、皮疹、红斑、瘙痒等。

【禁忌证】

对夫西地酸过敏者禁用。

【药物相互作用】

1. 可增加香豆素类药物的抗凝血作用。

2. 和辛伐他汀同时服用会导致肌病的发生增加。因此,同时服用夫西地酸和辛伐他汀的患者应该密切监测是否出现肌无力、疼痛等症状。

3. 本品亦不可与全血、氨基酸溶液或含钙溶液混合,当溶液的 pH 低于 7.4 时,会产生沉淀。

4. 夫西地酸联合其他排出途径相似的药物(如林可霉素或利福平)时,对肝功能不全和胆道异常的患者应定期检查肝功能。

【注意事项】

1. 黄疸、肝功能不全者、新生儿(尤其是早产儿、酸中毒及严重病弱者)慎用。

2. 本品应输入血流良好、直径较大的静脉,或中心静脉插管输入,以减少发生静脉痉挛及血栓性静脉炎的危险。

3. 本品不得直接静脉注射、肌内注射或皮下注射。

4. 本品只能用所附的专用缓冲溶液溶解,药品充分溶解后,再用生理盐水或 5% 葡萄糖注射液稀释。静脉输注液配好后应在 24 小时内用完,每瓶的输注时间不应少于 2~4 小时。

5. 溶液 pH 低于 7.4 时,本品会出现沉淀。

6. 用药前后及用药时应当检查血清胆红素浓度及肝功能。

7. 外用软膏不能长时间、大面积使用。

【FDA 妊娠 / 哺乳分级】

B 级 /L2 级。由于夫西地酸可通过胎盘,理论上又有导致核黄疸的危险,因此妊娠期间应避免使用本品。母乳中的夫西地酸浓度低至可忽略不计,因此哺乳母亲可使用本品。

【用药实践】

1. 避免长期的单药治疗 夫西地酸体外实验显示易产生耐药性金色葡萄球菌,与耐青霉素酶的青霉素类、头孢菌素类、红霉素、氨基糖苷类、林可霉素、利福平或万古霉素联合使用可减少耐药性,短期内单独使用不会产生耐药性,但是,长期的单药治疗则易发生耐药,应予避免。口服和静脉注射夫西地酸都需与其他抗生素联合使用,临床使用中未发现交叉耐药性。局部用于一般感染时,不会增加耐药性。

2. 严重不良反应及处理 在静脉输液过程中,夫西地酸对局部静脉有刺激作用可导致静脉炎,外渗后可造成局部组织坏死。为防止不良事件发生,应注意以下问题:输注夫西地酸钠液前后只要还有其他药物输注,都需用生理盐水 20ml 冲管,可起到避免 2 种药物接触的作用,防止出现絮状物。用药前应评估患者血管,有计划地合理选择静脉。控制药物浓度和滴速,加强巡视,出现局部刺激及时停药。当发生外渗时,可用山莨菪碱、酚妥拉明局部湿敷,维生素 E 局部按摩,可促进渗出吸收,防止发生局部组织坏死。使用夫西地酸还可出现黄疸,且黄疸持续不退,应及时停药。

(杨春艳 刘 平)

参 考 文 献

[1] 国家药典委员会. 中华人民共和国药典临床用药须知:化学药和生物制品卷. 北京:中国医药科技出版社,2010.

[2]《中国国家处方集》编委会. 中国国家处方集. 北京:人民军医出版社,2010.

[3] 陈新谦,金有豫,汤光. 新编药物学. 第 17 版. 北京:人民卫生出版社,2011.

[4] 汪复,张婴元. 实用抗感染治疗学. 第 2 版. 北京:人民卫生出版社,2012.

[5] 汪复,张婴元. 抗菌药物临床应用指南. 第 2 版. 北京:人民卫生出版社,2012.

[6] 孙淑娟,张才擎. 常见疾病药物治疗要点系列丛书·感染性疾病. 北

京：人民卫生出版社，2014.

[7] 卫生部合理用药专家委员会. 中国医师药师临床用药指南. 第 2 版. 重庆：重庆出版集团，2014.

[8] Stephen C. Piscitelli, Keith A. Rodvold, Manjunath P. Pai. 感染性疾病治疗中的药物相互作用. 第 3 版. 吕媛，单爱莲译. 北京：北京大学医学出版社，2014.

[9]《抗菌药物临床应用指导原则》修订工作组. 抗菌药物临床应用指导原则（2015 年版）. 北京：人民卫生出版社，2015.

[10] 中国医药教育协会感染疾病专业委员会，中华结核和呼吸杂志编辑委员会，中国药学会药物临床评价研究专业委员会. 抗菌药物超说明书用法专家共识. 中华结核和呼吸杂志，2015，38（6）：410-444.

[11] Jay P. Sanford. 热病：桑福德抗微生物治疗指南. 新译第 44 版. 范洪伟译. 北京：中国协和医科大学出版社，2015.

第四章 抗结核药物

第一节 概 述

结核病（tuberculosis，TB）是由结核分枝杆菌（Mycobacterium tuberculosis，MTB）引起的一种慢性致死性疾病，是一种古老而又广泛传播的慢性传染性疾病，是危害人类健康和导致人类死亡的重大传染性疾病。近年来，耐药结核分枝杆菌的增长以及结核疫情的全球蔓延，已成为引起高度关注的全球性公共卫生问题。

对肺结核病及时、准确的诊断和彻底的治疗，不仅可以使患者恢复健康，而且是消除传染源、控制结核病流行最重要的措施。结核分枝杆菌结构特殊（细胞壁含有大量脂质），生长缓慢，药物不易透过其细胞壁，为尽可能杀灭结核分枝杆菌，避免治疗期间耐药性的出现，临床上通常采用多种抗结核药物联用、长疗程（6个月或更长）给药的治疗方案。"早期、规律、全程、适量、联合"早已成为治疗结核病的五项原则，保证患者在治疗过程中坚持规律用药、完成规定疗程是抗结核治疗能否成功的关键。由于患者对抗结核药物耐受性不一样，肝肾功能情况不同（尤其是老年患者）和存在耐多药结核病（MDR-TB）患者，进行治疗时要注意化疗方案制订的个体化，以确保化疗顺利完成，提高耐药结核痰菌阴转率。

在近 40 年时间里,抗结核新药匮乏,化学治疗结核病遭遇到前所未有的发展瓶颈。随着耐药结核病疫情加剧,寻找新的药物作用靶点和研发新的抗结核活性化合物,拓展和开发现有药物的抗结核作用,研发新的高效、安全、方便使用的药物制剂,以及探索超短程化疗方案,已成为抗结核工作的重点。

一、抗结核药物分类

根据药物的杀菌活性、临床疗效和安全性,将我国目前应用的抗结核药分成两组,除常用的一线抗结核药外,其余均分入二线抗结核药组。详见表 4-1-1。

表 4-1-1 抗结核药物分组

分组	药物名称
一线抗结核药	异烟肼(H)、利福平(R)、乙胺丁醇(E)、吡嗪酰胺(Z)、链霉素(S)、利福喷汀(Rft)、利福布汀(Rfb)
二线抗结核药	卡那霉素(Km)、阿米卡星(Am)、卷曲霉素(Cm)、左氧氟沙星(Lfx)、莫西沙星(Mfx)、丙硫异烟胺(Pto)、环丝氨酸(Cs)、特立齐酮(Trd)、对氨基水杨酸钠(PAS)、帕司烟肼(Pa)、氯法齐明(Cfz)、利奈唑胺(Lzd)、阿莫西林 - 克拉维酸钾(Amx-Clv)、克拉霉素(Clr)、贝达喹啉(Bdq)、德拉马尼(Dlm)、……

1. **一线抗结核药物** 药物疗效较好,价格低廉,不良反应相对较少,患者较易接受,是目前我国结核病防治标准化疗方案的主要抗结核用药,主要用于治疗初治结核病患者和无耐药依据的复治结核。绝大多数的结核患者用一线药物可以达到治愈的目的。对于耐药结核病,可能对其中一种或多种药物耐药,但基于一线药物在疗效和安全性方面的优势,仍可根据患者的既往用药史、药敏试验结果、药物的交叉耐药性和耐药稳定性从中选择用药。

2. 二线抗结核药物 药物或疗效相对较差，或不良反应较多、较重，或价格昂贵，为抗结核病的次选药。主要用于耐药肺结核的治疗，应用时需掌握使用原则和适应证。

二、抗结核药物的作用机制、特点及耐药情况

不同类别的抗结核药物的作用机制各有不同，有抑制结核分枝杆菌蛋白质合成的，有影响细菌代谢的，有阻碍细胞壁合成的。详见表4-1-2。

表4-1-2 抗结核药物的作用机制

作用部位	代表药物	具体作用机制
干扰RNA合成	利福平、利福喷汀、利福布汀	与依赖DNA的RNA聚合酶的β亚单位牢固结合，阻碍RNA合成与转录
	乙胺丁醇	渗入分枝杆菌体内干扰RNA的合成
阻止DNA的转录与复制	左氧氟沙星、莫西沙星	干扰DNA拓扑异构酶
抑制核酸合成	氨硫脲	阻碍核酸合成，与铜生成一种活性复合物
干扰结核分枝杆菌代谢	异烟肼	干扰分枝菌酸的合成而使细胞壁破裂
	吡嗪酰胺	转化为吡嗪酸及干扰脱氢酶，影响细菌正常代谢
	对氨基水杨酸钠	PABA结构类似物，竞争性抑制叶酸合成
抑制蛋白质合成	链霉素、阿米卡星、卡那霉素、利奈唑胺	与核糖体30S亚基结合
	克拉霉素	与核糖体50S亚基结合

续表

作用部位	代表药物	具体作用机制
阻碍细胞壁的合成	乙硫异烟胺、丙硫异烟胺	抑制肽类合成
	环丝氨酸	竞争性抑制 L- 丙氨酸消旋酶和 D- 丙氨酸 -D- 丙氨酸合成酶
	阿莫西林 - 克拉维酸钾、亚胺培南	与青霉素结合蛋白（PBPs）结合

　　根据结核分枝杆菌代谢状态，将其分为 A、B、C、D 等 4 群。大多数抗结核药物可以作用于 A 菌群，异烟肼和利福平具有在治疗的 48 小时内迅速杀菌的作用，使菌群数量明显减少，传染性减少或消失，痰菌阴转。杀灭 B 群和 C 群可以防止复发，但多数抗结核药物对于 B 群和 C 群的作用较差，有"顽固菌"之称。抗结核药物对 D 菌群无作用。抗结核药物品种较多，它们对结核分枝杆菌的选择性、作用特点及耐药状况各不相同，现将常用抗结核药物的作用特征总结如下。详见表 4-1-3。

表 4-1-3　常用抗结核药物作用与耐药特点

药物	作用特点	抗结核药的耐药特点
异烟肼	生长繁殖期杀菌，静止期抑菌；对细胞内外结核分枝杆菌均有杀菌作用	耐药性不稳定，耐药情况下仍具一定的抗结核作用，可延缓或防止对其他抗结核药产生耐药性，低浓度耐药时可采用高剂量治疗；如果有 *mihA* 基因突变，异烟肼和乙硫异烟胺存在交叉耐药

续表

药物	作用特点	抗结核药的耐药特点
利福平	脂溶性好,对细胞内外代谢旺盛和偶尔繁殖的结核分枝杆菌均有杀菌作用	单独使用可能迅速产生耐药性,必须与其他抗结核药合用
利福喷汀、利福布汀	有长效作用	利福喷汀、利福布汀与利福平交叉耐药;所有利福霉素类药物都存在较高的交叉耐药性
吡嗪酰胺	主要是细胞内抗菌,对干酪性病灶内的结核菌群起杀菌作用,酸性环境作用较强	易迅速产生耐药性,与其他抗结核药并用可延缓耐药性的产生,与其他抗结核药无交叉耐药
乙胺丁醇	生长繁殖期抑菌,静止期无作用,中性环境作用最强	耐药性出现较慢,临床应用3~4个月可出现耐药,与其他抗结核药物无交叉耐药性
链霉素	抑菌剂,高浓度杀菌;碱性环境作用较强,对细胞外生长代谢旺盛的结核分枝杆菌有杀灭作用	单用可迅速发生耐药,耐药菌的毒力不减,耐药稳定性强,而且可产生链霉素依赖菌
卡那霉素		对耐链霉素的结核分枝杆菌仍然敏感
阿米卡星	在体外对结核分枝杆菌作用比链霉素强23~40倍,比卡那霉素强17倍	与卡那霉素具有完全交叉耐药性
卷曲霉素	治疗耐多药结核病的重要药物之一	单用时易迅速产生耐药性。如果临床分离株同时耐链霉素和卡那霉素,或阿米卡星和卡那霉素,建议选择卷曲霉素。如果 rrs 基因突变,卷曲霉素与阿米卡星、卡那霉素可能有交叉耐药性

药物	作用特点	抗结核药的耐药特点
氟喹诺酮类	抗结核分枝杆菌活性：加替沙星、莫西沙星>左氧氟沙星>氧氟沙星、环丙沙星	与现有其他抗结核药无交叉耐药性；本类之间有不同程度交叉耐药性；老一代氟喹诺酮类（氧氟沙星）耐药时，使用新一代氟喹诺酮类（莫西沙星）仍有效
乙硫异烟胺、丙硫异烟胺	抗菌作用为异烟肼1/10，对渗出性及干酪病变疗效较好	常与其他抗结核病药联合应用以增强疗效和避免病菌产生耐药性；两药间完全交叉耐药性
对氨基水杨酸钠	只作为抗结核的辅助用药	必须与其他抗结核药品联用，可延缓耐药性产生
氨硫脲	抗菌作用较对氨基水杨酸钠弱	与乙硫异烟胺、丙硫异烟胺有交叉耐药性
环丝氨酸	主要用于复治、耐药、耐多药和广泛耐药结核病治疗	须与其他抗结核药联用，可延缓其耐药性的产生
特立齐酮	与环丝氨酸同属吩嗪类衍生物，可替代环丝氨酸	本药不易产生耐药性，还可防止细菌对丙硫异烟胺（乙硫异烟胺）耐药；与环丝氨酸具完全性交叉耐药性

三、抗结核治疗方案

20 世纪 60 年代以后，化疗药物对结核病的治疗作用得到普遍肯定。近年来，虽然发现耐化疗药物的结核分枝杆菌，但化疗仍是治疗结核病的主要手段。常用的化学药物有异烟肼(INH,H)、利福平(RFP,R)、吡嗪酰胺(PZA,Z)、乙胺丁醇(EMB,E)、链霉素(SM,S)等。

为了充分发挥化学治疗在肺结核防治中的作用,便于大面积开展化学治疗,解决滥用抗结核药物、化疗方案不合理和混乱造成的治疗效果差、费用高、治疗期过短或过长、药物供应和资源浪费等问题,肺结核的治疗在全球范围内采取统一标准化学治疗方案进行。多数肺结核患者采用不住院治疗,在全疗程中规律、联合、足量和不间断地实施规范化疗,整个化疗方案分为强化和巩固两个阶段。WHO 根据肺结核患者治疗史将肺结核化疗方案分为 4 类:

Ⅰ类方案:2HREZ(S)/4RH,主要用于初治结核分枝杆菌涂阳肺结核(菌阳肺结核)。

Ⅱ类方案:8 个月疗程,在Ⅰ类方案基础上强化期加用链霉素,巩固期加用乙胺丁醇,即 2HREZS/6HRE;或强化期口服吡嗪酰胺延长 1 个月,即 2HREZS/1HREZ/5HRE。用于复治菌阳肺结核。

Ⅲ类方案:在Ⅰ类方案基础上不用乙胺丁醇,即 2HRZ/4HR,主要用于菌阴肺结核。

Ⅳ类方案:以二线抗结核药物为主体,组成适合患者的个体化方案,用于慢性排菌性肺结核或耐药结核病。

(王晓义　谢　恬)

第二节　一线口服抗结核药

一、药物治疗概论

一线抗结核药物是指相对药效较强、耐受性较好、药物不良反应较小的一组药物,主要有异烟肼、利福平、乙胺丁醇、吡嗪酰胺、利福布汀、利福喷汀和链霉素等 7 种。对于非耐药结核病的初治与复治,均应选用异烟肼、利福平、吡嗪酰胺为核心药物,联用乙胺丁醇或链霉素治疗,调整药物组合、疗程即可组成第Ⅰ、Ⅱ、Ⅲ类抗结核化疗方案。对于耐药结核病,如有实验室证据和临床治疗史提示一线抗结核药物有效,就应该尽量选用。

二、药物使用精解

异烟肼 Isoniazid

【其他名称】

雷米封、异烟酰肼、4- 吡啶甲酰肼。

【药物特征】

异烟肼是目前一线使用的首选抗结核药物,对结核分枝杆菌有高度选择性抗菌活性,可影响其细胞壁的合成。对繁殖期结核分枝杆菌呈杀菌作用,对静止期结核分枝杆菌仅有抑菌作用。异烟肼易渗入吞噬细胞内和感染病灶中,对细胞内外的结核分枝杆菌均有杀菌作用,故称“全效杀菌药”。

异烟肼口服吸收迅速,1~2 小时达 $C_{\max}$,生物利用度约 90%。吸收后分布于全身组织和体液中,包括脑脊液、胸腔积液、腹水、皮肤、肌肉、乳汁和干酪样组织,可穿过血脑屏障,脑膜炎时脑脊液中药物浓度与血药浓度相似。易透过胎盘屏障进入胎儿体内。蛋白结合率不到 10%。其大部分无活性代谢物(约 70%)经肾排泄,在 24 小时内排出,亦可从乳汁排出,少量可自唾液、痰液和粪便中排出。相当量的异烟肼可经血液透析与腹膜透析清除。

【适应证】

1. 异烟肼与其他抗结核药联合,适用于各型结核病的治疗,包括结核性脑膜炎以及其他分枝杆菌感染。

2. 异烟肼单用 适用于各型结核病的预防。

（1）新近确诊为结核病患者的家庭成员或密切接触者。

（2）PPD 试验强阳性同时胸部 X 线检查符合非进行性结核病、痰菌阴性、过去未接受过正规抗结核治疗者。

（3）正在接受免疫抑制剂或长期激素治疗的患者，某些血液病或单核 - 吞噬细胞系统疾病（如白血病、霍奇金病）、糖尿病、尿毒症、硅沉着病或胃切除术等患者，其 PPD 试验呈阳性反应者。

（4）35 岁以下 PPD 试验阳性的患者。

（5）已知或疑为 HIV 感染者，其 PPD 试验呈阳性反应者，或与活动性肺结核患者有密切接触者。

【剂型与特征】

片剂：最为常用，口服吸收迅速，适用于长疗程给药。

注射液：在强化期或对于重症或不能口服用药的患者可采用静脉滴注给药，用灭菌生理盐水或 5% 葡萄糖注射液稀释后使用。一般不用于肌内注射。

【用法用量】

1. 口服，每日剂量顿服。①预防：成人一日 0.3g；小儿每日按体重 10mg/kg，一日总量不超过 0.3g。②治疗：每日用药：成人按体重一日 5mg/kg，小儿按体重一日 10~20mg/kg，一日最高 0.3g；间歇用药：一日 15mg/kg，最高 0.9g，一周 2~3 次。某些严重结核病患儿（如结核性脑膜炎），每日按体重可高达 30mg/kg（一日量最高 0.5g）。应与其他抗结核药合用。

2. 静脉注射或静脉滴注 ①成人一日 0.3~0.4g 或 5~10mg/kg；儿童每日按体重 10~15mg/kg，一日不超过 0.3g。②急性粟粒型肺结核或结核性脑膜炎患者：成人一日 10~15mg/kg，一日不超过 0.9g。③间歇疗法：成人一次 0.6~0.8g，一周 2~3 次。

3. 局部用药 ①雾化吸入：一次 0.1~0.2g，一日 2 次；②局部注射（胸膜腔、腹腔或椎管内）：一次 50~200mg。

【不良反应】

常用剂量不良反应的发生率较低。剂量加大至 6mg/kg 时，不良反应发生率显著增加，主要为周围神经炎及肝脏毒性，加用维生素 B$_6$虽可减少毒性反应，但也可影响疗效。

1. 肝脏毒性　一过性轻度肝损害，如血清转氨酶升高及黄疸等，发生率为 10%~20%。有报道年龄大于 35 岁肝毒性发生率增高。

2. 神经系统毒性　较多患者表现为步态不稳、麻木针刺感、烧灼感或手脚疼痛。如疗程中出现视神经炎症状，需立即行眼部检查，并定期复查。

3. 变态反应　包括发热、多形性皮疹、淋巴结病、脉管炎等。一旦发生，应立即停药，如需再用，应从小剂量开始，逐渐增加剂量。

4. 血液系统　可有粒细胞减少、嗜酸性粒细胞增多、血小板减少、高铁血红蛋白血症等。

5. 其他　如口干、维生素 B$_6$缺乏症、高血糖症、代谢性酸中毒、内分泌功能障碍等偶有报道。

【禁忌证】

对本药过敏的患者禁用。肝功能不良者、精神病患者和癫痫患者禁用。

【药物相互作用】

1. 与利福平或对乙酰氨基酚合用时可增加肝毒性的危险性，尤其是已有肝功能损害者或为异烟肼快乙酰化者，因此在疗程的头 3 个月应密切随访有无肝毒性征象出现。

2. 与环丝氨酸同服时可增加中枢神经系统不良反应（如头晕或嗜睡），需适当减量，并密切观察中枢神经系统毒性征象。

3. 异烟肼结构与维生素 B$_6$相似，为维生素 B$_6$的拮抗剂，如出现轻度手脚发麻、头晕，可服用维生素 B$_1$或维生素 B$_6$，若重度者或有呕血现象，应立即停服异烟肼。

4. 与肾上腺皮质激素（泼尼松龙）合用时，可增强异烟肼在肝内的代谢及排泄，应适当增加异烟肼的剂量。

5. 异烟肼可抑制肝脏对其他药物代谢，使卡马西平、丙戊酸钠的血药浓度增高，而引起毒性反应；抑制苯妥英钠或氨茶碱，导致苯妥英钠或氨茶碱血药浓度增高；抑制抗凝血药（如香豆素或茚满双酮衍生物）的代谢，使抗凝作用增强。

6. 饮酒易引起本药诱发的肝脏毒性反应，并加速异烟肼的代谢，因此服用异烟肼期间应戒酒，并密切观察肝毒性征象。

7. 含铝制酸药可延缓并减少异烟肼口服后的吸收，使血药浓度减低，应分开服用。

【注意事项】

1. 本药与乙硫异烟胺、吡嗪酰胺、烟酸或其他化学结构有关药物存在交叉过敏。

2. 精神病、癫痫、肝功能损害及严重肾功能损害者应慎用本药或剂量酌减，用药前、疗程中应定期检查肝功能。

3. 对实验室检查指标的干扰　本药可使血清胆红素、谷丙转氨酶及谷草转氨酶的测定值增高。

【FDA 妊娠 / 哺乳分级】

C 级 /L3 级。

1. 本药可穿过胎盘，导致胎儿血药浓度高于母体血药浓度。动物实验证实异烟肼可引起死胎，在人类中虽未证实有问题，但孕妇应用时必须充分权衡利弊。

2. 异烟肼在乳汁中浓度可达 12mg/L，与血药浓度相近；虽然在人类中尚未证实有问题，哺乳期间应用仍应充分权衡利弊。如确需用药则宜停止哺乳。

【用药实践】

1. 异烟肼联合糜蛋白酶雾化吸入可增强抗结核作用　在联合治疗肺结核的基础上，再给予异烟肼 0.1g＋糜蛋白酶 4000U＋生理盐水 10ml，2 次 / 日雾化治疗，可取得更好的治疗效果。异烟肼易溶于水,性质稳定,分子小,渗透力强,溶于盐水后以气雾的形式经呼吸道吸入。雾化吸入异烟肼使病灶局部药物浓度增加,增强了抗结核的作用。糜蛋白酶具有分解肽键的作用,使黏稠的痰液稀化,便于咳出,对脓性和非脓性痰液均有效。一般每分钟可雾化 0.5ml 液体,微粒直径 2~4μm,这些药物微粒经呼吸道随气流进入以重力沉积和布朗运动方式弥散沉积在支气管和肺组织内,支气管黏膜有极强的药物吸收功能,使病灶局部达到理想的杀菌效果,所以这些药物很快被吸收并发挥作用。

2. 大剂量异烟肼用于治疗耐多药结核 异烟肼耐药性不稳定,在低浓度耐药情况下,高浓度异烟肼仍具有一定的抗结核作用,并可延缓和防止结核分枝杆菌对其他抗结核药物产生耐药性,仍可以作为耐药结核化疗的可选择药物。研究显示,高剂量异烟肼 [16~20mg/(kg·d)] 治疗耐多药结核取得了良好的效果,但不能作为核心药物对待。

利福平 Rifampicin

【其他名称】

甲哌利福霉素、力复平、利米定。

【药物特征】

利福平属一线抗结核药物,是利福霉素的半合成衍生物、复合大环类抗生素,可阻止多种微生物病原体的核糖核酸合成,对革兰氏阳性、阴性菌和结核分枝杆菌等均有抗菌活性。单独用于治疗结核病时可迅速产生细菌耐药性,故必须与其他抗结核药物合用。亦可与其他药物联合用于麻风、非结核分枝杆菌感染的治疗。

利福平吸收后分布至全身大部分组织和体液中,可进入各种病灶、巨噬细胞、痰液中,血浆蛋白结合率 80%~91%。在唾液中亦可达到有效治疗浓度,可通过胎盘进入胎儿血液循环,当脑膜有炎症时脑脊液内药物浓度增加可达有效治疗浓度。

口服利福平血浆半衰期约为 3 小时，因其本身具有肝药酶诱导作用，连续使用可使其自身及其他药物 $t_{1/2}$ 缩短，代谢加快。利福平可被肝微粒体氧化酶的作用而迅速去乙酰化，成为具有抗菌活性的代谢物 25- 去乙酰利福平，水解后形成无活性的代谢物。主要经胆汁排泄，约 60% 随粪便排泄，约 30% 随尿排出。

【适应证】

与其他抗结核药联合用于各种结核病的初治与复治，包括结核性脑膜炎的治疗。

【剂型与特征】

片剂、胶囊剂：口服吸收良好，宜空腹服用。进食或高脂肪饮食后服药可使药物的吸收减少 30%。

注射液：利福平仅用于静脉输注，不能肌内注射或皮下注射，配制后的溶液应在 4 小时内使用。

【用法用量】

1. 口服，成人一日 0.45~0.60g，空腹顿服，一日不超过 1.2g；1 个月以上小儿每日按体重 10~20mg/kg，空腹顿服，每日量不超过 0.6g。

2. 静脉滴注，须即配即用。用 5% 葡萄糖注射液或 0.9% 氯化钠注射液 500ml 稀释本药后静脉滴注，建议输注时间超过 2~3 小时，但应在 4 小时内滴完。成人：一次 0.6g（10mg/kg），一日 1 次，一日剂量不超过 0.6g；儿童：一次 10~20mg/kg，一日 1 次，一日剂量不超过 0.6g。

【不良反应】

1. 消化道反应 最为多见，可出现厌食、恶心、呕吐、上腹部不适、腹泻等胃肠道反应，发生率为 1.7%~4.0%，但均能耐受。

2. 肝毒性 发生率约 1%。在疗程最初数周内，少数患者可出现血清转氨酶升高、肝大和黄疸，大多为无症状的血清转氨酶一过性升高,在疗程中可自行恢复。老年人、酗酒者、营养不良、原有肝病或其他因素造成肝功能异常者较易发生。

3. 变态反应　大剂量间歇疗法后偶可出现"流感样综合征",表现为畏寒、寒战、发热、不适、呼吸困难、头晕、嗜睡及肌肉疼痛等,发生频率与剂量大小及间歇时间有明显关系。偶可发生急性溶血或肾衰竭,目前认为其产生机制属过敏反应。

4. 其他　偶见头痛、眩晕、视力障碍等;以及白细胞和血小板减少、凝血酶原时间缩短,及其所致的齿龈出血和感染、伤口愈合延迟等。

【禁忌证】

1. 对本药或利福霉素类抗菌药过敏者禁用。

2. 肝功能严重不全、胆道阻塞者和3个月以内孕妇禁用。

【药物相互作用】

1. 饮酒可增强利福平的代谢,增加肝毒性发生率,故患者在服用利福平期间应戒酒,并密切观察有无肝毒性出现。

2. 利福平与异烟肼合用时肝毒性发生危险增加,尤其是原有肝功能损害者和异烟肼快乙酰化患者。

3. 对氨基水杨酸盐可影响本药的吸收,降低血药浓度,如必须联合应用时,两者服用间隔至少6小时。氯苯酚嗪可减少利福平的吸收,延迟达峰时间,延长半衰期。

4. 由于利福平诱导肝微粒体酶活性,可使肾上腺皮质激素、抗凝血药、茶碱、氯霉素、氯贝丁酯、环孢素、维拉帕米、普罗帕酮、美西律、甲氧苄啶、口服降血糖药、洋地黄苷类、地西泮、左甲状腺素、美沙酮等在合用时可增加后者的消除,血药浓度减低,使其药效减弱,需调整剂量并注意监护。

5. 本药可促进雌激素的代谢或减少其肠肝循环,降低口服避孕药的作用,导致月经不规则、计划外妊娠。患者在服用利福平期间应改用其他避孕方法。

【注意事项】

1. 乙醇中毒、肝功能损害者慎用。肝功能减退的患者每日剂量 ≤ 8mg/kg。治疗初期 2~3 个月应严密监测肝功能变化，肝损害重者需停药观察。肾功能减退者不需减量。

2. 因进食影响本药吸收，应于餐前 1 小时或餐后 2 小时服用，清晨空腹一次服用吸收最好。

3. 服用本药后，患者大小便、汗液、唾液、痰液、泪液等可呈橘红色。

4. 对诊断的干扰　可引起直接抗球蛋白试验阳性；干扰血清叶酸浓度测定和血清维生素 B_{12} 浓度测定结果；可使磺溴酞钠试验滞留出现假阳性；可干扰利用分光光度计或颜色改变而进行的各项尿液分析试验的结果；可使血液尿素氮、血清碱性磷酸酶、血清谷丙转氨酶、谷草转氨酶、血清胆红素及血清尿酸浓度测定结果增高。

【FDA 妊娠 / 哺乳分级】

C 级 /L2 级。

1. 利福平可透过胎盘，动物实验曾引起畸胎。人类虽尚无致畸报道，但目前无足够资料表明可在妊娠期安全应用。妊娠 3 个月以内禁用。妊娠 3 个月以上慎用。

2. 利福平可由乳汁排泄，哺乳期妇女用药应充分权衡利弊后决定。

【用药实践】

1. 警惕利福平罕见的严重不良反应　有报道在长期治疗后重新服用利福平后可发生严重免疫反应，导致肾功能不全、溶血或血小板减少症。如遇这些罕见反应，应立即停用及禁用利福平。

2. 利福平在复治肺结核易产生耐药　异烟肼或利福平耐单药患者中复治肺结核多见，采用含异烟肼和利福平方案治疗较易转变为耐多药结核病。临床上对复治肺结核患者应尽早进行异烟肼和利福平耐药检测,尽快采用针对异烟肼或利福平耐药的治疗方案。

利福喷汀 Rifapentine

利福喷汀为半合成广谱杀菌药,常与其他抗结核药物联合用于治疗初治与复治结核病,因不易透过血脑屏障,不宜用于结核性脑膜炎;亦可用于非结核分枝杆菌感染的治疗,如堪萨斯分枝杆菌、蟾分枝杆菌感染,但鸟分枝杆菌对本药耐药。体外研究显示出利福喷汀比利福平更强的抗菌活性,以相同剂量利福喷汀每周 2 次用药,可获得利福平每周 6 次用药相似的疗效。本药与利福平存在 100% 的交叉耐药,单独使用多产生耐药性。

利福喷汀口服吸收后在体内分布广,主要在肝内去乙酰化,生成活性代谢产物 25- 去乙酰利福丁,半衰期长达 19.9 小时。胶囊剂口服后吸收缓慢,在胃肠道中吸收不完全。

不良反应比利福平少而轻微。与其他利福霉素有交叉过敏性。

【用法用量】

1. 成人　一次 0.6g,一周 1~2 次,空腹顿服。

2. 儿童　10mg/kg,一周 1 次。≥ 12 岁:体重 < 45kg,一次 0.45g,一周 1 次;体重 ≥ 45kg,一次 0.6g,一周 1 次。口服。

【用药实践】

1. 利福喷汀较利福平有一定优势　与利福平比较,采用利福喷汀治疗后,在空洞闭合、痰菌转阴、病灶吸收方面,有更好的疗效,且不良反应低于利福平,尤其是在肝功能异常、胃肠道反应方面,有更好的安全性。国内有文献报道,利福喷汀每周 2 次口服与利福平每日口服有相似的疗效,且远期效果好。这一点符合 WHO 推荐的 DOTS 策略,即医务人员直接面视下的短程化疗,使得患者有更好的依从性,并且可减少临床耐药的产生。

2. 注意利福喷汀的少见不良反应 利福霉素类药物的主要不良反应为肝肾功能损害，但国内有文献报道，利福喷汀可致血小板减少。因此，应详细询问患者的用药史，密切检测血小板变化，以免引起严重的不良反应。

利福布汀 Rifabutin

利福布汀是由利福霉素 -S 衍生而来的半合成抗生素。利福布汀主要用于结核分枝杆菌（MTB）和人类免疫缺陷病毒（HIV）双重感染者的抗结核治疗，亦可用于非结核分枝杆菌感染的治疗，还用于晚期 HIV 感染者预防鸟 - 胞内分枝杆菌复合群的播散。

利福布汀胶囊剂口服生物利用度为 85%，高脂肪餐使吸收减慢但并不影响吸收总量，体内分布广泛，在肺组织中的浓度可达到血清中的 10~20 倍。利福布汀在血浆中清除缓慢，$t_{1/2}$ 约（45±17）小时，在肝内代谢后生成 5 种代谢产物，部分代谢产物活性与母药相似。

【不良反应】、【禁忌证】、【注意事项】等与利福平类似。

【用法用量】

1. 成人 体重 < 50kg，0.15~0.3g/d；体重 ≥ 50kg，0.3g/d。每日 1 次顿服。严重肾功能不全者（肌酐清除率 < 30ml/min 剂量减半）。

【用药实践】

关注利福布汀与利福平的交叉耐药性：利福布汀和利福平的交叉耐药率在 70%~80%，结核菌株对利福平高度耐药患者不应再考虑使用利福布汀；当结核菌株对利福平中度耐药时，对利福布汀的敏感率为 44.4%，临床上在缺乏足够敏感药物组成耐药或耐多药结核病化学治疗方案时仍有考虑使用利福布汀的余地；低度耐药时，所有菌株均对利福布汀敏感，在这种情况下利福布汀可作为耐药或耐多药化学治疗方案中利福平的替代药物。

乙胺丁醇 Ethambutol

【其他名称】

乙二胺二丁醇。

【药物特征】

乙胺丁醇为抑菌药，仅对生长繁殖期的结核分枝杆菌和非结核分枝杆菌中的堪萨斯分枝杆菌和鸟分枝杆菌有抑菌作用，对静止期细菌几乎无影响，在 pH 中性环境中作用相对较强。乙胺丁醇对细菌细胞壁的破壁作用有效地促进了其他药进入细菌体内的速度，提升了胞内药物的浓度，与其他抗结核药物有协同作用，并可延缓其他药物耐药性的产生。

乙胺丁醇口服后迅速吸收，2~4 小时可达到血药峰值浓度，广泛分布于全身各组织和体液中，肾、肺、唾液和尿液内的药物浓度都很高，但胸腔积液和腹水中的浓度则很低；红细胞内药物浓度与血浆浓度相等或为血浆的 2 倍，并可持续 24 小时；不能渗入正常脑膜，但可微量渗入结核性脑膜炎患者脑脊液中；可通过胎盘进入胎儿血液循环；可从乳汁分泌，乳汁药物浓度与母体血药浓度相当。血浆蛋白结合率为 20%~30%。主要经肝脏代谢，$t_{1/2}$ 为 3~4 小时，肾功能减退者可延长至 8 小时。给药后大部分经肾小球滤过和肾小管分泌排出，其中 50%~70% 为药物原形，无活性代谢物约 15%。另约 20% 以原形从粪便中排出。相当量的乙胺丁醇可经血液透析和腹膜透析从体内清除。

【适应证】

适用于与其他抗结核药联合治疗结核分枝杆菌所致的肺结核。亦可用于结核性脑膜炎及非典型分枝杆菌感染的治疗。

【剂型与特征】

片剂、胶囊剂：口服易吸收，生物利用度 75%~80%。

【用法用量】

1. 成人　与其他抗结核药合用。

（1）结核初治：按体重 15mg/kg，每日 1 次顿服；或每次口服 25~30mg/kg，最高 2.5g，每周 3 次；或每次口服 50mg/kg，最高 2.5g，每周 2 次。

（2）结核复治：按体重 25mg/kg，每日 1 次顿服，连续 60 天，继以按体重 15mg/kg，每日 1 次顿服。

（3）非典型分枝杆菌感染：一日 15~25mg/kg，1 次顿服。

2. 小儿　13 岁以下不宜应用本药；13 岁以上青少年用量与成人相同。

3. 肾功能不全者　15~25mg/kg，每周 3 次用药。

【不良反应】

1. 较常见视力模糊、眼痛、红绿色盲或视力减退、视野缩小（视神经炎每日按体重剂量 25mg/kg 以上时易发生），视力变化可为单侧或双侧。

2. 少见畏寒、关节肿痛（尤其大趾、髁、膝关节）、病变关节表面皮肤发热拉紧感（急性痛风、高尿酸血症）。

3. 极少者有皮疹、发热、关节痛等过敏反应；或麻木、针刺感、烧灼痛或手足软弱无力（周围神经炎）。

【禁忌证】

对本药过敏者、已知视神经炎患者、乙醇中毒者，及年龄 < 13 岁者应谨慎使用。

【药物相互作用】

1. 与乙硫异烟胺合用可增加不良反应。

2. 与氢氧化铝同用能减少本药的吸收。

3. 与神经毒性药物合用可增加本药神经毒性，如视神经炎或周围神经炎。

【注意事项】

1. 痛风、视神经炎、肾功能减退者应慎用。

2. 由于本药可使血清尿酸浓度增高, 引起痛风发作。对诊断的干扰: 服用本药可使血尿酸浓度测定值增高。

3. 乙胺丁醇对视神经的损害程度会随着用药量的增加而加重, 且这种伤害是持久性的, 一旦视神经受损, 后期很难通过理化治疗恢复其生理功能。在用药前、疗程中每日检查 1 次视力, 尤其是疗程长、每日剂量超过 15mg/kg 的患者。

4. 如发生胃肠道刺激, 可与食物同服。每日剂量分次服用可能达不到有效血药浓度, 因此本药每日 1 次顿服最佳。

5. 乙胺丁醇单用时细菌可迅速产生耐药性, 因此必须与其他抗结核药联合应用。

6. 肾功能不全患者可致蓄积中毒, 应用时需减量。

【FDA 妊娠 / 哺乳分级】

B 级 /L2 级。

1. 乙胺丁醇可透过胎盘, 胎儿血药浓度约为母亲血药浓度的 30%。本药在小鼠实验中高剂量可引起腭裂、脑外露和脊柱畸形等; 大鼠中本药高剂量可引致轻度颈椎畸形; 在家兔中本药高剂量可引起独眼畸形、短肢、腭裂等畸形。虽然在人类中未证实, 孕妇应用仍须充分权衡利弊。本药和其他药物合用时对胎儿的影响尚不清楚。

2. 乙胺丁醇可分布至乳汁, 浓度与血药浓度相近, 虽然在人类中未证实有危害, 哺乳期妇女用药时宜停止哺乳。

【用药实践】

1. 使用乙胺丁醇应注意视神经毒性　乙胺丁醇治疗糖尿病合并肺结核对视神经有一定损伤, 并且剂量越高损伤可能越大。糖尿病合并肺结核时, 糖尿病会导致患者血管的结构和血液成分的异样改变, 由于视神经对于血液中各营养物质的成分、氧气浓度有较高的要求, 所以当血液中成分发生变化时, 就很容易对视神经产生毒害作用。因此在治疗期间, 应建议患者定期行视力、视野及眼底检查。

2. 乙胺丁醇治疗耐药结核可能效果不佳　乙胺丁醇在试管内耐药性出现较慢，临床应用 3~4 个月可出现耐药。如果经过评估达到了有效药物的标准，可以考虑将乙胺丁醇加入到耐药结核病化学治疗方案中，但由于乙胺丁醇药敏试验结果的可靠性较差，即使敏感，也不作为方案中的核心药物。

吡嗪酰胺 Pyrazinamide

【其他名称】

氨甲酰基吡嗪、吡嗪甲酰胺、异烟酰胺。

【药物特征】

吡嗪酰胺属一线抗结核药物，是烟酰胺的衍生物，对结核分枝杆菌具有抑菌或杀菌作用，对其他分枝杆菌及其他微生物无效。结核分枝杆菌易对吡嗪酰胺迅速产生耐药性，单用时约 6 周即可产生耐药，与其他抗结核药物并用可延缓耐药性的产生，与其他抗结核药物无交叉耐药。吡嗪酰胺仅在偏酸环境（pH ≤ 5.6）有抗菌活性，主要在细胞内抗菌，杀菌活性可因氟喹诺酮类药的应用而得到加强。如无明确的耐药证据，吡嗪酰胺仍可在耐药结核病的治疗中全程使用。

口服易吸收，生物利用度 95%，广泛分布于全身组织和体液中，包括肺、脑脊液、肾、肝及胆汁，脑脊液内药物浓度可达同期血药浓度的 87%~105%。血浆蛋白结合率为 10%~20%。吡嗪酰胺主要在肝内代谢，水解生成活性代谢产物吡嗪酸，继而羟化成为无活性的代谢物。经肾小球滤过排泄，24 小时内约 60% 的用药量主要以代谢物（其中吡嗪酸约 33%）、约 10% 以原形从尿中排出。$t_{1/2}$ 为 9~10 小时，肝、肾功能减退时可能延长。血液透析 4 小时可降低吡嗪酰胺血药浓度的 55%，血中吡嗪酸降低 50%~60%。

【适应证】

本药仅对分枝杆菌有效，联合其他抗结核药（如链霉素、异烟肼、利福平及乙胺丁醇)用于治疗结核病。

【剂型与特征】

片剂、胶囊剂:口服后在胃肠道内吸收迅速而完全,餐时或非餐时给药均可。

【用法用量】

1. 每日用药 成人通常 1.5g/d, 或 20~30mg/(kg·d);儿童 30~40mg/kg;每日量 1 次顿服或分次服用,成人与儿童用药剂量均不宜超过 2g/d。

2. 隔日用药 成人体重 < 50kg, 1.5g/d;体重 ≥ 50kg, 2g/d。亦可间歇给药,每周用药 2 次,单次剂量不超过 2g。

3. 肾功能不全患者 25~35mg/kg,每周 3 次用药。

【不良反应】

1. 可引起转氨酶升高、肝大。长期大剂量应用时可发生中毒性肝炎,造成严重肝细胞坏死、黄疸、血浆蛋白减少等。肝损伤与剂量和疗程有关,常规用量下较少发生肝损伤,老年人、酗酒和营养不良者肝损伤的发生率增加。

2. 吡嗪酰胺的代谢产物吡嗪酸能抑制肾小管对尿酸的排泄(促进尿酸的重吸收),从而引起高尿酸血症,导致痛风发作,引起关节疼痛,需进行血清尿酸测定。

3. 胃肠道反应,可有食欲减退、恶心呕吐。过敏反应,偶见发热及皮疹,重者可出现黄疸。

4. 个别患者可发生光敏反应,皮肤暴露部位呈红棕色。

【禁忌证】

对本药过敏者禁用。

【药物相互作用】

1. 本药与别嘌醇、秋水仙碱、丙磺舒、磺吡酮合用,可增加血尿酸浓度而降低上述药物对痛风的疗效。因此合用时应调整剂量以便控制高尿酸血症和痛风。

2. 本药与乙硫异烟胺合用时可增加不良反应。

3. 环孢素与吡嗪酰胺同用时前者的血浓度可能减低，需监测血药浓度，调整剂量。

【注意事项】

1. 交叉过敏 对乙硫异烟胺、异烟肼、烟酸或其他化学结构相似的药物过敏患者可能对本药也过敏。

2. 对诊断的干扰 本药可与硝基氰化钠作用产生红棕色，影响尿酮测定结果；可使谷丙转氨酶、谷草转氨酶、血尿酸浓度测定值增高。

3. 糖尿病、痛风或严重肝功能减退者慎用。

4. 儿童不宜服用本药，确需应用须权衡利弊后决定。

【FDA 妊娠 / 哺乳分级】

C 级 /L3 级。孕妇结核病患者可先用异烟肼、利福平和乙胺丁醇治疗 9 个月，如对上述药物中任一种耐药而对本药可能敏感者可考虑采用本药。

【用药实践】

1. 服用吡嗪酰胺期间注意合理饮食 继发性高尿酸血症是吡嗪酰胺的常见不良反应，常发生在治疗期间的前 1~2 个月，停药后可自行缓解。有研究报道吡嗪酰胺可引起 93.3% 的患者血尿酸增高，8.89% 出现关节疼痛，因此，在患者服用吡嗪酰胺期间，应低盐、低脂、低蛋白饮食，多饮水，多食新鲜蔬菜和水果等，急性期少食海鲜、动物内脏，可减少高尿酸血症和痛风样关节炎的发生，减少停用吡嗪酰胺的机会。

对于活动性肺结核患者而言，服药期间 1~2 周检测血尿酸 1 次，动态检测血尿酸水平的变化对结核病情、疗效观察和发现、治疗并发症，并指导抗结核药物吡嗪酰胺的临床运用，具有重要的指导意义和参考价值。

2. 肝损伤患者可用左氧氟沙星替代吡嗪酰胺抗结核 用于联合治疗时，异烟肼、利福平、吡嗪酰胺均具有肝毒性，其中吡嗪酰胺肝毒性较大，联合应用更加重药物肝损伤，三药联合化疗肝损伤为 16%~30%。有临床研究表明,对于不能耐受吡嗪酰胺毒副反应的老年肺结核患者,选用左氧氟沙星替代吡嗪酰胺,联合异烟肼、利福平、乙胺丁醇的化疗方案治疗结核,在痰菌阴转率、病灶吸收方面取得了与含吡嗪酰胺方案相同的近期疗效,但含左氧氟沙星方案发生肝损伤、胃肠道反应及高尿酸血症等不良反应明显低于吡嗪酰胺方案。

3. 吡嗪酰胺推荐用于耐药结核 即使实验室结果表明吡嗪酰胺耐药,仍然推荐常规用于耐药结核病,理由是:①耐药尤其是耐多药肺结核患者往往存在肺部的慢性炎症,理论上讲,吡嗪酰胺在炎症产生的酸性环境中更为有效;②目前吡嗪酰胺药敏试验结果不可靠,检测方法有待改进。

链霉素 Streptomycin

【其他名称】

美罗。

【药物特征】

链霉素属氨基糖苷类抗生素,半效杀菌药,对多种革兰氏阴性杆菌及葡萄球菌的某些菌株有效,对结核分枝杆菌的作用最为突出,呈强抑菌作用,高浓度有杀菌作用。碱性环境可增强其抗菌作用。单用链霉素迅速发生耐药,耐药菌的毒力不减,也不可再转敏感,而且可产生链霉素依赖菌。故耐药后一般不考虑再用。

链霉素注射后在体内不代谢,主要经肾小球滤过排出,80%~98% 在 24 小时内排出,在尿液中浓度高,约 1% 从胆汁排出,此外亦有少量从乳汁、唾液和汗液中排出。本药有相当量可经血液透析清除。

【适应证】

与其他抗结核药联合用于结核分枝杆菌所致各种结核病的初治病例,或其他敏感分枝杆菌感染。

【剂型与特征】

链霉素注射剂:肌内注射后吸收良好,蛋白结合率 20%~30%。主要分布于细胞外液,并可分布于除脑以外的所有器官、组织。本药到达脑脊液和支气管分泌液中的量很少(脑膜有炎症时渗透增加),可到达胆汁、胸腔积液、腹水、结核性脓肿和干酪样组织,可穿过胎盘组织。

【用法用量】

1. 成人常用量　肌内注射,每 12 小时 0.5g,或一次 0.75g,一日 1 次,与其他抗结核药合用;如采用间歇疗法,即每周给药 2~3 次,每次 1g。

2. 老年患者　肌内注射,一次 0.5~0.75g,一日 1 次。

3. 小儿常用量　肌内注射,按体重 20mg/kg,一日 1 次,一日最大剂量不超过 1g,与其他抗结核药合用。

4. 肾功能减退患者　以 15mg/kg、一日 1 次肌内注射为常规剂量。肌酐清除率 50~90ml/min,每 24 小时给予常规剂量的 50%;肌酐清除率为 10~50ml/min,每 24~72 小时给予常规剂量的 50%;肌酐清除率 < 10ml/min,每 72~96 小时给予常规剂量的 50%。肾功能不全的患者,不可每日使用。

【不良反应】【禁忌证】【注意事项】【药物相互作用】【FDA妊娠/哺乳分级】见第三章。

【用药实践】

在复治菌阳肺结核方案中,应在 2 个月强化期加用链霉素,或初治菌阳肺结核 2 个月强化期可选链霉素注射给药。

优化链霉素注射,提高注射依从性:链霉素是治疗结核病的一线药物,肌内注射链霉素主要用于结核病患者前 2 个月的强化治疗,患者因注射的时间较长,局部易产生硬结导致药物吸收不良;同时,由于患者不理解规律治疗的重要性,常常由于长时间肌内注射链霉素难以接受而出现间歇用药乃至停药,从而影响治疗效果,降低治愈率且增加耐药性。因此,在临床使用硫酸链霉素肌内注射前先评估患者的体重指数与臀部皮肤脂肪的厚度，根据不同的个体选择不同的进针深度，以确保药液能全部注入深层肌肉组织，可大大减轻由肌内注射给患者带来的疼痛反应，使患者有效减少治疗中断率，容易接受完成2个月的肌内注射链霉素强化治疗，从而提高临床治愈率。

（谢　恬　朱文彬）

第三节　二线抗结核药

一、药物治疗概论

二线抗结核药包括了除一线抗结核药外的各种抗结核药物。这类药物通常不作为常规抗结核药使用，一般仅在患者无法耐受一线药物或治疗耐多药结核时才考虑选用。

卡那霉素、阿米卡星、卷曲霉素为二线抗结核药物的注射类。在结核常规治疗方案中，因注射给药的创伤及不便利，为保证患者在长疗程治疗过程中坚持用药，完成规定疗程，注射类抗结核药仅用于强化期或其他无法选用足够口服药物组合时。

卡那霉素、阿米卡星或卷曲霉素一般被推荐作为治疗耐多药结核病第一选择用药。卡那霉素和阿米卡星较卷曲霉素具有更低的成本，较链霉素具有更低的毒性。阿米卡星具有更低的MIC和相对较低的不良反应，因此常规推荐阿米卡星。卡那霉素和阿米卡星具有高度交叉耐药性。卷曲霉素不良反应小，可在分离株耐链霉素和卡那霉素时，选择卷曲霉素。在经济条件许可的情况下，考虑到药品的不良反应和患者的依从性，宜使用卷曲霉素。

氟喹诺酮类药物抗菌谱广，与现有抗结核药无交叉耐药性，适用于各类型复治、耐药结核病的治疗，也可用作不耐受常规初治结核化疗方案的组成成分。在 MDR-TB 化学治疗方案中，氟喹诺酮类药物往往是最有效的抗结核药物。抗结核作用强弱依次为：莫西沙星＞加替沙星＞左氧氟沙星＞氧氟沙星。

莫西沙星或左氧氟沙星是治疗耐多药结核病的首选氟喹诺酮类药物。因这类药物存在交叉耐药性，应选用较强抗菌药物，以减低耐药概率，确保疗效。加替沙星具有影响血糖的严重不良反应，如低血糖、高血糖和新发糖尿病，应酌情使用。氧氟沙星被认为其抗结核活性较其他氟喹诺酮类药物弱，环丙沙星的抗结核作用更差，均不推荐用于耐药结核病。

二、药物使用精解

卡那霉素 Kanamycin

【其他名称】

康丝菌素。

【药物特征】

卡那霉素对结核分枝杆菌有杀菌作用，且对链霉素耐药菌株仍然敏感，主要用于对本药仍敏感的复治、耐药患者的治疗，用于抗结核治疗时，需与其他抗结核药物配伍。本药的耳毒性和肾毒性高于链霉素。

【适应证】

主要用于结核分枝杆菌感染的复治、耐药患者的治疗。

【剂型与特征】

卡那霉素注射剂：口服不吸收，肌内注射吸收 40%~80%。余同阿米卡星。

【用法用量】

深部肌内注射。

1. 成人　15~20mg/(kg·d)，不超过 1.0g/d。体重＜50kg，0.5g/d；体重≥50kg，0.75g/d；不宜超过 1.0g/d。

2. 儿童　15~30mg/（kg·d），不超过 1.0g/d，一周 5~7 次。

3. 老年人　0.5g/d 或 0.75g，隔日 1 次。

4. 肾功能不全患者　一次 12~15mg/kg，一周 3 次。

【不良反应】

1. 发生率较高者有听力减退、耳鸣或耳部饱满感等耳毒性，停药后一般症状不再加重，个别可继续发展为耳聋；血尿、排尿次数减少或尿量减少、食欲减退、极度口渴等肾毒性，大多为可逆性，停药后即可减轻，个别出现肾衰竭；以及步履不稳、眩晕（耳毒性）、恶心或呕吐（耳毒性、肾毒性）。

2. 发生率较少者有呼吸困难、嗜睡或软弱等神经肌肉阻滞作用。

3. 其他不良反应有头痛、口周麻木、药物热、皮疹等。

【禁忌证】

对本药或其他氨基糖苷类药物有过敏史者禁用。

【药物相互作用】

1. 与其他氨基糖苷类合用或先后应用，可增加耳毒性、肾毒性以及神经肌肉阻滞作用。

2. 与神经肌肉阻断药合用，可加重神经肌肉阻滞作用，导致肌肉软弱、呼吸抑制等。

3. 与卷曲霉素、顺铂、依他尼酸、呋塞米或万古霉素（去甲万古霉素）等合用，或先后连续应用，可能增加耳毒性与肾毒性。

4. 与头孢噻吩或头孢唑林合用可能增加肾毒性。

5. 与多黏菌素类注射剂合用，或先后应用，可增加肾毒性和神经肌肉阻滞作用。

【注意事项】

1. 不可用于听神经障碍及肾功能不良者。停药后发生听力减退、耳鸣或耳部饱满感，提示可能为耳毒性，须引起注意。

2. 由于与链霉素等氨基糖苷类药物有单向交叉耐药，故需注意临床用药顺序。链霉素耐药时再考虑采用本药。

3. 使用本药需定期检测尿常规、肾功能和电解质。

4. 禁止与强利尿剂并用，禁止胸腔、腹腔注射，避免呼吸抑制。

【FDA 妊娠 / 哺乳分级】

D 级 /L2 级。

1. 在孕妇用药中本药属 D 级，即对人类有危害，但用药后可能利大于弊。本药可穿过胎盘进入胎儿组织，有引起胎儿听力损害的可能。妊娠妇女使用本药前必须充分权衡利弊。

2. 本药在乳汁中分泌量很低，但通常哺乳期妇女在用药期仍宜暂停哺乳。

【用药实践】

有研究报道，结核性盆腔炎采用异烟肼联合卡那霉素药物离子导入法治疗取得良好的治疗效果。具体方法为：患者使用抗结核药物强化治疗的基础上，采用异烟肼与卡那霉素药物离子导入法治疗。将 0.3g 异烟肼注射液与 1.5g 硫酸卡那霉素注射液溶于 0.9% 氯化钠注射液 300ml，配制成离子导入液，将浸入其中的药垫分别置脐下腹壁（正极板）和腰骶部（负极板），期间应注意防止防止药液外渗。采用 HY-D 电脑中频药物导入治疗仪，电流设置：5~10mA，20min/ 次，1 次 /d，15 次为 1 疗程，每疗程间隔 3 天，连续 3 个疗程。

阿米卡星 Amikacin

【其他名称】

丁胺卡那霉素、阿米卡霉素。

【药物特征】

阿米卡星与卡那霉素的作用相似，对结核分枝杆菌的杀菌活性更高，而不良反应低于卡那霉素，两者具完全交叉耐药性。因此，在耐药结核病化疗中提倡选用阿米卡星。本药与卷曲霉素有部分双向交叉耐药性,对卷曲霉素耐药菌株部分有效。

【适应证】

本药为氨基糖苷类广谱抗生素,对结核分枝杆菌有杀菌作用,治疗各类型结核病,且对链霉素耐药菌株仍然敏感,主要用于链霉素耐药者。

【剂型与特征】

注射剂:供深部肌内注射或静脉滴注,肌内注射时注意变换注射部位以避免局部不适。

【用法用量】

深部肌内注射或静脉滴注。

1. 成人 强化期 15~20mg/(kg·d),一周 5~7 次;巩固期可采用 15mg/kg,一周 3 次,单次剂量均不超过 1.0g/d。年龄 > 59 岁者,推荐强化期一次 10mg/kg(单次剂量不超过 750mg/d),一周 5~7 次,巩固期一周 2~3 次。

2. 儿童 强化期 15~30mg/kg,一周 5~7 次;巩固期 15~30mg/kg,一周 3 次。单次剂量均不可不超过 1.0g/d。

【用药实践】

关注阿米卡星注射液的不良反应:阿米卡星可引起严重的不良反应,使用前应注意询问患者的药物过敏史,对阿米卡星或其他氨基糖苷类过敏的患者禁用,儿童及老年人慎用。同时要选择合理的剂量,避免长期、超量或过速静脉滴注。鉴于氨基糖苷类抗生素普遍存在耳毒性和肾毒性的安全隐患,在用药过程中应注意听力和肾功能检查。

【不良反应】【禁忌证】【注意事项】【药物相互作用】【FDA 妊娠/哺乳分级】见第三章。

卷曲霉素 Capreomycin

【其他名称】

卷须霉素、缠霉素、结核霉素。

【药物特征】

卷曲霉素属多肽类药物,作用机制尚不明确。对结核分枝杆菌具有杀菌作用,适用于复治、耐药结核病的治疗。本药对链霉素耐药菌株仍然敏感,对卡那霉素或阿米卡星耐药菌株部分敏感,是治疗耐药结核病的重要药物之一。

卷曲霉素主要经肾小球滤过以原形排出,少量经胆汁排出。$t_{1/2}$ 为 3~6 小时,肾功能损害患者 $t_{1/2}$ 延长,血清中可有卷曲霉素蓄积,可经血液透析清除。

【适应证】

适用于肺结核病的二线治疗药物,经一线抗结核药(如链霉素、异烟肼、利福平和乙胺丁醇)治疗失败者,或对上述药物中的一种或数种产生毒性作用或细菌耐药时,本药可作为联合用药之一。

【剂型与特征】粉针剂:因很少经胃肠道吸收,故仅有注射剂型,需肌内注射。在尿中浓度甚高,也可穿过胎盘进入胎儿血液循环,不能渗透进入脑脊液。

【用法用量】

1. 成人 15~20mg/(kg·d),不超过 1.0g/d。体重 < 50kg:0.75g/d;体重 ≥ 50kg:1.0g/d。

2. 儿童 15~30mg/(kg·d),不超过 1.0g/d。

3. 老年 剂量酌减。年龄 > 59 岁:一次 10mg/kg,5~7 次/周;或一次 15mg/kg,一周 3 次;一次最大剂量 0.75g。

4. 肾衰竭和(或)透析 一次 12~15mg/kg,一周 2~3 次,不可每日使用。

5. 用药途径 一般深部肌内注射,或静脉滴注。

【不良反应】

1. 发生率相对较多的不良反应 血尿、尿量或排尿次数显著增加或减少、食欲减退或极度口渴。

2. 发生率较少的不良反应 过敏反应、耳毒性、肾毒性、神经肌肉阻滞等。

3. 其他不良反应 电解质紊乱,尤其是低钾血症。

【禁忌证】

对本药过敏者禁用。禁止应用于有听力障碍或肾功能障碍、重症肌无力、帕金森病患者。

【药物相互作用】

1. 与氨基糖苷类合用,可增加产生耳毒性、肾毒性和神经肌肉阻滞作用的可能性,发生听力减退,停药后仍可继续进展至耳聋,往往呈永久性。神经肌肉阻滞作用可导致骨骼肌软弱与呼吸抑制或呼吸肌麻痹,用抗胆碱酯酶药或钙盐有助恢复。

2. 与两性霉素 B、万古霉素、杆菌肽、巴龙霉素、环孢素、卡莫司汀、顺铂、布美他尼、依他尼酸、呋塞米同时或先后应用可增加耳毒性及肾毒性发生的可能性,同用时需定期进行听力和肾功能测定。

3. 抗组胺药、吩噻嗪类、噻吨类等与本药合用可能掩盖耳鸣、头昏或眩晕等耳毒性症状。

4. 与抗神经肌肉阻断药合用时可拮抗后者对骨骼肌的作用,因此在合用的当时或合用后,需调整抗肌无力药的剂量。

5. 甲氧氟烷或多黏菌素类注射剂与本药同时或先后应用时,肾毒性或神经肌肉阻滞作用可能增加,故应避免合用。

6. 与阿片类镇痛药合用时,两者的中枢呼吸抑制作用可能相加,导致呼吸抑制作用加重或抑制时间延长或呼吸肌麻痹,必须密切观察和随访。

【注意事项】

1. 用药期间应作电解质、肾功能、尿常规检查。电解质紊乱者,需在电解质获得纠正后使用。

2. 必须与其他抗结核药物联合应用。

3. 用药期间严密观察头晕、耳鸣、听力减退等反应。

4.与抗真菌药、万古霉素、杆菌肽、抗癌药并用,可增加肾毒性和耳毒性。

【FDA妊娠/哺乳分级】

C级/尚不明确。

1.卷曲霉素已被证明在剂量给予人类剂量3.5倍时,存在大鼠致畸性。在孕妇中没有适当和对照良好的研究,孕妇禁用本药。

2.哺乳期妇女禁用本药,如确有指征应用时停止哺乳。

【用药实践】

含卷曲霉素方案治疗耐多药肺结核疗效肯定　研究显示,以卷曲霉素、帕司烟肼、左氧氟沙星、吡嗪酰胺、乙胺丁醇5种药联合治疗多药肺结核方案,痰菌阴转率和病灶吸收率明显优于其他方案,肝功能损害、胃肠不适等不良反应发生率也相对下降。

用药途径方面,静脉滴注卷曲霉素比肌内注射血药浓度高,有利于杀菌,无肌注的局部疼痛、硬结等副反应。

左氧氟沙星 Levofloxacin

左氧氟沙星为氧氟沙星光学异构体的左旋体,且活性优于氧氟沙星,具广谱抗菌作用,尤其对需氧革兰氏阴性杆菌抗菌活性高,对结核分枝杆菌和非结核分枝杆菌亦有抗菌活性。

主要用于敏感菌所致的感染。在用于抗结核作用时,主要用于耐药结核病的治疗。用于耐多药结核(MDR-TB)的治疗时,WHO公布的《耐药结核病规划管理指南(2011年)》推荐联用氟喹诺酮类药物,成人剂量0.75g/d,最大剂量可达到1.0g/d。每日量1次或分次使用。详细内容见第三章。

【用药实践】

1.左氧氟沙星的抗结核优势　左氧氟沙星具有较强的抗结核分枝杆菌活性,广泛用于难治、耐多药肺结核,其痰菌阴转情况、病灶吸收情况、空洞闭合情况均明显高于对氨基水杨酸异烟肼、利福喷汀、乙胺丁醇、阿米卡星等药物。

2. 胸腔内注射左氧氟沙星治疗胸膜结核 可能部分结核性胸膜炎对抗结核药物不敏感,胸腔积液难以完全吸收,久之造成胸膜粘连增厚、胸廓塌陷变形而影响肺功能,并出现反复感染、咯血等并发症,对患者危害极大,应及时彻底地进行治疗。胸腔内注射左氧氟沙星可以使药物直接作用于病变部位,在肺组织和呼吸道上有蓄积性,局部浓度超过结核分枝杆菌的最小抑菌浓度,从而增加疗效,可明显缩短胸腔积液吸收时间。

3. 左氧氟沙星用于未成年人 不满 18 岁的少儿应充分权衡利弊,在确无适当药物时方可选用。儿童剂量:≤ 5 岁:15~20mg/(kg·d),分早、晚 2 次服用;> 5 岁:10~15mg/(kg·d),1 次 / 天。

莫西沙星 Moxifloxacin

莫西沙星为新一代氟喹诺酮类药物,具广谱抗菌作用。用于各种感染的治疗,对结核分枝杆菌具有较强的杀菌活性,主要用于耐药结核病的治疗。详细内容见第三章。

【用药实践】

莫西沙星抗结核作用优于其他喹诺酮类:有研究表明,氟喹诺酮类药物在支气管黏膜和肺等组织和痰液中的药物浓度超过血药浓度,抗菌活性最高且耐药率较低的药物为莫西沙星,其次是左氧氟沙星,两者安全性无明显差异。莫西沙星能够在细胞中达较高的浓度,除了控制感染的传播外还可以避免出现复发,在对耐多药结核患者进行治疗的过程中,莫西沙星可以用作治疗耐多药肺结核的首选药物,适用于治疗的全过程,同时长期使用莫西沙星也并未发生严重的腹泻、肝肾功能损害等不良反应。

对氨基水杨酸钠 P-aminosalicylic acid

【其他名称】

对氨水杨酸钠、对氨基柳酸钠、对氨柳酸钠、抗痨钠、派斯钠。

【药物特征】

对氨基水杨酸钠主要用作二线抗结核药物。通过对结核分枝杆菌叶酸合成的竞争性抑制作用而抑制结核分枝杆菌的生长繁殖。对氨基水杨酸仅对结核分枝杆菌有抑菌作用,对不典型分枝杆菌无效。单独应用时结核分枝杆菌能迅速产生耐药性,必须与其他抗结核药合用。本药与链霉素和异烟肼合用时能延缓结核分枝杆菌对后两者耐药性的产生。

对氨基水杨酸钠吸收后迅速分布至肾、肺、肝等组织和各种体液中,在干酪样组织中可达较高浓度,在胸腔积液中也可达到很高浓度,但在脑脊液中的浓度很低(患脑膜炎时有增加)。在肝中代谢,50% 以上经乙酰化成为无活性代谢物。85% 在 7~10 小时内经肾小球滤过和肾小管分泌迅速排出,14%~33% 为原形,50% 为代谢物。$t_{1/2}$ 为 45~60 分钟,肾功能损害者可达 23 小时。血液透析能否清除本药不明。本药亦可经乳汁分泌。

【适应证】

适用于结核分枝杆菌所致的肺及肺外结核病,静脉滴注可用于治疗结核性脑膜炎及急性播散性结核病。用于复治、耐药结核病。

【剂型与特征】

片剂、颗粒剂:本药口服吸收良好,较其他水杨酸类吸收快。

注射剂:避光下滴注,2~3 小时完成。

【用法用量】

1. 成人 片剂,体重< 50kg, 8g/d; 体重≥ 50kg, 10g/d。颗粒剂, 8g/d。注射剂(对氨基水杨酸钠, PAS-Na),用量参照片剂。不宜超过12g/d。

2. 儿童 200~300mg/(kg·d)。

3. 每日量1次顿服或分2~3次服用。

4. 用药途径 ①口服;②静脉滴注:根据成人或儿童用量,用生理盐水或5%葡萄糖液将本药稀释成3%~4%浓度,避光下滴注, 2~3小时完成。

【不良反应】

1. 胃肠道症状 食欲减退、恶心、呕吐、胃烧灼感、腹上区疼痛、腹胀及腹泻,甚至可致溃疡和出血,餐后服药可减轻反应。

2. 肝脏损伤 转氨酶升高、胆汁淤滞、出现黄疸等。

3. 过敏反应 皮肤瘙痒、皮疹、剥脱性皮炎、药物热及嗜酸性粒细胞升高等,应立即停药。

4. 肾脏刺激症状 如结晶尿、蛋白尿、管型尿、血尿等。

5. 甲状腺功能低下 合用乙硫异烟胺时会增加甲状腺功能低下的风险。

6. 罕见不良反应 可逆性甲状腺功能减退(可予甲状腺素替代治疗),与乙硫异烟胺合用时此风险增大。大剂量能抑制凝血酶原的生成,使凝血时间延长。

【禁忌证】

对本药及其他水杨酸类药物过敏者禁用。

【药物相互作用】

1. 对氨基苯甲酸与本药有拮抗作用,两者不宜合用。

2. 本药可增强抗凝血药(香豆素或茚满二酮衍生物)的作用,因此在用对氨基水杨酸类时或用后,口服抗凝血药的剂量应适当调整。

3. 与乙硫异烟胺合用时可增加不良反应。

4. 丙磺舒或磺吡酮与氨基水杨酸类合用可减少后者从肾小管的分泌量,导致血药浓度增高和持续时间延长及毒性反应发生。氯化铵、维生素 C 可酸化尿液,长期联用易造成对氨基水杨酸结晶,引起肾损伤。

5. 对氨基水杨酸类可能影响利福平的吸收,导致利福平的血药浓度降低,两药合用时,至少相隔 6 小时。氨基水杨酸盐和维生素 B_{12} 同服时可影响后者从胃肠道的吸收,因此服用氨基水杨酸类的患者需补充维生素 B_{12}。

6. 与阿司匹林并用,加重肠道刺激,严重时可产生溃疡。

【注意事项】

1. 需与其他抗结核药物配伍应用。

2. 肝、肾功能减退者慎用。使用本药需定期作肝、肾功能检查;本药偶可引起低钾血症、低钙血症、白细胞和粒细胞减少,需定期作血常规和电解质检查。

3. 静脉滴注本药时,其药液需新鲜配制并避光保存,变色后不能使用,以避免分解成间位氨基酸引起溶血。

4. 发生过敏反应,应立即停药并进行抗过敏治疗。

5. 使用颗粒剂时,建议和酸性饮料一起服用。

【FDA 妊娠 / 哺乳分级】

C 级 /L3 级。对孕妇未证实有特殊不良反应,同时联合疗法对于胎儿的影响目前尚不清楚,但必须充分权衡利弊后选用。本药可由乳汁中排泄,哺乳期妇女须权衡利弊后选用。

【用药实践】

对氨基水杨酸的用药建议:对氨基水杨酸的主要应用价值在于自身能抑制结核分枝杆菌,还可以预防耐异烟肼菌群的产生,是异烟肼的有效联用药。对氨基水杨酸和异烟肼联合应用不但对耐异烟肼菌株可能有效,还可以防止耐药的进一步加剧。可用于从未使用过对氨基水杨酸或对其敏感的耐药结核病患者。

丙硫异烟胺 Protionamide

【其他名称】

丙基硫异烟胺。

【药物特征】

丙硫异烟胺为异烟酸的衍生物,仅对结核分枝杆菌有抑菌作用,其作用机制尚不清楚,但能抑制分枝菌酸的合成。丙硫异烟胺对结核分枝杆菌的 MIC 为 0.6μg/ml,能抑制异烟肼在肝内的乙酰化,增加异烟肼的抗结核作用。主要在肝内代谢,经肾排泄,1% 为原形,5% 为有活性代谢物,其余均为无活性代谢产物。

【适应证】

与其他抗结核药联合用于经一线药物治疗无效的结核病。

【剂型与特征】

丙硫异烟胺片口服迅速吸收(80% 以上),广泛分布于全身组织体液中,在各种组织中和脑脊液内浓度与同期血药浓度接近。本药可穿过胎盘屏障。蛋白结合率约 10%。服药后 1~3 小时血药浓度可达峰值,有效血药浓度可持续 6 小时,$t_{1/2}$ 约 3 小时。

【用法用量】

1. 成人常用量　口服,与其他抗结核药合用,一次 250mg,一日 2~3 次。

2. 小儿常用量　与其他抗结核药合用,一次按体重口服 4~5mg/kg,一日 3 次。

【不良反应】

1. 发生率较多的不良反应　精神忧郁,同时服用环丝氨酸可能加大神经系统毒性;胃肠道不适和食欲减退,可以通过进食和卧床休息减轻；金属味觉；肝毒性。

2. 发生率较少的不良反应　步态不稳或麻木、针刺感、烧灼感、手足疼痛、精神错乱或其他精神改变、巩膜或皮肤黄染。

3. 发生率极少的不良反应　视力模糊或视力减退、合并或不合并眼痛、月经失调或怕冷、性欲减退及乳腺发育（男子）、脱发、皮肤干而粗糙、可逆性甲状腺功能减退（可予甲状腺素替代治疗）、关节疼痛、僵直肿胀。

4. 如持续发生以下情况者应予注意　腹泻、唾液增多、流口水、食欲减退、口中金属味、恶心、口痛、胃痛、胃部不适、呕吐、眩晕、嗜睡、软弱。

【禁忌证】

孕妇禁服。

【药物相互作用】

1. 与环丝氨酸同服可使中枢神经系统反应发生率增加，尤其是全身抽搐症状。应当适当调整剂量，并严密监测中枢神经系统毒性症状。

2. 本药与其他抗结核药合用可能加重其不良反应。

3. 本药为维生素 B_6 拮抗剂，可增加其肾脏排泄。因此，接受丙硫异烟胺治疗的患者，维生素 B_6 的需要量可能增加。

【注意事项】

1. 交叉过敏　患者对异烟肼、吡嗪酰胺、烟酸或其他化学结构相近的药物过敏者可能对本药过敏。

2. 对诊断的干扰　可使谷丙转氨酶、谷草转氨酶测定值增高。

3. 有下列情况时慎用　糖尿病、严重肝功能减退。

4. 治疗期间须进行检验　用药前和疗程中每 2~4 周测定谷丙转氨酶、谷草转氨酶；眼部检查，如治疗过程中出现视力减退或其他视神经炎症状时应立即进行眼部检查，并定期复查。

【FDA 妊娠 / 哺乳分级】

C 级 / 尚不明确。在孕妇中应用的安全性和有效性尚不确定，禁用。尚不知该药是否存在于母乳，建议哺乳期妇女停用。

【用药实践】

1. 与其他抗结核药物的交叉耐药性　乙硫异烟胺和丙硫异烟胺均属于硫胺类药物，两者药效相似，具有完全性交叉耐药性，可视为同一种药，但不良反应以乙硫异烟胺略多。丙硫异烟胺（或乙硫异烟胺）与异烟肼有部分的交叉耐药性，一旦耐药则不易恢复敏感性，停药后亦是如此。

2. 关注丙硫异烟胺导致肝损害　丙硫异烟胺的肝脏毒性具有明显的量效关系，其对肝细胞的毒性可分为直接损害及间接损伤，其中直接损害为药物和（或）其代谢产物对肝细胞的直接损害导致的肝细胞变性、坏死，而间接损伤因为药物干扰或者阻断了肝细胞的正常代谢过程而发生的胆汁排泄功能障碍。丙硫异烟胺引起的肝功能受损大多为一过性，与药物的剂量相关，主要是药物在体内蓄积所致。联合丙硫异烟胺治疗肺结核的患者，一旦出现肝功能的异常，可以短时间停用丙硫异烟胺使用护肝药物处理，其有利于更好地保护患者的肝功能，且不影响患者痰菌转阴及胸片吸收情况。

3. 丙硫异烟胺用药建议　考虑到丙硫异烟胺的消化道反应，可从小剂量（300mg）开始使用，3~5 天后逐渐加大至足量。

环丝氨酸 Cycloserine

【其他名称】

太素霉素、东方霉素、氧霉素、杀痨霉素、赛来星。

【药物特征】

环丝氨酸抑制细菌细胞壁的合成。对结核分枝杆菌和其他分枝杆菌具有抗菌活性，与其他抗结核药物没有交叉耐药，联合应用时可延缓其耐药性的产生。

环丝氨酸口服后吸收快而完全(70%~90%),广泛分布于机体的组织和液体中,如肺、胆汁、腹腔液、胸膜腔液、滑膜液、淋巴液和痰液,脑脊液中的浓度可达到血清浓度的80%~100%,脑膜炎时更高,能通过胎盘,进入胎儿血液循环,也可经乳汁分泌。本药60%~70%通过肾小球滤过,以原形经尿排出,少量随粪便排泄,少量通过代谢清除。肾功能减退者本药可蓄积。$t_{1/2}$为10小时,肾功能减退者延长,药物可通过血液透析清除。

【适应证】

主要用于复治、耐药尤其是耐多药和广泛耐药结核病治疗。

【剂型与特征】

片剂、胶囊剂:最好空腹服药,口服后吸收快而完全。进食会轻度减少药的吸收,抗酸剂和橙汁对吸收无显著影响。

【用法用量】

口服。每日用量:成人15mg/(kg·d),常用量每日0.5g,每日量不宜超过1.0g。推荐体重<50kg,0.5g/d;体重≥50kg,0.75g/d。每日量分2~3次服用,如0.75g/d分2次使用时,推荐上午0.25g,晚上0.5g。儿童用药剂量:10mg/(kg·d),不宜超过1g/d。服用方法同成年人。

【不良反应】

1. 常见　神经精神症状,包括头痛、易怒、睡眠障碍、有进攻性,以及震颤、齿龈炎、皮肤苍白、抑郁、意识模糊、眩晕、不安、焦虑、噩梦、严重的头痛和嗜睡。

2. 偶见　视觉改变、皮疹、麻木、手脚刺痛或烧灼感、黄疸、眼睛疼痛。

3. 罕见　Stevens-Johnson综合征、惊厥、自杀意念。

【禁忌证】

1. 患有癫痫、严重抑郁症、烦躁或精神病者禁用。

2. 严重肝肾功能损害者禁用。

3. 嗜好饮酒者禁用。

【药物相互作用】

1. 与异烟肼和乙硫异烟胺不宜联合应用,以免对中枢神经系统发生累加性影响,加大神经毒性。

2. 与异烟肼或丙硫异烟胺联合应用时,两药均可促进其血药浓度升高,加重中枢神经系统毒性作用,如嗜睡、眩晕、步态不稳。

3. 与苯妥英钠联合应用,使后者代谢减慢、毒性作用增强。

4. 应用期间不宜饮酒。

【注意事项】

1. 最初 2 周每 12 小时口服本药 250mg,然后根据情况小心加量,最大加至每 6~8 小时口服 250mg,并监测血药浓度。

2. 成人剂量 1g/d 时,建议同时服用维生素 B_6,每服用 250mg 的环丝氨酸可给予 50mg 维生素 B_6。

3. 肾脏疾病 严重肾损伤患者要减少环丝氨酸的用量,甚至不用。当 Ccr 低于 30ml/min,建议试用剂量为 250mg/d;或一次 500mg,一周 3 次。

4. 仔细监测神经毒性的症状;如有可能,测量血药浓度,调整用药方案。

5. 严重焦虑、精神抑郁或精神病者禁用,有癫痫发作史者禁用,酗酒者禁用。

【FDA 妊娠 / 哺乳分级】

C 级 /L3 级。妊娠及哺乳妇女慎用。哺乳时同时给婴儿补充维生素 B_6。

【用药实践】

关注环丝氨酸的耐药性:在利福平问世以前,环丝氨酸就已经是复治化学治疗方案中的主要成分之一。其特点是除本身不易产生耐药性,还可以防止细菌对丙硫异烟胺耐药;但环丝氨酸耐药后的稳定性强,再次使用无效,停药后亦不易恢复敏感性。

特立齐酮 Terizidone

又名苯环丝氨酸，特立齐酮含有 2 个分子的环丝氨酸，与环丝氨酸同属吩嗪类衍生物，两者的作用机制、药效和不良反应等相似，具完全性交叉耐药，可替代环丝氨酸，与其他抗结核药物联合治疗耐多药肺结核。但特立齐酮的临床应用数据有限。

胶囊剂，每日量分 2~3 次口服，成人体重 < 50kg, 0.6g/d；体重 ≥ 50kg, 0.6~0.9g/d。儿童用量参照环丝氨酸。儿童与成人用药剂量均不宜超过 0.9g/d。

氯 法 齐 明

氯法齐明抗菌作用可能通过干扰麻风分枝杆菌的核酸代谢，与其 DNA 结合，抑制依赖 DNA 的 RNA 聚合酶，阻止 RNA 的合成，从而抑制细菌蛋白的合成，发挥其抗菌作用。本药可进入巨噬细胞，不仅对麻风分枝杆菌有缓慢杀菌作用，与其他抗分枝杆菌药物合用对结核分枝杆菌及溃疡分枝杆菌等部分非结核分枝杆菌亦有效。在体外具有抗结核活性，而体内活性数据不多。有研究报道，方案中使用 9~12 个月的氯法齐明，获得了不错的临床效果。75%~100% 的患者在使用数周内发生皮肤色素沉着，治疗结束后的数月或数年方可逆转。

利 奈 唑 胺

体外实验和动物研究均显示利奈唑胺良好的抗结核活性，被认为是一种有效的抗结核药物和广泛耐药结核病化学治疗方案中的一个关键药物，已有研究提示，利奈唑胺治疗耐多药和（或）广泛耐药结核病取得了比较好的临床效果，但尚需更多的观察。利奈唑胺对支原体属和衣原体属、鸟分枝杆菌亦有一定抑制作用。

该药有许多严重的不良反应，包括骨髓抑制（贫血、白细胞减少症、血小板减少症和全血细胞减少）、周围神经病变和乳酸酸中毒。当严重的不良反应发生，通常需要停止用药或每日剂量从 600mg 降至 300mg。每日 300mg 的剂量较少引起不良反应，但还不清楚低剂量是否同样有效或是否会导致结核分枝杆菌对利奈唑胺产生耐药。详细内容见第三章。

（谢　恬　朱文彬）

第四节　抗结核药物固定剂量复合制剂

一、药物治疗概论

结核病治疗需要长疗程服药，因出现药物不良反应而不能规律、适时服药，从而产生药物耐受情况。另一方面，服药种类多、剂量大、服药方法繁琐也是难以取得患者密切合作、不易完成正规化疗的不容忽视的因素。

1994 年以来，世界卫生组织和国际防痨与肺部疾病联合会为改善肺结核患者治疗服药的依从性，减少耐药结核病的产生，建议使用抗结核药物固定剂量复合制剂（fixed-dose-combination，FDC）。FDC 是由多种抗结核药物按固定剂量配比制成的复合制剂，通常制成片剂，如由异烟肼＋利福平＋吡嗪酰胺组成的"卫非特（Rifater）"，由异烟肼＋利福平组成"卫非宁（Rifinah）"。给药时只需根据患者病情选用合适的方案（某种 FDC），再按照体重调整剂量（增减片数）即可。FDC 中各药剂量固定，可以简化处方，减少每天服药的片数，避免药物漏服、单一用药、剂量不足等不规范的情况，从而提高患者治疗依从性，便于督导管理，具有降低结核病的耐药发生率和降低成本、简化药品供应管理、易于保证药品质量、减少利福平滥用而带来的危险等优点。FDC 已得到了 WHO 在全球范围的积极推广。常用 FDC 具体组成及用法见表 4-4-1。

表 4-4-1 常用固定剂量复合制剂的规格及用法用量

药名	各药所含剂量（mg）	用量	用法	疗程
异烟肼利福平吡嗪酰胺（卫非特，RIFATER）	H80+R120+Z250	体重 ≤ 50kg, 4 片 体重 > 60kg, 5 片	顿服	2 个月
异烟肼利福平（卫非宁 150，RIFINAH）	H100+R150	体重 < 50kg, 3 片	顿服	4 个月
（卫非宁 300，RIFINAH）	H150+R300	体重 ≥ 50kg, 2 片		
异福酰胺片（肺宁 / 费宁）	H80+R120+Z250	体重 30~39kg, 3 片 体重 40~49kg, 4 片 体重 ≥ 50kg, 5 片	顿服	2 个月
异福片（肺安 / 费安）	H150+R300	体重 < 50kg, 1.5 片 体重 ≥ 50kg, 2 片	顿服	4 个月
帕司烟肼胶囊 0.1g 帕司烟肼片 0.1g	INH47.3mg+PAS52.7mg	体重 < 50kg, 0.8g/d 体重 ≥ 50kg, 1.0g/d	顿服或分次服	12~24 个月
乙胺吡嗪利福异烟片（Ⅱ）	H75+R150+Z400+E275	体重 30~37kg, 2 片 体重 38~54kg, 3 片 体重 55~70kg, 4 片 体重 71kg 以上, 5 片	顿服	2 个月
乙胺利福异烟片	H120+R120+E250	体重 30~37kg, 2 片 体重 38~54kg, 3 片 体重 55~70kg, 4 片 体重 71kg 以上, 5 片	餐前 1 小时顿服	6 个月

　　板式组合药是几种不同制剂的药物,按规定的日剂量配成不同方案组装在同一个泡眼板上,每日或间歇顿服一板,可看作简化版的 FDC。

　　但 FDC 也存在自身缺陷,如发生不良反应后很难判断是哪种药物成分引起的,在任何一种药物成分引起中度以上不良反应时,就需用其他剂型暂时替换 FDC。

二、药物使用精解

帕司烟肼 Pasiniazid

【其他名称】

对氨基水杨酸异烟肼、力克菲蒺。

【药物特征】

　　帕司烟肼是等摩尔的对氨基水杨酸和异烟肼结合而成,在水中可迅速水解形成对氨基水杨酸和异烟肼。抗结核作用优于异烟肼 + 对氨基水杨酸盐,即使是耐异烟肼或对氨基水杨酸盐菌株,它仍对之具有一定的抑菌作用。可能与抑制敏感细菌分枝菌酸(mycolic acid)的合成而使细胞壁破裂有关。

　　本药在血液中可维持较高、较持久的异烟肼浓度。临床分别服用等量的异烟肼和本药后发现,前者 12 小时的异烟肼血药浓度仅有 0.03mg/L,本药异烟肼的浓度却有 2.6mg/L;前者 14 小时的异烟肼血药浓度已为 0,本药仍高达 2mg/L,为 MIC 的 2 倍。这不仅增强了药物的杀菌作用,同时也延迟了细菌耐药性的产生。

【适应证】

　　与其他抗结核药联合,用于治疗各型肺结核、支气管内膜结核及肺外结核。并可作为与结核病相关手术的保护药,也可用于预防长期或大剂量皮质激素、免疫抑制治疗的结核感染及复发。可用于对异烟肼敏感的耐单药和耐多药结核病,以及部分耐异烟肼但对帕司烟肼仍敏感的耐药结核病。

【剂型与特征】

片剂：每片 0.1g，含异烟肼 47.3mg、对氨基水杨酸 52.7mg。

【用法用量】

治疗：与其他抗结核药合用。

口服：每日量 1 次顿服或分次服用。

成人：一日按体重 10~20mg/kg；体重 < 50kg，0.8g/d；体重 ≥ 50kg，1.0g/d；不宜超过 1.2g/d。

小儿：视个别需要可增至一日按体重 20~40mg/kg，顿服。20~40mg/(kg·d)。

预防：一日按体重 10~15mg/kg，顿服。

【不良反应】

偶有头晕、头痛、失眠、发热、皮疹、恶心、乏力、黄疸、周围神经炎、视神经炎及血细胞减少等不良反应发生（参见异烟肼和对氨基水杨酸钠）。

【禁忌证】

1. 精神病及癫痫患者禁用。

2. 严重肝功能障碍患者禁用。

【药物相互作用】

参见异烟肼和对氨基水杨酸钠。

1. 抗酸药尤其是氢氧化铝，可抑制本药吸收，不宜同服。

2. 本药可加强香豆素类抗凝血药、某些抗癫痫药、降压药、抗胆碱药、三环抗抑郁药的作用，合用时需注意。

【注意事项】

1. 本药至少应连续服用 3 个月，如无不良反应，中途不宜停药，经临床确诊痊愈后方可停药。

2. 肝肾功能不良者和有精神病史、癫痫病史及脑外伤史者慎用。

3. 用药期间应定期进行肝功能检查。少数患者在用药的前两个月可出现一过性转氨酶升高。在保肝治疗下继续用药，转氨酶可恢复正常。若继续升高,则应停药。

4. 如疗程中出现视神经炎症状,需立即进行眼部检查,并定期复查。

5. 同服维生素 B_6 可防治周围神经炎等神经系统的不良反应。

6. 抗酸药,尤其是氢氧化铝,可抑制本药吸收,不宜同服。

7. 本药可加强香豆素类抗凝血药,某些抗癫痫药、降压药、抗胆碱药、三环抗抑郁药的作用,合用时需注意。

【FDA 妊娠 / 哺乳分级】

C 级 / 尚不明确。孕妇及哺乳期妇女应慎用。

【用药实践】

帕司烟肼的抗结核优势:帕司烟肼(Pa)的抗结核作用较异烟肼更好,吸收后在体内分布广泛,渗透性好,易穿过血脑屏障进入脑脊液,能透过细胞膜到达细胞内,可渗透到干酪病灶中,使异烟肼血药浓度能在较长时间内维持较高水平,防止异烟肼耐药发生。且对肝脏的毒性作用小,胃肠道反应轻,患者易于接受,尤其适用于复治肺结核的治疗。耐异烟肼和耐多药菌株在相同药物浓度下,仍有半数菌株对 Pa 敏感,故在耐异烟肼或耐多药结核病的治疗方案中用 Pa 代替异烟肼可能有一定效果。另外,Pa 还可用于轻型儿童结核病及其他异烟肼不能耐受患者。

异烟肼利福平片 RIFINAH

【其他名称】

卫非宁。

【药物特征】

本药为抗结核药,是利福平和异烟肼的复方制剂。利福平对结核分枝杆菌和部分非结核分枝杆菌(包括麻风分枝杆菌等)在宿主细胞内外均有明显的杀菌作用。异烟肼对各型结核分枝杆菌都有高度选择性杀菌作用,对生长繁殖期结核分枝杆菌作用强,对静止期作用较弱且慢。两者合用可以加强抗菌活性,并减少耐药菌株的产生。

【适应证】

结核病。

【剂型与特征】

片剂。卫非宁150:含利福平150mg、异烟肼100mg。卫非宁300:含利福平300mg、异烟肼150mg。

【用法用量】

卫非宁150:体重< 50kg,3 片,顿服;卫非宁300:体重> 50kg,2 片,顿服。

【不良反应】

过敏反应;胃肠道反应;肝肾功能损害;血小板及中性粒细胞减少、嗜酸性粒细胞增多、贫血;流感样综合征;月经紊乱;可致尿液、汗液、痰和眼泪呈红色;多发性神经炎;大剂量可引起惊厥,可增加癫痫发作频率。

【禁忌证】

对利福平和异烟肼有过敏史禁用。

【药物相互作用】

本药的药物相互作用和异烟肼、利福平相互作用相同。

【注意事项】

1.有肝肾功能损害者、卟啉症患者、孕妇及哺乳妇女慎用。营养不良、有神经疾病倾向者及青少患者应同时服用维生素 B_6。

2.服药初期因胃肠道反应不能耐受者可改为餐后服药,但不建议每日剂量分次服用。

3.服药后出现皮疹等过敏反应时,应立即停药,改单药治疗(参见本章第八节)。

【FDA妊娠/哺乳分级】

参见异烟肼、利福平。

【用药实践】

异烟肼利福平多用于初治巩固期治疗，一般为4个月。抗结核药的主要不良反应类型为肝功能损伤、胃肠道反应、神经系统不良反应、过敏反应及其他不良反应。不良反应发生率较高的时间断主要在强化治疗的前两个月，巩固治疗期不良反应发生率极低，主要原因是较强化期治疗的用药品种数明显减少。

异烟肼利福平吡嗪酰胺片 RIFATER

【其他名称】

卫非特。

【药物特征】

利福平和异烟肼特别对生长快速、繁殖旺盛的细胞外菌群有杀灭作用；对生长缓慢、间歇生长或细胞内结核分枝杆菌也有抗菌活性。吡嗪酰胺主要作用于细胞内酸性环境中的结核分枝杆菌。三者作用于不同的菌群，联合应用可以发挥强大的灭结核分枝杆菌效果。

【适应证】

结核病。

【剂型与特征】

异烟肼利福平吡嗪酰胺片：每片含利福平120mg、异烟肼80mg、吡嗪酰胺250mg。

【用法用量】

体重50kg或以上，5片，每日顿服；体重40~49kg，4片，每日顿服；体重30~39kg，3片，每日顿服。连服2个月。

【不良反应】

过敏反应；胃肠道反应；肝肾功能损害；血小板及白细胞减

少、贫血、嗜酸性粒细胞增多；流感样综合征；月经不调；尿液、痰和眼泪变红色；多发性神经炎；大剂量可致惊厥，可增加癫痫发作的次数；活动性痛风。

【禁忌证】

对本药成分过敏者禁用。

【药物相互作用】

本药的药物相互作用和异烟肼、利福平、吡嗪酰胺各药品使用中的药物相互作用相同。

【注意事项】

1. 肝肾功能损害、痛风、孕妇及哺乳妇女慎用。应同时服用维生素 B_6。

2. 服药初期因胃肠道反应不能耐受者可改为餐后服药，但不建议每日剂量分次服用。

3. 服药后出现皮疹等过敏反应时，应立即停药，改单药治疗（参见本章第八节）。

【FDA 妊娠 / 哺乳分级】

参见异烟肼、利福平、吡嗪酰胺。

【用药实践】

以往新发结核病多为 2 联、3 联治疗，但疗效逐渐下降，目前我国结核病防治规划制定的化疗方案为 4 联，治疗效果得到提升。新发结核病除外涂阴肺结核、胸内淋巴结结核、外周淋巴结核，仍可使用 2HRZ/4HR 方案，其他新发结核病均不推荐使用上述方案。

乙胺吡嗪利福异烟片（Ⅱ）

【其他名称】

可安。

【药物特征】

本药为抗结核药，是利福平、异烟肼、吡嗪酰胺和乙胺丁醇四种一线抗结核药物的复方制剂,本药利于服用,可提高患者依从性。

【适应证】

适用于肺结核短程疗法的最初 2 个月的强化治疗,在此阶段必须每日服用。

【剂型与特征】

乙胺吡嗪利福异烟片:口服吸收良好,因含利福平、异烟肼,进食后服药可使药物吸收速度和程度降低,空腹服药可能疗效更好。

规格:每片含利福平 150mg、异烟肼 75mg、吡嗪酰胺 400mg、盐酸乙胺丁醇 275mg。

【用法用量】

体重 30~37kg 的患者每日 2 片,体重 38~54kg 的患者每日 3 片,体重 55~70kg 的患者每日 4 片,体重＞70kg 的患者每日 5 片,餐前 1 小时顿服。本药不适用于体重 30kg 以下的患者。

【不良反应】

本药用药不良反应和利福平、异烟肼、乙胺丁醇和吡嗪酰胺各药品使用中的不良反应相同。

【禁忌证】

1. 对利福平、吡嗪酰胺、异烟肼、盐酸乙胺丁醇或任何辅料过敏者禁用。

2. 肝功能不正常者、胆道梗阻者、3 个月以内孕妇、痛风患者、精神病、癫痫病患者、糖尿病有眼底病变者、卟啉症禁用。

3. 严重肾功能不全患者(肌酐清除率＜30ml/min)禁用。

4. 忌与伏立康唑和蛋白酶抑制剂联合使用。

【药物相互作用】

本药的药物相互作用和利福平、异烟肼、乙胺丁醇和吡嗪酰胺各药品使用中的药物相互作用相同。

【注意事项】

1. 建议患者不应间断治疗。本药用药注意事项和利福平、异烟肼、乙胺丁醇和吡嗪酰胺各药品使用中的注意事项相同。

2. 服药初期因胃肠道反应不能耐受者可改为餐后服药,但不建议每日剂量分次服用。

3. 服药后出现皮疹等过敏反应时,应立即停药,改单药治疗(参见本章第八节)。

【FDA 妊娠 / 哺乳分级】

参见异烟肼、利福平、乙胺丁醇和吡嗪酰胺。

禁用于妊娠前 3 个月的孕妇。如果药品可能对患者有益,应考虑该治疗方案。只有当对母亲的潜在益处大于对胎儿的潜在风险时,才能使用本药。

【用药实践】

由于目前我国结核病防治规划制定的化疗方案由 4 种及以上的抗结核药物配伍,而国内以往应用的都是 2 联和 3 联的 FDC,必须另外加药才能组成和国家结核病防治规划推荐的抗结核化疗方案相吻合。近来我国已经研制出包括乙胺丁醇在内的 4 联 FDC,上述问题得到解决。通过 4 联 FDC 的治疗后,初治患者二月末涂阳转阴率可达 90% 以上。

(谢　恬　朱文彬)

第五节　抗结核药物的主要不良反应

结核病的化学治疗需要多种药物联合使用,药物不良反应繁多且较难预测,尤其是二线抗结核药物,常常导致患者的依从性差、治疗中断或治疗失败,甚至促使耐药加剧。因此,在抗结核治疗之前,医师应熟悉结核病化疗方案中所选药的适应证、禁忌证、用药剂量和方法，了解患者的基础疾病和既往不良反应发生的情况，向患者宣教坚持治疗的必要性、每种药品可能的不良反应和毒性反应，以期增强患者应对可能出现的不良反应的思想准备。另外，在治疗过程中，应密切观察药品的不良反应，采取必要的干预措施及时、有效处理可能发生或已经发生的药物不良反应，最大限度地保证结核病化疗的连续性。

结核病化疗过程中常见的药物不良反应包括胃肠道反应、皮肤病变、全身性过敏反应、肝毒性、精神与神经毒性、耳毒性、视力损害、肾毒性等。在确定药物不良反应时，均应除外非药物性因素，如出现胃肠道反应时需除外胃肠道疾病、肝胆疾病、妊娠反应等；出现皮疹应除外蚊虫叮咬、接触性皮炎、糖尿病患者的皮肤干燥等。一线抗结核药物的常见不良反应可见表 4-5-1。

表 4-5-1 一线抗结核药物的常见不良反应

药品	主要不良反应							
	胃肠道反应	肝毒性	皮疹/过敏	外周神经炎	高尿酸血症/关节痛	视力损害	耳毒性	肾毒性
异烟肼	√	√	√	√				√
利福平	√	√	√					
吡嗪酰胺	√	√	√		√			
乙胺丁醇	√		√			√		
链霉素	√		√				√	√

一、肝损害

肝胆系统是抗结核药物不良反应最易受累的系统，转氨酶（ALT 或 AST）升高大于 5 倍正常上限，或转氨酶大于 3 倍正常上限合并临床症状或黄疸，定义为药物性肝炎或肝毒性。发生药物性肝炎的患者，可伴有胃肠不适、恶心、呕吐、厌食、发热、腹痛症状及肝大、黄疸等。引起肝毒性的一线抗结核药物主要包括异烟肼、利福平、吡嗪酰胺。研究表明，吡嗪酰胺用量 60mg/（kg·d）的患者，肝损害发生率达 60%，而用量 40mg/（kg·d）的患者，肝损害发生率仅 2%，呈显著的剂量相关性。利福平、异烟肼、丙硫异烟胺肝毒性也较常见。

发生肝毒性的危险因素包括老年、酗酒、合用肝毒性药物、肝病史或肝炎如病毒性肝炎、ALT 不正常、怀孕及产后 3 个月内的妇女、合并 HIV 感染、多系统结核病、营养不良、慢乙酰化患者、移植受体患者。

肝毒性的预防重在肝功能监测，以便及时发现。抗结核药物所导致的肝损伤多发生于首次服用抗结核药物的 2~3 个月。因此在服药开始后的前 3 个月，所有使用抗结核药物的患者都应常规监测肝功能，而合并酗酒、肝病、转氨酶基线升高等危险因素者应加强肝功能监测。

出现转氨酶升高时，根据药物性肝炎的表现、患者基础疾病等综合判断是否为抗结核药物引起，怀疑药物因素时密切观察。若转氨酶升高大于 5 倍正常上限，或大于 3 倍正常上限合并临床症状或黄疸，应立即停药。如果病情严重和停药风险很高时可选择"非肝毒性"药物乙胺丁醇、链霉素、氟喹诺酮类药物组成替代方案，或氟喹诺酮类、二线注射剂、二线口服药物中的至少两类药物组成，并回顾是否存在其他因素如乙醇、草药及病毒性肝炎。氟喹诺酮类药物肝毒性低，故可用于过渡期,尤其是中止于强化期或中止超过两周的情况。由于抗结核药物品种有限,当转氨酶降至2倍正常上限以下时,可逐个加用已停药物,至推断出导致不良反应的药物。因为利福平肝毒性低于异烟肼和吡嗪酰胺且抗菌活性最好,加药先后顺序为利福平、异烟肼、吡嗪酰胺,加药间隔为3~7天。加药过程中若出现转氨酶反弹,则推断为该药引起的肝损害,其永不再用。

二、皮肤损害与过敏反应

在抗结核化疗期间,若发生皮疹,所有抗结核药物都是怀疑对象。皮疹最初表现为皮肤瘙痒,也可表现为过敏性紫癜、药物热、剥脱性皮炎,甚至过敏性休克及药物超敏反应综合征等。

仅有瘙痒或局部轻微皮疹则不需停药,加用抗组胺药物对症处理,并密切观察;若皮疹严重,如范围广泛、涉及黏膜(如皮肤溃破伴或不伴全身多系统皮肤瘙痒)、哮喘、低血压等,均应停药。排除其他因素如食物或其他药物。若与药物有关,待皮疹消退后,可重新使用已停药物,每次仅加用1个药物,从小剂量开始,先加皮疹发生率低且最重要的药物。如不清楚皮疹与哪种药物相关,则先加用异烟肼,若皮疹未复发则再用利福平,依次类推,加用乙胺丁醇等。加药间隔为2~3天。推断出的致敏药物永不再用。利福平引起的过敏反应,再次使用可造成致死性过敏反应,应避免应用。如果对治疗方案中至关重要的药物过敏(如异烟肼),可采取药物脱敏治疗,下次再用前仍需脱敏治疗。

全身过敏反应可使用抗组胺药(如苯海拉明、氯苯那敏)、糖皮质激素(如泼尼松、地塞米松、氢化可的松)、炉甘石洗剂、钙剂及维生素C等对症治疗,配合外用软膏、糊剂等治疗。选择至少2类药物如氟喹诺酮类、二线口服药物组成替代方案,但替代方案治疗失败或复发率升高,故不应轻易替换一线抗结核方案。

三、胃肠道反应

胃肠道反应是服用抗结核药物最常见的不良反应,以利福平、乙硫异烟胺、丙硫异烟胺、对氨基水杨酸发生率相对较高。可表现为厌食、恶心、呕吐、腹泻甚至胃炎,常于治疗最初的几周内发生,通常不太严重,没有生命威胁,很少引起停药,随着时间延长或对症处理(止吐药)后可减轻。胃肠道反应也有可能是药物性肝炎的前驱表现,应在出现时监测肝功能。

胃肠道反应影响药物及食物摄取、患者生活质量和用药依从性,可选择餐后服用以减轻反应,但食物影响抗结核药物的吸收。呕吐严重时密切监测电解质水平,脱水时补液,可选用洛哌丁胺(止泻药)治疗腹泻,用抑酸药治疗胃炎。待患者胃肠道反应缓解后,仍应嘱其空腹(餐前间隔≥1小时或餐后≥2小时)服抗结核药物,也可睡前服用。

四、外周神经炎

外周神经炎的发生常与使用一线抗结核药物异烟肼或二线抗结核药物乙硫异烟胺、丙硫异烟胺有关。异烟肼常规剂量发生率约0.4%,大剂量发生率1%~5%。

外周神经炎表现为感觉异常(麻木、针刺感、灼烧感、手脚疼痛),多从手脚开始,同时可伴中枢神经系统异常表现,如头痛、兴奋、抽搐、精神障碍等。在使用乙硫异烟胺或丙硫异烟胺期间,均常规加用维生素 B_6 100~200mg/d 预防外周神经炎。若已经出现外周神经炎,不需停药,加用维生素 B_6 100~200mg/d 治疗外周神经炎,必要时联合抗抑郁药阿米替林、加巴喷丁。

五、高尿酸血症／关节痛

吡嗪酰胺的代谢产物吡嗪酸能抑制肾小管对尿酸的排泄（促进尿酸的重吸收），造成大多数患者血尿酸明显增高，常发生在服药开始后的 2~8 周。血尿酸长期明显增高（血尿酸 > 655μmol/L），可使肾损害的风险增加。尿酸在关节沉积会导致关节红、肿、热、痛和功能障碍，引起关节痛，导致痛风发作（多见于既往有痛风史者），故痛风患者不建议使用吡嗪酰胺。

在吡嗪酰胺用药过程中应检测患者尿酸，出现高尿酸血症或关节痛，一般不需停药，可加用阿司匹林、布洛芬、对乙酰氨基酚等非甾体抗炎药效果好。也可加用别嘌醇等对症处理，或减少吡嗪酰胺剂量。

六、视力损害

视力损害多由乙胺丁醇引起，可发生于用药数周或停药几个月后，常发生于开始用药数月后（第 3~5 个月）。可表现为视野模糊、视野缩小、出现斑点、辨色力减弱等，症状不同于近视、远视、老花眼。老年、糖尿病、肾功能不全者视力损害发生率较高。视力损害常是可逆性的，但辨色能力需几个月才能恢复。

出现视力损害后，立即停用乙胺丁醇并行相关检查，若确定与乙胺丁醇有关，则永不再用。

七、耳／肾毒性

耳毒性常与使用氨基糖苷类注射剂（链霉素、卡那霉素、阿米卡星）和卷曲霉素相关。耳毒性一方面为前庭功能障碍，如眩晕、恶心、呕吐、眼球震颤和共济失调；另一方面为耳蜗神经损害，可出现耳鸣、耳聋，此毒性常为永久性损害。因此，用药前作听力测试,用药过程中每月测试,发生耳毒性时立即测试。耳毒性常与剂量有关。若出现耳聋(内镜检查无器质性改变)、严重眩晕立即停药。

上述药物通常也有肾毒性。肾毒性与患者基础肾脏疾病、年龄较大、糖尿病以及各种可能引起肾灌注不足有关,这类患者应在保证疗效的前提下,选择肾毒性较小的抗结核药物,可根据年龄、体重调整给药剂量。肾功能不全者减少单次剂量或延长给药间隔,或尽量不用链霉素等。

肾毒性一般为轻度损害,多见管型尿和蛋白尿,血尿素氮和肌酐升高。发生轻度损害时核查给药剂量,若超量则减少剂量;如果不能减量,或减量后症状无改善,则停药。出现严重肾损害立即停用可疑药物,测肌酐水平,尽快行相应处置。

利福平所致的肾损害多由过敏反应所致。在使用利福平治疗前,应详细询问患者既往药物过敏史。

(谢　恬　朱文彬)

参 考 文 献

[1] 中华医学会结核病学分会. 肺结核诊断和治疗指南. 中华结核和呼吸杂志, 2001, 24(2): 70-74.

[2] 中国防痨协会. 耐药结核化学治疗指南. 中国防痨杂志, 2015, 35(5): 421-466.

[3] 抗结核药品管理手册. 王黎霞, 陈明亭主编. 2版. 北京: 人民军医出版社, 2011. 11.

[4] 基层医生结核病防治手册. 中国疾病预防控制中心编. 北京: 中国协和医科大学出版社, 2010.

[5] 中国疾控中心结核病预防控制中心. 结核病治疗指南. 第4版. 北京: 中国疾控中心结核病预防控制中心. 2012

[6] 谭守勇, 丁秀秀, 谭耀驹, 等. 异烟肼和利福平治疗方案对单耐异烟

肼或利福平肺结核患者的治疗效果. 中华结核和呼吸杂志, 2013, 37 (12): 915-917.

[7] 李威, 闫芳, 王晶. 利福喷丁与利福平治疗肺结核的疗效和安全性的 Meta 分析. 中国防痨杂志, 2015, 37(8): 873-878.

第五章　抗真菌药物

第一节　概　　述

真菌感染性疾病（fungal disease）可分为浅部真菌感染和深部真菌感染。浅部真菌感染是指真菌仅侵犯皮肤、黏膜、毛发或甲板所致感染，多局部发病，一般无生命危险，多只需外用抗真菌药物。常见致病真菌为皮肤癣菌，包括毛癣菌属、小孢子菌属、表皮癣菌属及角层癣菌等。

深部真菌感染，也称侵袭性真菌感染（invasive fungal infections, IFI），易在特殊生理、病理状态下行侵入性治疗及免疫力低下的患者中发生。致病真菌为可引起机体各部位、各系统疾病的深部真菌，种类较多。我国已经发现可致病的深部真菌包括念珠菌、隐球菌、曲霉、孢子丝菌、暗色真菌、毛霉、青霉、组织胞浆菌、球孢子菌、副球孢子菌、皮炎芽生菌等，其中念珠菌和曲霉感染在临床最常见。深部真菌感染病情大多严重，危害性大，需全身（口服或静脉注射）给予抗真菌药物治疗。

一、抗真菌药物分类

抗真菌药物（antifungal agents）是一类可杀灭或抑制真菌生长、繁殖的药物的统称。经过近百年的发展，抗真菌药物已经有数十个品种，上百种制剂，多以结构特征和临床应用来分类。

（一）按结构特征分类

抗真菌药物可分为多烯类、唑类、丙烯胺类、棘白菌素类、核苷类以及其他合成抗真菌药物。

1. **多烯类**　最早使用的一类抗真菌药物，常用药物有制霉菌素、两性霉素 B。制霉菌素因口服后胃肠道几乎不吸收，对全身真菌感染无治疗作用，主要用于治疗浅部真菌感染；两性霉素 B 具有抗菌作用强、抗菌谱广、真菌对其不易产生耐药性等特点，是治疗深部真菌感染的重要药物，但因其不良反应明显，临床应用受到了限制，目前多用两性霉素 B 脂质体制剂。

2. **唑类**　临床上使用最广泛的一类抗真菌药物，通过抑制真菌麦角固醇生物合成过程中的羊毛固醇 14α- 去甲基化酶而发挥作用是唑类药物共同的抗真菌机制。唑类根据结构特征还可细分为咪唑类和三唑类。咪唑类药物因其抗菌效力有限或毒副作用较大，大多只能用于浅部真菌感染的治疗，常用药物有咪康唑、益康唑、克霉唑、酮康唑、联苯苄唑等；而三唑类因抗菌谱广，抗菌活性良好，不良反应相对较轻，现已被广泛应用于深部真菌感染的治疗，常用药物有氟康唑、伏立康唑、伊曲康唑、泊沙康唑等。

3. **丙烯胺类**　也称烯丙胺类，具有烯丙胺结构。这类药物通过抑制麦角固醇生物合成过程中的角鲨烯环氧酶而发挥作用。常用药物有萘替芬、布替萘芬、特比萘芬等，一般局部给药用于治疗浅部真菌感染。

4. **棘白菌素类**　半合成环脂肽类物质，是近年来新开发的一类抗真菌药物。通过抑制 1,3-β-D 葡聚糖合成酶阻止真菌细胞壁合成，从而发挥抗真菌作用。因人体内无 1,3-β-D 葡聚糖合成酶，故该类药物对人体细胞影响较小，安全性高、耐受性好。常用药物有卡泊芬净、米卡芬净及阿尼芬净。

5. **核苷嘧啶类**　主要有氟胞嘧啶，其抗真菌谱较窄，主要对隐球菌属和念珠菌属有活性,且单独使用易诱导耐药,多与作用于细胞膜的抗真菌药物联合使用。

6. 其他抗真菌药物 阿莫罗芬、环吡酮胺、托萘酯等人工合成药物,具有抗菌谱广、刺激性小等特点,主要局部应用于治疗皮肤黏膜真菌感染。

(二)按照临床应用分类

可分为治疗浅部真菌感染和治疗深部真菌感染药物两大类。

1. 用于浅部真菌感染药物 咪唑类、丙烯胺类及其他合成抗真菌药,由于其抗真菌效力有限或毒副作用较大,只能用于浅部真菌感染的治疗。

2. 用于深部真菌感染药物 可用于深部真菌感染的药物具有抗真菌作用强、毒副作用较小等特点,常用药物有氟康唑、伊曲康唑等三唑类,棘白菌素类,以及两性霉素 B、氟胞嘧啶等。这些药物也可用于治疗一些严重的、难治的浅部真菌感染。

二、抗真菌药物作用机制

抗真菌药物主要通过作用于真菌细胞壁、细胞膜或核酸而发挥抗菌疗效。其中多烯类、唑类、丙烯胺类药物的作用部位均为真菌细胞膜,但其机制不完全相同。多烯类药物与麦角固醇直接结合,在真菌细胞膜上形成孔洞,杀灭真菌;而唑类药物则与细胞内麦角固醇合成路径上的 P450 酶调节的羊毛固醇 14α- 去甲基化酶结合,减少麦角固醇合成,影响真菌细胞膜的形成,抑制真菌繁殖;丙烯胺类药物则选择性抑制角鲨烯环氧酶,使真菌细胞膜的形成过程中角鲨烯环氧化反应受阻,干扰真菌细胞膜的麦角固醇的生物合成,从而达到杀灭或抑制真菌的作用。

棘白菌素类抗真菌药是一类半合成环脂肽类物质,通过非竞争性地抑制 1,3-β-D 葡聚糖合成酶,而阻止真菌细胞壁合成,增加细胞壁的通透性,导致真菌细胞溶解。

氟胞嘧啶能通过真菌细胞的渗透酶系统进入细胞内,转化为氟尿嘧啶后替代尿嘧啶进入真菌的 DNA 中,引起真菌 RNA 遗传密码错误,最终破坏其蛋白质的合成;氟胞嘧啶也能转化为单磷酸 5- 氟脱氧尿嘧啶而抑制真菌 DNA 合成。抗真菌药物分类及代表药物见表 5-1-1。

表 5-1-1 抗真菌药物分类及代表药物

药物分类	代表药物	作用部位
多烯类抗生素	两性霉素 B、制霉菌素	细胞膜
其他抗生素及核苷嘧啶类	灰黄霉素、氟胞嘧啶	核酸
丙烯胺类	萘替芬、特比萘芬、布替萘芬	细胞膜
咪唑类	咪康唑、克霉唑、益康唑、酮康唑、联苯苄唑	细胞膜
三唑类	氟康唑、伏立康唑、伊曲康唑、泊沙康唑	细胞膜
棘白菌素类	卡泊芬净、米卡芬净、阿尼芬净	细胞壁
其他	阿莫罗芬、环吡酮胺	细胞膜

三、抗真菌药物的临床应用

根据真菌侵犯人体部位的不同,浅部真菌感染可分为浅表真菌感染、皮肤真菌感染以及黏膜真菌感染。浅部真菌感染多是由致病真菌寄生于皮肤角蛋白组织所引起的疾病。临床常见的浅部真菌感染多由角层癣菌、皮肤癣菌等真菌感染引起,致病性较强,有一定传染性,不易清除。浅部真菌感染的药物治疗多以皮肤、黏膜给药等外用为主。目前治疗浅表真菌病的药物较多,主要有:咪唑类的克霉唑、咪康唑、益康唑、酮康唑、联苯苄唑等；丙烯胺类的萘替芬、布替萘芬、特比萘芬等；多烯类的制霉菌素等。除少数疾病需口服治疗，如口服制霉菌素治疗胃肠道念珠菌病之外，大多数局部用药即可取得满意疗效。另外，常用于深部真菌感染的两性霉素 B、氟胞嘧啶及氟康唑、伊曲康唑等也可用于治疗浅部真菌感染。

深部真菌感染确诊困难、死亡率高，近年来引起临床医学界的高度关注。目前广泛应用于治疗深部真菌感染的药物主要包括多烯类、三唑类、棘白菌素类以及核苷嘧啶类。20 世纪 60 年代开始被用于临床的多烯类药物两性霉素 B 迄今仍是最有效的抗真菌药物之一。20 世纪 90 年代起陆续应用的三唑类抗真菌药物，与咪唑类同属吡咯类，如氟康唑、伏立康唑等。与咪唑类药物相比，其对 P450 酶选择性更高，对人体毒副作用相对较小，在临床使用较为普遍。自 21 世纪初上市的棘白菌素类药物是半合成的环脂肽类化合物，如卡泊芬净、米卡芬净等，因其安全性好、不良反应小，得以在临床迅速推广应用，近年来已逐步成为一线抗真菌药，但存在价格昂贵、生物利用度低、仅能注射给药等不足之处。

自棘白菌素类抗真菌药物用于临床后，近 20 年来尚无任何新型抗真菌药物被开发上市。随着抗真菌药的广泛应用，临床发现耐药的真菌菌株不断增多，真菌的耐药问题日益凸显，抗真菌药物开发面临严峻挑战，开发新型的抗真菌药物愈发急迫。

（王晓义　焦胜春）

第二节　唑类抗真菌药物

一、药物治疗概论

唑类抗真菌药物是目前临床上使用最广泛的抗真菌药物，

这类药物具有基本的共同母核——碱性的咪唑环或三氮唑环，按照结构特征可细分为咪唑类、三唑类。

唑类抗真菌药物通过抑制真菌麦角固醇生物合成过程中的羊毛固醇14α-去甲基化酶，有效地抑制真菌细胞膜麦角固醇的生物合成，导致细胞膜麦角固醇缺乏；同时甲基化的羊毛固醇在细胞内积聚，导致了许多与细胞膜相关的细胞功能发生改变，从而抑制或杀灭真菌细胞。

咪唑类常用药物有克霉唑、咪康唑、益康唑、酮康唑、联苯苄唑、舍他康唑等。早期应用较广泛，如口服酮康唑曾用于治疗深部真菌感染，但其疗效有限，毒副作用明显，现已仅限局部给药治疗浅部真菌感染。这类药物均可用于由皮肤癣菌、酵母菌和霉所致的皮肤真菌病，如手足癣、体癣、股癣、花斑癣，及念珠菌性阴道炎、口角炎等。多数对曲霉、申克孢子丝菌、某些暗色孢科真菌及毛霉较不敏感。

三唑类药物具有叔醇结构，抗真菌谱较广，对临床常见的致病真菌均有良好作用，不良反应相对较轻，可口服和静脉滴注用于深部真菌感染的治疗。常用药物包括氟康唑、伊曲康唑、伏立康唑、泊沙康唑等。

伊曲康唑的抗真菌谱较广，对曲霉也有一定作用，在皮肤及指甲中的药物浓度高且留存时间长，口服可用于治疗皮肤等浅部真菌感染。氟康唑口服吸收良好，且易透过血脑屏障，故适用于敏感真菌引起的中枢神经系统感染。氟康唑对念珠菌等多种真菌的抗菌作用优于伊曲康唑，但对曲霉无效。伏立康唑是氟康唑的结构修饰物，抗真菌谱较广，尤其是对曲霉的活性高，安全性较好，口服生物利用度高，可与注射剂变换应用。但因其是肝药酶的抑制剂和底物，与许多的药物有相互作用。泊沙康唑（posaconazole）是伊曲康唑的结构修饰类似物，抗菌谱更广，对药物外排泵作用产生的耐药菌株仍然有效。用于预防和治疗由曲霉和念珠菌引起的侵袭性真菌感染，在体外实验和临床治疗中对接合菌也显示出了很好的抗真菌作用。

二、药物使用精解

克霉唑 Clotrimazole

【其他名称】

凯妮汀、顺峰妇康安、宝丽婷、伊悦、友南。

【药物特征】

克霉唑属咪唑类抗真菌药,具广谱抗真菌活性,对表皮癣菌、毛发癣菌、曲霉、着色真菌、隐球菌属和念珠菌属均有较好抗菌作用,对申克孢子丝菌、皮炎芽生菌、粗球孢子菌属、组织浆胞菌属等也有一定抗菌活性,对白念珠菌可抑制其自芽孢转变为侵袭性菌丝的过程。对曲霉、某些暗色孢科、毛霉属等作用差。本药通过干扰细胞色素 P450 的活性,抑制真菌细胞膜主要固醇类——麦角固醇的生物合成,损伤真菌细胞膜并改变其通透性,以致重要的细胞内物质外漏。此外,本药还可抑制真菌的甘油三酯和磷脂的生物合成,抑制氧化酶和过氧化酶的活性,引起细胞内过氧化氢积聚导致细胞亚微结构变形和细胞坏死。

【适应证】

1. 局部给药用于体癣、股癣、手癣、足癣、花斑癣、头癣,以及念珠菌性甲沟炎和念珠菌性阴道炎还可用于由酵母引起的感染性白带。

2. 片剂口服用于预防和治疗免疫抑制患者口腔和食管念珠菌感染。

【剂型与特征】

1. 克霉唑栓剂 每枚含 0.15g 克霉唑,仅供阴道治疗,切忌口服。

2. 克霉唑乳膏 每克含 0.03g 克霉唑,每支 10g。

3. 克霉唑阴道泡腾片 每片含克霉唑 0.15g，仅供阴道治疗，切忌口服。

4. 克霉唑阴道片 每片含 0.5g 克霉唑，仅供阴道治疗，切忌口服。

5. 克霉唑片 每片含 0.25g 克霉唑，口服吸收差，治疗深部真菌感染疗效差，不良反应多见，不适用于全身给药，现已很少应用。

【用法用量】

1. 栓剂 每晚 1 枚，将栓剂置于阴道深处，连续 7 日为一疗程。

2. 乳膏 治疗皮肤感染，一日 2~3 次涂于洗净患处；治疗外阴阴道炎：每晚 1 次涂于洗净患处，连用 7 日。

3. 阴道泡腾片 每晚睡前 1 片，置入阴道深处，10 日为一疗程。

4. 阴道片 睡前 1 片，置入阴道深处，1 片即为一疗程。必要时可在 4 天后进行第二次治疗。

5. 口服片剂 口服，一次 0.25~1g，一日 0.75~3g。小儿：按体重一日 20~60mg/kg，分 3 次服用。

【不良反应】

局部用药可引起一过性刺激症状，如瘙痒、刺痛、红斑、水肿等；偶见过敏反应。

【禁忌证】

对克霉唑及辅料过敏者禁用；肝功能不全、粒细胞减少、肾上腺皮质功能减退者忌内服。

【药物相互作用】

克霉唑与制霉菌素、两性霉素 B 及氟胞嘧啶对白念珠菌无协同作用。

【注意事项】

外用制剂避免接触眼睛和其他黏膜（如口、鼻等）。用药部位如有烧灼感、红肿等情况应停药,并将局部药物洗净,必要时应就医。

【FDA 妊娠 / 哺乳分级】

B/C 级 /L1 级。孕妇局部 / 皮肤外用,阴道给药安全性较好,口服需权衡利弊后决定是否应用。本品外用也可能吸收入乳汁,哺乳期妇女慎用。

【用药实践】

1. 小儿大面积烧(烫)伤并创面严重真菌感染,以克霉唑软膏加液状石蜡纱布混合单层覆盖创面,每天换药 1 次,患儿真菌感染可较好地控制。

2. Meta 分析显示,克霉唑联合乳酸杆菌活菌制剂治疗阴道念珠菌病与单一克霉唑治疗相比可提高治疗效果,降低复发率。

咪康唑 Miconazole

【其他名称】

达克宁、999 选平、瑞倍松、吾玫。

【药物特征】

咪康唑为咪唑类广谱抗真菌药,对多种真菌,尤其是念珠菌有抗菌作用,对某些革兰氏阳性细菌也有抗菌活性。作用机制是抑制真菌细胞膜的合成,以及影响其代谢过程,从而抑制或杀灭真菌,对常见真菌感染有较好疗效。由于其内服毒副作用较大、吸收差,已不用于口服给药,以局部外用、阴道内给药为主。

【适应证】

1. 用于由皮真菌、酵母及其他真菌引起的皮肤、指(趾)甲感染,如体股癣、手足癣、花斑癣、头癣、须癣、甲癣,皮肤、指(趾)甲念珠菌病,口角炎、外耳炎。

2. 用于由酵母(如念珠菌等)和革兰氏阳性细菌引起的阴道感染和继发感染;也可用于细菌性皮肤感染及外耳炎。

【剂型与特征】

1. 咪康唑栓剂　仅供阴道治疗,切忌口服。栓剂在高温季节可能出现轻微融化现象,只需放入阴凉环境或冰箱冷藏室中,恢复原状即可使用,对疗效无影响。

2. 咪康唑阴道软胶囊　仅供阴道治疗,切忌口服。本品为乳白色卵圆形软壳胶囊剂,内容物为脂溶性基质制成的白色软膏。

3. 咪康唑散剂　仅供外用,切忌口服。本品含滑石粉,有良好的吸湿性,有助于保持患处干燥。

4. 咪康唑乳膏剂　仅供外用,对皮肤刺激性较小。

【用法用量】

1. 栓剂　阴道给药,每晚1次,一次1枚,将栓剂置于阴道深处,连续7天为一疗程;也可采用三日疗法:第1日晚1枚,随后3日早、晚各1枚。即使症状迅速消失,也要完成治疗疗程,在月经期应持续使用。

2. 软胶囊　阴道给药,每晚1次,一次1粒,将软胶囊置于阴道深处,连用3天为一疗程。即使症状迅速消失,也要完成治疗疗程,在月经期应持续使用。

3. 散剂　外用,撒布在洗净的患处,早、晚各1次;若与乳膏剂联合用药,每日分别各1次;撒于鞋袜可一日1次。一般疗程2~6周,在症状消失后,应继续用药1周,以防复发。

4. 乳膏剂　外用治疗皮肤感染,早、晚各1次涂搽于洗净的患处,症状消失后(通常需2~5周)应继续用药10天,以防复发;外用治疗指(趾)甲感染,应尽量剪尽患甲,将本品涂擦于患处,每日1次,患甲松动后(需2~3周)应继续用药至新甲开始生长,一般需用药7个月左右。

【不良反应】

1. 常见的不良反应有局部刺激、瘙痒和灼烧感,给药部位不适或其他皮肤刺激症状,尤其在治疗开始时。

2. 偶见过敏反应，多数较轻微如荨麻疹、皮肤丘疹。

3. 阴道用制剂可引起阴道刺激、阴道分泌物增多、盆腔疼挛等。

【禁忌证】

对硝酸咪康唑及其辅料成分有过敏史者禁用。

【药物相互作用】

局部给药的全身吸收有限，因此具有临床意义的药物相互作用非常罕见。

【注意事项】

1. 局部用药，不得口服。如被意外大量口服，可采用适当的胃排空措施。粉剂应避免吸入，以防止气管刺激。

2. 给药时应洗净双手或戴指套或手套，但应避免与避孕套等乳胶产品接触。

3. 应注意卫生，控制感染因素，当性伴侣被感染时也应给予适当的治疗。

4. 用药部位如有烧灼感、瘙痒、红肿等情况应停药，并将局部药物洗净。

【FDA 妊娠 / 哺乳分级】

C 级 /L2 级。局部皮肤外用，阴道给药均为 C 级，孕妇应慎用。哺乳期妇女慎用。

【用药实践】

有研究表明，与保妇康栓、制霉菌素栓组相比，硝酸咪康唑阴道软胶囊用于治疗真菌性阴道炎起效快、疗效高、不良反应小、复发率低。

氟康唑 Fluconazole

【其他名称】

大扶康、麦尼芬、扶达、康锐、依利康、弗仑特。

【药物特征】

氟康唑属三唑类抗真菌药物,抗菌谱广,对治疗深部真菌感染,特别是白念珠菌及新型隐球菌有显著疗效,对曲霉无效。本药可通过竞争性抑制真菌中麦角固醇的合成,从而抑制或杀灭真菌。

氟康唑静脉注射或口服的药代动力学特性相似,口服吸收良好,血浆浓度可达同剂量药物静脉给药后浓度的 90% 以上。服用氟康唑后 0.5~1.5 小时血浆浓度达峰值,血浆消除半衰期接近 30 小时。血浆浓度与给药剂量成正比,首日给予加倍常规剂量(负荷剂量)后,次日可达其血浆稳态浓度的 90%。氟康唑血浆蛋白结合率约 12%,能够很好地渗透到各种体液中,在真菌性脑膜炎患者的脑脊液中,药物浓度约为血浆浓度的 80%;在皮肤角质层、表皮真皮层和分泌的汗液中可达到高浓度,甚至超过其血清浓度,可在角质层中蓄积。氟康唑为 CYP2C9 的强效抑制剂和 CYP3A4 的中效抑制剂,主要排泄途径为肾脏,约 80% 以原形从尿中排出,药物清除率与患者肌酐清除率正相关。

【适应证】

1. 全身性念珠菌病 包括念珠菌血症、播散性念珠菌病和其他非浅表性念珠菌感染。

2. 隐球菌病 包括隐球菌脑膜炎和其他部位的隐球菌感染(如肺、皮肤)。

3. 黏膜念珠菌病 包括口咽部、食管、非侵入性支气管肺部感染,念珠菌尿症,皮肤黏膜和口腔慢性萎缩性念珠菌病。

4. 免疫功能正常者的地方性深部真菌病、球孢子菌病、类球孢子菌病、孢子丝菌病和组织胞浆菌病。

5. 接受放、化疗的白血病及其他恶性肿瘤等真菌感染易感者的预防。

6. 口服制剂还适用于皮肤真菌病,包括体癣、手癣、足癣、花斑癣、头癣、指(趾)甲癣等皮肤真菌感染。

【剂型与特征】

1. 氟康唑片剂、胶囊剂 口服吸收不受进食影响,治疗念珠菌性阴道炎时仅需单剂量一次给药。

2. 氟康唑注射液 由 0.9% 氯化钠溶液配制而成,静脉滴注速度不宜超过 10ml/min。

氟康唑既可口服,亦可静脉滴注,先用何种给药途径,应根据患者的临床状况而定,由静脉滴注转为口服,或相反情况,均无需改变剂量。

【用法用量】

1. 念珠菌血症、播散性念珠菌病和其他侵入性念珠菌感染以及隐球菌感染(包括隐球菌脑膜炎),常用剂量为第 1 天 400mg,随后每天 200~400mg。疗程根据临床治疗反应和真菌学疗效确定,但隐球菌性脑膜炎疗程至少 6~8 周。

2. 口咽部念珠菌病 50~100mg,一日 1 次,首日剂量可加倍,连续 7~14 天。其他黏膜念珠菌感染,如食管炎、非侵入性肺部感染、念珠菌尿症、慢性黏膜及皮肤念珠菌病等,首剂 200mg,以后每日 100mg,连续 14~30 天,严重感染时,可增至每日 200mg。

3. 地方性深部真菌病 200~400mg,一日 1 次。疗程应根据不同的感染而有所差异,球孢子菌病为 11~24 个月,类球孢子菌病 2~17 个月,孢子丝菌病为 1~16 个月,组织胞浆菌病为 3~17 个月。

4. 皮肤真菌病 手足癣、体股癣和皮肤念珠菌感染等浅表真菌病,150mg 一周 1 次,或 50mg 一日 1 次,疗程一般为 2~4 周,足癣的疗程可延长至 6 周;花斑癣,50mg 一日 1 次,疗程为 2~4 周,头癣疗程为 6~8 周;指趾甲癣,150mg 一周 1 次,疗程 2~4 个月,视病情可适当延长疗程;着色真菌病每日 400~600mg,疗程 4~6 个月,视病情可适当延长疗程。

5. 氟康唑用于预防念珠菌病的推荐剂量范围为 50~400mg 一日 1 次,所用剂量可根据患者发生真菌感染的危险程度而定。

6. 老年人 无肾功能损害者,可采用成人的正常剂量。

7. 儿童用药见表5-2-1。

表5-2-1 氟康唑儿童给药剂量与用法

患儿周龄	感染类型	给药剂量
>4周的患儿	黏膜真菌感染	3mg/(kg·d),一日给药1次;
	深部系统真菌感染	6mg/(kg·d),一日给药1次;
	严重威胁生命的感染	12mg/(kg·d),一日给药1次
2~4周的患儿		每千克体重剂量同上,每2天给药1次
<2周的患儿		每千克体重剂量同上,每3天给药1次

8. 肾功能受损者 只需给药1次的治疗不需调节剂量;若需多次给药时,前两日应给予常规剂量,此后则按肌酐清除率来调整每日剂量或给药间隔:肌酐清除率21~40ml/min,剂量减半或间隔48小时;10~20ml/min,1/3剂量或间隔72小时;常规透析者,透析后予常规剂量。

9. 用药疗程 应持续至临床症状和体征消失或实验室检查提示真菌感染已消失。用药时间不足可能导致感染的复发。艾滋病、隐球菌性脑膜炎或复发性口咽部念珠菌病患者通常需要维持治疗以预防复发。

【不良反应】

1. 常见消化道反应,表现为恶心、呕吐、腹痛或腹泻等;还可见头晕、头痛。

2. 过敏反应 可表现为皮疹,偶可发生严重的剥脱性皮炎(常伴随肝功能损害)、渗出性多形红斑。偶有患者出现剥脱性皮肤反应,如Steven-Johnson综合征及中毒性表皮坏死松解症等。

3. 肝毒性 治疗过程中可发生轻度一过性血清转氨酶升

高,偶见严重肝毒性,尤易发生于有严重基础疾病(如艾滋病和癌症)的患者中。

4. 某些有严重基础疾病(如艾滋病和癌症)的患者,可能出现肾功能异常。

5. 偶可发生周围血象一过性中性粒细胞减少和血小板减少等血液学检查指标改变,尤其易发生于有严重基础疾病(如艾滋病和癌症)的患者。

【禁忌证】

对氟康唑及其他唑类药物过敏的患者禁用。

【药物相互作用】

1. 禁止同时服用延长 QT 间期的药物,如特非那定。

2. 禁止同时服用经过 CYP3A4 酶代谢的药物,如西沙必利、阿司咪唑、匹莫齐特、奎尼丁等。

【注意事项】

有研究表明,氟康唑在 16 岁以下少年儿童体内的血浆半衰期与成人不同,分别是:1 日龄约 73.7 小时;1 周龄约 53.2 小时;2 周龄约 46.6 小时;3 月龄至 2 岁约 21.7 小时;2~12 岁约 20.9 小时;12~16 岁约 23.5 小时。

【FDA 妊娠 / 哺乳分级】

C 级 /L2 级。除非患者患有严重的,甚至威胁生命的真菌感染,并且预期治疗的益处超过对胎儿潜在的危害时,可考虑使用本品,否则孕妇应避免使用本品。氟康唑在乳汁中的浓度与其血浆浓度相似,因此不推荐哺乳期妇女使用本品。

【用药实践】

氟康唑每日最高剂量可增至 800mg。2016 年 IDSA 发布的《念珠菌病临床实践指南》推荐,念珠菌血症或怀疑发生系统性念珠菌病经验治疗,负荷剂量 800mg(12mg/kg),维持剂量 400mg/d[6mg/(kg·d)]。对有真菌感染高危因素的重症患者,预防给药剂量可与上述治疗方案相同。

伊曲康唑 Itraconazole

【其他名称】

斯皮仁诺、易启康、美扶、真伏。

【药物特征】

伊曲康唑属三唑类广谱抗真菌药，作用于真菌细胞膜麦角固醇合成的关键酶羊毛固醇 14α- 去甲基化酶而发挥抗真菌作用。对酵母、新型隐球菌、曲霉以及组织胞浆菌等双相真菌的抗菌活性较好，对镰刀菌属、毛霉属感染无效。对氟康唑耐药的光滑念珠菌及克柔念珠菌等，伊曲康唑仍有一定的抗菌活性。

伊曲康唑口服后吸收迅速，4 小时左右达血浆药物峰值，但口服吸收少，生物利用度较低；静脉给药后可迅速达到血浆药物峰浓度，3 天连续给药后，血药浓度可保持在稳定状态。伊曲康唑及其代谢物羟基伊曲康唑的血浆蛋白结合率均在 99% 以上。伊曲康唑与脂质具有很高的亲和力，表观分布容积较高（> 700L），其组织分布广泛，在肺、肾、肝、骨骼、胃、脾和肌肉中的药物浓度较血药浓度高 2~3 倍，而角质层和皮肤中的药物浓度较血药浓度高 4 倍，而脑中的药物浓度与血浆药物浓度相当，故治疗新型隐球菌性脑膜炎效果较差。伊曲康唑主要在肝脏经 CYP3A4 酶代谢为羟基伊曲康唑，代谢产物与伊曲康唑抗菌活性类似，但血浆浓度谷值约为原形药物的 2 倍。伊曲康唑的终末半衰期约 22 小时，静脉给药后，约为剂量 1% 以下的伊曲康唑及其活性代谢物羟基伊曲康唑经肾脏排泄；口服给药经粪便排泄的原形药物为给药剂量的 3%~18%。本药不易被透析去除。

【适应证】

1. 用于治疗系统性真菌感染疾病，如曲霉病、念珠菌病、组织胞浆菌病、孢子丝菌病、副球孢子菌病、芽生菌病和其他各种少见的系统性或热带真菌病。也可在一线药物不适用或无效时，用于隐球菌病，包括隐球菌性脑膜炎的治疗。

2. 用于疑为真菌感染的中性粒细胞减少伴发热患者的经验性治疗。

口服液可作为伊曲康唑注射液经验治疗的序贯治疗,还用于治疗 HIV 阳性或免疫系统损害患者的口腔和(或)食管念珠菌病。

伊曲康唑胶囊可作为注射剂经验治疗的序贯治疗,还用于治疗念珠菌性阴道炎、花斑癣、皮肤(甲)真菌病、真菌性角膜炎以及口腔(食管)念珠菌病。

【剂型与特征】

1. 伊曲康唑注射液 辅料中有羟丙基 -β- 环糊精,需通过肾小球滤过清除,轻、中度肾损害的患者应慎用本品,并应密切监测肌酐水平;严重肾功能损害的患者(肌酐清除率＜ 30ml/min)禁用本品。如怀疑有肾毒性出现,可换用伊曲康唑胶囊治疗。

2. 伊曲康唑胶囊 口服生物利用度约 37%,餐后立即服药可提高吸收速度。

3. 伊曲康唑口服液 单剂量服用时,绝对生物利用度约为 55%,空腹服药的生物利用度可明显增加。

【用法用量】

1. 注射液 静脉滴注,一次 200mg,第 1、2 日一日 2 次,第 3 日起一日 1 次,每次滴注时间为 1 小时。

2. 胶囊、口服液

(1)治疗系统性真菌病时,可作为注射剂的序贯治疗,一次 200mg,一日 2 次,共 14 日。预防系统性真菌感染:一日 5mg/kg,分 2 次服用,持续至中性粒细胞数恢复正常。

(2)口腔(食管)念珠菌病:200mg/d,分 1~2 次服用,连服 1 周,若无效,应再服 1 周。对氟康唑耐药的口腔(食管)念珠菌病:100~200mg,一日 2 次,连服 2 周,若无效,应再服用 2 周。每日服用 400mg 剂量的患者,如症状无明显改善,疗程不应超过 14 天。

(3)胶囊还用于皮肤真菌病 100~200mg 一日 1 次,连服

7~15 天；念珠菌性阴道炎 200mg 一日 1 次，连服 3 天，或 200mg 一日 2 次，治疗 1 天。

（4）甲真菌病：冲击疗法为一日 2 次，一次 200mg，连服 1 周。指甲感染需 2 个冲击疗程，趾甲感染为 3 个冲击疗程，每个疗程之间均被不服药的 3 周间隔开；或每日 200mg 口服，连续用药 3 个月。

（5）真菌性角膜炎：200mg 一日 1 次，连服 21 天或更长。

【不良反应】

不良反应较多，大多轻度到中度，常见恶心、呕吐、腹泻等胃肠道反应，低钾，胆红素、肝酶升高，皮疹等。严重者可能发生过敏反应、Stevens-Johnson 综合征、剥脱性皮炎、心律失常、肺水肿，非常罕见严重肝毒性病例，包括肝衰竭和死亡。

【禁忌证】

1. 禁用于对伊曲康唑或辅料过敏的患者。

2. 严重肾功能损害的患者（肌酐清除率 < 30ml/min）禁用伊曲康唑注射液。

【药物相互作用】

1. 伊曲康唑主要通过肝药酶 CYP3A4 代谢，禁与下列药物合用：①本药可引起阿司咪唑、咪唑斯汀、西沙必利、奎尼丁、匹莫齐特等药物血浆浓度升高，导致 Q-T 间期延长及尖端扭转型室性心动过速的罕见发生；②本药可抑制经 CYP3A4 代谢的 HMG-CoA 还原酶抑制剂，如洛伐他汀或辛伐他汀等药物的代谢，从而增加出现骨骼肌毒性，包括横纹肌溶解的风险；③本药可引起麦角生物碱（如麦角胺和二氢麦角胺）血药浓度升高，导致麦角中毒。

2. 不宜与下述药物合用　①本药可被肝药酶诱导剂（利福平、卡马西平、异烟肼等）显著降低作用；②利托那韦、茚地那韦、红霉素等肝药酶抑制剂则可能增加本药的生物利用度。

【注意事项】

1. 每剂的输液时间均应在 1 小时以上。

2. 胃酸度降低时会影响胶囊的吸收，接受酸中和药物（如氢氧化铝）治疗的患者应在服用本药至少 2 小时后再服用这些药物；胃酸缺乏的患者，如某些艾滋病患者及服用酸分泌抑制剂（如 H_2 受体拮抗剂、质子泵抑制剂）的患者，服用胶囊时最好与碳酸（可乐）饮料同服。

3. 口服液应空腹服用，服药后至少 1 小时内不要进食。

4. 用于治疗口腔和（或）食管念珠菌病，应将口服液在口腔内含漱约 20 秒后再吞咽，吞咽后不可用其他液体漱口。

5. 因伊曲康唑绝大部分在肝脏代谢，肝功能异常患者慎用。持续用药超过 1 个月的，或在用药过程中出现厌食、恶心、呕吐、疲劳、腹痛或尿色加深的患者，应检查肝功能，异常者应停药。

6. 肾功能不全的患者对本药的排泄减慢，重度肾功能不全患者需慎用口服制剂；静脉制剂在肌酐清除率＞ 30ml/min 时慎用，可监测血药浓度以确定适宜的剂量；肌酐清除率＜ 30ml/min 时，需改口服或停药。

【FDA 妊娠/哺乳分级】

C 级 /L2 级。口服与静脉给药均为 C 级。在妊娠的大鼠和小鼠中使用大剂量的伊曲康唑时，会增加动物胎儿畸形的发生率。除危及生命的病例（系统性真菌病应权衡利弊），禁用于孕妇。哺乳期妇女不宜使用。育龄妇女使用本品时应采取适当的避孕措施，直至停药后的下一个月经周期。

【用药实践】

1. 药物过量的处置 本药不能经过血液透析清除，也无特殊的解毒药。一旦偶然发生过量，应采取支持疗法。在摄入后 1 小时内可采取洗胃法，必要者可给予药用炭。

2. 治疗浅部真菌感染的疗效延迟 本药从皮肤和甲组织中清除比血浆慢，治疗皮肤感染时，治疗疗程结束后 2~4 周达到最理想的临床和真菌学疗效，而甲真菌病要在治疗疗程结束后 6~9 个月才能达到最理想的临床和真菌学疗效。

伏立康唑 Voriconazole

【其他名称】

威凡、莱立康、匹纳普。

【药物特征】

伏立康唑是氟康唑的结构修饰物，为广谱三唑类抗真菌药，尤其对曲霉的活性较好，对氟康唑耐药的念珠菌，如克柔念珠菌、光滑念珠菌、热带念珠菌等仍然有效。

口服给药后 1~2 小时达血药峰浓度，绝对生物利用度约为 96%，在有临床指征时静脉滴注和口服两种给药途径可以互换。本药血浆蛋白结合率约为 58%，体内分布广泛，在脑脊液可达有效浓度。由于本药代谢具有可饱和性，所以其药代动力学呈非线性，暴露药量增加的比例远大于剂量增加的比例。伏立康唑主要通过细胞色素 P450 同工酶，包括 CYP2C19、CYP2C9 和 CYP3A4 代谢，与多种药物有相互作用，尤其是与非核苷类反转录酶抑制剂、蛋白酶抑制剂以及抗结核药物等，限制了其在艾滋病患者中的应用。本品半衰期约为 6 小时，原形主要经胆汁（约 71%）排泄，可通过血液透析少量清除，清除率为 121ml/min。

【适应证】

本品应主要用于治疗患有进展性、可能威胁生命的感染的患者。

1. 治疗侵袭性曲霉病。

2. 治疗非中性粒细胞减少患者的念珠菌血症。

3. 治疗对氟康唑耐药的念珠菌引起的严重侵袭性感染（包括克柔念珠菌）。

4. 治疗由足放线病菌属和镰刀菌属引起的严重感染。

【剂型与特征】

1. 伏立康唑注射剂　静脉给药时，中度到严重肾功能减退（肌酐清除率＜ 50ml/min）的患者可发生赋形剂磺丁倍他环糊精钠（SBECD）蓄积。

2. 伏立康唑片剂　与高脂肪餐同时服用时,血药峰浓度和药时曲线下面积分别降低 34% 和 24%;胃液 pH 改变对本品吸收无影响。

3. 伏立康唑干混悬剂　分剂量方便,适用于儿童或吞咽困难者。

【用法用量】

1. 成人用药　静脉滴注:第 1 日,6mg/kg,每 12 小时 1 次;第 2 日起,4mg/kg,每 12 小时 1 次。如果患者不能耐受一日 2 次、一次 4mg/kg 静脉滴注,可减为一日 2 次,一次 3mg/kg。

口服:第 1 日,400mg,每 12 小时 1 次;第 2 日起,200mg,每 12 小时 1 次。体重 ≤ 40kg,剂量减半。如果患者治疗反应欠佳,口服给药的维持剂量可以增加到一日 2 次,一次 300mg;体重小于 40kg 的患者剂量调整为一日 2 次,一次 150mg。如果患者不能耐受上述较高的剂量,口服给药的维持剂量可以一次减 50mg,逐渐减到一日 2 次,一次 200mg（体重小于 40kg 的患者减到一日 2 次,一次 100mg）。

无论是静脉滴注或口服给药,首次给药时第 1 天均应给予负荷剂量,以使其血药浓度在给药第 1 天即接近于稳态浓度。静脉滴注和口服给药尚可以进行序贯治疗,此时口服给药不需给予负荷剂量,因为此前静脉滴注给药已经使伏立康唑血药浓度达稳态。

2. 儿童用药　2 岁到 < 12 岁,不需负荷剂量;静脉滴注:7mg/kg,一日 2 次;口服可选用干混悬剂:200mg,一日 2 次。

3. 疗程　疗程视患者用药后的临床和微生物学反应而定。静脉用药的疗程不宜超过 6 个月。

【不良反应】

不良反应一般为轻到中度,常见视觉障碍、发热、恶心、皮疹、呕吐、寒战、头痛、肝功能检查值升高、心动过速、幻觉、皮疹、低钾血症等。

【禁忌证】

1. 禁用于对伏立康唑或辅料过敏者。对其他唑类药物过敏者，应慎用伏立康唑。

2. 禁止与 CYP3A4 底物，如特非那定、阿司咪唑、西沙必利、匹莫齐特或奎尼丁合用，因为本药可使上述药物的血浓度增高，从而导致 Q-Tc 间期延长，偶见尖端扭转型室性心动过速。

3. 伏立康唑可显著增加西罗莫司的血药浓度，故禁止合用这两种药物。

4. 因利福平、卡马西平 / 苯巴比妥以及高剂量的利托那韦（＞ 800mg/d）可以显著降低本品的血药浓度，故本药禁止与这些药物合用。

5. 伏立康唑禁止与麦角生物碱类药物（麦角胺、二氢麦角胺）合用，因为麦角生物碱类为 CYP3A4 的底物，两者合用会增高麦角类药物的血药浓度，而导致麦角中毒。

6. 伏立康唑禁止与圣约翰草（路优泰）合用。

【药物相互作用】

1. 与苯妥英或利福布汀合用时，建议伏立康唑的维持剂量增加到一次 5mg/kg，一日 2 次静脉滴注；伏立康唑的口服维持剂量应从一次 200mg 增加到 400mg（苯妥英）或 350mg（利福布汀），一日 2 次；体重小于 40kg 的患者剂量应从一次 100mg 增加到 200mg，一日 2 次。

2. 伏立康唑与依非韦伦合用时，伏立康唑的维持剂量应当增加到 400mg，一日 2 次，依非韦伦的剂量应当减少 50%，即减少到 300mg，一日 1 次。停用伏立康唑治疗的时候，依非韦伦应当恢复到其最初的剂量。

3. 使用奥美拉唑的患者合用伏立康唑时，建议将奥美拉唑的剂量减半。

4. 在使用环孢素或他克莫司的患者开始合用伏立康唑时，

建议将环孢素的剂量减半,他克莫司的剂量减至原剂量的三分之一,并严密监测血药浓度,停用伏立康唑后仍应严密监测环孢素或他克莫司的浓度。

5. 泮托拉唑的肝脏药物代谢酶抑制作用导致伏立康唑的血药浓度急剧升高,过高的伏立康唑血药浓度也可抑制泮托拉唑的代谢,从而导致了患者的肌病、神经系统症状与肝肾功能异常。

【注意事项】

1. 肾功能对口服给药的药代动力学没有影响,肾功能重度减退的患者应用时不需调整剂量。但静脉给药时,中度到严重肾功能减退(肌酐清除率 < 50ml/min)的患者可发生赋形剂磺丁倍他环糊精钠(SBECD)蓄积。此时应考虑改为口服给药。

伏立康唑可经血液透析清除,清除率为 121ml/min。4 小时血液透析清除的药量有限,不必因此调整剂量。SBECD 在血液透析中的清除率为 55ml/min。

2. 肝功能损害者用药　急性肝损害者(ALT 和 AST 增高者)不需调整剂量,但应继续监测肝功能以观察是否有进一步升高。轻度到中度肝硬化患者(Child-Pugh 评分 A 和 B)伏立康唑的负荷剂量不变,但维持剂量减半。尚无重度肝硬化患者(Child-Pugh 评分 C)应用本品的研究。

3. 使用伏立康唑治疗前或治疗期间应监测血电解质,如存在低钾血症、低镁血症和低钙血症等电解质紊乱应予以纠正。

4. 伏立康唑不宜用于静脉推注,在静脉滴注前应先溶解成 10mg/ml,再稀释至 2~5mg/ml。静脉滴注速度最快不超过每小时 3mg/kg,即每瓶滴注时间需在 1~2 小时以上。

5. 禁止和其他静脉药物在同一输液通路中同时滴注;禁止和血制品或短期输注的电解质浓缩液同时滴注(即使不同的输液通路)。

【FDA 妊娠 / 哺乳分级】

D 级 /L3 级。口服与静脉给药均为 D 级。动物实验表明,伏立康唑对大鼠有致畸作用,使大鼠妊娠时间延长,难产,导致围产期幼鼠死亡率增高。孕妇用药时可能导致胎儿损害,除非获益明显超过对胎儿的潜在危险,否则不应在孕期使用。

哺乳期妇女如确需使用本品,应停止哺乳。

【用药实践】

伏立康唑不良反应的发生特点:有研究表明,伏立康唑有效血药浓度范围为 1~5.5mg/L,谷浓度可控制在 1.5~4.5mg/L,药物不良反应(ADR)的发生可能与血药浓度有关,其峰浓度及 AUC 与肝功能指标上升密切相关。随着血药浓度升高,谷丙转氨酶和谷草转氨酶均升高,当血药谷浓度 ≥ 5.5mg/L 时,肝功能损害的发生率将明显增加,神经毒性(精神障碍)发生率也升高。如通过监测血药浓度进行个体给药剂量调整,可使其疗效最佳、神经毒性最小,但口服比静脉更难于调整。

伏立康唑的不良反应并无时间选择性,可在用药过程中和用药后的各个时段发生。伏立康唑引起的视觉异常通常是可逆的,不会破坏视网膜和视觉皮层。一般在初始用药 1 周内出现症状,并持续存在于整个用药间期。停药 2 周后可恢复正常。临床长期应用伏立康唑的患者,光毒性所致的皮肤损害占较大比例,可能与药物在体内的蓄积有关。

（王晓义　焦胜春）

第三节　丙烯胺类抗真菌药物

一、药物治疗概论

丙烯胺类抗真菌药物通过特异性地抑制真菌细胞膜主要成分麦角固醇合成过程中的关键酶角鲨烯环氧酶的活性,造成麦角固醇缺乏和角鲨烯在细胞内大量蓄积,从而起到杀菌或抑菌作用。其具有抗菌谱广、抗菌作用强、毒副作用较小等特点。目前广泛应用于临床的丙烯胺类抗真菌药物主要包括萘替芬、特比萘芬和布替萘芬，其中以特比萘芬为代表药物。

　　盐酸特比萘芬是一种既可口服也可外用的丙烯胺类抗真菌药，对皮肤癣菌、丝状真菌、双相真菌、暗色孢属真菌及某些酵母均有杀菌作用，对皮肤癣菌作用最强，对白念珠菌仅有抑菌作用，临床上主要用于治疗浅表真菌感染，不用于深部真菌感染治疗。在毛囊、头发与多皮脂的皮肤中可达较高的药物浓度，外用于足癣、手癣、体癣、股癣及花斑癣，口服制剂还可治疗甲癣。

　　萘替芬外用于敏感真菌所致的皮肤真菌病如体股癣、手足癣、头癣、甲癣、花斑癣、浅表念珠菌病，外用半衰期为2~3天，每日单次给药即可。涂抹患处，病损表面及四周约2.5cm宽的正常皮肤均应涂敷，用量为一日1次；疗程一般2~4周，严重者可用到8周，甲癣需用6个月；为预防复发，体征消失后可继续用药2周。

　　布替萘芬外用于浅表皮肤真菌感染，主要用于敏感菌所致的足癣、体癣、股癣。外用，涂于患处；治疗趾间足癣时，一日2次，连续7天，或每日给药1次；治疗体癣或股癣时，应每日给药1次；足癣须连续用药连续4周，体癣或股癣连用2周。

二、药物使用精解

特比萘芬 Terbinafine

【其他名称】

兰美抒、丁克。

【药物特征】

　　特比萘芬是一种具有广谱抗真菌活性的丙烯胺类药物，能高度选择性地抑制真菌角鲨烯环氧酶，阻断真菌细胞膜形成过程中的角鲨烯环氧化反应,从而干扰真菌固醇的早期生物合成,达到抑制和杀灭真菌的作用。特比萘芬对于皮肤、毛发和甲的致病性真菌包括皮肤癣菌,如毛癣菌(如红色毛癣菌、须癣毛癣菌、疣状毛癣菌、断发毛癣菌、紫色毛癣菌)、小孢子菌(如犬小孢子菌)、絮状表皮癣菌及念珠菌属(如白念珠菌)和糠秕癣菌属的酵母均有广泛的抗真菌活性。对于酵母,根据菌种的不同而具有杀菌效应或抑菌效应。

单次口服特比萘芬 250mg,用药后 2 小时内,血浆浓度峰值达 0.97μg/ml。特比萘芬片的吸收半衰期为 0.8 小时,分布半衰期为 4.6 小时。其生物利用度略受进食影响,但不必作剂量调整。药物与血浆蛋白的结合率为 99%,并能迅速经真皮层弥散并集中在亲脂的角质层,也可分泌于皮肤中,因此在毛囊、头发与多皮脂的皮肤中可达相当高的浓度。在治疗的最初几周,特比萘芬即可进入甲板中。特比萘芬生物转化后代谢物无抗真菌活性,主要从尿中排出,其消除半衰期为 17 小时,在体内无蓄积作用,其稳态血药浓度不受年龄影响,但肝肾功能不全者的特比萘芬消除率可能降低,从而导致血药浓度升高。局部涂抹后,被吸收的药量不超过用药量的 5%,无明显体内作用。

【适应证】

1. 片剂　口服制剂仅用于治疗大面积、严重的皮肤真菌感染(体癣、股癣、足癣、头癣)和念珠菌引起的皮肤感染,根据感染部位、严重性和范围考虑口服给药的必要性。

2. 乳膏剂　用于治疗手癣、足癣、体癣、股癣、花斑癣及皮肤念珠菌病等。

3. 喷雾剂　用于治疗手癣、足癣、体癣、股癣及花斑癣等。

4. 阴道泡腾片　用于念珠菌性阴道炎。

【剂型与特征】

1. 特比萘芬乳膏　仅供外用,涂敷后不必包扎。

2. 特比萘芬片剂　口服可治疗甲癣,但对花斑癣无效。餐后服用,生物利用度不受食物影响。

【用法用量】

1. 乳膏　用于成人及 12 岁以上儿童。外用,一日 1~2 次,疗程 1~2 周。具体治疗期和用药频率:足癣、手癣、体癣、股癣:1 周,一日 1 次;花斑癣:2 周,一日 1~2 次。

2. 片剂　成人及 12 岁以上儿童,250mg,每天 1 次口服。根据感染的严重程度和适应证调整疗程:皮肤感染(体癣、足癣)、头发和头皮感染 2~6 周;甲真菌病一般疗程为 6~12 周,感染症状和体征的消失可能到真菌学治愈后数周才出现。

儿童用药:体重 20~40kg(5~12 岁),125mg 一日 1 次;体重 < 20kg(< 5 岁)儿童只在无其他的治疗方法及潜在治疗获益大于风险时才选可用本品;不推荐用于小于 2 岁儿童口服用药。

3. 阴道泡腾片　每晚临睡前取出 1 片,送入阴道后穹窿处,连续用药 1 周为一疗程。

【不良反应】

1. 外用制剂偶见局部皮肤刺激(如烧灼感)或过敏反应(如皮疹、瘙痒等)。

2. 片剂口服的耐受性好,不良反应常为轻、中度。最常见的是胃肠道症状(胀满感、食欲降低、消化不良、恶心、轻微腹痛、腹泻)、轻微的皮肤反应(瘙痒、皮疹、荨麻疹)、骨骼肌反应(关节痛、肌痛)。严重者可致急性泛发性发疹性脓疱病、斑秃等。其他少见不良反应还有味觉丧失、肝功能异常、视觉异常、中性粒细胞减少及神经系统不良反应(包括头痛、头晕、眩晕和感觉异常)等。

3. 口服盐酸特比萘芬引起较严重的不良反应为肝损害,但发生率很低(约 2.5/10 万人)。动物实验表明肝损害发生率有明显的正向量效关系。

【禁忌证】

对乳膏过敏者禁用,过敏体质者慎用。

【药物相互作用】

肝药酶抑制剂(如西咪替丁等)可抑制特比萘芬清除,如果需要合用这些药物,则需将本药的剂量作适当调整。

【注意事项】

1. 乳膏剂在用药前应清洁和干燥患处,然后将乳膏涂于患处及其周围,并加以轻揉。如果患处已擦烂(如乳腺下、指间、臀间、腹股沟),涂搽后尤其在晚上可用纱布覆盖。用药部位如有烧灼感、红肿、瘙痒等情况应停药,并将局部药物洗净。

2. 口服患者如果出现肝功能不全的体征或提示性症状,如无法解释的恶心、厌食或倦怠、黄疸、黑尿或无色粪便时应当确认是否为肝源性,并终止特比萘芬治疗。

3. 通常临床症状于用药数天后即可缓解,为防止复发,应坚持按疗程用药。多数甲真菌病所需疗程较长,在真菌学治愈后及停止治疗后数月,才可见健甲长出。

【FDA 妊娠 / 哺乳分级】

B 级 /L2 级。动物实验研究发现,特比萘芬对胎儿和生育力无不良影响,但妊娠妇女中的临床经验非常有限,在妊娠期间,如果服药的益处不能超过风险,不应使用。特比萘芬可以分泌至乳汁当中,因此口服特比萘芬治疗时应暂停哺乳。

【用药实践】

药物过量的处置:口服药物过量可能发生头痛、恶心、上腹痛及头晕等症状,可服用药用炭来清除药物,根据需要可针对症状给予支持治疗。采用盐酸特比萘芬外涂联合中药复方洗剂治疗浅表性皮肤真菌感染,较两者单用明显提高疗效。

(焦胜春　廖晶晶)

第四节 多烯类真菌药物

一、药物治疗概论

多烯类药物是最早使用的抗真菌药物之一,代表药有两性霉素 B 和制霉菌素。

两性霉素 B 在 1966 年上市,是最早应用于深部真菌感染的主要抗真菌药,具有抗菌谱广、抗菌作用强、真菌对其不易产生耐药性等特点。目前临床上使用的两性霉素 B 以其去氧胆酸、脂质复合体、胶体分散剂以及脂质体制剂为主。两性霉素 B 的输注相关不良反应多见,其中肾毒性尤为突出。对两性霉素 B 难以耐受的、肾功能不全以及两性霉素 B 疗效不佳者,可考虑选用两性霉素 B 脂质体,其不良反应明显减少,且剂量可增至 3~5mg/(kg·d),进而使疗效提高。

制霉菌素抗菌谱广,对白念珠菌、新型隐球菌、荚膜组织胞浆菌、皮炎芽生菌和曲霉等均有良好作用。该药口服吸收极差,几乎全部自粪便排出,在皮肤黏膜局部使用时无全身吸收,对深部真菌感染无治疗作用,外用主要用于治疗阴道念珠菌感染,口服用于治疗食管、肠道等消化道黏膜的真菌感染。因肾毒性大,尚无注射剂应用于临床。

二、药物使用精解

制霉菌素 Nysfungin

【其他名称】

制霉素、米可定、麦咪康帕。

【药物特征】

多烯类抗真菌药，具有广谱抗真菌作用，对念珠菌最敏感，对隐球菌和滴虫也有抑制作用。与真菌细胞膜上的固醇相结合，致细胞膜通透性改变，以致重要细胞内容物漏失而发挥抗真菌作用。

口服后胃肠道几乎不吸收，对全身真菌感染无治疗作用；局部外用亦不被皮肤和黏膜吸收。

【适应证】

口服用于消化道念珠菌病，阴道内给药用于念珠菌所引起的阴道炎和外阴感染。

【剂型与特征】

1. 制霉菌素片剂　口服对全身真菌感染无治疗作用。口服较大剂量时可发生腹泻、恶心、呕吐和上腹疼痛等消化道反应，减量或停药后迅速消失。

2. 制霉菌素阴道泡腾片　仅供阴道给药，切忌口服。

3. 制霉菌素阴道栓　仅供阴道局部应用，另有硝呋太尔制霉菌素阴道栓等复方制剂。

【用法用量】

1. 片剂　成人每次口服 50 万~100 万单位，一日 3 次；小儿每日按每千克体重 5 万~10 万单位，分 3~4 次服。

2. 泡腾片　外用。一次 1 片，一日 1~2 次，疗程一般为 2 周。患者洗净手及外阴部，采取平卧体位，戴上所附指套，将药片送入阴道深处，月经期治疗不受影响。

3. 栓剂　外用。每晚 1 枚，患者洗净手及外阴部，采取平卧体位，戴上配套的医用手套，将栓剂放入阴道深部。7 天为一疗程，慢性病例可延长使用 1~3 个疗程。

【不良反应】

偶有过敏反应、灼烧感及发痒。

【禁忌证】

对本品及本品成分之一过敏者禁用,过敏体质者慎用。

【药物相互作用】

尚不明确。

【注意事项】

1. 用药部位如有烧灼感、红肿等情况应停药,并将局部药物洗净。

2. 用药期间注意个人卫生,防止重复感染,使用避孕套或避免房事。

3. 给药时应洗净双手或戴指套(手套)。

【FDA 妊娠 / 哺乳分级】

C 级 /L1 级。口服 / 局部外用均为 C 级;阴道给药 A 级。妊娠及哺乳期妇女慎用。

【用药实践】

1. 制霉菌素甘油涂布剂治疗新生儿鹅口疮患者。

2. 制霉菌素搽剂对外耳道真菌病患者进行治疗,灌注浸泡疗法,疗程不少于 2 周。全部病例随访 3 个月以上无复发。搽剂是治疗外耳道真菌病较理想的外用制剂。

3. 制霉菌素甘油联合美宝湿润烧伤膏能够发挥各自不同的功效,治疗新生儿尿布疹取得了较好的疗效,治愈率相对较高,而且能够缩短病程,减轻患儿的痛苦。

4. 含漱或口服制霉菌素,能明显减少行机械通气患者口腔、上消化道及呼吸道真菌感染的发生,改善患者预后。

两性霉素 B Amphotericin B

【其他名称】

欧泊、锋克松、安浮特克。

【药物特征】

两性霉素 B 是结节性链丝菌产生的一种大环多烯类抗生

素,能特异地与真菌细胞膜上的麦角固醇结合,损伤细胞膜的通透性,导致细胞内重要物质外漏,破坏细胞的正常代谢从而抑制其生长。两性霉素 B 是第一个用于治疗深部真菌感染的药物,常作为某些致命性全身真菌感染唯一有效的治疗药物。

两性霉素 B 不溶于水,其脂溶性也差。注射剂常以脱氧胆酸钠为增溶剂,和两性霉素 B 以摩尔比 1∶2 混合制成两性霉素 B 脱氧胆酸盐(DAmB)。由于其对人体的毒副作用较大,特别是不可逆的肾脏毒性,临床应用受到了严重的限制,但因其价廉易得,至今仍在临床广泛应用。

两性霉素 B 脂质体制剂的抗菌谱及抗菌作用与普通制剂相同,进入人体内后多分布于肝、脾和肺组织中,减少了药物在肾组织中的分布,可明显减小毒副作用。脂质体在体内主要被肝脏快速摄取、储存,而后持续缓慢地以低浓度释放入血。由于脂质体制剂在体内代谢平稳而持续,连续注射时血药浓度波动较小,因此便于控制剂量,维持有效的血药浓度,达到较好的治疗效果,其剂量可达 DAmB 的 3~5 倍。适用于因肾损伤或药物毒性而不能使用有效剂量的两性霉素 B 的患者,以及已经接受过两性霉素 B 治疗无效的患者。

目前两性霉素 B 脂质体制剂主要有三种:①两性霉素 B 脂质体(AmBisome)用含带饱和脂肪酸侧链的磷脂和胆固醇的脂质微粒将两性霉素 B 包裹而成;②两性霉素 B 胶体分散体(Amphotec, ABCD)由两性霉素 B 与胆固醇硫酸酯混合包裹而成;③两性霉素 B 脂质复合物(Abelcet, ABLC)由两性霉素 B 与磷脂复合物交织构成带状结构。

【适应证】

两性霉素 B 及其脂质制剂适用于敏感真菌(新型隐球菌、皮炎芽生菌、组织胞浆菌、球孢子菌属、孢子丝菌属、念珠菌属等)所致的深部真菌感染且病情呈进行性发展者,如败血症、心内膜炎、脑膜炎、腹腔感染（包括与透析相关者）、肺部感染、尿路感染和眼内炎等。

【剂型与特征】

1. 注射用两性霉素 B 为冻干粉剂，临用前在水中形成胶体，用 5% 葡萄糖注射液稀释。稀释时，因电解质可使胶体聚积，导致溶液形成沉淀，故稀释液不可使用生理盐水或含电解质的溶液。静脉滴注或鞘内给药，也可局部雾化吸入或持续膀胱冲洗。

2. 两性霉素 B 脂质体（AmBisome）需使用 5% 葡萄糖注射液稀释后静脉滴注，不可用生理盐水稀释，不可肌内注射。

3. 两性霉素 B 胶体分散体（ABCD）为无菌冻干粉，辅料含胆固醇硫酸钠、单水乳糖等。本品必须用无菌注射用水溶解，只能用 5% 葡萄糖注射液稀释后静脉滴注，不可与生理盐水或电解质溶液稀释或混合。输注时不可过滤或使用有内置过滤器的输液器。

4. 两性霉素 B 阴道泡腾片仅限局部应用。

【用法用量】

1. 两性霉素 B 脱氧胆酸盐（DAmB）　①静脉滴注，第 1 日先试以 1~5mg 或 0.02~0.1mg/kg 给药，后每日或隔日增加 5mg，当增至每次 0.6~0.7mg/kg 时即可维持剂量 [最大剂量 ≤ 1mg/（kg·d）]，每日或隔 1~2 日给药 1 次，累积总量 1.5~3.0g，疗程 1~3 个月；②鞘内给药，首次 0.05~0.1mg，后渐增至一次 0.5mg（最大剂量一次 ≤ 1mg），2~3 次 / 周，总量约 15mg；③膀胱冲洗，5mg 加入 1000ml 灭菌注射用水中，40ml/h 冲洗，一日 1 次，共 5~10 日。

2. 两性霉素 B 脂质体（AmBisome）　起始剂量 0.1mg/（kg·d）。如无毒副作反应，第 2 日开始增加 0.25~0.50mg/（kg·d），剂量逐日递增至维持剂量：1~3mg/（kg·d）。

3. 两性霉素 B 胶体分散体（ABCD）　成年人和儿童均按照 3.0~4.0mg/（kg·d）的剂量使用。若无改善或真菌感染恶化，剂量可增至 6mg/（kg·d）。

【不良反应】

两性霉素 B 不良反应较多,包括静脉滴注时出现静脉炎、寒战、高热、头痛、恶心、呕吐、腹痛、腹泻、眩晕和直立性低血压;同时还可有皮疹、过敏、水肿、低钾、贫血、血栓性静脉炎、肝肾功能异常、血尿、耳鸣、心律失常、心脏停搏及神经系统毒性等。不良反应大多为轻到中度反应,对症治疗后可耐受。选用本品时必须权衡利弊后作出决定。

【禁忌证】

对本品过敏及严重肝病的患者禁用。

【药物相互作用】

1. 肾上腺皮质激素　在控制两性霉素 B 的不良反应时可合用,但不推荐同时使用,因可加重两性霉素 B 诱发的低钾血症,如需同用,建议两性霉素 B 宜用最小剂量和最短疗程,并需监测血钾浓度和心脏功能。

2. 洋地黄毒苷　两性霉素 B 所致低钾血症可增加潜在的洋地黄毒性,合用时应密切监测血钾浓度和心脏功能。

3. 氨基糖苷类、抗肿瘤药物、卷曲霉素、多黏菌素、万古霉素等肾毒性药物　合用可增强肾毒性。

4. 骨髓抑制剂　加重贫血,合用时宜减少骨髓抑制剂的剂量。

5. 神经肌肉阻滞剂　低钾血症可加强神经肌肉阻滞剂的作用,合用时需监测血钾浓度。

6. 尿液碱化药　合用可增强两性霉素 B 的排泄,防止或减少肾小管酸中毒发生的可能。

【注意事项】

1. 静脉输注溶媒仅限葡萄糖注射液。用 5% 葡萄糖注射液稀释至终浓度约为 0.6mg/ml, 以 1mg/(kg·h) 的速度作静脉注射。两性霉素 B 与 0.9% 氯化钠溶液直接接触会形成结晶,溶媒不可用生理盐水,在静脉输注前后均须用 5% 葡萄糖注射液冲管。

2. 两性霉素 B 的不良反应发生率高且危害相对较大, 给药时须从小剂量开始, 如可耐受毒副反应, 逐渐加量, 并注意监测不良反应。用药时应密切复查血、尿常规及肝肾功能、血钾、心电图等。

3. 为减少输液相关的不良反应, 给药前可给解热镇痛药和抗组胺药, 如吲哚美辛和异丙嗪等, 可同时给予琥珀酸氢化可的松 25~50mg 或地塞米松 2~5mg 在用药前静脉注射, 但应注意皮质激素可使感染扩散。一旦发生输注相关急性反应, 应迅速使用抗组胺药和皮质激素来处理。

4. 降低输注速度减少不良事件。静脉滴注 ≤ 30 滴 /min, 输注时间 ≥ 6 小时, 如果患者出现急性反应或不能耐受输液容积, 则输注时间要延长。在每一个疗程的第 1 次用药前可作试验注射, 以 10ml 稀释液用 15~30 分钟注射, 再仔细观察 30 分钟。

5. 本品主要在体内灭活, 肾功能轻、中度损害者可谨慎使用, 重度肾功能损害者则需严格减量应用或延长给药间期, 应用其最小有效量, 必要时需作血药浓度监测。如血尿素氮或肌酐值明显升高时, 则需减量或暂停治疗, 直至肾功能恢复。当治疗累积剂量大于 4g 时可引起不可逆性肾功能损害。

6. 两性霉素 B 脂质体静脉输液时应加黑布遮光, 以免药物效价降低。

7. 两性霉素 B 不可肌内注射。

【FDA 妊娠 / 哺乳分级】

B 级 /L3 级。静脉给药或局部外用均为 B 级, 孕妇仅限于有明确指征时应用。尚无人体泌乳相关数据, 哺乳期妇女确需使用时应停止哺乳。

【用药实践】

1. 两性霉素 B 联合氟胞嘧啶治疗隐球菌性脑膜炎　Meta 分析显示, 早期应用两性霉素 B 联合氟胞嘧啶治疗艾滋病相关隐球菌性脑膜炎患者的病死率较两性霉素 B 联合氟康唑组低,提示两性霉素 B 联合氟胞嘧啶可快速灭菌,抑制隐球菌对人体的伤害。与氟胞嘧啶合用治疗隐球菌性脑膜炎时可减少两性霉素 B 的剂量,从而降低两性霉素 B 的不良反应。

2. 两性霉素 B 超说明书应用实践 ①超适应证用药:两性霉素 B 可用于治疗利什曼病、星形细胞瘤、伊氏锥虫感染、镰刀菌感染、芽生菌感染。②超剂量用药:两性霉素 B 及两性霉素 B 脂质体均有超剂量用药报道。主要用于治疗内脏利什曼病、曲霉感染、毛霉感染以及极低体重儿或早产儿真菌感染。③改变给药方式:玻璃体内注射、角膜基质层注射、腹腔内注射、椎管内注射、超声引导的脓腔注射、皮下包埋、前房注射等。还可经呼吸道吸入治疗支气管及肺部真菌感染。

(焦胜春　李秀云)

第五节　棘白菌素类抗真菌药

一、药物治疗概论

棘白菌素类(echinocandin)抗真菌药物是一类半合成环脂肽类物质,通过非竞争性地抑制真菌细胞膜上镶嵌的 $1,3\text{-}\beta\text{-D}$ 葡聚糖合成酶,进而阻止真菌细胞壁 $1,3\text{-}\beta\text{-D}$ 葡聚糖的合成,破坏真菌细胞壁的完整性,使真菌细胞内的通透性增加,最终导致真菌细胞溶解。由于人体细胞不存在细胞壁,没有 $1,3\text{-}\beta\text{-D}$ 葡聚糖合成酶,故此类药物对人体细胞影响较小,安全性高、耐受性好。

棘白菌素类药物对念珠菌属以及曲霉属均有效,但对隐球菌、镰刀菌和接合菌无效。体外抗真菌活性研究表明,棘白菌素类抗真菌药物对念珠菌属是杀菌剂,对曲霉属是抑菌剂。其对耶氏肺孢子菌也有作用,可用于艾滋病患者耶氏肺孢子菌肺炎的治疗。近年来,棘白菌素类药物已成为治疗念珠菌和(或)

曲霉感染的主要药物。

目前已经有 3 个品种上市,即卡泊芬净(caspofungin)、米卡芬净(micafungin)以及阿尼芬净(anidulafungin),其中阿尼芬净尚未在中国大陆上市。三种棘白菌素类药物的作用相似,均可作为念珠菌血症和侵袭性念珠菌病的一线用药。对于粒细胞减少的患者,卡泊芬净和米卡芬净的疗效优于阿尼芬净。目前推荐卡泊芬净作为粒细胞减少伴持续高热患者的经验性抗真菌治疗的一线用药和侵袭性曲霉病的二线用药。

棘白菌素类药物的分子量较大,口服生物利用度低,血浆蛋白结合率高,能广泛分布于体内组织,不易透过血脑屏障,脑组织内浓度极低。基本不经细胞色素 P450 同工酶代谢,在体内降解成开环的产物,很少通过原形从肾脏排泄,与其他药物几乎无相互作用。除卡泊芬净外,米卡芬净、阿尼芬净对肝肾功能影响较小,对肝肾功能不全者不需调整剂量。

阿尼芬净在静脉注射后迅速分布至全身体液,分布容积30~50L,血浆蛋白结合率较高(> 99%)。阿尼芬净不经肝脏代谢,主要在体内发生缓慢的化学降解成为无抗真菌活性的开环肽,体外降解半衰期约为 24 小时。阿尼芬净不是细胞色素 P450 同工酶的底物、诱导剂或抑制剂,不影响其他药物的代谢。肝功能不全者不需调整剂量。阿尼芬净的肾清除率可以忽略不计,肾功能不全者,包括血液透析的患者均不需调整剂量。

棘白菌素类药物对念珠菌属的药敏试验存在矛盾现象(paradoxical growth),即药物在一定浓度范围内,药物浓度越高抑菌作用越差,低浓度时念珠菌被抑制,高浓度时出现菌落生长。卡泊芬净出现"矛盾现象"的发生率高于米卡芬净、阿尼芬净,确切机制尚不明确。各菌株对卡泊芬净、米卡芬净产生"矛盾现象"的发生率与 MIC 的高低无明显相关性。

二、药物使用精解

卡泊芬净 Caspofungin

【其他名称】

科赛斯。

【药物特征】

卡泊芬净是最早上市的棘白菌素类抗真菌药物,通过抑制 1,3-β-D 葡聚糖的合成而发挥抗真菌作用。体外研究显示,卡泊芬净对许多种致病性曲霉属和念珠菌属具有抗菌活性,包括对氟康唑耐药的克柔念珠菌及光滑念珠菌仍然有效,血药浓度 ≤ 2mg/L 时仍可抑制 100% 菌株。

静脉注射后能广泛分布于体内组织,主要分布在肺、肝、脾、肾,皮肤和软组织中浓度相对较低,脑脊液中浓度几乎为零,血浆蛋白结合率约 97%。卡泊芬净主要在肝脏中通过水解和 N- 乙酰化代谢,不足 2% 原形自尿排泄。中度肝功能不全患者需减量。血液透析不可清除本品。

【适应证】

适用于成人患者和儿童患者(≥ 3 月龄):

1. 经验性治疗中性粒细胞减少伴发热患者的可疑真菌感染。

2. 治疗对其他治疗无效或不能耐受的侵袭性曲霉病。

【剂型与特征】

卡泊芬净注射剂: 70mg 本品经初溶后加入 250ml 生理盐水或乳酸林格液中输注,而剂量为 50mg 或 35mg,溶媒可减少到 100ml。不得使用含右旋糖的稀释液,因不稳定。

【用法用量】

静脉输注:首剂须给予负荷剂量;年龄在 3 个月 ~17 岁的儿童均可使用。

1. 经验性治疗　第 1 天单次 70mg 负荷剂量,随后每天单次 50mg。疗程取决于患者的临床反应。经验治疗需要持续至患者的中性粒细胞恢复正常。确诊真菌感染的患者需要至少 14 天的疗程;在中性粒细胞恢复正常和临床症状消除后治疗还需持续至少 7 天。如果 50mg 剂量耐受性好,但缺乏有效的临床反应,可以将每天剂量升高至 70mg。

2. 侵袭性曲霉病　第 1 天给予单次 70mg 负荷剂量的注射用醋酸卡泊芬净,随后每天给予 50mg 的剂量。疗程取决于患者疾病的严重程度、被抑制的免疫功能恢复情况以及对治疗的临床反应。对于治疗无临床反应而对本品耐受性良好的患者可以考虑将每日剂量加大到 70mg。

3. 不需根据性别、种族或肾脏受损情况调整剂量;对老年患者(≥ 65 岁)无需调整剂量。

4. 中度肝功能不全患者需减量至 35mg/d,重度肝功能不全患者可考虑进一步减量。

【不良反应】

通常耐受性好,不良反应主要表现为类似感冒的症状、组胺样反应以及胃肠道症状,如皮疹、发热、寒战,以及白细胞、中性粒细胞、血小板减少,肝损害(ALT 升高、胆红素升高),低钾血症等。

【禁忌证】

对本品中任何成分过敏的患者禁用。

【药物相互作用】

卡泊芬净对于细胞色素 P450 酶系中的任何一种酶都不抑制,是一种不良底物,也不是 P- 糖蛋白的底物。

1. 卡泊芬净可使他克莫司的 12 小时血浓度下降 26%。对于同时接受这两种药物治疗的患者,建议对他克莫司的血药浓度进行标准的检测,同时适当地调整他克莫司的剂量。

2. 卡泊芬净与环孢素同时使用时,血中环孢素的水平未改变,但卡泊芬净的药时曲线下面积(AUC)会增加约 35%,可致

ALT 和 AST 暂时性升高。

3. 卡泊芬净与药物清除诱导剂如（依非韦伦、奈韦拉平、利福平、地塞米松、苯妥英或卡马西平）联合应用时，卡泊芬净剂量需要增加至 70mg/d。儿童患者日剂量可调整到 70mg/m^2（日剂量 ≤ 70mg）。

4. 卡泊芬净与两性霉素 B、麦考酚酯、伊曲康唑无药物间相互作用。

【注意事项】

静脉输注应缓慢，成人患者需大约 1 小时。

【FDA 妊娠 / 哺乳分级】

C 级 /L3。在孕妇的应用经验尚不充分，应仔细权衡利弊后再决定是否使用。哺乳期妇女用药期间，应停止哺乳。

【用药实践】

1. 卡泊芬净与三唑类抗真菌药联合用药可产生协同作用　对于两性霉素 B 治疗失败的曲霉病患者，卡泊芬净和伏立康唑联合应用与伏立康唑单用相比，联合用药组的患者存活率明显高于单独用药组。作为补救治疗方案，联合用药可明显降低病死率。

2. 有 Meta 分析显示：①卡泊芬净治疗侵袭性真菌感染的不良反应发生率显著低于两性霉素 B、两性霉素 B 脂质体、伊曲康唑、伏立康唑，安全性好；②对于经验性和抢先抗 IFI 治疗，卡泊芬净单药优于两性霉素 B、伊曲康唑单药；③对于确诊的侵袭性念珠菌感染，卡泊芬净单药治疗优于伊曲康唑、米卡芬净、两性霉素 B 单药治疗，安全性好；④对于确诊的侵袭性曲霉感染，卡泊芬净单药治疗效果不优于伏立康唑、伊曲康唑或米卡芬净单药。

米卡芬净 Micafungin

【其他名称】

米开民。

【药物特征】

米卡芬净主要通过非竞争性抑制真菌细胞壁中的1,3-β-D葡聚糖合成酶,从而抑制真菌细胞壁合成。米卡芬净具广谱的抗真菌活性,不仅对念珠菌属(包括白念珠菌、光滑念珠菌、热带念珠菌、克柔念珠菌)和曲霉属具有良好的抑菌活性,同时对唑类和两性霉素B耐药的菌株也有抑菌活性,与唑类联合用药可产生协同作用。

米卡芬净静脉注射后主要分布在肺、肝、脾、肾等,皮肤和软组织中浓度相对较低,脑脊液中浓度几乎为零。米卡芬净蛋白结合率高达99%,能较快达到稳态血药浓度,不需使用负荷剂量。米卡芬净主要在肝脏代谢,90%经胆道排泄。严重肾功能不全或中度肝功能不全时不需调整剂量。血液透析不能清除本品。

【适应证】

治疗由曲霉和念珠菌引起的真菌血症、呼吸道真菌病、胃肠道真菌病,以及造血干细胞移植后预防念珠菌感染。

【剂型与特征】

口服生物利用度低,只能注射给药。碱性溶液中不稳定,稀释液可使用5%葡萄糖注射液及生理盐水,溶解时切勿用力摇晃,因易起泡且不易消失。

【用法用量】

1. 曲霉病 成人一般剂量为50~150mg,一日1次静脉输注。对于严重或者难治性曲霉病患者,剂量可增加至300mg/d。

2. 念珠菌病 成人一般剂量为50mg,一日1次静脉输注。对于严重或者难治性念珠菌病患者,可增加至300mg/d。

3. 预防用药 在成人干细胞移植受者移植前的预防日剂量为50mg。

4. 体重≤50kg的患者,剂量不应超过6mg/(kg·d)。

【不良反应】

主要不良反应有:静脉炎,头痛、关节痛、失眠,恶心、呕吐,低磷、低镁血症,肝功能异常(ALP、ALT、胆红素升高),急性肾衰竭(血尿素氮、肌酐升高),皮疹、瘙痒、面部肿胀和血管舒张,白细胞减少等。

【禁忌证】

对本品及其他棘白菌素类药物过敏者禁用。

【药物相互作用】

1. 米卡芬净与西罗莫司和(或)硝苯地平联合治疗时,自身药动学不受影响;后两药的血药浓度升高,AUC 略有增加,需观察这两种药物的不良反应,必要时减少两药的用量。

2. 米卡芬净可轻度抑制环孢素代谢,建议在两药合用时监测环孢素血药浓度。

3. 米卡芬净与吗替麦考酚酯、他克莫司、泼尼松龙、氟康唑、利福平、利托那韦等无明显相互作用。

【注意事项】

1. 有药物过敏史的患者慎用;肝功能不全患者应严密监测肝功能。

2. 稀释液极易起泡且泡沫不易消失,配制输液时切勿摇晃。

3. 静脉输注溶媒应选择生理盐水、葡萄糖注射液或补充液。单次剂量为 ≤ 75mg 时,输注时间 ≥ 30 分钟,75mg 以上时输注时间应 ≥ 1 小时。

4. 米卡芬净在光线下可缓慢分解,应避免阳光直射。从配制到输液结束需超过 6 小时时,应将输液袋适当遮光(不必将输液管遮光)。

5. 儿童使用的安全性尚未确立。

【FDA 妊娠 / 哺乳分级】

C 级 /L3 级。缺乏在妇女妊娠期应用的经验,孕妇应仔细权衡利弊后再决定是否使用。动物实验证实其可从乳汁分泌,哺乳期妇女应避免使用;若确需给药,应停止哺乳。

【用药实践】

1. 米卡芬净在器官移植患者的应用 米卡芬净和阿尼芬净与免疫抑制剂环孢素或他克莫司(FK506)合用时,不会影响药物浓度,可安全使用。

2. 由于将本品剂量增加至每天 300mg 用于治疗严重或难治性感染的安全性尚未完全确立,故在此用量时必须谨慎,且需密切观察患者的病情。

（焦胜春）

参 考 文 献

[1] 汪复,张婴元. 实用抗感染治疗学. 第2版. 北京:人民卫生出版社,2013.

[2] Peter GP, Carol AK, David A, et al. Clinical practice guidelines for the management of candidiasis: 2009 update by the infectious diseases society of America. Clin Infect Dis, 2009, 48(5): 503-535.

[3] Jay P. Sanford. 热病:桑福德抗微生物治疗指南. 新译第43版. 范洪伟译. 北京:中国协和医科大学出版社,2013.

[4] 孙淑娟,张才擎. 常见疾病药物治疗要点系列丛书·感染性疾病. 北京:人民卫生出版社,2014.

[5] 中国侵袭性真菌感染工作组. 血液病、恶性肿瘤患者侵袭性真菌病的诊断标准与治疗原则(第四次修订版). 中华内科杂志,2013,52(8):704-708.

[6] 张勇,王冬,梅和坤. 两性霉素B及其脂质制剂的超说明书用药文献计量分析. 感染、炎症、修复,2014,15(3):161-165.

第六章 抗病毒药物

第一节 概 述

病毒是一类个体微小、结构简单的非细胞型微生物,仅由核酸(DNA 或 RNA)组成核心,外包蛋白质外壳。病毒因缺乏完整的细胞结构,必须侵入宿主细胞,依赖宿主活体细胞的酶系统、原料和能量进行复制与增殖。

病毒可引发多种感染性疾病,是人类最常见的感染病原体之一。大部分病毒感染呈隐性感染,包括潜伏感染(如疱疹病毒感染)和慢性感染(如乙型肝炎病毒感染),只有小部分是出现临床症状的显性感染,表现为发病急、病程短,在一段时间内(1~2 周)可自愈,而严重的病毒感染可危及患者生命。病毒感染可通过呼吸道、消化道、皮肤黏膜、泌尿生殖器的接触和输血传播,造成人际间传染,艾滋病等多种病毒感染已成为全球流行的传染病。病毒感染还与许多恶性肿瘤密切相关,对人类的健康产生了巨大影响。目前人类对多种病毒感染性疾病仍然缺乏认识,大多数病毒感染性疾病尚缺乏特效药物治疗,仍以对症治疗和全身支持治疗为主。临床常见病毒感染及常用抗病毒药物见表6-1-1。

因病毒感染多为细胞内感染,病毒基因、蛋白等具有变异性,故病毒复制不易抑制,更难以清除。再加上抗病毒药物种类少,抗病毒靶位利用不充分,抗病毒机制雷同,只有少数几种病毒能通过药物直接抑制或干预复制,且药物治疗不良反应大,易产生耐药。合理应用现有的抗病毒药物,积极寻找新的作用靶点,开发新抗病毒品种,探索更有效的治疗手段等,是摆在我们面前亟待解决的难题。

表 6-1-1 常见病毒感染及常用抗病毒药物一览表

病毒	核酸类型	导致疾病	常用抗病毒药物
单纯疱疹病毒(HSV)	DNA	口唇疱疹,角膜、结膜炎,生殖器疱疹	阿昔洛韦、伐昔洛韦、阿糖腺苷
水痘-带状疱疹病毒(VZV)	DNA	水痘、带状疱疹	喷昔洛韦、伐昔洛韦、膦甲酸钠
巨细胞病毒(CMV)	DNA	单核细胞增多症、间质性肺炎、视网膜炎、脑炎等	更昔洛韦、膦甲酸钠、缬更昔洛韦
乙型肝炎病毒(HBV)	DNA	乙型病毒性肝炎	拉米夫定、阿德福韦、恩替卡韦
丙型肝炎病毒(HCV)	RNA	丙型病毒性肝炎	干扰素α、利巴韦林、索非布韦
流感病毒	RNA	甲型和乙型流感	奥司他韦、扎那米韦、帕拉米韦
人类免疫缺陷病毒(HIV)	RNA	艾滋病(AIDS)	齐多夫定、奈韦拉平、恩夫韦肽
人乳头状瘤病毒(HPV)	DNA	生殖器和肛周疣,可致宫颈癌	咪喹莫特、鬼臼毒素

一、抗病毒药物分类

经过数十年的而发展,抗病毒药物多达上百种,它们结构各异,作用机制多样。最常见的两种分类方法是按临床用途和作用机制分类。

（一）按临床用途分类

根据临床常见病毒感染性疾病类型，按照药物主要的功效和应用范围，抗病毒药物可大致分为抗疱疹病毒药、抗肝炎病毒药、抗流感病毒药、抗艾滋病毒（HIV）药及其他抗病毒药物等。

1. **抗疱疹病毒药物** 疱疹病毒科病毒可致单纯疱疹、水痘和带状疱疹等最常见的病毒感染。常用抗病毒药物为核苷酸类反转录酶抑制剂，阿昔洛韦、更昔洛韦以及阿糖胞苷、膦甲酸钠等。

2. **抗肝炎病毒药物** 用于治疗乙型肝炎病毒（HBV）、丙型肝炎病毒（HCV）所致病毒性肝炎的抗病毒药物主要有 3 类：其中重组人干扰素 α 制剂具有广谱抗病毒作用，可用于多种病毒性感染，如乙型、丙型病毒性肝炎，严重的疱疹，巨细胞病毒感染等，但以治疗病毒性肝炎在临床应用最为普遍。核苷类反转录酶抑制剂是另一类抗肝炎病毒药物，是治疗乙型病毒性肝炎的主要治疗药物，包括拉米夫定、阿德福韦酯、恩替卡韦等。直接抗病毒药（DAAs）是新型抗 HCV 药物，主要包括 NS3/4A 蛋白酶抑制剂、NS5A 抑制剂、NS5B 聚合酶抑制剂等，用于丙型病毒性肝炎的治疗。

3. **抗流感病毒药物** 抗流感病毒药物主要用于治疗因流感病毒感染所致的流行性感冒，已有多种药物用于临床，如 M_2 蛋白离子通道抑制剂金刚烷胺、金刚乙胺，神经氨酸酶抑制剂奥司他韦、扎那米韦等。

4. **抗艾滋病毒药物** 目前用于抗 HIV 病毒药物主要包括：①核苷类反转录酶抑制剂：代表药物有齐多夫定、拉米夫定等，部分还可用于抗 HBV 治疗；②非核苷类反转录酶抑制剂：代表药有奈韦拉平、依非韦伦等；③抗 HIV 蛋白酶抑制剂，如沙奎那韦、利托那韦等。其他还有病毒吸附抑制剂（马拉韦罗）、膜融合抑制剂（恩夫韦肽）、整合酶抑制剂（拉替拉韦）等。

5. **其他抗病毒药** 如治疗人乳头状瘤病毒感染的咪喹莫特、鬼臼毒素均为局部用药。

(二)按作用机制分类

所有抗病毒药对病毒增殖过程均有一定的抑制作用,但抗病毒机制各异,可按照药物作用的靶标或功能分为两类:第1类药物直接作用于病毒复制的一个或多个环节,从而抑制病毒的增殖;第2类可通过调节被感染细胞的免疫而达到抗病毒作用。

1. 作用于病毒复制环节的药物

(1)病毒吸附抑制剂:如马拉韦罗。

(2)膜融合抑制剂:如阿比朵尔、恩夫韦肽。

(3)M2通道抑制剂:可抑制流感病毒脱壳,如金刚乙胺。

(4)反转录酶抑制剂:①包括核苷类似物,代表药物有阿昔洛韦、拉米夫定、替诺福韦等;②非核苷类似物,代表药有奈韦拉平、依非韦伦等。

(5)整合酶抑制剂:如拉替拉韦。

(6)蛋白酶抑制剂:如沙奎那韦、阿扎那韦、利托那韦等用于抗HIV病毒感染。

(7)神经氨酸酶抑制剂:如奥司他韦、扎那米韦等。

2. 干扰素及干扰素诱生剂

(1)干扰素具有广谱抗病毒作用,临床常用的有重组人干扰素 α、聚乙二醇干扰素 α 等。

(2)干扰素诱生剂,如可诱导人体产生干扰素的聚肌胞、甘草酸苷、云芝多糖等。

二、抗病毒药物的作用机制

(一)药物作用于病毒复制的各个环节

病毒侵入宿主细胞,依靠宿主细胞的酶系统、原料和能量复制病毒的核酸,借助宿主细胞的核糖体翻译病毒的蛋白质,病毒以这种复制的方式得以增殖。病毒复制的过程(复制周期)分为吸附、穿入、脱壳、生物合成及装配释放五个步骤。抗病毒药物正是作用于上述不同复制环节,从而抑制病毒的增殖。按药物作用于病毒生命周期的不同阶段,可将其分为三个作用时相:病毒吸附穿入阶段、病毒基因组复制阶段和病毒装配释放阶段。

1. 药物作用于病毒吸附穿入阶段

(1)病毒吸附抑制剂:CCR5 拮抗剂马拉韦罗通过选择性地与 CCR5 结合,来阻断 gp120 外膜蛋白与 CCR5 的结合,从而阻止病毒进入和感染靶细胞。

(2)膜融合抑制剂:恩夫韦肽可与病毒包膜糖蛋白结合,针对有包膜病毒抑制内体膜融合的过程,阻止病毒与细胞膜融合所必需的构象变化,从而抑制 HIV-1 的复制。

(3)M_2 通道抑制剂:病毒脱壳抑制剂:如金刚乙胺可通过抑制 M_2 通道,导致病毒体内无法酸化,核衣壳无法解聚释放病毒核酸而发挥抗病毒作用。

2. 药物作用于病毒基因组复制阶段 病毒基因组复制是病毒生命周期的关键环节,是病毒利用宿主生化机制合成自身核酸及蛋白的阶段,抗病毒药物是分别针对病毒 DNA 反转录酶、RNA 聚合酶、整合酶、信号通路相关蛋白等相关抑制剂。其中 DNA 反转录酶和 RNA 聚合酶抑制剂主要有核苷类似物和非核苷类似物两类。这两类具有抗病毒作用效果肯定、抗病毒谱较广、不易产生耐药等特点。

(1)核苷类似物:药物模拟核苷成分掺入病毒基因组,竞争病毒复制酶,抑制病毒基因复制和转录。阿昔洛韦、拉米夫定等核苷类似物在体内经细胞激酶作用下磷酸化为活性代谢物,抑制病毒 DNA 的反转录酶,并与病毒 DNA 所需核苷酸竞争性结合,终止 DNA 链的延长,从而抑制病毒 DNA 合成。

(2)非核苷类似物:是一组与核苷无关、化学结构各异的化合物,与核苷类似物不同,它不直接同病毒反转录酶或 RNA 聚合酶的活性位点结合,而是结合于活性位点外的非核苷结合位点上,与 HIV 的反转录酶结合,并阻断此酶的催化部位,抑制 RNA(或 DNA)依赖的 DNA 聚合酶活性,造成酶蛋白构象变化,使酶失活,抑制病毒基因组复制。目前已在临床应用的非核苷类药物主要有依非韦伦、奈韦拉平、依曲韦林等,多用于治疗 HIV 病毒感染。

(3)整合酶抑制剂:拉替拉韦可抑制 HIV 整合酶的催化活性,防止感染早期 HIV 基因组共价插入或整合到宿主细胞基因组上。整合失败的 HIV 基因组无法引导生成新的感染性病毒颗粒,因此可预防病毒感染的传播。

3. 药物作用于病毒装配释放阶段

(1)蛋白酶抑制剂:作为底物竞争性抑制剂或互补蛋白酶活性点的抑制剂,通过抑制病毒蛋白酶,抑制病毒多蛋白裂解为功能蛋白,进而形成无感染活性的病毒颗粒而发挥抗病毒作用。已上市的阿扎那韦、利托那韦、沙奎那韦,已在抗 HIV 联合用药中发挥重要作用。

(2)神经氨酸酶抑制剂:神经氨酸酶抑制剂可与流感病毒神经氨酸酶(NA)活性点特异性结合,造成 NA 失活,最终导致流感病毒颗粒不能从宿主细胞表面脱离,中断病毒在呼吸道内的播散。代表药物奥司他韦、扎那米韦、帕拉米韦等已被广泛应用于临床,是近年来流感抗病毒治疗的主要药物。

(二)药物通过影响细胞免疫而清除病毒

1. 干扰素(IFN)的广谱抗病毒作用 干扰素是机体感染病毒时,宿主细胞通过抗病毒应答产生的一组结构类似、功能相近的低分子糖蛋白,是抗病毒感染最重要的一种免疫因子。根据干扰素蛋白质一级结构的不同,又可以分成 α、β、γ 三种不同的类型,其中用于抗病毒治疗的是干扰素 α。

干扰素 α 并不直接杀伤或抑制病毒,而是作用于受感染细胞(而非病毒)。主要通过与被病毒感染细胞的细胞膜上的干扰素受体结合,激活感染细胞内抗病毒蛋白基因,使细胞产生抗病毒蛋白,抑制病毒蛋白的翻译,还可能抑制病毒的穿入、脱壳及装配,最终抑制病毒的复制一个或多个环节,从而达到抑制病毒增殖,直至清除病毒的目的。

2. **天然药物的抗病毒作用** 天然药物中的一些成分(如黄酮类、香豆素类、苯丙酸类、蒽醌类、萜类、生物碱类等化合物)对多种病毒具有一定的抗病毒活性,而这些成分的抗病毒机制大都不清楚,有待于进一步研究。甘草酸苷是中药光果甘草根部提取的甘草皂苷,具有广谱抗病毒活性,能诱导干扰素产生,增强巨噬细胞和自然杀伤细胞的活性,已被用于慢性病毒性肝炎的辅助治疗。

三、抗病毒药物的临床应用

病毒感染性疾病种类繁多,相当一部分尚无有效的抗病毒治疗药物。现仅将目前临床应用最为广泛的核苷类似物、干扰素 α 和神经氨酸酶抑制剂等 3 类,对其临床应用作一简要介绍。

(一)核苷类似物

在病毒感染的细胞内,核苷类药物或其活性成分模拟核苷成分与病毒 DNA 聚合酶竞争性结合,抑制病毒 DNA 复制和转录,产生抗病毒疗效。

核苷类似物(nucleoside analogues, NAs)是最早应用于临床的抗病毒药物,是抗病毒药物品种最多的一类,代表药物主要有利巴韦林、阿昔洛韦、拉米夫定、替诺福韦等数十种,已被广泛应用于 HSV、HBV、HCV 和 HIV 感染的临床治疗,还可用于其他疱疹病毒科病毒感染及肠道病毒感染等。但因仅抑制病毒复制,难以彻底清除病毒,临床疗效尚不够理想。另外,这类药物除抑制病毒 DNA 复制外,也可干扰宿主细胞的 DNA 转录,对人体有一定的毒副作用。

1. 用于疱疹感染 核苷类抗病毒药物是治疗疱疹病毒科病毒感染的最主要药物,常用的有利巴韦林、阿昔洛韦、喷昔洛韦、更昔洛韦等。相对而言,尽早给药疗效更好。

2. 用于乙型病毒性肝炎治疗 核苷类药物是治疗乙型病毒性肝炎的最常用的一类药物,适用于肝功能处于代偿期、病毒复制明显的患者。临床常用的药物有拉米夫定、阿德福韦酯和恩替卡韦等,它们作用靶点同为 HBV 的 DNA 聚合酶和反转录酶。长期服药,可持续抑制 HBV 的复制,减轻机体免疫清除反应,从而保护肝细胞不被破坏。但长期应用某些核苷类药物可引起 HBV 耐药,联合用药可减少耐药株的出现。在长期使用核苷类反转录酶抑制剂时,均可能发生罕见的严重不良反应,即乳酸酸中毒并肝脏脂肪变,可能危及生命。

3. 艾滋病的治疗 艾滋病(AIDS)是因感染人类免疫缺陷病毒(HIV)后导致的免疫缺陷综合征,可并发一系列机会性感染及肿瘤,严重者可导致死亡。抗 HIV 治疗目标是最大限度地抑制病毒的复制,保存和恢复免疫功能,降低 HIV 相关性疾病的发病率和病死率,提高患者的生活质量,减少艾滋病的传播。

联合用药是治疗 HIV 感染的主要策略。目前临床用于治疗艾滋病的抗病毒药物共 6 类,分别为核苷类反转录酶抑制剂(NRTIs)、非核苷类反转录酶抑制剂(NNRTIs)、蛋白酶抑制剂(PIs)、整合酶抑制剂、融合抑制剂和 CCR5 受体拮抗剂。

核苷类反转录酶抑制剂在治疗方案中占重要地位。世界卫生组织(WHO)推荐的艾滋病患者抗病毒治疗的一线、二线抗 HIV 治疗方案中,均有以核苷类反转录酶抑制剂为基础形成的组合方案。通常替诺福韦酯、拉米夫定、齐多夫定为一线方案组合药物,司他夫定为二线方案组合药物之一;扎西他滨、恩曲他滨、阿巴卡韦等为备选的核苷类反转录酶抑制剂。

本书不对抗 HIV 药物详细介绍,具体内容可参见《国家免费艾滋病抗病毒药物治疗手册(第 4 版)》(人民卫生出版社 2016 年出版)。

(二)干扰素 α

干扰素 α 具有广谱抗病毒活性,是最早用于临床的抗肝炎病毒药。干扰素能抑制多种致癌性 DNA 病毒和 RNA 病毒,可用以如慢性乙型肝炎、带状疱疹等病毒性感染的治疗。

重组人干扰素 α,包括 IFNα2a 及 IFNα1b、2b,常单独给药或与利巴韦林联合用于肝酶升高而无肝脏失代偿的慢性丙型肝炎患者,可抑制病毒复制,缓解疾病的活动程度,甚至清除病毒获得持续病毒学应答(sustained virological response, SVR)。也可单药用于慢性乙型肝炎患者。

重组人干扰素 α 局部用药治疗带状疱疹、尖锐湿疣、单纯疱疹,也可以用于治疗由单纯疱疹病毒引起的口唇疱疹及生殖器疱疹。

重组人干扰素 α 还可治疗多种肿瘤,如喉乳头状瘤、毛细胞白血病、慢性髓细胞性白血病(CML)、多发性骨髓瘤、非霍奇金淋巴瘤、艾滋病相关的卡波西肉瘤、肾细胞癌、恶性黑色素瘤等。

聚乙二醇干扰素(PEG-INFα),用于乙型、丙型肝炎等治疗,与重组人干扰素 α 相比 SVR 率更高,不良反应更轻,一周给药 1 次,依从性更好,已成为乙型、丙型肝炎干扰素治疗的常用药物。治疗周期多为 48 周,因患者状况和病毒基因型的不同,疗程也有所不同。

(三)神经氨酸酶抑制剂

流行性感冒(简称流感)是由流感病毒、副流感病毒等引发的急性呼吸道传染病,是人类最常见的病毒感染性疾病。人类流感病毒根据其核蛋白的抗原性可分为为甲、乙、丙 3 型,还可根据血凝素(HA)和神经氨酸酶(NA)的抗原性分为不同的亚型。目前对于流感病毒的致病机制尚未完全了解,早期使用抗流感病毒药物治疗可以缓解流感症状，缩短病程，降低并发症发生率并且可能降低病死率。

神经氨酸酶抑制剂能选择性地抑制呼吸道病毒表面 NA 的活性，阻止子代病毒颗粒在人体细胞的复制和释放，有效地阻断流感病毒感染、复制和传播的过程。在感染初期用于流感的预防和治疗，可明显缩短流感的持续时间。由于丙型流感病毒缺少真正的神经氨酸酶，神经氨酸酶抑制剂只对甲、乙型流感病毒有抑制活性。目前神经氨酸酶抑制剂已逐渐成为首选的抗流感药物。

神经氨酸酶抑制剂代表药物有奥司他韦（oseltamivir）、扎那米韦（zanamivir）、帕拉米韦（peramivir）等。通常轻症病例首选奥司他韦或扎那米韦。对重症住院病例和病情复杂患者，可给予口服奥司他韦，而不宜口服奥司他韦的患者可选用帕拉米韦或扎那米韦静脉输注。

（王晓义　焦胜春）

第二节　抗疱疹病毒药物

一、概述

疱疹病毒科病毒感染是人类最常见的病毒感染之一，目前已知有 8 种可使人致病的疱疹病毒科病毒，均具有潜在致癌的可能性。常见的有单纯疱疹病毒、水痘-带状疱疹病毒、人巨细胞病毒，分别是引起单纯疱疹和生殖器疱疹、水痘和带状疱疹、巨细胞病毒性视网膜炎的病原体。

疱疹病毒科病毒感染的一般性治疗主要为局部用药收敛、保护患处，防止继发感染。对重症及复发患者，尽早应用合适的抗病毒药物抑制病毒复制，必要时对症退热、止痛治疗，还可试用干扰素、胸腺肽制剂调节免疫治疗。

抗疱疹病毒药物主要有阿昔洛韦、喷昔洛韦、更昔洛韦等核苷酸类似物及其前体药物。

阿昔洛韦是第一个用于抗单纯疱疹病毒和带状疱疹病毒感染的核苷类药物,在临床上广泛应用。伐昔洛韦为阿昔洛韦的前体药物,口服后吸收迅速并在体内很快转化为阿昔洛韦,作用机制与阿昔洛韦相同。喷昔洛韦及其前体药物泛昔洛韦,更昔洛韦及前体药物缬更昔洛韦等,与阿昔洛韦相似,对疱疹病毒科 DNA 病毒有效。

阿糖腺苷具有广谱抗病毒活性,对单纯疱疹病毒及带状疱疹病毒作用强,用于治疗单纯疱疹病毒性脑炎,也可治疗免疫抑制患者的带状疱疹和水痘,但对巨细胞病毒则无效。较多的不良反应限制了该药在临床的应用,近年来已逐步被阿昔洛韦等药物替代。

膦甲酸钠是焦磷酸盐类似物,通过干扰二磷酸盐与病毒 DNA 聚合酶的结合,直接抑制病毒 DNA 聚合酶,从而抑制巨细胞病毒、疱疹病毒的复制,可用于敏感病毒所致的皮肤感染、黏膜感染。

西多福韦(cidofovir)为广谱抗疱疹病毒药物,对各型疱疹病毒均有效,作用机制与其他核苷类药物类似,但因其不依赖疱疹病毒的胸苷激酶,故对阿昔洛韦和更昔洛韦耐药的疱疹类病毒也有效。某些耐更昔洛韦或膦甲酸的 CMV 感染也可应用西多福韦。

二、药物使用精解

阿昔洛韦 Aciclovir

【其他名称】

无环鸟苷、艾思克、康其达、正大捷普、丽珠威、明竹欣。

【药物特征】

阿昔洛韦是嘌呤核苷类抗病毒药,给药后经病毒胸腺激酶激活单磷酸化,再经细胞酶转变成双(三)磷酸盐,与脱氧核糖核苷竞争性抑制 DNA 病毒聚合酶,掺入病毒新合成的 DNA,从而阻断病毒 DNA 链的延长。一直作为治疗单纯疱疹病毒、水痘 - 带状疱疹病毒感染的首选药物。

阿昔洛韦口服吸收差,蛋白结合率低,能广泛分布至各组织与体液,在肾、肝、小肠浓度高,药物可透过胎盘,脑脊液中浓度约为血药浓度的一半。在肝内代谢,消除半衰期 2.5 小时,主要经肾由肾小球滤过和肾小管分泌而排出,肾衰竭者半衰期延长。本药可经血透清除。

【剂型与特征】

1. 片剂和胶囊剂最为常用,服用方便,但因口服吸收差,疗效有限。

2. 注射剂起效快,但若溶液浓度高、滴速过快易引起肾功能损害。

3. 滴眼剂、凝胶剂等局部外用,适用于疱疹皮损发生初期。

【适应证】

1. 本品为单纯疱疹病毒性脑炎的首选药物。

2. 生殖器疱疹病毒感染初发和复发。

3. 皮肤黏膜的单纯疱疹病毒感染。

4. 水痘 - 带状疱疹病毒感染和 CMV 感染。

【用法用量】

1. 阿昔洛韦给药方案应根据病毒感染类型、患者病情等制订。每日最高剂量按体重不超过 30mg/kg,或按体表面积不超过 $1.5g/m^2$。详见表6-2-1。

2. 肾功能不全者用药调整　肌酐清除率 > 50ml/min 者,标准剂量,q8h;肌酐清除率 25~50ml/min 者,标准剂量,q12h;肌酐清除率 10~25ml/min 者,标准剂量,qd;肌酐清除率

< 10ml/min，剂量减半，qd；血透患者应在透析后给药。

表 6-2-1　阿昔洛韦治疗常见感染的给药方案

用法	患者类型	用量
口服	成人	生殖器疱疹初治和免疫缺陷者皮肤黏膜单纯疱疹：200mg，一日5次，共10日；或400mg，tid，共5日
		复发性感染和慢性抑制疗法：200mg，q8h，共6个月，必要时可一日5次，共6~12个月
		带状疱疹：800mg，一日5次，共7~10日
	儿童	水痘：2岁以上，20mg/kg，q6h，共5日。40kg以上用量同成人
静脉滴注	成人	重症生殖器疱疹初治，5mg/kg，iv，q8h，5日
		免疫缺陷者皮肤黏膜单纯疱疹或严重带状疱疹：5~10mg/kg，iv，q8h，7~10日
		单纯疱疹病毒性脑炎：10mg/kg，q8h，共10日
	小儿	重症生殖器疱疹初治：250mg/m²，q8h，共5日
		免疫缺陷者皮肤黏膜单纯疱疹：250mg/m²，q8h，共7日；≥12岁按成人量
		免疫缺陷者合并水痘：10mg/kg，q8h；或500mg/m²，q8h，共10日

3. 阿昔洛韦注射剂仅供静脉缓慢滴注，不可肌内注射或静脉推注。

【不良反应】

偶有头晕、头痛、关节痛、恶心、呕吐、腹泻、胃部不适、白细胞减少、蛋白尿及尿素氮轻度升高、皮肤瘙痒等，长期用药偶见痤疮、失眠、月经紊乱。注射给药还可见注射部位炎症、静脉炎、肝功能异常、急性肾功能不全、全血细胞减少等。

【禁忌证】

对阿昔洛韦及制剂辅料过敏者禁用。

【药物相互作用】

1. 本药与齐多夫定联用时可引起肾毒性。

2. 本药静脉给药时与干扰素或甲氨蝶呤（鞘内）合用，可能引起精神异常。

3. 本药静脉给药时与肾毒性药物合用可加重肾毒性，肾功能不全者更易发生。

4. 大剂量阿昔洛韦与哌替啶联用可导致哌替啶中毒。

5. 合用丙磺舒可使本药的排泄减慢，半衰期延长，从而导致体内药物蓄积。

【注意事项】

1. 脱水或已有肝、肾功能不全者需慎用，用药期间应注意检查肾功能。

2. 对更昔洛韦过敏者也可能对本品过敏。

3. 本药注射液呈碱性，不宜与其他药物配伍，静脉滴注时切忌药物外漏。

4. 静脉滴注时速度宜慢，并嘱患者多喝水，可避免在肾实质内形成药物结晶，减少急性肾功能不全等不良反应。

【FDA 妊娠/哺乳分级】

B 级/L2 级。药物能通过胎盘，虽动物实验证实对胚胎无影响，在人类也未发现致畸，但孕妇用药仍需权衡利弊，利远大于弊时才考虑应用。人体研究发现乳汁中药物浓度为血药浓度的 0.6~4.1 倍，未发现婴儿异常，但哺乳期妇女应慎用，须权衡利弊后应用。

【用药实践】

1. 药物过量处置　大剂量口服阿昔洛韦可能导致嗜睡、抽搐；大剂量静脉滴注可导致肾功能受损甚至肾衰竭等严重后果。血液透析可清除体内药物，但腹膜透析清除较少。

2. 警惕阿昔洛韦引发急性肾损伤　相关研究表明阿昔洛韦剂量过大，药物配制浓度过高(7g/L)，静脉滴速过快时均可能引起肾衰竭。还应尽可能地避免与肾毒性药物合用，以免加重肾损害。阿昔洛韦导致的急性肾衰竭(ARF)以非少尿型为主，腰痛、腰胀是其突出的临床特征，患者经停药、水化、碱化尿液等积极治疗后预后良好。因此在使用阿昔洛韦的过程中，患者一旦出现腰痛、腰胀等症状，应及时评估，并作相关肾功能检查明确病情，及时处置。急性或慢性肾功能不全者不宜用本品静脉滴注。

3. 注意阿昔洛韦与其他药物相互作用　利尿药、脱水药可导致血容量减少，阿昔洛韦与上述药物合用时，如用药前未及时补液，用药后未充分水化，损伤肾小管，引起 ARF，发生率高于单用阿昔洛韦。

伐昔洛韦 Valaciclovir

【其他名称】

缬昔洛韦，丽珠威，明竹欣。

【药物特征】

伐昔洛韦是阿昔洛韦的 L- 缬氨酸酯，口服后吸收迅速并在体内很快转化为阿昔洛韦。伐昔洛韦口服生物利用度是阿昔洛韦的 3~5 倍。口服治疗带状疱疹病毒比阿昔洛韦更有效。哺乳安全级别为 L1 级。其他均同阿昔洛韦。

其他信息参见阿昔洛韦。

更昔洛韦 Ganciclovir

【其他名称】

氧丙鸟苷、韦斯、丽科明、荷普欣、赛美维。

【药物特征】

更昔洛韦对单纯疱疹病毒及水痘 - 带状疱疹病毒的作用与

阿昔洛韦相似,可在巨细胞病毒感染细胞内富集,对巨细胞病毒作用较强,主要用于治疗巨细胞病毒感染,可用于儿童严重巨细胞病毒感染。

本品为核苷类抗病毒药,口服吸收差,蛋白结合率1%~2%,广泛分布于各种组织中,经静脉滴注的半衰期为2.5~3.6小时,在体内不代谢,主要以原形经肾排泄,可经血液透析或腹膜透析清除。

【剂型与特征】

片剂和胶囊:口服生物利用度约5%,与食物同服可提高至6%~9%。现逐渐被缬更昔洛韦口服制剂所取代。

注射剂:适用于严重巨细胞病毒感染,相对于口服制剂不良反应更常见,特别是全血细胞减少明显。

眼部凝胶剂:用于单纯疱疹病毒性角膜炎,泪液中停留时间长,一天只需点眼4次。

【适应证】

1.用于免疫缺陷患者(包括艾滋病患者)并发巨细胞病毒视网膜炎的治疗。

2.用于接受器官移植的患者预防巨细胞病毒病。

3.预防晚期HIV感染患者发生巨细胞病毒疾病。

也可用于单纯疱疹病毒感染、带状疱疹、尖锐湿疣等。

【用法用量】

1.注射剂溶于5%葡萄糖注射液或灭菌生理盐水中,输液浓度不大于10mg/ml。仅供静脉缓慢滴注,每次滴注1小时以上,不可静脉推注或快速滴注。

(1)巨细胞病毒性视网膜炎诱导期:5mg/kg,q12h,疗程14~21日;维持期:5mg/kg,一日1次。

(2)免疫抑制患者预防用药:5mg/kg,q12h,连续7~14日;继以5mg/kg,qd。

2.口服给药　巨细胞病毒性视网膜炎维持治疗,以及晚期

HIV 感染者及器官移植受者 CMV 感染的预防：剂量为一次 1g，一日 3 次，与食物同服。用药疗程根据免疫抑制的时间和程度确定。

3．肾功能减退者给药方案应根据肌酐清除率调整，见表 6-2-2。

表 6-2-2 肾功能减退患者更昔洛韦给药方案

肌酐清除率	口服制剂	静脉滴注（诱导期）	静脉滴注（维持期）
50~69ml/min	1500mg，分 3 次	2.5mg/kg, q12h	2.5mg/kg, qd
25~49ml/min	1000mg，分 1~2 次	2.5mg/kg, qd	1.25mg/kg, qd
10~24ml/min	500mg，分 1~2 次	1.25mg/kg, qd	0.625mg/kg, qd
< 10ml/min	血液透析后 500mg，一周 3 次	血液透析后 1.25mg/kg，一周 3 次	血液透析后 0.625mg/kg，一周 3 次

【不良反应】

1．骨髓抑制作用常见，白细胞（中性粒细胞）、血小板减少，此外可有贫血。

2．中枢神经系统症状如精神异常、紧张、震颤等，偶有昏迷、抽搐等。

3．还可出现皮疹、药物热、恶心、呕吐、腹痛、食欲减退、肝功能异常等。

4．静脉给药时可发生注射部位疼痛、静脉炎等。

【禁忌证】

1．对本药及药物辅料过敏者禁用。

2．中性粒细胞 $< 0.5 \times 10^9$/L 和（或）血小板计数 $< 25 \times 10^9$/L 的患者不宜给药。

【药物相互作用】

1．本药可使去羟肌苷的毒性增强（表现为神经障碍、痢疾、胰腺炎）。

2．与肾毒性药物（如两性霉素 B）同用时，可加重肾功能损害，使本药经肾排出量减少而引起毒性反应。

3．与丙磺舒或抑制肾小管分泌的药物合用时，可使本药的肾清除率减少约 20%，易产生毒性反应。

4．与具有骨髓抑制作用的药物同用时，或同时进行放射治疗，骨髓抑制作用增强。

5．与齐多夫定同用时可增强对造血系统的毒性。

6．与亚胺培南 - 西司他丁同用时可发生全身抽搐，有少数患者可出现癫痫大发作。

【注意事项】

1．用药期间应经常检查血细胞数，如中性粒细胞计数在 $0.5 \times 10^9/L$ 以下，或血小板计数低于 $25 \times 10^9/L$ 时应暂时停药，直至中性粒细胞数增加至 $0.75 \times 10^9/L$ 以上方可重新给药。用药期间应每 2 周进行血清肌酐或肌酐清除率的测定。

2．与阿昔洛韦存在交叉过敏。

【FDA 妊娠 / 哺乳分级】

C 级 /L3 级。动物实验提示本药有致畸可能，孕妇不宜全身用药。本药可能通过乳汁分泌，哺乳期妇女用药期间应暂停哺乳。

【用药实践】

1．药物过量的处置　更昔洛韦口服达每日 6000mg 时，可出现短暂的白细胞减少。药物过量时可进行充分水化，或血液透析，必要时使用集落刺激因子促进血象恢复。

2．更昔洛韦超适应证用药

（1）用于小儿传染性单核细胞增多症：更昔洛韦静脉滴注用于传染性单核细胞增多症治疗效果显著，虽有一定不良反应,但总体安全性较好。

（2）联合利巴韦林治疗小儿手足口病：使用更昔洛韦联合利巴韦林注射液治疗小儿手足口病效果优于单独使用上述任一种药物,且未出现不良后果及毒副作用。

缬更昔洛韦 Valganciclovir

【其他名称】

万赛维。

【药物特征】

缬更昔洛韦是更昔洛韦的 L-缬烯酯化物,其口服生物利用度较更昔洛韦高约 10 倍,在体内迅速转变为更昔洛韦,体内药物浓度相当于更昔洛韦静脉给药 5mg/kg。

【适应证】

口服缬更昔洛韦用于治疗艾滋病患者的巨细胞病毒性视网膜炎以及预防高危实体器官移植患者巨细胞病毒感染。

【用法用量】

常规单次剂量 900mg,一日 1~2 次服药。肾功能不全患者按照肌酐清除率调整单次剂量或给药频次,见表 6-2-3。

表 6-2-3　肾功能减退患者缬更昔洛韦口服给药方案

肌酐清除率（ml/min）	诱导剂量	维持剂量/预防剂量
≥ 60	900mg, 每天 2 次	900mg, 每天 1 次
40~59	450mg, 每天 2 次	450mg, 每天 1 次
25~39	450mg, 每天 1 次	450mg 每 2 天 1 次
10~24	450mg, 每 2 天 1 次	450mg, 每周 2 次
< 10	不推荐	不推荐

其他信息参见更昔洛韦。

喷昔洛韦 Penciclovir

【其他名称】

夫坦、可由、丽珠君乐、丽科爽、恒奥普康。

【药物特征】

喷昔洛韦是结构类似于阿昔洛韦的开环鸟苷类抗病毒药，口服难以吸收，外用几无吸收，即使大剂量外用也无全身作用。

静脉用药后在体内分布广泛，蛋白结合率约 20%，血浆半衰期 2~3 小时，约 70% 以原形从尿中排出。肾功能减退患者清除明显减慢，需适当减少给药剂量。血液透析可清除体内药物。肝功能不全患者不需调整给药方案。

【剂型与特征】

注射剂：溶解后呈碱性，因刺激性较强，临床少用。

乳膏剂：局部外用于疱疹疗效快而直接，有皮损先兆或刚出现时尽早开始给药。有一定刺激性，黏膜、眼内及眼周不可用。

【适应证】

1. 局部给药用于口唇或面部单纯疱疹、生殖器疱疹。

2. 静脉滴注适用于严重带状疱疹患者及带状疱疹性脑膜炎、严重疼痛的早期带状疱疹等和免疫功能障碍并发的带状疱疹。

【用法用量】

外用：尽早涂于患处，每天 4~5 次。

静脉滴注，一次 5mg/kg，每 12 小时 1 次，每次滴注时间应持续 1 小时以上，5~7 日为一疗程。

【不良反应】

外用偶见用药局部灼热感、疼痛、瘙痒等。注射部位静脉炎和局部刺激。快速静脉滴注可导致肾小管和集合管损害，并引起血肌酐值升高和肾功能损害，引起肾区疼痛。还有胃肠道反应、血尿、头痛、头晕、双下肢及内踝水肿、手足发热、鼻塞、腹泻和寒战等。

【禁忌证】

对本药及泛昔洛韦过敏者禁用。

【药物相互作用】

1. 与更昔洛韦(静脉滴注)或阿昔洛韦(口服或静脉滴注)合用,抗病毒临床疗效可明显增强。

2. 本药为泛昔洛韦的代谢物,与别嘌醇、西咪替丁、茶碱、地高辛有潜在的相互作用。

【注意事项】

1. 严重免疫功能缺陷者(如艾滋病或骨髓移植患者)慎用。

2. 静脉用药期间应监测肾功能。

3. 因本药刺激性较强,故不应用于黏膜、眼内及眼周。

【FDA 妊娠 / 哺乳分级】

B 级 /L3 级。尚未进行孕妇研究,但在动物生殖性研究中,未见到对胎儿的影响,并且孕妇使用该药品的治疗获益可能胜于其潜在危害,孕妇慎用。哺乳期妇女慎用。

【用药实践】

喷昔洛韦超适应证用药

(1)用于人乳头状瘤病毒引起的宫颈癌的治疗:合适剂量的喷昔洛韦对人乳头状瘤病毒感染引起的宫颈细胞的癌变细胞系有较强的抑制作用,对生长速度较快的鳞状上皮细胞病变(包括尖锐湿疣和癌前增生性病变)有一定的治疗作用。

(2)用于人巨细胞病毒性肺炎的预防:喷昔洛韦粉剂按10mg/kg 加入 0.9% 氯化钠注射液 100ml 静脉滴注,用于器官移植术后、免疫缺陷及低下患者,轻症患者使用 2 周,可有效降低巨细胞病毒性肺炎发病率,治疗费用低,患者依从性好,不良反应轻微,与更昔洛韦效果相似。

(3)用于辅助治疗水痘:联合阿昔洛韦、干扰素注射给药,外用喷昔洛韦乳膏辅助治疗水痘,皮疹止痒时间及结痂时间明显缩短。

泛昔洛韦 Famciclovir

【其他名称】

海正韦克,丽珠风,泛思天。

【药物特征】

泛昔洛韦是喷昔洛韦的二乙酰酯化物,口服后在小肠壁和肝脏内迅速转变为喷昔洛韦,生物利用度为 75%~77%,主要分布于组织中。多数通过肾小管的分泌和肾小球的滤过以原形由尿排出。

【适应证】

用于治疗带状疱疹和原发性生殖器疱疹。

【用法用量】

成人:口服,0.25g,q8h。疗程:带状疱疹 7 天;原发性生殖器疱疹 5 天。肾功能不全患者应根据肾功能状况调整单次剂量或给药频次(表 6-2-4)。

表 6-2-4　肾功能不全患者泛昔洛韦口服给药方案

肌酐清除率(ml/min)	服药剂量频次
≥ 60	0.25g, 每 8 小时 1 次
40~59	0.25g, 每 12 小时 1 次
20~39	0.25g, 每 24 小时 1 次
< 20	0.125g, 每 48 小时 1 次

【不良反应】

常见头痛和恶心,尚可见:①神经系统:头晕、失眠、嗜睡、感觉异常等;②消化系统:腹泻、腹痛、消化不良、厌食、呕吐、便秘、胀气等;③全身反应:疲劳、疼痛、发热、寒战等;④其他反应:皮疹、皮肤瘙痒、鼻窦炎、咽炎等。

【药物相互作用】

1. 本品与丙磺舒或其他主要由肾小管主动排泄的药物合用时，可能导致血浆中喷昔洛韦浓度升高。

2. 与其他由醛类氧化酶催化代谢的药物可能发生相互作用。

3. 食物对生物利用度无明显影响。

【注意事项】

1. 本品对预防生殖器疱疹的复发，眼部带状疱疹、播散性带状疱疹及免疫缺陷患者疱疹的疗效尚未得到确认。

2. 肝功能代偿的肝病患者无需调整剂量，尚未对肝功能失代偿的肝病患者进行药代动力学研究。

3. 18岁以下患者使用本品的安全性和有效性尚未确定。

4. 65岁以上老人服用本品后的不良反应的类型和发生率与年轻人相似，但服药前要监测肾功能以及及时调整剂量。

【FDA妊娠/哺乳分级】

B级/L3级。怀孕大鼠和家兔服用本品后对其胎仔发育未见异常，但缺乏人类临床资料，孕妇使用本品需充分权衡利弊。大鼠实验证实本品的前体喷昔洛韦在乳汁中的浓度高于血浆浓度，但是否经人乳分泌尚无定论，哺乳期妇女使用本品应停止哺乳。

其他信息参见喷昔洛韦。

（焦胜春　魏　雯）

第三节　抗肝炎病毒药物

一、概述

病毒性肝炎是人类肝炎的主要类型之一，现已知有5种病毒可引起，均具有一定的传染性，对人类健康造成了极大的危害。其中以甲型病毒性肝炎、乙型病毒性肝炎（简称乙型肝炎）和丙型病毒性肝炎（简称丙型肝炎）最为常见。

（一）甲型病毒性肝炎

甲型病毒性肝炎是自限性疾病，通过消化道传播，以急性肝炎为主，无慢性化，预后好，以对症及支持治疗为主。在此不再赘述。

（二）乙型病毒性肝炎

乙型肝炎是由乙型肝炎病毒（HBV）引起，通过血液传播的疾病，是肝硬化和肝细胞癌的最常见致病因素，给人类生命和健康带来严重威胁。其发病机制复杂，许多致病环节至今仍未阐明，但病毒持续复制和机体免疫清除反应是发病的两个基本因素，抗病毒治疗是清除 HBV、减少并发症、防止肝纤维化和肝癌的根本措施。

在我国，通过阻断母婴传播，为新生儿接种乙肝疫苗，大幅降低了人群的 HBV 感染率。表面抗体阴性者也可通过接种乙肝疫苗获得抗体，免于 HBV 的感染。

治疗乙型肝炎的抗病毒药物分两大类。广谱抗病毒药物干扰素 α 是最早用于 HBV 治疗的一类抗病毒药物，包括重组人干扰素 α、聚乙二醇干扰素等。通常治疗周期为 48 周，因病毒基因型的不同、患者的个体差异，获得持续病毒学应答（SVR）率也有所不同。

另一类抗病毒药为核苷类似物（NAs），主要有拉米夫定（LAM）、阿德福韦酯（ADV）和恩替卡韦（ETV），其作用靶点为 HBV 的 DNA 聚合酶 / 反转录酶。服药期间可抑制 HBV 的复制，减轻机体免疫清除反应，从而保护肝细胞不被破坏。但通常难以清除病毒，需要长期持续用药以抑制病毒复制。长期服药，可持续抑制 HBV 的复制，减轻机体免疫清除反应，从而保护肝细胞被破坏。

但拉米夫定长期应用可引起 *HBV-YMDD* 基因序列的变异，导致 HBV 耐药；阿德福韦酯抗病毒作用较弱，起效慢，但 HBV 耐药率低，且对拉米夫定耐药株仍有效，与阿德福韦酯联用可减少拉米夫定耐药株的出现。恩替卡韦迄今尚未报告耐药株，对前两者耐药者仍可服用，但敏感性略降低。阿德福韦酯、替诺福韦等长期使用警惕肾功能不全或低磷性骨病。替诺福韦酯与阿德福韦酯在长期使用时，均应警惕肾功能不全或低磷性骨病。对核苷酸类似物抗病毒药发生耐药者，可改用 PEG-IFNα。

对于儿童慢性乙型肝炎，抗病毒药物的选择仍然很有限。除了普通干扰素、拉米夫定广泛用于患儿外，阿德福韦酯也被美国批准用于 12 岁以上患者。

耐药的预防和处理：严格评估患者是否需要抗病毒治疗：对于肝脏炎症病变轻微、难以取得持续应答的患者（如 ALT 正常、HBeAg 阳性的免疫耐受期），特别是当这些患者年龄 < 30 岁时，不宜选用核苷类似物开始抗病毒治疗。初治时优先推荐恩替卡韦或替诺福韦酯（TDF）。治疗中定期检测 HBV-DNA 以及时发现原发性无应答或病毒学突破。一旦发生病毒学突破，需要进行基因型耐药的检测，并尽早给予挽救治疗，换药方案见表 6-3-1。

表 6-3-1 核苷类似物治疗乙型肝炎耐药后的换药方案

耐药情况	换药方案
LAM 或替比夫定（LDT）或 ETV 耐药	换用 TDF，或加用 ADV
ADV 耐药，之前未使用 LAM	换用 ETV，或 TDF
治疗 LAM/LDT 耐药时出现对 ADV 耐药	换用 TDF，或 ETV+ADV
发生多耐药（A181T+N236T+M204V）	ETV 联合 TDF，或 ETV+ADV

（三）丙型病毒性肝炎

丙型肝炎是由丙型肝炎病毒（HCV）引起的一种主要经血液传播的慢性进展性肝脏疾病。HCV 感染约有一半以上转化为慢性感染，进而导致肝脏慢性炎症坏死及纤维化，部分患者可发展为肝硬化甚至肝细胞癌。其疾病进展与 HCV 的病毒复制活跃有密切关系，经抗病毒治疗后能获得持续病毒学应答（SVR）者，绝大多数可达到临床治愈的目标，能有效地控制病毒的复制和肝脏的炎症活动，阻断或减缓疾病的进展。

目前慢性丙型肝炎抗病毒治疗的首选方案是聚乙二醇干扰素 α（PEG-INFα）联合利巴韦林（RBV），简称"PR 方案"；其次是普通 IFN-α 与 RBV 联合疗法，均优于单用干扰素治疗。HCV基因易变异，目前可至少分为 6 个基因型及多个亚型，1b 和 2a基因型在我国较为常见，其中以 1b 型为主，其次为 2 型、3 型和 6 型。依病毒基因型不同，PR 方案的治疗时间和成功率有所不同，1 型患者疗程为 48 周，SVR 率约 50%；2 型患者疗程 24周，SVR 率可以高达 80%；其他基因型患者的持续病毒学应答（SVR）率介于两者之间。

HCV 基因组为单股正链 RNA，含有的开放读码框编码10 余种结构和非结构（NS）蛋白，其中 NS3/4A、NS5A/5B 是目前直接抗病毒药物（DAA）的主要靶位。近年来，已上市包括NS3/4A 蛋白酶抑制剂、NS5A 抑制剂、NS5B 聚合酶抑制剂等直接特异性作用于 HCV，用于丙型肝炎的治疗。与 PR 疗法不同，DAA 直接作用于病毒蛋白，HCV-RNA 迅速降低甚至低于检测下限。疗程可缩短至 12~24 周，药物不良反应减少，患者治疗过程中耐受性更好。据病毒基因型及既往治疗史、疾病状态等，可选择 PEG-IFN/RBV/DAA 的三联疗法，或不含干扰素的DAA/RBV 二联治疗，SVR 率均有明显提高。尤其是不需干扰素的全口服方案，简便，耐受性好，提高了患者依从性，为不适合 PR 方案或 PR 方案治疗失败的丙型肝炎患者带来了希望。

二、药物使用精解

拉米夫定 Lamivudine

【其他名称】

贺甘定、拉咪呋啶、贺普丁、益平维。

【药物特征】

本品为核苷类抗乙型肝炎药物,在体内转化成活性形式拉米夫定三磷酸盐,既是 HBV-DNA 聚合酶的弱抑制剂,亦是此酶的底物。拉米夫定三磷酸盐嵌入到病毒 DNA 链中,阻断病毒 DNA 的合成,能迅速抑制 HBV 复制,其抑制作用持续于整个治疗过程。长期应用可减轻肝脏坏死炎症性改变并阻止肝纤维化的进展。拉米夫定对哺乳动物 DNA 聚合酶 α 和 β 的抑制作用微弱,不良反应较轻。餐前或餐后服用均可。

口服后吸收迅速,达峰时间为 0.5~1 小时,绝对生物利用度稳定在 80%~85%,其血浆消除半衰期为 5~7 小时。拉米夫定三磷酸盐在肝细胞中的半衰期为 17~19 小时。大部分药物以原形经肾脏排泄,仅 5%~10% 以反式亚砜(反式硫氧化物的衍生物)的形式从尿中排泄。有肾功能损害的患者,本药在全身各系统的停留时间和清除半衰期都会延长。

【剂型与特征】

片剂:每片 100mg 或 150mg,携带、服用方便,但尚无用于儿童的经验。

溶液剂:5mg/ml 或 10mg/ml,调整剂量方便,可用于儿童。

【适应证】

1. 用于伴有谷丙转氨酶(ALT)升高和病毒活动复制的、肝功能代偿的成年慢性乙型肝炎患者的治疗。

2. 用于治疗 HIV 感染时,应与其他抗反转录病毒类药物合用。

【用法用量】

1. 成人 口服给药。用于慢性乙型肝炎治疗：一次 100mg，qd。用于 HIV 感染：一次 150mg，bid。

2. 12 岁以下患者 一日 8mg/kg，因儿童口服本品生物利用度较低，应增加剂量。

3. 肾清除功能下降者，应根据肌酐清除率调整减量服用，具体见表 6-3-2。中度或重度肝脏损害的患者不必调整用药剂量。

表 6-3-2 拉米夫定口服溶液肾功能不全患者的剂量调整

肌酐清除率	首剂	维持剂量
30~50ml/min	100mg，qd	50mg，qd
15~30ml/min	100mg，qd	25mg，qd
5~15ml/min	35mg，qd	15mg，qd
< 5ml/min	35mg，qd	10mg，qd

4. 用于慢性乙型肝炎疗程

（1）HBeAg(＋)患者：连续服药至少 1 年，在治疗后发生 HBeAg 血清转换，HBV-DNA 转阴，ALT 正常，经过连续 2 次至少间隔 3 个月检测确认疗效巩固，可考虑终止治疗。

（2）如果治疗期间 HBV-DNA 和 ALT 仍持续在治疗前水平以上，HBeAg 阳性患者未出现血清转换，提示治疗无效，可考虑终止治疗。

（3）HBeAg(－)患者：尚未确定合适的疗程，在发生 HBsAg 血清转换或治疗无效者，可以考虑终止治疗。

（4）对于有肝脏组织学检查等其他临床指征显示病情进展合并肝功能失代偿或肝硬化的患者，不宜轻易停药，并应加强对症保肝治疗。

（5）出现 YMDD 变异的患者，如果其 HBV-DNA 和 ALT 水平仍低于治疗前，可在密切观察下继续用药，必要时加强支持治疗。如果其 HBV-DNA 和 ALT 持续在治疗前水平以上,应加强随访,在密切监察下适当调整。

【不良反应】

患者对本药有很好的耐受性,少有不良反应发生。

1. 最常见的不良事件为不适和乏力、呼吸道感染、头痛、腹部不适和腹痛、恶心、呕吐和腹泻,偶有皮疹。

2. 罕见的严重不良事件包括乳酸酸中毒和伴有脂肪变性的严重肝大、胰腺炎。

3. 本药的长期应用存在耐药性(病毒变异)可能。部分患者在长期接受治疗中可能出现 HBV 反跳,即患者的血清 HBV-DNA 重新升高。

【禁忌证】

对本药及其药物辅料过敏者禁用。

【药物相互作用】

1. 拉米夫定与具有相同排泄机制的药物(如更昔洛韦、膦甲酸钠和甲氧苄啶等)合用,导致本药血药浓度明显增加,不宜合用。

2. 拉米夫定与扎西他滨同用,因两者都是胞嘧啶类似物,它们的细胞内磷酸化过程会竞争相同的酶。

3. 拉米夫定与干扰素 α 同用,两者之间无药代动力学的相互作用。

【注意事项】

1. 肾功能不全者、未确诊或未治疗过的 HIV 感染者须慎用。

2. 拉米夫定不是一种可以根治乙型肝炎的药物。患者必须在有乙型肝炎治疗经验的专科医生指导下用药,不能自行停药,并需在治疗中进行定期监测。至少应每 3 个月测 1 次 ALT 水平,每 6 个月测 1 次 HBV-DNA 和 HBeAg。

3. 治疗过程中要监督患者的依从性。停止使用本药后,应对患者进行严密的观察,因为有少数患者可能有肝炎病情加重的危险。若发生肝炎恶化,应考虑重新开始使用本药治疗。

4. 服用本药治疗期间,并不能防止乙型肝炎病毒通过性接触或血源性传播方式感染其他人,故仍应采取适当防护措施。

5. 本药停药后,容易反跳,因此停药期间,每月复查血清ALT 水平。如正常,则每 3 个月检测 1 次 HBeAg 或 HBV-DNA,如果由阴性转为阳性,则必须要重新开始新一轮治疗。

6. 随拉米夫定治疗时间的延长,在部分患者中可检测到乙型肝炎病毒的 *YMDD* 变异株,这种变异株对拉米夫定的敏感性下降。如果患者的临床情况稳定,HBV-DNA 和 ALT 水平仍低于治疗前,可继续治疗并密切观察。若肝炎复发(HBV-DNA 和ALT 水平回升到治疗前水平或以上)应考虑调整治疗方案,如换药或联合用药。

7. 对于并发 HIV 感染,但不需要抗反转录病毒治疗的患者,如单用拉米夫定治疗慢性乙型肝炎,有出现 HIV 突变的可能。

【FDA 妊娠 / 哺乳分级】

C 级 /L2 级。动物研究证明对胚胎有毒副作用,但人类未进行充分研究,孕妇禁用。本药可经分泌,乳汁药物浓度与血浆相当,服药期间不宜哺乳。

【用药实践】

使用拉米夫定不能突然停药。拉米夫定治疗慢性乙型肝炎(CHB)未达停药标准而停药者,极易复发;治疗前已有严重肝损害或原有肝硬化者,复发后可致肝衰竭;达到停药标准遵医嘱停药后,仍有少数病例复发。

阿德福韦 Adefovir

【其他名称】

名正、阿甘定、贺维力。

【药物特征】

阿德福韦是一种单磷酸腺苷的无环核苷类似物,在细胞激酶的作用下被磷酸化为活性代谢产物阿德福韦二磷酸盐。阿德福韦二磷酸盐通过下列两种方式来抑制 HBV-DNA 聚合酶（反转录酶）：一是与自然底物脱氧三磷酸腺苷竞争，二是整合到病毒 DNA 后引起 DNA 链延长终止。

阿德福韦酯口服给药后，可迅速被吸收转化为阿德福韦，生物利用度约为 59%，2 小时达到峰浓度，血清蛋白结合 ≤ 4%，可分布到分布肾、肝、肠道等多数组织，$t_{1/2}$ 约 10 小时。阿德福韦不是细胞色素 P450 酶系的底物、抑制剂，与其他药物相互作用较少。阿德福韦通过肾小球滤过和肾小管主动分泌的方式经肾脏排泄。

在含拉米夫定耐药相关变异 HBV 的患者中，阿德福韦酯也显示了敏感性降低，与阿德福韦耐药相关突变的 HBV 对拉米夫定的敏感性降低 3 倍。

【剂型与特征】

本品目前有片剂和胶囊两种剂型。10mg，服药不受进食影响，餐前或餐后口服均可。

【适应证】

用于治疗乙型肝炎病毒活动复制和血清转氨酶升高的肝功能代偿的成年慢性乙型肝炎患者。

【用法用量】

1. 成人　一次 10mg，一日 1 次口服。

2. 肾功能不全患者　肌酐清除率 30~49ml/min，每 48 小时服药 1 次；肌酐清除率 10~29ml/min，每 72 小时（服药 1 次），透析后服药 10mg，7 天服药 1 次。

3. 疗程　治疗的最佳疗程尚未确定。HBeAg 转阴后，继续 6 个月治疗，可停药随访；HBeAg 阴性者，应长期服药治疗。临床试验结果表明，HBeAg 阳性慢性乙型肝炎患者口服阿德福韦酯可明显抑制 HBV DNA 复制，促进 ALT 复常、改善肝组织炎性坏死和纤维化。

【不良反应】

常见不良反应为乏力、头痛、发热、腹痛、恶心、腹泻和消化不良。少见肝区不适、肝功能异常、血小板减少、红细胞下降、肌酸激酶升高、血清淀粉酶升高等。长期服药患者应警惕可逆性血清肌酐升高、低磷血症、肾功能不全和低磷性骨病,特别是范科尼综合征的发生。

【禁忌证】

对阿德福韦酯及辅料过敏者禁用。

【药物相互作用】

1. 阿德福韦酯和拉米夫定合用时,两种药物的药代动力学特征都不改变。

2. 与经肾小管主动分泌的药物合用时应当慎重,可能会引起本药或合用药物的血清浓度升高。

【注意事项】

1. 患者停止乙型肝炎治疗会发生肝炎急性加重,包括停止使用阿德福韦酯。因此,停止乙肝治疗的患者应密切监测肝功能,若必要,应重新进行抗乙型肝炎治疗。

2. 对于肾功能障碍或潜在肾功能障碍风险的患者,使用阿德福韦酯长期治疗会导致肾毒性。这些患者应密切监测肾功能并适当调整剂量。

3. 长期口服阿德福韦酯,可能会对慢性乙型肝炎患者合并感染的 HIV 产生耐药。

4. 阿德福韦酯单用或合用核苷类似物类药物,可能会导致乳酸酸中毒和严重的伴有脂肪变性的肝大,严重者将会危及生命。

5. 患者服药期间应当至少每 6 个月 1 次监测乙型肝炎相关生化指标、病毒学指标和血清标志物。

【FDA 妊娠 / 哺乳分级】

C 级 /L4 级。孕妇只有在潜在的受益肯定大于对胎儿的风险时才能考虑使用阿德福韦酯。尚不知是否分泌到乳汁，哺乳期妇女用药期间应避免授乳。

【用药实践】

1. 警惕阿德福韦酯的低磷血症及骨软化风险　由于阿德福韦酯可导致低血磷性骨软化症，甚至出现范科尼综合征，对长期服用阿德福韦酯的老年人、饮酒以及合并其他慢性病者，用药期间应定期监测血磷、ALP、肾功能、尿常规，一旦确诊阿德福韦酯致低血磷性骨软化症，应立即停药或换用其他抗病毒药物，并口服中性磷溶液、钙剂及活性维生素 D_3。

2. 长期服用阿德福韦酯应答不理想者应进行耐药检测　虽然相关指南已明确建议对拉米夫定应答不佳或耐药患者加用阿德福韦酯联合治疗，但在临床实践中仍屡见单药序贯治疗的患者。这提示在临床实践中应避免低耐药屏障药物序贯治疗。对于长期阿德福韦酯治疗应答不理想的患者，即使未出现病毒学突破，也应酌情考虑进行耐药检测。

3. 拉米夫定耐药者可联合阿德福韦酯治疗 CHB　联合应用 ADV 对于 LAM 耐药的慢性乙型肝炎患者，能有效抑制 HBV-DNA，达到临床抗病毒预期效果，且联合用药者对 ADV 的耐药发生率更低。

4. 药物过量的处置　阿德福韦酯安全性较高，有报道口服25~50 倍常规剂量的阿德福韦酯，仅发现轻、中度胃肠道反应。药物过量者可通过血液透析清除体内药物。

恩替卡韦 Entecavir

【其他名称】

博路定、恩甘定。

【药物特征】

恩替卡韦为鸟嘌呤核苷类似物，在体内经磷酸化后转化为具有活性的三磷酸盐形式，通过与 HBV 聚合酶的天然底物脱氧鸟嘌呤核苷三磷酸竞争,可抑制 HBV 聚合酶和反转录酶。主要通过抑制 HBV-DNA 聚合酶的启动,抑制前基因组 mRNA 的负链反转录,抑制 HBV-DNA 正链的合成,从而抑制 HBV 复制。除抑制 HBV-DNA 聚合酶的启动外,本药的作用机制与其他核苷类似物基本相同。

口服用药后,迅速被吸收,0.5~1.5 小时达到峰浓度。每天给药 1 次,6~10 天后可达稳态。广泛分布于各组织,血浆蛋白结合率为 13%,主要通过肾脏清除,代谢产物主要为葡萄糖醛酸苷结合物和硫酸结合物。恩替卡韦不是细胞色素 P450 (CYP450)酶系统的底物、抑制剂或诱导剂,与其他经 CYP450 代谢的药物相互作用少。

对拉米夫定和替比夫定耐药的病毒株,可能对恩替卡韦的敏感性降低,但与阿德福韦交叉耐药不明显。

【剂型与特征】

片剂和胶囊:与食物同服会导致药物吸收的轻微延迟,C_{max} 降低 40%,AUC 降低约 20%,因此本品应空腹服用。

【适应证】

治疗病毒复制活跃、谷丙转氨酶(ALT)持续升高或肝脏组织学显示有活动性病变的慢性乙型肝炎。

【用法用量】

口服给药。

1. 成人 治疗慢性乙型肝炎,0.5mg,qd,餐前或餐后至少 2 小时空腹服用;用于拉米夫定治疗无效或出现耐药突变者,1mg,qd。肝功能不全时不需调整用量。

2. 16 岁以下患儿用药的安全性和有效性尚未建立。

3. 老年患者可能有肾功能减退,需减量。

4. 肾功能不全患者 可根据肌酐清除率调整剂量。透析时剂量:血液透析或非卧床持续性腹膜透析者 0.15mg,qd;对拉米夫定耐药者 0.3mg,qd。血液透析者应在透析后给药。

【不良反应】

可能出现类过敏反应、脱发、皮疹、转氨酶升高。偶有乳酸酸中毒报道，多和失代偿期肝病或其他严重疾病或药物暴露相关。

【禁忌证】

对本药过敏者禁用。

【药物相互作用】

1. 恩替卡韦主要通过肾脏清除，若同时服用降低肾功能或竞争性通过肾小球主动分泌的药物，可能增加这两类药物的血药浓度。

2. 本药与拉米夫定、阿德福韦、替诺福韦合用时，未发现各自的稳态药动学改变。

3. 本药代谢不依赖细胞色素 P450 系统，在与 CYP450 酶有关（抑制、诱导、底物等）的药物同服时，未见各自的药动学改变。

【注意事项】

1. 慎用于下述人群：①接受肝移植者；②脂肪性肝大者；③肾功能损害者（肌酐清除率 < 50ml/min）；④乳酸酸中毒者。

2. 本药不能降低经性接触或污染血源传播 HBV 的危险性，故用药同时仍需采取适当防护措施干预疾病传播。

3. 用药前后及用药时应当检查或监测　①用药期间及停止治疗后的几个月内，应严密监测肝功能（可能出现严重的乙型肝炎急性加重）；②对曾用过或正在使用可影响肾功能的免疫抑制药（如环孢素或他克莫司）的肝移植患者，治疗前和治疗期间均应监测肾功能。

【FDA 妊娠 / 哺乳分级】

C 级 /L4 级。动物研究显示，本药有致畸性或胚胎毒性，但尚无人体研究数据。孕妇用药应权衡利弊后决定。哺乳动物（大鼠）试验研究显示本药可泌入乳汁，但缺乏人类的安全性资料，不推荐哺乳期妇女使用。

【用药实践】

1. 恩替卡韦与阿德福韦酯序贯方案可治疗慢性无应答乙型病毒性肝炎患者　阿德福韦酯、恩替卡韦均可出现不同程度的耐药率，而阿德福韦酯与恩替卡韦联合用药可以从不同位点达到抑制病毒反转录酶活性的效果，抗病毒作用有所增强，从而抑制 HBV 复制效果。故恩替卡韦与阿德福韦酯序贯方案治疗慢性无应答乙型病毒性肝炎患者，具有抗病毒效果好、较强抑制 HBV-DNA 复制的作用，不良反应少，成为临床首选的治疗方案。

2. 恩替卡韦用药注意事项　应空腹服用恩替卡韦（餐前或餐后 2 小时），最好每天固定在一个时间点，便于记住服药时间，也有利于疗效。同时应注意休息、合理营养。抗病毒治疗是一个长期的过程，必须坚持长期服药，定期随访，包括复查肝功能、血常规、尿常规、病毒血清学指标（如 HBeAg、HBV-DNA 等）、甲胎蛋白（AFP）等，病情变化及时就诊和治疗，有效改善预后，保障乙型肝炎患者的生存质量。

3. 阿德福韦酯耐药后加用恩替卡韦治疗 CHB 疗效优于加用拉米夫定　阿德福韦酯耐药后加用恩替卡韦联合抗病毒治疗疗效优于加用拉米夫定联合治疗，能够强效抑制病毒复制，可能降低耐药发生率，但不能明显提高 HBeAg 血清学转换率。

4. 药物过量的处置　健康人群单次口服 40mg 或多次给药（20mg/d，连服 14 天）后，未观察到不良发生增多。如发生药物过量，须监测患者毒性指标，必要时给予支持治疗。

富马酸替诺福韦酯 Tenofovir disoproxil fumarate

【其他名称】
韦瑞德。

【药物特征】
替诺福韦是核苷酸类反转录酶抑制剂（NRTIs），通过抑制病毒 DNA 反转录酶的活性抑制病毒复制,可有效对抗多种病毒,主要用于 HIV 感染(艾滋病)、乙型肝炎的抗病毒治疗。

富马酸替诺福韦酯具有水溶性,可被迅速吸收并降解成替诺福韦,然后被转变为活性产物替诺福韦双磷酸盐。空腹口服生物利用度大约为 25%,与高脂肪餐同服时生物利用度可增加约 40%。给药后 1~2 小时内替诺福韦达血药峰值 C_{max}。血浆蛋白结合率小于 10%。替诺福韦不是 CYP450 酶的底物,与其他药物间相互作用的可能性很小。替诺福韦双磷酸盐的胞内半衰期约为 10 小时,终末半衰期大约为 17 小时。主要经肾小球滤过及肾小管主动清除排泄,70%~80% 以原形经尿液排出体外,与其他通过肾脏被清除的药物可能产生清除方面的竞争。

【剂型与特征】

富马酸替诺福韦酯片 300mg,每天只需服药 1 次,与食物(高脂肪餐)同服时生物利用度可增加约 40%。

【适应证】

1. 与其他抗反转录病毒药物联用,用于治疗成人 HIV-1 感染。

2. 用于治疗成人和 ≥ 12 岁的儿童 CHB 患者。也可用于既往接受过治疗且证实拉米夫定耐药者 CHB 的治疗。

【用法用量】

1. 成人　300mg,一日 1 次口服。

2. 肾功能障碍患者须根据肌酐清除率调整剂量　对轻度肾功能损害的患者没有必要调整剂量(肌酐清除率 50~80ml/min)。肌酐清除率 30~49ml/min,300mg,每隔 48 小时服药 1 次;肌酐清除率 10~29ml/min,300mg,一周 2 次;血液透析患者,一周 1 次或共透析 12 小时后给药 1 次。

【不良反应】

1. 一般不良反应　有乏力、恶心、腹泻、呕吐和胃肠胀气以及皮疹、瘙痒、肝酶升高。

2. 严重不良反应 可见低磷血症、乳酸酸中毒(严重肝大伴脂肪变性)、腹痛、淀粉酶升高和胰腺炎。

3. 肾脏功能异常患者易导致急性肾衰竭、范科尼综合征、近端肾小管病变、蛋白尿、肌酐升高、急性肾小管坏死、肌病和骨软化症等。

【禁忌证】

禁用于对本品任何一种成分过敏的患者。

【药物相互作用】

1. 替诺福韦与其他药品之间存在由 CYP450 介导的相互作用的可能性很小。

2. 与去羟肌苷合用时,后者的最大血清浓度(C_{max})和血浆浓度 - 时间曲线下面积(AUC)显著升高,可能导致与去羟肌苷相关的不良事件,包括胰腺炎和肾病。与本药合用时去羟肌苷的剂量应当由 400mg 减至 250mg,或停用去羟肌苷。

3. 与能够导致肾功能减低或与肾小管主动清除竞争的药物合用时,可能使替诺福韦的血清浓度升高和(或)其他经肾脏清除的药物浓度增高,这些药物包括但不限于阿德福韦酯、西多福韦、阿昔洛韦、万乃洛韦、更昔洛韦和缬更昔洛韦。

【注意事项】

1. 既往发生过乳酸酸中毒(严重肝大伴脂肪变性)者禁用。

2. 本品可能引起肾功能损害,服药期间应定期监测。

3. 本品尚无儿童应用的经验,故不推荐。

【FDA 妊娠 / 哺乳分级】

B 级 / 尚不明确。尚缺乏在孕妇的用药经验,不建议应用,除非获益明显大于潜在风险。动物(大鼠)试验研究显示本药可泌入乳汁,尚不清楚该药物在人类乳汁中的分布,建议服药母亲停止哺乳。

【用药实践】

警惕 TDF 的肾毒性 由于 TDF 会影响肾小球滤过和造成

肾小管损伤,患者用药前需评估风险,其危险因素主要有:年龄增加、低体重、低的 CD_4^+ T 淋巴细胞计数、糖尿病、高血压、HCV 感染、基础肾功能下降、合用托那韦增强的蛋白酶抑制剂及其他肾毒性药物等。美国传染病协会推荐对接受 TDF 治疗的患者应至少每 6 个月检测 1 次肾功能,并用同一种方法监测肾小球滤过率变化,同时关注血磷、尿蛋白和尿糖变化。但是,为谨慎起见,Hall 等认为在用药第 1 年内,最好每 3 个月监测 1 次肾功能以便及早发现肾功能急剧恶化的情况,此后每年监测 2 次。

重组人干扰素 α IFN-α

【其他名称】

安达芬、运德素、凯因益生、安福隆、奥平、尤靖安、辛复宁。

【药物特征】

重组人干扰素 α 是通过基因重组技术得到的高纯度、高活性的制剂,与天然型具有相同的分子结构和生物学作用。它们的抗病毒效果大致相同。根据个别氨基酸的不同,重组人干扰素 α 制剂可以分为 α-2a 及 α-1b、α-2b 等 3 种,主要用于肝功能代偿期的慢性乙型肝炎、丙型肝炎的患者,尖锐湿疣等病毒感染性疾病的治疗。还用于毛细胞白血病、慢性粒细胞白血病等肿瘤。

重组人干扰素 α 单次皮下注射后约 4 小时血药浓度达峰,吸收半衰期约 2 小时,广泛分布于各脏器,于注射局部含量最高,其次为肾、脾、肺、肝、心、脑及脂肪组织。后在体内缓慢降解,消除相半衰期约 4 小时,少量原形药物从尿、粪、胆汁中排泄。

【剂型与特征】

各种重组人干扰素 α 制剂均需 2~8℃冷藏保存。

重组人干扰素 α 注射剂用于抗病毒治疗均为肌内或皮下注射。

重组人干扰素 α 栓剂、阴道泡腾胶囊局部用药。

重组人干扰素 α 凝胶局部涂抹病毒感染病变处。

【适应证】

1. 适用于治疗成人慢性乙型肝炎（限肝功能代偿期）；可与利巴韦林联用，治疗之前未接受过治疗的慢性丙型肝炎（限肝功能代偿期）成年患者。还适用于尖锐湿疣、带状疱疹。

2. 用于治疗某些肿瘤，如毛细胞白血病、慢性粒细胞白血病、淋巴瘤、卡波西肉瘤、恶性黑色素瘤等。

3. 栓剂、凝胶、喷雾剂等均为局部外用于皮肤、黏膜病毒感染性疾病。

【用法用量】

1. 慢性乙型肝炎、慢性丙型肝炎　肌内或皮下注射，300 万~600 万 IU/d，4 周后改为 3 次/周注射。连用 16 周以上，可根据患者的具体情况而调整剂量。

2. 尖锐湿疣　可单独应用，肌内注射，100 万~300 万 IU/d，连用 4 周。也可与激光或电灼等合用，一般采用疣体基底部注射，一次 100 万 IU。

3. 带状疱疹　肌内注射，100 万 IU/d，连用 6 天，同时口服阿昔洛韦。医生可根据患者的具体情况而调整剂量。

4. 栓剂、凝胶、喷雾剂等均为局部外用。

【不良反应】

1. 使用本品最常见的不良反应有发热、寒战、乏力、头痛、肌肉酸痛、厌食等类似流感样症状，常在用药初期出现，通常这些症状随着继续用药或调整剂量而减缓。加服解热镇痛药（对乙酰氨基酚等）可以减轻或消除这些症状。

2. 常见的血液学指标异常有白细胞减少、血小板减少、凝血功能障碍等。通常在停药后可恢复。

3. 其他不良反应　腹泻、恶心、呕吐、转氨酶增高、眩晕、感觉异常、运动失调、精神错乱、焦虑、抑郁、嗜睡、脱发、皮疹、瘙痒、注射部位反应和发炎等。

4. 一旦发生过敏反应,应立即停止用药,并给予适当的治疗。如出现患者不能忍受的严重不良反应时,应减少剂量或停药,并给予必要的对症治疗。

【禁忌证】

1. 禁用于干扰素制品过敏者。

2. 有心绞痛、心肌梗死病史以及其他严重心血管病史者禁用。

3. 有严重的肝、肾及骨髓功能异常的患者,包括失代偿期肝硬化患者禁用。

4. 癫痫、精神病史(如精神分裂症或严重抑郁症等)和其他中枢神经系统功能紊乱者禁用。

5. 禁用于未控制的自身免疫性疾病、伴有严重感染、视网膜疾病等。

【药物相互作用】

IFN-α 禁止与替比夫定(LDT)合用,避免引起末梢神经病。

【注意事项】

1. 甲状腺疾病、未有效控制的糖尿病、重症高血压、脑血管疾病、老年癌症晚期患者慎用。

2. 治疗前中性粒细胞计数 $< 1.5 \times 10^9/L$ 和(或)血小板计数 $< 90 \times 10^9/L$ 的患者慎用。治疗期间应监测患者血常规,中性粒细胞和(或)血小板计数降低者,适当减量待恢复后,则逐渐增加至原量。中性粒细胞计数 $\leq 0.5 \times 10^9/L$ 和(或)血小板 $< 25 \times 10^9/L$,则应暂停使用 IFN-α。对中性粒细胞明显降低者,可试用粒细胞集落刺激因子(G-CSF)或粒细胞巨噬细胞集落刺激因子(GM-CSF)治疗。

3. 精神障碍的患者,应密切注意患者反应。临床应用 IFN-α 时应密切观察患者的精神、情绪;可表现为抑郁、妄想和重度焦虑等精神病症状。对症状严重者,应及时停用 IFN-α,必要时会同精神心理方面的专科医师进一步诊治。

4. 心血管病患者,治疗前及治疗期中都应作心电图检查,根据用药反应必要时调整剂量或停用。

5. 自身免疫现象 一些患者可出现自身抗体,仅少部分患者出现甲状腺疾病、糖尿病、血小板减少、银屑病、白斑、类风湿关节炎和系统性红斑狼疮样综合征等,应密切监护,严重者应停药。

【FDA妊娠/哺乳分级】

C级/L3级。

1. 动物实验未发现有胚胎致畸等毒性,也未发现对幼年动物的生长产生影响,但人类尚缺乏足够多的临床资料,孕妇用药经验有限,禁用于妊娠或短期内有妊娠计划。只有当用药对母体的益处大于对胎儿的潜在危险时方可谨慎使用。

2. 重组人干扰素 α 是否经母乳分泌尚不清楚,哺乳期妇女须权衡利弊,来决定是否终止哺乳或终止用药。

【用药实践】

干扰素超适应证用药。

1. 用于治疗宫颈病变 IFN-α 具有多重免疫调节作用,可增强巨噬细胞的吞噬作用,增强淋巴细胞对靶细胞的特异性细胞毒性,增强天然杀伤细胞功能,抑制肿瘤增生。还能调节机体内黄体酮与雌二醇水平,促进组织修复、再生,改善阴道环境,降低局部雌二醇水平。

2. 用于治疗儿童手足口病 手足口病应用 IFN-α2b 可以达到阻止病毒增殖、加快病毒清除、促进疾病恢复的目的。且其具有良好的安全性和耐受性,不良反应少。

聚乙二醇干扰素 α PEG-IFN-α

【其他名称】

派罗欣(PEG-IFN-α2a)、佩乐能(PEG-IFN-α2b)。

【药物特征】

由单聚乙二醇化的 IFN-α 组成。聚乙二醇分子量大且无活性，使 IFN-α 吸收更缓慢，在体内代谢、清除更缓慢，血药浓度更稳定，半衰期更长，避免了普通干扰素用药后的大幅浓度波动，疗效得到大幅提高。每周 1 次用药更方便，患者的用药依从性明显提高。另外一方面，由于有了聚乙二醇的保护作用，减少了干扰素与免疫细胞的直接接触，其免疫原性降低，不良反应更少。

PEG-IFN-α 皮下给药之后，生物利用度为 61%~84%，与 IFN-α2a 相似。主要分布在血液和细胞外液中，还分布在肝脏、肾脏和骨髓中。血清峰浓度（C_{max}）出现在用药后 15~44 小时，C_{max} 和 AUC 测量呈剂量相关性增加。平均消除半衰期约 40 小时，可维持达 48~72 小时，在患者体内持续作用 168 小时。主要在肝脏中代谢，代谢物主要通过肾脏排出体外。

在肾功能障碍患者（肌酐清除率 < 50ml/min）的清除率下降。中度和重度肾功能障碍患者单药治疗时应减量。

【剂型与特征】

注射剂：PEG-IFN-α 用于抗肝炎病毒均为皮下注射。

【适应证】

1. 用于治疗确诊的成人慢性乙型肝炎（肝功能代偿期患者）。

2. 治疗之前未接受过治疗的慢性丙型肝炎（代偿期）成年确诊患者，可与利巴韦林联用。在对利巴韦林不耐受或禁忌时可以采用 PEG-IFN-α 单药治疗。

【用法用量】

1. 慢性乙型肝炎 腹部或大腿皮下注射，一次 180μg，一周 1 次，共 48 周。

2. 慢性丙型肝炎 腹部或大腿皮下注射，一次 180μg，一周 1 次，单药或联合利巴韦林口服（利巴韦林用法见本章第四节）。疗程决定于病毒基因型和患者治疗反应：1 型或 6 型通常治疗 48 周，2/3 型通常治疗 24 周。

3. 剂量调整

（1）由于中度和重度不良反应必须调整剂量的患者，初始可减量至 135μg、90μg 甚至 45μg。随着不良反应的减轻，可以考虑逐渐增加或恢复到初始剂量。

（2）当中性粒细胞 $< 0.75 \times 10^9$/L 时和（或）血小板计数 $< 50 \times 10^9$/L 时，应减量至 90μg；当中性粒细胞 $< 0.5 \times 10^9$/L 时和（或）血小板计数 $< 25 \times 10^9$/L 时，应停药，直到中性粒细胞恢复到大于 1×10^9/L 时再恢复治疗。重新治疗开始应使用 90μg，并应监测中性粒细胞计数及血小板计数。

（3）当丙型肝炎患者出现 ALT 持续升高时，应考虑将剂量减至 135μg。如减量后 ALT 仍持续升高，或发生胆红素升高、肝功能失代偿时，应考虑停药。慢性乙型肝炎患者常见到 ALT 一过性升高，峰值超过正常上限的 10 倍，出现峰值提示发生了免疫清除（血清转换）。在峰值后继续治疗时应考虑增加肝功能监测次数，并减小剂量或暂停服药，待 ALT 水平正常后恢复常规治疗。

【不良反应】

常见不良反应与 IFN-α 类似：流感样症状如不适、嗜睡、寒战、潮热、虚弱，单纯疱疹，胸痛，淋巴结肿大、贫血和血小板减少，甲状腺功能减退或亢进，骨痛、肌肉疼痛，记忆力障碍，味觉改变、感觉异常，视物模糊、眼干，皮疹等。

【禁忌证】

1. 对本药或任何赋形剂过敏者禁用。

2. 自身免疫性慢性肝炎、严重肝功能障碍或失代偿性肝硬化患者禁用。

3. 因注射剂（派罗欣）产品中含有苯甲醇，新生儿和 3 岁以下儿童禁用。

4. 有严重心脏疾病史,包括 6 个月内有不稳定或未控制的心脏病患者禁用。

5. 有严重的精神疾病或严重的精神疾病史(主要是抑郁症)患者禁用。

6. 未控制的高血压、糖尿病及其他严重基础疾病患者禁用。

【药物相互作用】

1. 与细胞色素 P450 酶系的体内代谢活性无关。用于慢性乙型肝炎时与拉米夫定无相互作用,用于慢性丙型肝炎时与利巴韦林无相互作用。

2. 可中度抑制 CYP1A2 的活性。如果同时使用 PEG-INF-α 和茶碱,应监测茶碱血清浓度并适当调整茶碱用量。通常这一相互作用出现在开始 PEG-IFN-α 治疗 4 周以后。

3. 有研究显示,每日口服 600mg 替比夫定与每周 1 次注射 180μg PEG-INF-α2a 联用时,会增加周围神经病变的发生风险。

【注意事项】

老年患者不需调整剂量。

【FDA 妊娠 / 哺乳分级】

C 级 / 尚不明确。动物实验显示一定生殖毒性,但未发现胚胎致畸,人类孕妇尚缺乏临床资料,故孕妇禁用。目前尚不清楚本药是否经人乳排泌,可根据药物治疗对哺乳期妇女的重要性来决定停止哺乳或停止治疗。

【用药实践】

IFN-α 治疗失败后可改用 PEG-INF-α 临床研究表明,使用 PEG-INF-α 联合利巴韦林再治疗普通干扰素治疗失败的 HIV 合并 HCV 感染者,可取得较好疗效和安全性。具有非基因 1 型 HCV 感染或基线低 HCV-RNA 载量可能是 HIV 合并 HCV 感染者获得 SVR 的有利因素。

(王晓义　魏　雯)

第四节　抗流感病毒药物

一、概述

流行性感冒(简称流感)是由病毒引发的急性呼吸道传染病,是人类最常见的病毒感染性疾病。临床表现为起病急骤,常伴高热、乏力、全身肌肉酸痛和呼吸道症状。虽然大多为自限性,但重症感染或严重并发症可危及生命。

流感的致病微生物主要为流感病毒、副流感病毒等。流感病毒主要分为为甲、乙、丙三型,还有各种亚型。早期使用抗流感病毒药物治疗可以缓解流感症状,缩短病程,减少并发症,最终降低病死率。

目前,临床常用的抗流感病毒品种主要有神经氨酸酶抑制剂和 M_2 通道阻滞剂,以及抑制病毒核酸复制的药物(如利巴韦林、阿昔洛韦等)也可用于流感防治。

M_2 通道阻滞剂是最早上市的抗流感病毒药物,包括金刚烷胺和金刚乙胺,但仅对甲型流感病毒有效。金刚乙胺是金刚烷胺的 α- 甲基衍生物,作用于病毒四聚体的 M_2 通道,阻碍 H^+ 内渗,阻止病毒内部 pH 降低,从而不能诱导酸依赖的血凝素构型改变(甲型流感病毒的脱衣步骤需要毒粒内环境为酸性时才能发生),阻碍病毒外膜与细胞膜的融合,阻止病毒基因组进入细胞胞质;金刚乙胺还可阻碍神经氨酸酶的成熟,从而减少流感毒粒的释放。近年来,流感病毒对 M_2 通道阻滞剂的高耐药率,致使烷胺类药物临床应用受到了极大限制。

神经氨酸酶(neuraminidase,NA)抑制剂,可与流感病毒神经氨酸酶活性点特异性结合,造成酶失活,使依附于糖蛋白和糖脂上的末端神经氨酸酶劈开受阻,最终导致流感病毒毒粒不能从宿主细胞表面脱离,中断病毒从呼吸道轴膜的播散。由于丙型流感病毒缺少真正的神经氨酸酶,神经氨酸酶抑制剂只对甲、乙型流感病毒均有抑制活性。

神经氨酸酶抑制剂具有较好的安全性和耐受性,可用于流感的预防和治疗。目前神经氨酸酶抑制剂已逐渐成为首选的抗流感药物。已应用于临床的品种有奥司他韦、扎那米韦、帕拉米韦和拉尼米韦(laninamivir)等 4 种。奥司他韦和扎那米韦已被广泛应用于临床,是当前抗流感病毒治疗的一线药物。扎那米韦是第一个神经氨酸酶抑制剂,口服利用度低,又开发了奥司他韦口服药。扎那米韦和奥司他韦不影响流感病毒的免疫反应,故可与疫苗同用。后两种神经氨酸酶抑制剂为长效抑制剂,药物半衰期长,不良反应相对较小。随着近年来的普遍应用,神经氨酸酶抑制剂的耐药株正逐年增多,应引起高度关注。

利巴韦林(RBV)为合成的核苷类抗病毒药,对呼吸道合胞病毒(RSV)具有选择性抑制作用,其体外抗病毒活性可被鸟嘌呤核苷和黄嘌呤核苷逆转,这提示可能是利巴韦林作为这些细胞的代谢类似物而起作用的。利巴韦林可用于呼吸道合胞病毒引起的病毒性肺炎(支气管炎)、皮肤疱疹病毒感染,还可联合聚乙二醇干扰素治疗丙型病毒性肝炎。因病毒性肺炎(支气管炎)的临床症状、病程特点与流感相似,在临床经验性治疗实践中常与抗流感药物联用或换用,故将利巴韦林列入本节叙述。

二、药物使用精解

利巴韦林 Ribavirin

【其他名称】
病毒唑、三氮唑核苷、新博林、奥得清、信韦灵。
【药物特征】
利巴韦林具有抑制呼吸道合胞病毒、流感病毒、甲型肝炎病毒、腺病毒等多种病毒生长的作用,其机制不全清楚。本品并不改变病毒吸附、侵入和脱壳,也不诱导干扰素的产生。药物进入被病毒感染的细胞后迅速磷酸化,其产物作为病毒合成酶的竞争性抑制剂,抑制肌苷单磷酸脱氢酶、流感病毒 RNA 聚合酶和 mRNA 鸟苷转移酶,从而引起细胞内鸟苷三磷酸的减少,损害病毒 RNA 和蛋白合成,使病毒的复制与传播受抑。对呼吸道合胞病毒也可能具免疫作用及中和抗体作用。

口服或吸入吸收迅速,口服生物利用度约 45%,1.5 小时血药浓度达峰值,与血浆蛋白几乎不结合。药物在呼吸道分泌物中的浓度大多高于血药浓度。本药能进入红细胞内,积蓄量大且可积蓄数周。长期用药后脑脊液内药物浓度可达同时期血药浓度的 67%。药物可透过胎盘,也能进入乳汁。本药在肝内代谢,血药消除半衰期 0.5~2 小时。主要经肾排泄,少量经粪便排泄。

利巴韦林作为广谱抗病毒药,虽无明确的抗流感病毒适应证,但仍被广泛用于上呼吸道病毒性感染的治疗。

【剂型与特征】

片剂、颗粒剂:服用方便,可联合 IFN-α(PEG-IFN-α)治疗慢性丙型肝炎。

注射剂:仅限静脉缓慢滴注,不可用于肌内注射。

气雾剂:每揿 0.5mg,每日可多次经口、鼻吸入。

滴眼液:浓度 0.1%,治疗疱疹病毒感染,每天数次。

【适应证】

1. 口服用于治疗呼吸道合胞病毒引起的病毒性肺炎与支气管炎、流行性感冒、皮肤疱疹病毒感染、疱疹性口腔炎。

2. 静脉给药用于呼吸道合胞病毒引起的病毒性肺炎与支气管炎。

3. 气雾剂用于病毒性上呼吸道感染,如病毒性鼻炎、咽颊炎、咽结膜热或口咽部病毒感染。

4. 滴眼液可治疗单纯疱疹病毒性角膜炎。

【用法用量】

1. 成人

（1）口服给药：病毒性上呼吸道感染：150mg，一日3次，连用7天；皮肤疱疹病毒感染：300mg，一日3次，连用7天。

（2）静脉滴注：0.5g，q12h，疗程3~7天。

（3）气雾吸入：口（鼻）腔内喷入，用量：首次使用1小时内揿喷4次，一次2~3揿，以后每隔1小时喷2~3揿。2天后一次2~3揿，一日4次，成人每日平均剂量20~30mg。

2. 儿童

（1）口服给药：每天按体重10~15mg/（kg·d），分4次服，连用7天。

（2）静脉滴注：按体重计10~15mg/（kg·d），分2次给药，疗程3~7天。

（3）气雾吸入：儿童每日平均剂量15~20mg（30~40揿）。

【不良反应】

1. 静脉或口服给药后较常见的不良反应有贫血、乏力等，停药后即消失。应用大剂量者可见头痛、失眠以及食欲减退、恶心、腹泻、白细胞下降、血浆胆红素暂时性升高等。少见的不良反应有疲倦、头痛、失眠、食欲减退、恶心、呕吐等，并可致红细胞、白细胞及血红蛋白下降。

2. 在首次使用鼻腔喷雾时偶有刺激反应，继续使用适应后反应可消失。

3. 动物实验发现本药可诱发乳房、胰腺、垂体和肾上腺良性肿瘤，但对人体的致癌性并未肯定。

【禁忌证】

1. 对本药过敏者禁用。

2. 自身免疫性肝炎患者禁用。

3. 肌酐清除率＜50ml/min的患者禁用本药口服制剂。

4. 严重心脏病患者禁用。

【药物相互作用】

1. 与干扰素 α2b 联用比两药单用能更好地抑制 HCV-RNA 的复制，且两药联用的安全性与各自单用的安全性相近。

2. 本药与齐多夫定、司他夫定合用时可抑制后者磷酸化，降低后者药效。

3. 本药与去羟肌苷合用时，导致后者血药浓度升高，清除减慢，可引起包括胰腺炎和肾病等与去羟肌苷相关的不良事件。两药应避免合用。

【注意事项】

1. 有严重贫血、肝功能异常者、心脏病患者以及老年人慎用本药。

2. 长期或大剂量服用对肝功能、血象有不良反应。全身给药引起血胆红素增高者可达 25%。大剂量可引起血红蛋白量下降。

3. 尽早用药。呼吸道合胞病毒性肺炎病初 3 日内给药一般有效。本品不宜用于未经实验室确诊为呼吸道合胞病毒感染的患者。

4. 用灭菌生理盐水或 5% 葡萄糖注射液稀释成每 1ml 含 1mg 的溶液后静脉缓慢滴注。每次静脉滴注 20 分钟以上。

【FDA 妊娠 / 哺乳分级】

X 级 /L4 级。人体及动物试验均证实有明确的致畸作用和胚胎毒性，故其禁用于孕妇和有可能怀孕的妇女。少量药物可由乳汁排泄，哺乳期妇女在用药期间需暂停哺乳。

因本药明确的生殖毒性，在治疗期间和治疗结束后 6 个月内，利巴韦林治疗的女性患者以及男性患者的性伴侣应采取可靠的避孕措施，避免妊娠。

【用药实践】

1. 警惕利巴韦林所致不良反应 利巴韦林所致的不良反应与给药剂量无关，临床表现复杂多样，严重者可出现过敏性休克和血液系统方面的损害。用药时应注意观察患者的情况，必要时检查血象,以免发生严重的不良反应。

2. 利巴韦林超适应证应用

(1)治疗慢性丙型肝炎:中华医学会《丙型肝炎防治指南(2015年更新版)》推荐利巴韦林联合 IFN-α 或 PEG-IFN-α 治疗 HCV。利巴韦林每日 800~1200mg,分次口服。利巴韦林的剂量取决于 HCV 病毒的不同基因型:2 型或 3 型,每日口服 800mg,通常需治疗 24 周;1 型或 6 型可根据体重确定剂量(<75kg,1000mg/d;≥75kg,1200mg/d),通常需治疗 48 周。利巴韦林应在进餐时服用。

服药时出现血红蛋白≥85g/L 且<100g/L 时;或当患者心血管疾病稳定时,在治疗期间的任意 4 周内血红蛋白下降≥20g/L 时 RBV 应减量至 600mg/d(早200mg,晚400mg)。

患者无明显心血管疾病时,血红蛋白下降至85g/L 以下;或者患者心血管疾病稳定时,在减量治疗 4 周后血红蛋白仍持续低于 120g/L,应该停用 RBV。当恢复正常值后可重新开始使用 RBV 600mg/d,可根据情况增加至 800mg/d,但不推荐恢复到最初的剂量。

(2)治疗小儿流行性腮腺炎合并脑膜炎:利巴韦林静脉输注治疗小儿流行性腮腺炎合并脑膜炎的疗效显著,同时能够有效地降低治疗过程中患儿的不良反应发生率。

(3)治疗婴幼儿轮状病毒肠炎:利巴韦林静脉滴注用于婴幼儿轮状病毒肠炎治疗,可以有效解除患儿的临床症状。

奥司他韦 Oseltamivir

【其他名称】

奥塞米韦、达菲、可威奥尔菲。

【药物特征】

磷酸奥司他韦是前体药物,其活性代谢产物奥司他韦羧酸盐是强效的选择性的流感病毒神经氨酸酶抑制剂。通过抑制甲型和乙型流感病毒的神经氨酸酶活性（其活性对新形成的病毒颗粒从被感染细胞中释放和感染性病毒在人体内进一步播散至关重要），从而减少了甲型或乙型流感病毒的播散。

磷酸奥司他韦口服后迅速被吸收，经肝脏和（或）肠壁酯酶迅速转化为奥司他韦羧酸盐。至少 75% 的口服剂量以活性代谢产物的形式进入体内循环，血浆浓度与服用剂量成比例，并且不受进食影响。活性代谢产物可分布于包括肺、支气管、肺泡灌洗液、鼻黏膜、中耳和气管等感染的所有重要部位，与人血浆蛋白的结合率很低。磷酸奥司他韦及其活性代谢产物都不是主要细胞色素 P450 同工酶的底物或抑制剂，所以不会因为对这些酶竞争而引发药物间相互作用。

活性代谢产物不再被进一步代谢，消除半衰期为 6~10 小时。超过 99% 的活性代谢产物由肾脏排泄，少量由粪便排出。轻、中度肝功能不全患者治疗和预防流感时剂量不需要调整。

【剂型与特征】

1. 胶囊剂服用方便，应用广泛。对于吞咽困难者或需要调整剂量的成人及儿童，也可打开胶囊，将内容物倒出用水或糖浆等充分溶解后分剂量服用。

2. 颗粒剂用温水充分溶解后服用，易于调整剂量，适用于儿童。

【适应证】

预防和治疗流行性感冒（甲型及乙型流感）。

【用法用量】

应尽早开始治疗，在首次出现症状后的 48 小时内开始治疗。

1. 成人口服给药　一次 75mg，一日 2 次，连用 5 天。

2. 儿童口服给药　≥ 13 岁或体重 > 40kg 青少年的用法用量同成人。儿童用量根据体重而定：体重 ≤ 15kg，一次 30mg，一日 2 次；体重为 15~23kg，一次 45mg，一日 2 次；体重为 23~40kg，一次 60mg，一日 2 次。

3.流感的预防 磷酸奥司他韦用于与流感患者密切接触后的流感预防时的推荐口服剂量为 75mg,一日 1 次,至少 10 天。同样应在密切接触后 2 天内开始用药。磷酸奥司他韦用于流感季节时预防流感的推荐剂量为 75mg,一日 1 次。有数据表明连用药物 6 周安全有效。服药期间一直具有预防作用。

4.肾功能不全患者应根据肌酐清除率调整治疗剂量或频次,具体见表 6-4-1。

表 6-4-1 肾功能不全时磷酸奥司他韦给药方案

目的	肌酐清除率	给药方案
治疗	≥ 30ml/min	一次 75mg,一日 2 次
	10~30ml/min	一次 75mg,一日 1 次
预防	≥ 60ml/min	一次 75mg,一日 2 次
	30~60ml/min	一次 30mg,一日 1 次
	10~30ml/min	一次 30mg,隔日 1 次
	腹膜透析患者	透析前给予本品 30mg,之后每天 30mg,共 7 天进行预防
	定期血液透析病人	透析前给予 30mg 的起始剂量,每两次后给予 30mg 剂量

【不良反应】

恶心、呕吐、腹痛,失眠、头痛,嗜酸性粒细胞升高、白细胞降低,结膜炎,中耳炎。

【禁忌证】

对本药过敏者禁用。

【药物相互作用】

1.磷酸奥司他韦或其活性代谢产物都不是主要细胞色素 P450 同工酶的底物或抑制剂,所以不会因为对这些酶竞争而引发药物间相互作用。

2. 奥司他韦与同样由肾脏分泌且安全范围窄的药物(如氯磺丙脲、甲氨蝶呤、保泰松)合用要慎重。

3. 与丙磺舒合用会使奥司他韦的血浆浓度提高 2 倍,但因其安全浓度范围很大,不需调整剂量。

4. 因可能会抑制减毒活流感疫苗病毒的复制,故在接种该类疫苗后 2 周内不应服用磷酸奥司他韦,在服用磷酸奥司他韦后 48 小时内不应接种减毒活流感疫苗。但三价灭活流感疫苗不受本药影响。

【注意事项】

1. 因使用其他神经氨酸酶抑制剂而导致过敏反应或不良反应者慎用。

2. 磷酸奥司他韦仅在用药时才具有对流感的预防作用,不能取代流感疫苗,不影响每年接种流感疫苗。

3. 本药对慢性心脏疾病、慢性呼吸性疾病、免疫缺陷患者的不良影响尚未完全明确,应慎用本药。

【FDA 妊娠 / 哺乳分级】

C 级 / 尚不明确。

对大鼠和家兔进行的动物生殖研究中没有观察到药物具有致畸性。对妊娠妇女使用本品的研究数据有限,不能证实本品对妊娠、胚胎或产后发育有直接或间接的不良影响。孕妇在权衡利弊后可谨慎使用本药。

动物实验及人体有限研究数据表明,奥司他韦及其活性代谢产物从乳汁中少量分泌,远低于(婴儿)治疗剂量,确需服药的哺乳期妇女可以考虑哺乳。

【用药实践】

奥司他韦在特殊人群中使用的经验:

1. 在患有慢性心、肺基础疾病的危险人群发生流感后,早期使用奥司他韦可缩短病程,缓解症状,减少并发症的发生及抗菌药物的使用,且患者的安全性和耐受性较好。流感症状出现后开始服用仍然有效。

2.1 岁以下的儿童也可以使用,其有效率和不良反应发生率与 1 岁以上儿童相似。

（焦胜春　魏　雯）

参 考 文 献

[1] 汪复,张婴元. 实用抗感染治疗学. 2 版. 北京:人民卫生出版社,2013.

[2] Jay P. Sanford. 热病:桑福德抗微生物治疗指南. 43 版. 范洪伟译. 北京:中国协和医科大学出版社,2013.

[3] 孙淑娟,张才擎. 常见疾病药物治疗要点系列丛书·感染性疾病. 北京:人民卫生出版社,2014.

[4] 中国疾病预防控制中心性病艾滋病预防控制中心. 国家免费艾滋病抗病毒药物治疗手册. 4 版. 北京:人民卫生出版社,2016.

[5] 中华医学会肝病学分会. 中华医学会感染病学分会. 慢性乙型肝炎防治指南(2015 年版). 中华肝脏病杂志,2015,23(12):888-905.

[6] 中华医学会肝病学分会,中华医学会感染病学分会. 丙型肝炎防治指南(2015 年更新版). 中华肝脏病杂志,2015,23(12):906-923.

[7] 柯迎春,李凌华,胡凤玉,等. HIV 合并 HCV 感染者普通干扰素治疗失败改用聚乙二醇干扰素治疗的临床观察. 中华肝脏病杂志,2016,24(3):181-185.

[8] 林江涛,于学忠,崔德健. 磷酸奥司他韦治疗高危人群流行性感冒患者多中心临床随机对照研究. 中华结核和呼吸杂志,2004,27(7):455-459.

附录1 FDA抗感染药物在妊娠期应用时的危险性分级

FDA 分类	定义	注意事项	抗菌药物
A级	在孕妇中研究证实无危险性	妊娠期患者可安全使用	制霉菌素阴道给药
B级	动物中研究无危险性，但人类研究资料不充分，或对动物有毒性，但人类研究无危险性	有明确指征时慎用	青霉素类、头孢菌素类、青霉素类＋β-内酰胺酶抑制剂、氨曲南、美罗培南、厄他培南、多尼培南、红霉素、阿奇霉素、琥乙红霉素、非达霉素、克林霉素、达托霉素、奎奴普丁-达福普汀、磷霉素、甲硝唑、呋喃妥因、两性霉素B、特比萘芬、利福布汀、乙胺丁醇、贝达喹啉、吡嗪酮、哌嗪、甲氟喹、硝唑沙奈、阿昔洛韦、泛昔洛韦、喷昔洛韦、伐昔洛韦、去羟肌苷、奈非那韦、沙奎那韦、阿扎那韦、达芦那韦、利托那韦、度鲁特韦、恩曲他滨、恩夫韦肽、依曲韦林、马拉韦罗、替比夫定、替诺福韦

FDA 分类	定义	注意事项	抗菌药物
C 级	动物研究显示毒性，人类研究资料不充分，但用药时可能患者的受益大于危险性	在确有应用指征时，充分权衡利弊决定是否选用	亚胺培南-西司他丁、氯霉素、克拉霉素、万古霉素、特拉万星、替利霉素、黏菌素、多黏菌素 B、替硝唑、氟康唑、伊曲康唑、酮康唑、泊沙康唑、氟胞嘧啶、卡泊芬净、阿尼芬净、米卡芬净、磺胺药-甲氧苄啶、氟喹诺酮类、利奈唑胺、利福平、利福昔明、异烟肼、吡嗪酰胺、卷曲霉素、氨苯砜、乙胺嘧啶、阿苯达唑、氯喹、奎宁丁、喷他脒、蒿甲醚-本芴醇、阿托伐醌、氯胍、依氟鸟氨酸、伊维菌素、金刚烷胺、金刚乙胺、奥司他韦、更昔洛韦、缬更昔洛韦、膦甲酸、西多福韦、拉米夫定、阿德福韦、恩替卡韦、齐多夫定、扎西他滨、司他夫定、阿巴卡韦、扎那米韦、奈韦拉平、地拉韦定、茚地那韦、呋山那韦、洛匹那韦-利托那韦、拉替拉韦、替拉那韦、干扰素类
D 级	已证实对人类有危险性，但仍可能受益多	避免应用，但在确有应用指征且患者受益大于可能的风险时严密观察下慎用	氨基糖苷类、四环素类、磺胺类（临近分娩时使用）、替加环素、伏立康唑、依非韦伦

续表

FDA 分类	定义	注意事项	抗菌药物
X 级	对人类致畸,危险性大于受益	禁用	利巴韦林、奎宁、沙利度胺、米替福新

注:此资料依据《新编药物学》第 17 版、《国家抗微生物治疗指南》及《热病》44 版。

(1)妊娠期感染时用药可参考表中分类,权衡患者的受益程度及可能的风险后决定。

(2)妊娠期患者接受氨基糖苷类、万古霉素、氯霉素、磺胺药、氟胞嘧啶时,需进行血药浓度监测,以调整给药方案。

(3)下列药物未分类,注明为:夫西地酸"无发生问题的报道",氯法齐明 - 环丝氨酸"避免用",乙硫异烟肼"不使用"。

附录 2　Hale 教授哺乳期用药危险性分级

Hale分级	定义	抗菌药物
L1 级 （safest）	许多哺乳期妇女服药后没有观察到对婴儿的不良反应会增加。在哺乳期妇女的对照研究中没有证实对婴儿有危险，可能对哺乳婴儿的危害甚微，或者该药物在婴儿不能口服吸收利用	阿莫西林、氨苄西林、氟氯西林、苯唑西林、萘夫西林、舒巴坦、阿莫西林 - 克拉维酸钾、氨苄西林 - 舒巴坦、头孢唑林钠、头孢拉定、头孢羟氨苄、头孢氨苄、头孢噻吩、头孢克洛、头孢丙烯、头孢西丁、头孢地尼、头孢曲松、头孢他啶、头孢唑肟、克拉霉素、万乃洛韦、伐昔洛韦、万古霉素、达托霉素
L2 级 （safer）	在有限数量的对哺乳期妇女的用药研究中没有证据显示不良反应增加；和（或）哺乳期妇女使用该种药物有危险性的证据很少	哌拉西林、丙磺舒、氯唑西林、他唑巴坦、头孢呋辛、头孢布烯、头孢哌酮、头孢噻肟、头孢克肟、头孢泊肟酯、头孢吡肟、亚胺培南 - 西司他丁钠、氨曲南、庆大霉素、阿米卡星、阿奇霉素、氧氟沙星、四环素、利福平、乙胺丁醇、氟康唑、伊曲康唑、特比萘芬、咪康唑、拉米夫定、吡喹酮、甲硝唑、呋喃妥因、林可霉素、克林霉素

709

Hale分级	定义	抗菌药物
L3 级 （Moderately safe）	没有在哺乳期妇女进行对照研究，但喂哺因而出现不良反应的危害性可能存在；或对照研究仅显示有很轻微的非致命性不良反应。本类药物只有在权衡对婴幼儿的利大于弊后方可应用。没有发表相关数据的新药自动划分至该级别，无论其安全与否	厄他培南、美罗培南、奈替米星、妥布霉素、链霉素、红霉素、琥乙红霉素、依托红霉素、硬脂酸红霉素、环酯红霉素、地红霉素、左氧氟沙星、莫西沙星、环丙沙星、加替沙星、诺氟沙星、依诺沙星、洛美沙星、多西环素、磺胺甲噁唑 - 甲氧苄啶、柳氮磺吡啶、磺胺嘧啶银、异烟肼、吡嗪酰胺、伏立康唑、卡泊芬净、米卡芬净、益康唑、特康唑、两性霉素 B、布替萘芬、泊沙康唑、阿昔洛韦、更昔洛韦、泛昔洛韦、喷昔洛韦、洛匹那韦 - 利托那韦、拉替拉韦钾、茚地那韦、金刚乙胺、齐多夫定、奈韦拉平、利托那韦、重组人干扰素、咪喹莫德、甲苯咪唑、阿苯达唑、乙胺嘧啶、利奈唑胺、替吉环素、利福昔明、替硝唑
L4 级 （Possibly Hazardous）	有对喂哺婴儿或母乳制品的危害性的明确的证据，但哺乳期妇女用药后的益处大于对婴儿的危害，例如母亲处于危及生命中疾病情况下，而其他较安全的药物不能使用或无效	氯霉素、米诺环素、氨苯砜、替比夫定、司他夫定、利巴韦林、膦甲酸钠、阿德福韦酯、呋喃唑酮

Hale分级	定义	抗菌药物
L5 级 （Contraindicated）	对哺乳期妇女的研究已证实对婴儿有明显的危害或该类药物对婴儿产生明显损害的风险性高。哺乳期妇女应用这类药物显然是无益的。该类药物禁用于哺乳期妇女	去羟肌苷

注：（1）哺乳用药 "L" 分级中的 "L" 为 lactation（授乳、哺乳）的首字母大写，"L" 分级是美国儿科学教授 Thomas W. Hale 提出的哺乳期药物危险分级系统。Hale 教授通过总结所有有临床应用数据的药物，包括其理化性质、代谢动力学参数，并利用理论婴儿剂量（TID）、相对婴儿剂量（RID）和药物乳汁 / 血浆比值（M/P）等参数归纳了数千种药物在哺乳期使用的危险分级。

（2）Thomas W. Hale. Medications & Mothers' Milk.16th ed. Amarillo, TX：Hale Publishing, 2014.

附录3 感染相关指南目录

类别	指南/共识名称	发表机构	发表时间
疾病相关	普通感冒规范诊治的专家共识	中国医师协会呼吸医师分会、中国医师协会急诊医师分会	2012
	特殊人群普通感冒规范用药的专家共识	特殊人群普通感冒规范用药专家组	2015
	儿童流感诊断与治疗专家共识	中华医学会儿科学分会呼吸学组	2015
	中国成人社区获得性肺炎诊断和治疗指南	中华医学会呼吸病学分会	2016
	儿童社区获得性肺炎管理指南	中华医学会儿科学分会呼吸学组	2013
	慢性阻塞性肺疾病急性加重诊治中国专家共识	慢性阻塞性肺疾病急性加重诊治专家组	2014
	儿童肺炎支原体肺炎诊治专家共识	中华医学会儿科学分会呼吸学组	2015
	肺结核诊断和治疗指南	中华医学会结核病学分会	2013
	成人感染性心内膜炎预防、诊断和治疗专家共识	中华医学会心血管病学分会	2014
	中国急诊感染性休克临床实践指南	中国医师协会急诊医师分会	2016

类别	指南/共识名称	发表机构	发表时间
	慢性胰腺炎诊治指南	中华医学会外科学分会胰腺外科学组	2014
	急性胰腺炎诊治指南	中华医学会外科学分会胰腺外科学组	2015
	慢性乙型肝炎防治指南	中华医学会肝病学分会	2015
	尿路感染诊断与治疗中国专家共识——复杂性尿路感染	尿路感染诊断与治疗中国专家共识编写组	2015
	尿路感染诊断与治疗中国专家共识——尿路感染抗菌药物选择策略及特殊类型尿路感染的治疗建议	尿路感染诊断与治疗中国专家共识编写组	2015
	梅毒、淋病、生殖器疱疹、生殖道沙眼衣原体感染诊疗指南	中国疾病预防控制中心性病控制中心、中华医学会皮肤性病学分会性病学组、中国医师协会皮肤科医师分会性病亚专业委员会	2014
	妊娠合并梅毒的诊断和处理专家共识	中华医学会妇产科学分会感染性疾病协作组	2012
	盆腔炎症性疾病诊治规范（修订版）	中华医学会妇产科学分会感染性疾病协作组	2014
	外阴阴道念珠菌病诊治规范（草案）	中华医学会妇产科学分会感染性疾病协作组	2004
	盆腔炎治疗指南	美国疾病控制中心	2010
	阴道炎治疗指南	美国疾病控制中心	2010
	烧伤感染的诊断标准及治疗指南	中国医师协会烧伤医师分会、《烧伤感染诊治指南》编辑委员会	2012

续表

类别	指南/共识名称	发表机构	发表时间
	手癣和足癣的诊治指南	中国中西医结合学会皮肤性病专业委员会	2012
病原菌相关	耐甲氧西林金黄色葡萄球菌防治专家共识	耐甲氧西林金黄色葡萄球菌感染防治专家委员会	2011
	甲氧西林耐药金黄色葡萄球菌感染的治疗策略——专家共识	中华医学会甲氧西林耐药金黄色葡萄球菌感染治疗策略专家组	2011
	甲氧西林耐药的金黄色葡萄球菌肺炎诊治与预防专家共识	中华医学会呼吸病学分会感染学组	2012
	耐万古霉素肠球菌感染防治专家共识	耐万古霉素肠球菌感染防治专家委员会	2010
	产超广谱 β- 内酰胺酶细菌感染防治专家共识	产超广谱 β- 内酰胺酶细菌感染防治专家委员会	2010
	中国产超广谱 β- 内酰胺酶肠杆菌科细菌感染应对策略专家共识	中国感染病相关专家组（统称）	2014
	产NDM1泛耐药肠杆菌科细菌感染诊疗指南（试行版）	中华人民共和国卫生部	2010
	铜绿假单胞菌下呼吸道感染诊治专家共识	中华医学会呼吸病学分会感染学组	2014
	中国嗜麦芽窄食单胞菌感染诊治和防控专家共识	中华医学杂志	2013
	中国鲍曼不动杆菌感染诊治与防控专家共识	中华医学杂志	2012
	布鲁氏菌病诊疗指南（试行）	中国卫生部	2012

续表

类别	指南/共识名称	发表机构	发表时间
药物相关	抗菌药物临床应用指导原则	《抗菌药物临床应用指导原则》修订工作组	2015
	妇产科抗生素使用指南	中华医学会妇产科学分会感染性疾病协作组	2011
	β-内酰胺类抗生素/β-内酰胺酶抑制剂合计临床应用专家共识	β-内酰胺类抗生素/β-内酰胺酶抑制剂合计临床应用专家共识编写委员会	2015
	喹诺酮类抗菌药在感染病治疗中的适应证及其合理应用：专家共识	"专家共识"编写组	2009
	莫匹罗星软膏预防和治疗创面金黄色葡萄球菌感染的使用建议	《中华烧伤杂志》编辑委员会	2010
	替考拉宁临床应用剂量专家共识	替考拉宁临床应用剂量专家共识组	2016
	万古霉素临床应用中国专家共识	陈佰义，管向东，何礼贤，胡锦，黄仲义等	2011
	万古霉素临床应用剂量中国专家共识	万古霉素临床应用剂量专家组	2012
	恩替卡韦临床应用专家共识：2014年更新	恩替卡韦临床应用专家委员会1	2014
	微生态制剂儿科应用专家共识	中华预防医学会微生态学分会儿科学组	2010
	新抗菌药物临床试验折点制定方案专家共识	李耘，郑波，吕媛，等	2015

附录 4 部分药物新剂型与 新型输注装置介绍

药物新剂型及 新型输注装置	概念及说明
膜剂	药物与适宜的成膜材料经加工制成的膜状制剂
透皮贴剂	可粘贴在完整皮肤表面,能使药物透过皮肤进入血液循环系统的制剂
植入给药系统	又称皮下植入剂,是药物与辅料制成的供植入人体内的无菌固体制剂,一般采用特制的注射器植入,也可手术切开植入,在体内持续释放药物,也称皮下植入控释剂型
凝胶剂	药物与能形成凝胶的辅料制成的均一、混悬或乳剂型的乳胶稠厚液体或半固体制剂
固体分散体	药物高度分散在适宜的载体材料中形成的一种固态物质
包合物	一种分子被全部或部分包合与另一种分子的空穴结构内形成的特殊的复合物
聚合物胶束	有两亲性嵌段共聚物在水中自组装形成的一种热力学稳定的胶体溶液
脂质体	药物包封于类脂质双分子层内形成的微型泡囊
前体脂质体	前体脂质体是脂质体的前体形式,虽然同样以磷脂为主要辅料,但其本身并不具备微粒分散特征,而是在应用前经水中分散才会形成传统的脂质体混悬液,因此前体脂质体可以有效解决传统脂质体存在的药物渗漏、粒

药物新剂型及 新型输注装置	概念及说明
	子聚集、磷脂氧化降解等稳定性问题,具有更高的稳定性,为一种具有开发前景的新型脂质体技术。前体脂质体可分为固体型和液体型两种
微囊、微球	利用天然的或合成的高分子材料作为囊材,制备囊膜,将固态药物或液态药物包裹成的微型胶囊称为微囊。若使药物溶解或分散在高分子材料中,形成的骨架型微小球状实体,称为微球。微囊和微球粒径属于微米级,又称微粒
纳米粒	由天然的或合成的高分子载体材料制成的、粒度在纳米数量级(1~1000nm)的固态胶体微粒。药物可以溶解、包裹于高分子载体材料中。包括膜壳药库型的纳米囊和骨架实体型的纳米球
亚微粒	由天然的或合成的高分子载体材料制成的、粒径在100~1000nm范围内的亚微囊和亚微球
纳米乳	由油相、水相、表面活性剂和助表面活性剂按适当比例形成的粒径为10~100nm,具各向同性、外观澄清的热力学稳定体系
亚微乳	粒径在100~1000nm范围内的水包油乳剂,由油相、水相、乳化剂、助乳化剂组成,外观不透明,呈白色乳状的热力学不稳定体系
纳米晶体	通过将微米级的药物颗粒经研磨分散或沉淀结晶,使其粒径减小至亚微米级(100~1000nm)甚至纳米级(1~100nm),并在稳定剂的作用下稳定存在。而药物晶体粒径的变化会影响其理化性质,根据 Noyes-Whitney 方程,药物晶体粒径的减小意味着其比表面积增加和扩散层厚度降低,从而有助于溶出

药物新剂型及 新型输注装置	概念及说明
立方液晶	立方液晶是表面活性剂/水溶致液晶体系中的一个相形态,具有独特的内部结构,它具有两条互不相通的水道,其中一条与外部相连通,另一条则封闭,该体系以立方晶格为机构单元,在空间上三维延伸,具有双连续的网络结构,即脂质双分子层扭折成具有三维、循环排列和最小表面积特点的紧密结构,类似"蜂窝状"结构,其双水道及巨大膜表面积使之能容纳和分散不同极性、尺寸和剂量的药物分子。目前用于形成立方液晶的脂类以单油酸甘油酯的研究最多
碳纳米管	是由石墨烯层片绕中心轴按一定的螺旋角卷曲而成的直径为纳米级的无缝、中空管体,可容纳生物活性分子及药物
速释固体制剂	服用后能快速崩解或快速溶解的固体制剂
缓释制剂	在规定释放介质中,按要求非恒速释放药物,其与相应的普通制剂比较,给药频率减少一半或给药频率比普通制剂有所减少,且能显著增加患者顺应性的制剂
控释制剂	在规定释放介质中,按要求缓慢地恒速或接近恒速释放药物,与相应的普通制剂比较,给药频率减少一半或给药频率比普通制剂有所减少,血药浓度比缓释制剂更加平稳,且能显著增加患者顺应性的制剂
迟释制剂	给药后不立即释放药物,能延迟到肠内释放或在结肠定位释放(肠溶制剂和结肠定位制剂),也包括在某种条件下(如在体液中经过一定时间、一定pH或某些酶作用下)一次或多次释放药物的脉冲制剂
口服择时(定时)释药系统	根据人体的生物节律变化特点,按照生理和治疗的需要而定时定量释药的一种给药系统。主要有渗透泵脉冲释药制剂、包衣脉冲释药制剂和定时脉冲塞胶囊剂等

续表

药物新剂型及 新型输注装置	概念及说明
口服定位释药系统	口服后能将药物选择性地输送到胃肠道的某一部位,以速释或缓释、控释释放药物的剂型。根据药物在胃肠道的释药部位不同可分为胃定位释药系统、小肠定位释药系统和结肠定位释药系统
靶向制剂	借助载体、配体或抗体将药物通过局部给药、胃肠道或全身血液循环而使药物选择性浓集于靶器官、靶组织、靶细胞或细胞内结构的制剂
磁性药物制剂	将药物和铁磁性物质共同包裹于高分子聚合物载体中制成的磁靶向性给药制剂
生物黏附性给药系统	指以具有生物黏附性的天然或合成的高分子材料作为药物载体,在人体特定部位的黏膜,通过材料与黏膜间的黏附力,延长滞留时间,使药物以一定速度透过黏膜扩散进入循环系统而发挥疗效的给药系统
应答式释药系统	根据时辰药理学原理,按生物时间节律特点及病理性周期变化设计的定时定量应答式释放有效治疗量药物的给药模式。目前的应答式释药系统有开环和闭环两种体系,开环体系是利用外部的变化因素来控制药物释放,称为脉冲给药系统;闭环体系是通过自身的信息反馈来控制药物的释放,称为闭环式给药系统。其释药机制为,随着体内的信息反馈及外部信息变化(如 pH、温度、磁场、光、电场及特定化学物质等),引起释药系统中聚合物自身结构及物理性质的改变,从而药物得到释放
预填充注射器	为保证药物使用时方便、剂量准确,有些注射剂被填充到注射器中。每个预填充装置含有一个药物剂量,并带有无菌针头,如临床常用的低分子量肝素等
喷射器注射装置	依靠压力而不是使用针头使药物分布至皮下,可用于胰岛素的皮下给药

药物新剂型及 新型输注装置	概念及说明
静脉输注泵	包括微量泵,是指采用微型计算机来调节注射器中药液的流速的自动输注装置。可为患者提供更便利的服务。如吗啡注射液、多巴胺注射液及胰岛素注射液等,可采用此装置
外用携带式输注器	由控制释药装置、弹性贮药桶调节给药速率的旋钮组成。输液速度一般为0.2~2ml/h。特殊需要可调节至3ml/h。它缚于患者身上可从事轻体力工作,特别适用于门诊患者、能正常活动的患者以及需几天连续给药患者。该输液装置已使用于肿瘤化疗和胰岛素的静脉给药,也可用于输注、抗凝血药及小儿用药
外控植入式输液泵	是一种可以从外部调节药物输出速率的置入式输注泵。该泵由贮药容器和外部控制装置组成。当外界磁场使装置中的磁棒感应产生旋转运动后,再由小齿轮将旋转变为直线运动推动注射泵,使药液以准确恒定的速率输出